中文翻译版

踝关节置换手术学

Total Ankle Replacement
AN OPERATIVE MANUAL

原著者 James K. DeOrio
Selene G. Parekh
主　译 宋卫东
主　审 姜保国
副主译 唐康来　马　昕　徐海林

科 学 出 版 社
北 京

图字：01-2017-3046号

内 容 简 介

本书共21章，全面描述了全踝关节置换术的适应证、术前准备、可供选择的各种假体特点、手术技术及其临床结局，还介绍了不同踝关节畸形情况下的踝关节置换及置换术后的并发症处理，置换术后的翻修、融合及如何进行融合后的踝关节置换，现代全踝关节置换术的总体效果，置换后的康复及步态特点，以及对置换术失败的外固定架处理，聚乙烯材料的介绍等。全书图文并茂，是目前该领域最新且较为详尽、全面的手术学专著。

本书可供足踝外科医师、各年资的骨科医师及运动医学医师参考学习。

图书在版编目（CIP）数据

踝关节置换手术学 /（美）詹姆斯-德奥里奥（James K. DeOrio）等著；宋卫东主译. —北京：科学出版社，2017.6

书名原文：Total Ankle Replacement: An Operative Manual

ISBN 978-7-03-052913-8

Ⅰ. 踝… Ⅱ. ①詹… ②宋… Ⅲ. 人工关节-踝关节-移植术（医学） Ⅳ. R687.4

中国版本图书馆CIP数据核字（2017）第115400号

责任编辑：肖 芳 / 责任校对：何艳萍

责任印制：肖 兴 / 封面设计：龙 岩

James K. DeOrio, Selene G. Parekh: Total Ankle Replacement: An Operative Manual, 1st ed.

ISBN: 978-1-4511-8522-5

本书中提到了一些药物的适应证、不良反应和剂量，它们可能需要根据实际情况进行调整。读者须仔细阅读药品包装盒内的使用说明书，并遵照医嘱使用，本书的作者、译者、编辑、出版者和销售商对相应的后果不承担任何法律责任。

科学出版社 出版

北京黄城根北街16号

邮政编码：100717

http：//www.sciencep.com

北京利丰雅高长城印刷有限公司 印刷

科学出版社发行 各地新华书店经销

*

2017年6月第 一 版 开本：889×1194 1/16

2017年6月第一次印刷 印张：15

字数：371 000

定价：158.00 元

（如有印装质量问题，我社负责调换）

感谢我的爱妻 Rita！在多年之前我开始行医时，她即嫁我为妻。并且在婚后的 43 年中，待我始终如初，每次在我下班回家时，以微笑和亲吻迎接我。同时，还要感谢我的孩子 Matt，Mark 和 Marie，对我经常因急诊任务，或者因尽心尽力照顾患者很晚归家而导致的疏忽，他们从不抱怨。

James K. DeOrio

感谢我的父母，Gunvant Parekh 和 Bharati Parekh，是他们向我灌输了正确的人生价值观，同时还教会我家庭、努力工作及教育的重要性并为我创造各种机遇。

感谢我的妻子 Zankhna，她给了我诸多支持、鼓励及建议，是我生活中的指向标。

感谢我的孩子 Aarav, Arsh 和 Anaya，他们带给我许多灵感、幸福、激情及快乐。

感谢我的兄弟 Jai，他教给我许多知识和指导。

Selene G. Parekh

译者名单

主　译　宋卫东

主　审　姜保国

副主译　唐康来　马　昕　徐海林

译　者　（以姓氏笔画为序）

马　昕（华山医院）
王　旭（华山医院）
朱　渊（上海瑞金医院）
刘文宙（佛山南海人民医院）
李淑媛（北京同仁医院）
宋卫东（中山大学孙逸仙纪念医院）
张建中（北京同仁医院）
陈炳豪（中山大学孙逸仙纪念医院）
武　勇（北京积水潭医院）
俞光荣（上海同济医院）
施忠民（上海市第六人民医院）
贺　毅（中山大学孙逸仙纪念医院）
徐向阳（上海瑞金医院）
高　迪（深圳平乐骨伤科医院）
唐康来（重庆西南医院）
黄家张（华山医院）
傅小勇（广州市正骨医院）
潘永雄（广州市正骨医院）
王　伟（锦州中心医院）
吕俊杰（锦州中心医院）
刘　毅（广东省中医院）
李浩博（上海市东方医院）
余伟林（上海市第六人民医院）
张　勇（深圳平乐骨伤科医院）
陈永仁（台北长庚医院）
陈雁西（上海东方医院）
胡跃林（北京大学第三医院）
施又兴（重庆西南医院）
洪劲松（广州市正骨医院）
桂鉴超（南京市第一人民医院）
徐海林（北京大学人民医院）
郭常军（上海瑞金医院）
陶　旭（重庆西南医院）
彭岳文（中山大学孙逸仙纪念医院）
曾　刚（中山大学孙逸仙纪念医院）

原著者名单

Samuel B. Adams Jr., M.D.
Director of Foot and Ankle Research
Department of Orthopaedics
Duke University Medical Center
Durham, North Carolina

Pradeep Alexander
Lecturer
University of Toronto
Brampton, Ontario, Canada

Sulaiman A. Almousa, M.B.B.S., F.R.C.S.C.
Clinical Fellow
Department of Orthopaedics
University of British Columbia
Vancouver, British Columbia, Canada

John G. Anderson, M.D.
Orthopaedic Associates of Michigan
Grand Rapids, Michigan

Michael Aynardi, M.D.
Resident
Jefferson Medical College
Philadelphia, Pennsylvania

Alexej Barg, M.D.
Attending Surgeon
Orthopaedic Department
University Hospital of Basel
Basel, Switzerland

Gregory C. Berlet, M.D.
Attending Physician
Orthopedic Foot and Ankle Center
Westerville, Ohio

Donald R. Bohay, M.D., F.A.C.S.
Orthopaedic Associates of Michigan
Grand Rapids, Michigan

Robert J. Butler, D.P.T., Ph.D.
Michael W. Krzyzewski Human Performance Lab
Duke University Medical Center
Doctor of Physical Therapy
Department of Community and Family Medicine
Duke University Medical Center
Durham, North Carolina

Nicholas A. Cheney, D.O.
OrthoNeuro
Columbus, Ohio

J. Chris Coetzee, M.D.
Orthopedic Foot and Ankle Surgeon
Twin Cities Orthopedics
Edina, Minnesota

Paul S. Cooper, M.D.
Director, Foot and Ankle Center
Associate Professor
Department of Orthopedic Surgery
Medstar Georgetown University Hospital
Washington, DC

Matthew T. Crill, M.S., P.T.
Director of Clinic Operations—WorkHealth
OhioHealth
Columbus, Ohio

James K. DeOrio, M.D.
Associate Professor
Duke University
Associate Professor Emeritus
Mayo Clinic
Co-Director
Duke Foot and Ankle Fellowship
Duke University
Durham, North Carolina
Past Chairman
Orthopedic Surgery
Mayo Clinic
Jacksonville, Florida
Past Chairman
Orthopedic Surgery
Travis AFB, California

Mark E. Easley, M.D.
Associate Professor
Department of Orthopaedic Surgery
Duke University Medical Center
Durham, North Carolina

Jaymes D. Granata, M.D., M.B.A.
Fellow
Orthopedic Foot and Ankle Center
Westerville, Ohio

Christopher E. Gross, M.D.
Resident
Rush University Medical Center
Chicago, Illinois

James P. Halloran, M.D.
Consultant Physician
Dickson-Diveley Midwest Orthopaedic Clinic, P.A.
Kansas City, Missouri
Attending Physician
Kansas City Orthopaedic Institute
Leawood, Kansas

Lee Kolla, M.D., F.R.C.S.C.
Clinical Fellow
Department of Orthopaedics
University of British Columbia
Vancouver, British Columbia, Canada

Sameh A. Labib, M.D.
Associate Professor of Orthopedic Surgery
Emory University
Atlanta, Georgia

Warren Latham, M.D., F.R.C.S.C.
Lecturer
University of Toronto
Scarborough, Ontario, Canada

Johnny Lau, M.D., M.Sc., F.R.C.S.C.
Assistant Professor
University of Toronto
Toronto, Ontario, Canada

Mark E. Magill, M.D.
Resident
Department of Orthopaedic Surgery
Emory University
Atlanta, Georgia

Jeffrey E. McAlister, D.P.M.
Fellow
Orthopedic Foot and Ankle Center
Westerville, Ohio

Stuart H. Myers, M.D.
Colorado Orthopaedic Consultants
Denver, Colorado

Anthony R. Ndu, M.D.
Resident
Department of Orthopaedics
Yale New Haven Hospital
New Haven, Connecticut

Selene G. Parekh, M.D., M.B.A.
Associate Professor
Department of Orthopaedic Surgery
Adjunct Faculty
Fuqua Business School
Duke University
Durham, North Carolina

David I. Pedowitz, M.S., M.D.
Assistant Professor
Department of Orthopedic Surgery
Thomas Jefferson University
The Rothman Institute
Penn Valley, Pennsylvania

Manuel J. Pellegrini, M.D.
Foot and Ankle Fellow
Department of Orthopaedic Surgery
Duke University Medical Center
Durham, North Carolina
Foot and Ankle Unit
Universidad de Chile
Santiago, Chile

Murray J. Penner, M.D., F.R.C.S.C.
Clinical Associate Professor
Department of Orthopaedics
University of British Columbia
Head
Department of Orthopaedics
St. Paul's Hospital & Providence Health Care
Vancouver, British Columbia, Canada

Robin M. Queen, Ph.D.
Department of Orthopaedic Surgery
Duke University Medical Center
Michael W. Krzyzewski Human Performance Lab
Duke University Medical Center
Durham, North Carolina

Pascal Rippstein, M.D.
Department of Foot and Ankle Surgery
Schulthess Clinic
Zurich, Switzerland

C. Luke Rust, M.D.
Rebound Orthopedics and Neurosurgery
Vancouver, Washington

Lew C. Schon, M.D.
Director Foot & Ankle Services
Department of Orthopaedics
MedStar Union Memorial Hospital
Baltimore, Maryland

Victor Valderrabano, M.D., Ph.D.
Professor and Chairman
Orthopaedic Department and Osteoarthritis Research Center Basel
University Hospital of Basel
Basel, Switzerland

Keith L. Wapner, M.D.
Clinical Professor
Department of Orthopedic Surgery
University of Pennsylvania
Philadelphia, Pennsylvania

James B. Wilgus, P.T., D.P.T.
Foot and Ankle Program Coordinator
OhioHealth
Westerville, Ohio

Alastair Younger, M.B. Ch.B., M.Sc., Ch.M., F.R.C.S.C.
Associate Professor
Division of Distal Extremities
University of British Columbia
Vancouver, British Columbia, Canada

中译本序

踝关节置换术是治疗终末期踝关节炎的有效手段，相比踝关节融合术来说，踝关节置换术可以保留踝关节一定的活动幅度，提高患者的活动能力，而且可以减轻邻近关节的压力，从而减少距下、距舟、跟骰关节中远期关节炎的发生率。基于上述原因，踝关节置换术在欧美国家广泛开展，手术例数呈逐年上升的趋势。在中国，由于种种原因，踝关节置换术开展得并不理想，但是随着相关理念的推广，以及各种踝关节假体的引入，踝关节置换术在我国将会有较大的发展前景。

但同时，我们也要认识到，由于踝关节特有的解剖学和生物力学特点及患病人群较少，相比髋关节和膝关节置换术来说，踝关节置换术操作复杂，并发症多，需要较长的学习曲线，相关的参考书籍也比较匮乏，这些都阻碍了踝关节置换术在国内的开展。

《踝关节置换手术学》是由美国杜克大学的两位足踝外科医师 James K. DeOrio 和 Selene G. Parekh 主编，美国、加拿大、瑞士、智利的一些在踝关节置换术上具有丰富经验的足踝外科医师参与编写，主要内容涵盖踝关节置换术的各个方面，包括其生物力学、适应证、术前计划、各种假体置换时的操作步骤、手术技巧、术后处理、并发症及处理等，是一部踝关节置换领域比较权威的学术著作。

中山大学孙逸仙纪念医院骨科宋卫东教授组织我国大陆和台湾地区的知名足踝外科专家共同翻译了本书，本译著的出版填补了国内这方面的空白，对于我国踝关节置换术的发展将起到较大的推动作用，也是我国骨科医师的一部很有价值的参考书。

北京大学人民医院创伤骨科主任　姜保国

译者前言

相对于踝关节融合，踝关节置换可以更多地保留关节功能，减少邻近关节的退变，因此这项技术注定将逐渐被医师和患者所接受。但由于踝关节置换技术仍处于起步期，而且不同公司有不同设计理念的不同假体，初学者往往存在一定的学习曲线，因此，为增加医师们对此技术的理解，更好地应用其治疗不同踝关节疾病导致的疼痛和关节功能丧失，DeOrio 及 Parekh 医师对踝关节置换相关问题分别进行了较详细的描述，形成一部目前最新且相对全面的踝关节置换专著，是从事足踝外科、关节外科及创伤骨科等需要面对终末期踝关节炎的外科医师的一部手头必备手册，对普通骨科医师或高年资骨科医师亦为一本有用的工具书。本人 2012 年到美国进修，期间在多个医疗中心参观学习，发现踝关节置换技术正逐渐被美国医师所重视，越来越多的医师开始学习或应用该技术治疗终末期踝关节炎的患者，并取得良好的手术效果；通过查阅文献，亦发现其假体生存率在 3 ~ 6 年的达 70% ~ 98%，8 ~ 12 年的达 70% ~ 95%，较 20 世纪 70 年代初期的产品寿命有明显提高。因此，组织国内 20 余位足踝外科领域的专家共同翻译了此书。

全书共 21 章，包括踝关节炎患者的生物力学特点，不同踝关节假体的设计理念及假体特点，患者的选择、手术适应证及术前计划，不同情况下踝关节置换的处理要点，以及疗效、并发症及并发症的处理等相关问题，不仅有详细的手术要点描述，还有不同病例的处理及图片展示，可作为踝关节置换初学者或尝试新的踝关节假体置换的骨科医师有益的参考书。

中国的足踝外科在飞速发展，但与欧美、韩国等国家相比，我们在踝关节置换方面起步较晚，需要向国外同行学习并进行更多的交流。此书的出版也应该说是为了表明我们的学习态度和对原作者的尊敬！此外，我国足踝外科的前辈和同行在踝关节置换这一领域做了不少贡献，也有相关的专著和论著对这一技术进行论述，希望此书也是对同行在此方面的有益补充！最后要感谢前任足踝学组组长王正义教授、现任足踝学组组长北京大学姜保国教授、中山大学孙逸仙纪念医院沈慧勇教授、刘尚礼教授对我在组织翻译此书中给予的帮助、支持及指导。

对本书的不足和疏漏之处，真诚地希望骨科界的同仁、前辈、专家，特别是足踝外科的同行提出批评和指正。

中山大学孙逸仙纪念医院骨科主任医师　宋卫东

原著前言

近年来，外科医师对踝关节疾病患者进行全踝关节置换的热情空前高涨。患者想保留踝关节活动度，而外科医师则想通过手术成功去除他们的疼痛。然而，如果没有医师提供他们长期积累的踝关节置换手术经验，大多数外科医师只能通过手术去摸索。因此，为使外科医师们可以彼此学习和交流，我们将这些专家的手术经验编辑成册。我们强烈地盼望这本书可以作为一个知识平台，帮助外科医师为患者提供最优质的医学治疗。

James K. DeOrio, M.D.
Selene G. Parekh, M.D., M.B.A.

致 谢

感谢所有参与此书的编者，感谢我的搭档及合作主编，Selene Parekh，谢谢她邀请我参与此书的编辑。感谢搭档James Nunley和Mark Easley，是他们的鼓励和对全踝关节事业的热情鼓舞我坚持做我最爱做的事。最后感谢 Bernard Morrey，是他的指导和友谊指引我不断向前。

James K.DeOrio

感谢这本书的编者，他们坚持创新，向全世界传递专业知识。全踝关节替换的技术和理念不断得到延伸和提炼。他们的投入为这个新兴领域描绘出了前所未有的愿景。

我要特别感谢我的导师和朋友——Keith L. Wapner，他点燃了我对足踝外科的热情。

最后，感谢一位朋友，也是一名同事——James K. DeOrio，他的信念，信赖，忠告，自始至终，从未改变。

Selene G. Parekh

目　录

CHAPTER 1

Robin M. Queen
Robert J. Butler

第 1 章　踝关节骨性关节炎术后的步态机制

一、正常人的步态机制

步态周期 (walking gait) 通常由支撑相 (support phase) 和摆动相 (recovery or nonsupport phase) 两个相位组成。在一个步态周期中，一侧足趾离地期间，对侧足跟处于着地期，期间并无腾空期。腾空期 (flight phase) 是指在跑步过程中，双足同时离地的时间。正常行走期间，双下肢同时负重时长约 0.10 秒，支撑相约占整个步态周期的 60%，摆动相约占 40%。支撑相又分为负荷期 (loading phase)、支撑相中期 (midstance) 及支撑相末期 (terminal stance)。负荷期是指在支撑相中，单侧足从开始着地到独立负荷全身重量的阶段，该阶段在整个步态周期中对于落地时产生的冲击力起到了重要的缓冲作用。在支撑相中期，单侧足的体重负荷达到最大值。摆动相起始于单侧足趾离地，结束于同侧足再次完全着地。摆动相分为三个阶段，包括摆动早期 (initial swing)、摆动中期 (midswing) 及摆动末期 (terminal swing)。步态的时间参数与空间参数是临床上研究步态力学机制的最常用参数，包括步长、步周长、步宽、步时、摆动时长、单肢支撑期及双肢支撑期。

步长 (step length) 是指步态周期中，双下肢支撑期间一侧足跟与对侧足跟之间的长度。步周长 (stride length) 是指同侧足跟迈步前后相差的长度。步宽 (stride width) 是指双下肢同时支撑期间双足之间的水平距离 (图 1-1)。站立时间 (stance time) 是指同侧足自足跟着地至足趾离地的时长。步长时间 (step time) 是指双下肢支撑期一侧足跟开始着地至另一侧足跟开始着地所持续的时间。摆动时间 (swing time) 是指同侧足趾开始离地至足跟开始着地所持续的时间。单肢支撑时间 (single support time) 是指步态周期中单足接触地面所持续的时间，而双肢支撑时间 (double support time) 是指双足同时接触地面所持续的时间，时长约占整个步态周期的 10%。成年人的步行速度随年龄而变化，50 ～ 70 岁时，其步行速度维持在 1.3m/s 左右。

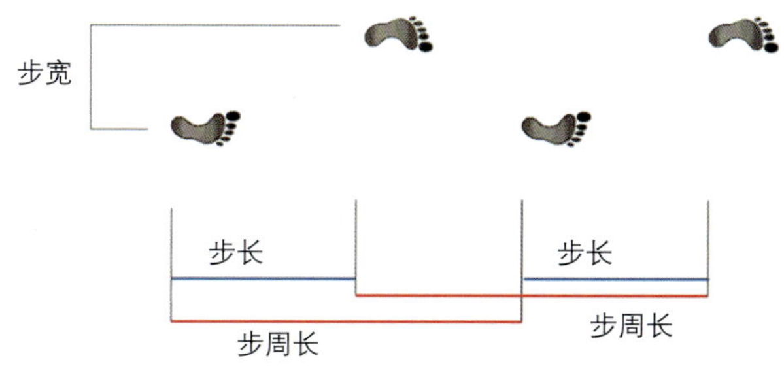

图 1-1　行走期间步长、步宽、步周长的描述

在整个步态周期中，髋关节由屈曲 35°移动至支撑相末期的伸展约为 5°。髋关节在整个矢状面的移动角度约为 45°。骨盆外旋约 6°的同时，

大腿相对于骨盆内收约 6°。此外，膝关节屈曲 8°～15°，踝关节在足跟着地时由功能位转为跖屈约 3°。接触地面初期，足掌轻度背伸，接触地面后的短时间内开始跖屈至支撑相中期的全足掌接触地面形态。在接触地面后，足掌跖屈约 10°，该过程约占正常步速情况下整个支撑相的 8%。足的跖屈运动对行走过程中的承重与缓冲有着重要意义。在整个支撑相中，大腿持续向前运动，直至完全超过足的位置，之后自支撑相中期初始阶段起，整个下肢均相对于足向前移动。

支撑相中期从足部完全负重持续至足背伸直，该期对维持身体向前的动能有着重要意义。在整个支撑相中期，膝关节屈曲 10°的同时，足部背伸可达 10°～15°，骨盆与下肢移动至中立位。自支撑相中期到摆动相中期，髋关节外展约 6°，该动作既可辅助肢体的摆动，又有助于其向前运动。支撑相最后一个阶段是支撑相末期，该阶段是从足部跖屈运动开始至其完全离地。在支撑相末期，身体重心处于前倾和上升的伸展阶段。在足离地之前，髋部外展程度达到最大，并于足离地之后开始屈曲运动。在整个支撑相末期中，膝关节屈曲约 10°，足部跖屈约 10°。

摆动相开始于足离地的时刻。摆动相第一个阶段称为摆动相早期。在摆动相早期，髋关节外展减慢，为下一步髋关节与膝关节的屈曲，以及之后下肢的向前摆动做准备。摆动相中期，膝关节屈曲达到最大角度约 70°，髋关节屈曲达到最大约 40°。在达到最大屈曲后，髋关节与膝关节均开始伸展，为下一步足的下落做准备。在足下落期间，腿部及足部通过后侧肌群的收缩来减慢其向前运动的速度，同时膝关节在足部落地前屈曲约 10°。

足 - 地接触力 (ground reaction force, GRF) 是一个可同时描述力的大小及整个身体重心加速方向的矢量。GRF 通常可按前后、左右和垂直三个方向做三维记录。整个步态周期中，GRF 垂直方向分量的第一个峰值出现于负荷期，此时压力中心（center of pressure, COP）位于足跟的中心处。第二个峰值由足掌蹬地所产生的推进力所形成，此时 COP 位于足弓下，该推动力有助于身体的向前运动。GRF 垂直方向分量大小在上述两个峰值处可达体重的 1.1 ～ 1.5 倍。此外，正常人两侧的 GRF 垂直方向分量大小并无明显差别。GRF 在水平面存在前后和左右两个方向的分量，又称剪力 (shear forces)。该剪力可用来抵抗任何潜在的足面与鞋之间的相对运动。整个步态周期中，GRF 前后方向分量起初会出现一个向前的力，约为体重的 0.3 倍，在足接触地面后，该分量会变为一个向后同等大小的力。在摆动相中期，GRF 前后方向的分量变为一水平推力。左右方向分量产生于足跟与地面的横向作用力，之后指向中线（图 1-2）。所有方向分量的大小随着步速的提升而增大。

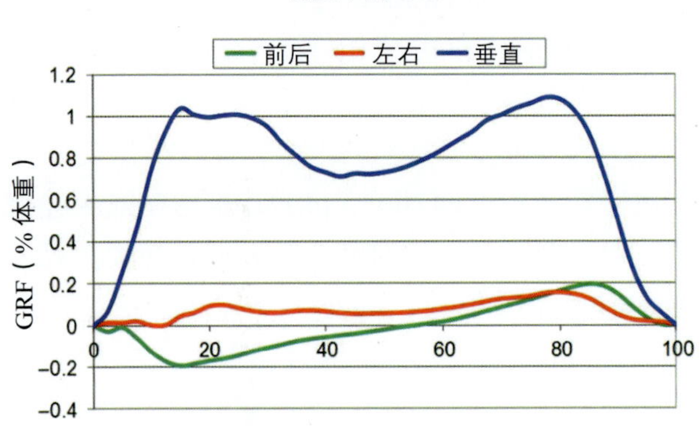

图 1-2 GRF 三大参数示例

二、终末期踝关节骨性关节炎患者的步态机制

终末期踝关节骨性关节炎 (osteoarthritis, OA) 患者的步态机制相对于健康人发生了改变。大量研究结果表明，早先进行手术的终末期踝关节 OA 患者的步速低于可在社区正常安全行走的正常值。终末期 OA 将导致踝关节、跗中关节的活动度下降，该活动度的下降与胫骨、跟骨及跖骨角速度峰值的改变有关。这一步态机制的改变与终末期踝关节 OA 所引起的疼痛与踝关节活动度下降有关。迄今为止，对于终末期踝关节 OA 患者与正常人在时间与空间参数及步态机制方面的比较尚无报道，但前景可期。

此外，对于终末期踝关节 OA 患者，在整个步态周期中，其踝关节周围关节的生物力学机制，也可能在终末期踝关节 OA 所引起的疼痛与踝关节活动度下降的情况下，而发生代偿性改变。

三、全踝关节置换术后患者的步态机制

绝大多数研究认为，全踝关节置换术 (total ankle replacement, TAR) 后患者的行走功能有了显著的改善。上述改善不仅表现在单一关节的改善，还体现在时间 - 空间参数上的改善。

TAR 术后患者在步速方面有着持续性提升。该提升归因于其步长与步频的提升。此外，随着步速的提升，足与地面的接触时间也会相应缩短。但其行走功能尚无法达到同龄的正常人水平，TAR 术后 1 年的患者在步长或步周长及步频上仍低于正常人水平。

多项研究结果表明，TAR 术后单一关节步态机制发生了改变。大多数文献研究与踝关节相关。尽管有关踝关节运动改善的研究结果不断出现，但上述改善大多是关于足部跖屈有最大程度的提高，而其背伸尚无明显改善。此外，在术后患者 GRF 增大的情况下，其髋关节与膝关节的活动度也有所增大，这一改善与前文所述患者术后步速的提升有关。尽管以上改善可认为有益于患者术后功能恢复，但术后 1 年以上的患者在下肢控制能力方面，仍未达到正常水平，尤其在踝关节与膝关节活动度方面，明显低于正常水平。相比于正常人，上述活动度的降低将导致在同样步速情况下，TAR 术后患者的踝关节负荷显著增大。

综上所述，TAR 术后患者通过增加其步长与步频，而使其步速有所提高。上述改善与术后踝关节活动度及 GRF 的增加有关，但仍无法达到正常水平。

四、关节融合术后患者的步态机制

关节融合术后的最大改善在于疼痛的缓解。术前对于行走功能的限制是术后次要关注点。由于关节融合术的主要目的是通过限制关节的活动来缓解疼痛，术后患者的行走能力则被忽视。因此术前的踝关节活动度不足及行走功能的限制，在术后仍将持续，特别是步态机制中时间变量与空间变量，以及单一关节的力学机制与术前无明显差别。

通过对 1 年以上踝关节融合术后患者的步态观察发现，患者的步速及步长有所改善，但在术后 1 年中其整体活动有所下降，且与正常水平相比仍有限制。踝关节融合术后患者步速的均值及最大值有所下降，在以上述步速行走时，步长也有所降低。此外，与正常人相比，踝关节融合术后患者在行走时其步长有着与正常人相似的对称性，但在站立期其对称性却有所下降。

由于手术操作及步态机制在时间与空间参数上的改变，下肢运动机制也有所改变。可以明确的是，在踝关节活动度减小的同时，髋关节活动度有所增加，而膝关节则未发生明显变化。上述踝关节活动度的降低与手术所致踝关节力矩与动力的改变有关。术后踝关节在矢状面的活动度降低的同时，胫骨、跟骨及跖骨活动速度的峰值增大。相关研究指出，与正常水平相比，邻近关节中，膝关节屈曲未受影响，髋关节的活动度有所增加。

综上所述，踝关节融合术后患者行走功能有明显改善。术后踝关节的活动度仍与术前相仿，但可通过髋关节活动的增加进行代偿。但踝关节融合术后患者行走功能的改善仍无法满足患者在社区正常而安全行走的要求。

五、全踝关节置换术与踝关节融合术的对比

目前来看，在行走机制方面，单一对比上述两种治疗踝关节骨性关节炎患者疼痛方案的研究较少，且病例数量有限。上述研究着重于时间与空间参数和关节的功能结构变化，结果表明上述两种治疗方案均可使终末期踝关节骨性关节炎患者的症状及功能得到改善。

迄今为止，仅少数小样本研究着重于 TAR 与踝关节融合的时间与空间参数的差异。有研究认为，术后 1 年上述两种治疗方案的效果在时间与空间参数方面无明显差异。另一项研究显示，TAR 术后 1 年患者步速及步长 (以腿长

为标准）低于同阶段的踝关节融合术后患者。该研究还指出，TAR 术后患者在支撑相有更好的协调性，但该研究并无患者术前状态的完整信息。

在术后踝关节功能结构恢复的对比方面，有研究表明，踝关节融合术后患者踝关节活动度降低，而髋关节活动度增大；TAR 患者术后踝关节与膝关节活动度有所增大。但在膝关节活动度的方面，该研究与 Piriou 等研究结果相反。此外，上述研究认为在足跖屈程度的峰值对比上，踝关节融合术后患者大于 TAR 术后患者；TAR 术后患者在踝关节力量提高方面略有优势，但研究认为二者在该方面没有太大差别。

研究结果的不确定性的原因在于上述研究的样本量较小。更大样本的研究也许会在该领域有新的发现。由于决定性发现的缺乏，以及总体的步态机制的直接纵向对比的不足，使得在 TAR 与踝关节融合术之间，无法明确选择出一个从长远来看能使患者患肢功能与活动度恢复更好的手术方案。但目前现有的有限研究结果表明，在缓解疼痛的同时，二者在患者术后行走功能的恢复上均有改善。此外，研究认为二者在患者术后时间与空间参数和关节功能结构的恢复上尚无法达到正常水平，因此，在该领域仍需更多的科研工作来对患者术后行走功能进行更详细的量化评估。

（陈雁西　李浩博　译）

参考文献

1. Chan CW, Rudins A. Foot biomechanics during walking and running. *Mayo Clin Proc.* 1994;69(5):448–461.
2. Mann RA, Moran GT, Dougherty SE. Comparative electromyography of the lower extremity in jogging, running, and sprinting. *Am J Sports Med.* 1986;14(6):501–510.
3. Rodgers MM. Dynamic biomechanics of the normal foot and ankle during walking and running. *Phys Ther.* 1988;68(12):1822–1830.
4. Ounpuu S. The biomechanics of walking and running. *Clin Sports Med.* 1994;13(4):843–863.
5. Nilsson J, Thorstensson A. Ground reaction forces at different speeds of human walking and running. *Acta Physiol Scand.* 1989;136(2):217–227.
6. Bartlett R. *Sports Biomechanics: Reducing Injury and Improving Performance.* New York: E & FN SPON; 1999.
7. Mann RA, Hagy J. Biomechanics of walking, running, and sprinting. *Am J Sports Med.* 1980;8(5):345–350.
8. Perry J. *Phases of Gait. Gait Analysis: Normal and Pathological Function.* Thorofare, NJ: Slack; 1992:9.
9. Bohannon RW. Comfortable and maximum walking speed of adults aged 20–79 years: reference values and determinants. *Age Ageing.* 1997;26(1):15–19.
10. Perry SD, Lafortune MA. Influences of inversion/eversion of the foot upon impact loading during locomotion. *Clin Biomech (Bristol, Avon).* 1995;10(5):253–257.
11. Wright DG, Desai SM, Henderson WH. Action of the subtalar and ankle-joint complex during the stance phase of walking. *J Bone Joint Surg Am.* 1964;46:361–382.
12. Brody DM. Running injuries. *Clin Symp.* 1980;32(4):1–36.
13. Nuber GW. Biomechanics of the foot and ankle during gait. *Clin Sports Med.* 1988;7(1):1–13.
14. Rodgers MM. Dynamic foot biomechanics. *J Orthop Sports Phys Ther.* 1995;21(6):306–316.
15. Farley CT, Ferris DP. Biomechanics of walking and running: center of mass movements to muscle action. *Exerc Sport Sci Rev.* 1998;26:253–285.
16. Queen R, De Biasio J, Butler R, et al. Changes in gait mechanics two years following total ankle replacement. *Foot Ankle Int.* 2012;33(7):535–542.
17. Detrembleur C, Leemrijse T. The effects of total ankle replacement on gait disability: analysis of energetic and mechanical variables. *Gait Posture.* 2009;29(2):270–274.
18. Hahn ME, Wright ES, Segal AD, et al. Comparative gait analysis of ankle arthrodesis and arthroplasty: initial findings of a prospective study. *Foot Ankle Int.* 2012;33(4):282–289.
19. Brodsky JW, Polo FE, Coleman SC, et al. Changes in gait following the Scandinavian total ankle replacement. *J Bone Joint Surg Am.* 2011;93(20):1890–1896.
20. Zerahn B, Kofoed H. Bone mineral density, gait analysis, and patient satisfaction, before and after ankle arthroplasty. *Foot Ankle Int.* 2004;25(4):208–214.
21. Demottaz JD, Mazur JM, Thomas WH, et al. Clinical study of total ankle replacement with gait analysis. A preliminary report. *J Bone Joint Surg Am.* 1979;61(7):976–988.
22. Doets HC, van Middelkoop M, Houdijk H, et al. Gait analysis after successful mobile bearing total ankle replacement. *Foot Ankle Int.* 2007;28(3):313–322.
23. Doets HC, Vergouw D, Veeger HE, et al. Metabolic cost and mechanical work for the step-to-step transition in walking after successful total ankle arthroplasty. *Hum Mov Sci.* 2009;28(6):786–797.
24. Houdijk H, Doets HC, van Middelkoop M, et al. Joint stiffness of the ankle during walking after successful mobile-bearing total ankle replacement. *Gait Posture.* 2008;27(1):115–119.
25. Piriou P, Culpan P, Mullins M, et al. Ankle replacement versus arthrodesis: a comparative gait analysis study. *Foot Ankle Int.* 2008;29(1):3–9.
26. Valderrabano V, Nigg BM, von Tscharner V, et al. Gait analysis in ankle osteoarthritis and total ankle replacement. *Clin Biomech (Bristol, Avon).* 2007;22(8):894–904.
27. Rouhani H, Favre J, Aminian K, et al. Multi-segment foot kinematics after total ankle replacement and ankle arthrodesis during relatively long-distance gait. *Gait Posture.* 2012;36(3):561–566.
28. Thomas R, Daniels TR, Parker K. Gait analysis and functional outcomes following ankle arthrodesis for isolated ankle arthritis. *J Bone Joint Surg Am.* 2006;88(3):526–535.
29. Wu WL, Su FC, Cheng YM, et al. Gait analysis after ankle arthrodesis. *Gait Posture.* 2000;11(1):54–61.
30. Beyaert C, Sirveaux F, Paysant J, et al. The effect of tibio-talar arthrodesis on foot kinematics and ground reaction force progression during walking. *Gait Posture.* 2004;20(1):84–91.
31. Fuentes-Sanz A, Moya-Angeler J, Lopez-Oliva F, et al. Clinical outcome and gait analysis of ankle arthrodesis. *Foot Ankle Int.* 2012;33(10):819–827.

Warren Latham
Pradeep Alexander
Johnny Lau

CHAPTER 2

第 2 章　目前国际上采用的置换系统

一、概述

全踝关节置换 (total ankle arthroplasty, TAA) 有两个主要的设计理念：固定 / 限制和活动衬垫式设计。早期设计的假体为高度限制型，第二代和第三代置换假体系统为非骨水泥型，由 2 个或 3 个压配式组件系统和 1 个活动的或者集成于 (固定于) 胫骨或距骨组件的聚乙烯衬垫构成。

2007 年，为期 7 年的 Scandinavian 全踝关节置换 (Scandinavian total ankle replacement, STAR) 假体临床试验研究首次验证了活动衬垫型假体的有效性，并获得美国食品药品监督管理局 (Food and Drug Administration, FDA) 认证。在此之前，所有获得 FDA 认证的 TAA 均为骨水泥型。除此之外，其他各种固定衬垫型、非骨水泥型设计假体均未获得 FDA 认证。按照 FDA 的规定，目前生产上市的踝关节置换假体如果设计与 1976 年前的内置假体相似则称为Ⅱ类假体。由于 1976 年前并无活动衬垫型假体，因此，此类非限制型假体可被看作是Ⅲ类假体，需要随机对照研究验证。

多数活动衬垫型假体有一个扁平的胫骨组件，其上方为一个可移动的盘状聚乙烯承重上表面。活动衬垫型踝关节假体之所以被称为三组件式置换假体是因为在这个组件中存在两个平面的移动。聚乙烯衬垫在外形上与距骨组件形成匹配的关节面，其上方承重面向内侧及外侧移位使聚乙烯组件能够符合踝关节的运动力学，从而使踝关节能够达到最大限度的跖屈和背伸活动。

与二组件设计假体相比，采用三组件活动衬垫型假体行非限制型 TAA 在理论上具有运动学和力学优势，此优势在于关节面能够达到完全契合且并未限制假体的旋转活动。此外，活动衬垫型假体从理论上讲优于固定衬垫型假体还在于其降低了剪应力和骨 - 假体界面的应力。踝关节固定衬垫型假体只有一个部分契合的关节面，而多数活动衬垫型假体有两个完全契合的关节面。从理论上讲，由于聚乙烯 - 距骨穹界面不匹配，固定衬垫型假体可产生更大的限制作用，此限制作用也可起到降低骨 - 假体界面应力的作用。

非限制型假体存在不稳定、后方磨损和撞击的危险性。随着 TAA 技术的不断发展和改进，学者们认识到畸形矫正、软组织平衡和病患教育对于获得良好预后结果同等重要。目前研究文献中有关二组件设计假体与三组件设计假体的优势比较尚无定论。

活动衬垫式设计假体手术早期失败的两个主要原因是骨长入缺乏和聚乙烯内植物磨损，所有 TAA 手术的早期特异并发症包括：由于胫骨截骨导致继发性踝关节骨折的危险性；切口并发症也不容忽视。虽然随着手术技术的不断改进，后者发生率有所降低。

尽管术后早期的研究结果表明与踝关节融合相比，TAA 患者功能改善更佳，但 TAA 假体植入术后并发症的发生率仍比较高，该术式的手术指征应严格把握且需要手术医师具有足够的经验。

二、Mobility 全踝关节置换假体

Depuy Mobility 全踝关节置换假体 (TAR；DEPUY International) 是一种非骨水泥型第三代活动衬垫型假体，在欧洲和加拿大应用广泛 (图 2-1A, B)。Mobility 全踝关节置换假体与 Buechel–Pappas(BP) 全踝关节置换假体外观相似，但 Mobility 假体的胫骨柄部更小。据 Goldberg 等对英国骨科足踝学会全体顾问的问卷基础调查研究报道，Mobility 假体在英国的应用最为广泛，所有手术医师中有 62% 在使用此假体。瑞典踝关节置换注册协会和新西兰踝关节置换注册协会也有使用此假体的文献报道。

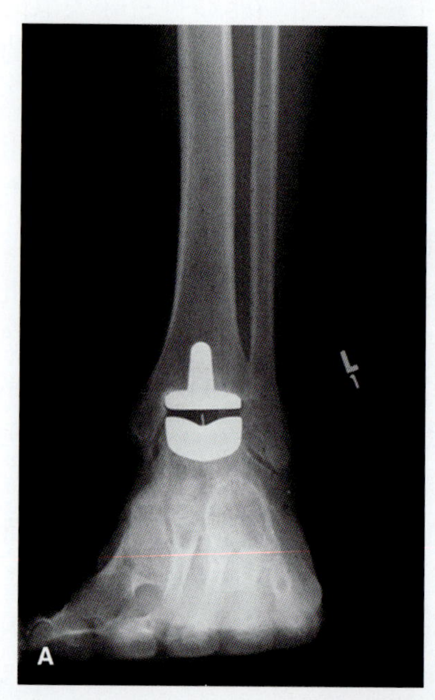

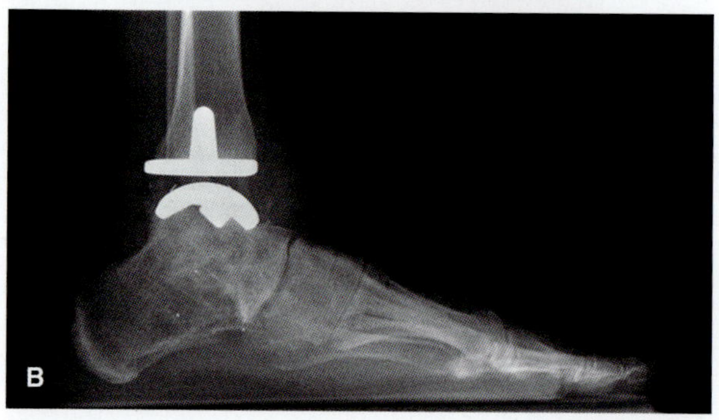

图 2-1 Mobility TAA 术后前后位 (A) 和侧位 (B)X 线摄片检查所见

Mobility 假体胫骨组件有一个扁平盘状构件为后方及前方骨皮质提供支撑，距骨和胫骨组件由多孔涂覆钴铬构成，盘状植入衬垫由超高分子聚乙烯 (ultrahigh-molecular-weight polyethylene, UHMWPE) 构成。胫骨组件有一个非模块化髓内柄，距骨组件为圆柱形。在距骨穹上压配制备出 3 个距骨骨槽，1 个位于正中，另外 2 个为外侧鳍槽。UHMWPE 植入后与其他两个组件表面完全匹配并使二者对其产生半限制作用。聚乙烯上方较为狭窄以防止产生边缘应力负荷并可降低磨损，与之相比，二组件假体并无此上方狭窄的特点。

假体经前方入路植入，髓外操作器械用于截骨和定位组件，这样，聚乙烯构件即可在胫骨盘状构件有限范围内细微移动，而插入构件与距骨构件之间的活动程度较大。术中为建立髓内固定桩而行前方骨皮质开窗，在植入假体后予以修复。

Wood 和 Rippstein 于 2008 年对 200 例行 Mobility TAR 患者的术后早期效果进行了总结：对一组 100 例在 Schulthess 诊所行 TAR 的患者和另一组 100 例就诊于 Wrightington 医院的患者进行评估，患者平均随访时间 36 个月 (24 ～ 50 个月)，其中 20% 的患者行腓肠肌延长，8% 的患者行其他合并手术处理。并发症包括术中踝关节骨折 (6%)、切口延迟愈合 (4%) 和远期内踝骨折 (2%)，1 例并发术后早期感染，其中 5 例患者因无菌性假体松动需要行翻修、踝关节融合或更换组件，1 例患者因技术性失误导致内植物半脱位。

Lee 等对 30 例在 2008 年 5 月～ 2009 年 6 月行 Mobility 假体踝关节置换的患者与以往行 Hintegra 假体踝关节置换的患者进行匹配队列围术期并发症对比研究，结果表明，虽然在术后早期并发症方面二者无显著统计学差异，但是植入 Mobility 假体的患者更易并发内踝骨折。

Jackson 等对行 Mobility 假体踝关节置换和以往行 STAR 假体踝关节置换的患者进行术后早期效果对比研究，研究样本包括 68 例行 Mobility 假体踝关节置换的患者与 68 例行 STAR 假体踝关节置换的患者。结果表明，二者在手术时间 (63 分钟 *vs* 65 分钟)、术中并发症(均为 0) 方面无明显差异，且均无切口深部感染的报道，二者在患者留院时间方面存在细微差异 (4.3 天 *vs* 5.1 天)，两种假体的存留周期研究结果表明至术后 3 年患者仍无行翻修手术处理的需要 (表 2-1，Mobility 假体相关研究)。

表 2-1 Mobility 假体置换术后效果相关研究

研究	*N*(样本数)	随访时间	假体存留率（%）	主要及轻度并发症
Wood 与 Rippstein	200	36 个月 (24 ~ 50)	97.5	6 例术中并发踝关节骨折；4% 的患者伤口延迟愈合；2% 的患者远期并发内踝骨折；1 例术后早期切口感染
Lee 等	30 例 Mobility, 30 例 Hintegra	1 年	100	Mobility 假体和 Hintegra 假体在早期并发症方面无明显差异
Jackson 等	68 例 Mobility, 68 例 STARs	3 年	100	无并发症报道

三、 Hintegra 全踝关节置换假体

Hintegra TAR 假体 (Integra Lifesciences) 开发于 2000 年法国里昂 (图 2-2A, B)，其为第三代内植物假体，该假体具有内翻 - 外翻稳定性。因为胫骨远侧干骺端骨松质相比踝关节近侧更为薄弱，相差数毫米，Hintegra 假体的一个重要理念就是最大化减少胫骨截骨。

Hintegra TAR 假体自 2000 年开始在欧洲应用，自 2004 年开始在加拿大和韩国应用，自 2005 年开始在巴西应用。此外，芬兰、瑞典、挪威和新西兰的国家关节置换注册协会也有此假体的应用报道。

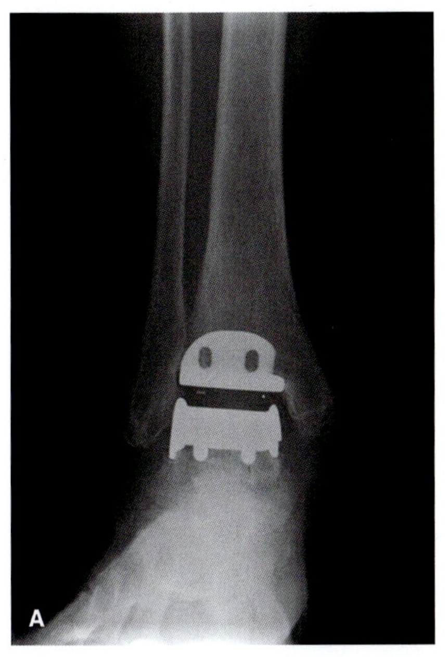

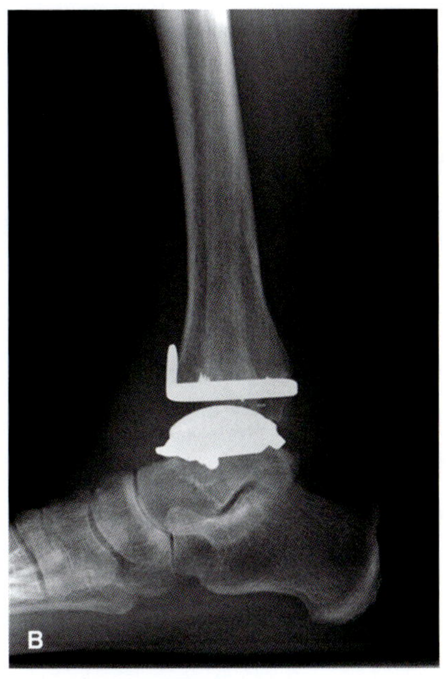

图 2-2 Hintegra TAA 术后前后位 (A) 和侧位 (B)X 线摄片检查所见

该假体由扁平的胫骨组件、聚乙烯衬垫和一个内径更小的凸面锥形距骨组件构成，胫骨和距骨组件均设计有螺钉固定罩，但采用螺钉固定的代价是无法行柄部固定(BP 型假体)或锚定杆固定(STAR 假体)，在术后早期阶段骨长入提供有效的稳定性之前可能会出现螺钉松动。此假体的独特优点在于其前方轮缘设计可降低术后异位骨化和软组织粘连的风险。

活动聚乙烯衬垫植入后可产生轴向旋转及屈伸活动。胫骨组件平面具有数个凸起和前方轮缘和其表面用于螺钉固定的钉孔，胫骨组件扁平且存在 4°的后倾角，此倾角与正常胫骨远端关节面倾斜角大致相当。胫骨组件前方的保护设计是为了使应力遮挡最小化，而距骨组件的内侧和外侧缘起固定插入衬垫的作用，距骨组件上也设计有螺钉孔，其内侧径小于外侧径，此设计与 Mobility TAA 相似，聚乙烯插入衬垫的上面较小，这样可防止出现胫骨撞击。

2004 年，Hintermann 等对其 122 例行 Hintegra TAR 患者的手术经验进行了报道，所有 122 例 TAR 患者中有 8 例需要行翻修处理，其中 4 例出现至少一个部件的无菌性假体松动，1 例为植入衬垫脱位，3 例合并其他并发症；据其报道 Hintegra TAR 手术满意率为 84%，美国骨科足踝评分(American Orthopaedic Foot and Ankle Score, AOFAS)由术前的 40 分改善为术后的 85 分。80 个踝关节(63%)术后疼痛症状完全缓解；2 个踝关节术后出现距骨组件移位影像学改变，但无胫骨组件松动表现(平均随访时间为 18.9 个月)。

2010 年，他们仍采用本组病例，并将研究队列扩大为 340 例行初次 TAR 的患者，结果表明，样本数增大后术后 6 年统计距骨组件存留率为 97.9%，胫骨组件存留率为 98.8%，4 个踝关节行翻修处理(1 例由于假体松动，3 例由于疼痛)，3 个踝关节在翻修时行踝关节融合，AOFAS 评分由术前 42.1 分改善为术后随访时的 78.6 分，共 205 个踝关节术后疼痛症状完全缓解(60.5%)。

2009 年，Hintermann 等在一项Ⅳ级研究中报道，对 28 例拟行踝关节融合而最终行 TAR 的患者共 30 个踝关节进行至少 36 个月的随访研究(平均 55.6 个月)，结果表明，27 例共 29 个行 TAR 置换术的踝关节，最近一次随访中其 AOFAS 评分由术前的 34.1 分改善至 70.6 分，其中 5 个踝关节疼痛症状明显改善，21 个踝关节仍存在轻微疼痛症状，3 个踝关节疼痛无缓解，1 个踝关节存在胫骨组件不稳定影像学表现，4 个踝关节存在距骨组件移位影像学表现(其中 2 个踝关节存在相关症状)。

在 2009 年国际足踝学会(Foot & Ankle International)上，Lee 等对其首批 50 例行 Hintegra TAR 的患者的术后早期并发症进行了回顾，将前 25 例患者归为 A 组，后 25 例患者归为 B 组，结果表明，每组中均无切口重大并发症和 3 例轻微切口并发症患者。A 组中有 1 例切口深部感染，需要行内植物移除及二期翻修处理；A 组中有 4 例患者合并术中踝关节骨折，B 组中仅有 1 例；A 组中有 3 例冠状面上胫骨组件位置不当，在 B 组中有 2 例；A 组中有 2 例胫骨组件矢状面上坡度增大，在 B 组中有 3 例；A 组中有 4 例出现距骨组件相对胫骨组件位置前移，在 B 组中有 3 例。

Kim 等对其 55 例行 Hintegra 假体置换的患者进行大于 12 个月(13 ～ 49 个月)的早期随访研究结果进行了报道，结果表明，术后并发症包括 1 例术中并发内踝骨折，1 例术后 6 周并发内踝应力骨折，1 例并发深部真菌感染并最终行踝关节融合，4 例行 TAR 患者由于胫骨组件松动需要行翻修处理，超过 3 例患者由于聚乙烯衬垫脱位需要行翻修处理，术后 12 个月 Kaplan–Meier 假体累积存留率为 90.9%，术后 49 个月为 87.7%。

Hintermann 等指出，近 20 年来，TAR 已经成为替代踝关节融合治疗晚期踝关节骨性关节炎的有效手段。但直到目前尚无关于踝关节置换失败后行翻修手术的疗效报道。作者基于其临床经验认为，下表面扁平的假体组件更容易在残留骨块上获得稳定的支撑。首批 83 例踝关节置换［79 例患者(男 46 例，女 33 例)，平均年龄 58.9 岁 (30.6 ～ 80.7 岁)] 平均 5.4 年随访 (2 ～ 11 年) 的结果表明，69 个踝关节术后结果良好 (83%)，12 个踝关节术后结果满意 (15%)，2 例术后结果尚可，47 例 (56%) 患者术后疼痛症状完全缓解；3 个踝关节出现术后早期假体松动，其中有 2 例成功行另一种 TAR 假体翻修，1 例行踝关节融合；另 1 例因血源性感染最终行踝关节融合处理。最近的随访又发现 2 例存在假体松动，由此得出总的假体松动率为 6%。由此作者认为假体翻修是全踝关节置换手术失败后的有效处理方法，最具挑战性的问题是如何将假体组件牢固地固定于残留骨质上 (表 2-2)。

表 2-2 Hintegra 假体置换术后效果相关研究

研究	*N*(样本数)	随访时间	假体存留率	主要及轻度并发症
Hintermann 等	122	18.9 个月	93.4%	2 例合并距骨组件移位
Hintermann	340	6 年	总存留率为 98.2%，距骨组件为 97.9%，胫骨组件为 98.8%	1 例合并组件松动，3 例合并持续加重的疼痛症状，1 例再次出现力线异常
Hintermann 等	37(翻修)	3.6 年 (1.2 ～ 6.4 年)	100%	无
Hintermann 等	30(TAR 术后再次行融合术)	最短 36 个月 (平均 55.6 个月)	96.7%	21 例合并轻度疼痛症状，2 例剧烈疼痛，1 例距骨组件不牢固，4 例合并距骨组件移位 (其中 2 例存在相关症状)
Lee 等	50	小于 1 年	98%	轻微切口并发症发生率为 12%，1 例合并深部感染 (需行二次翻修处理)，术中骨折发生率为 10%，胫骨组件位置不当发生率为 10%，距骨组件位置不当发生率为 10%
Kim 等	55	大于 1 年 (13 ～ 49 个月)	1 年假体存留率为 90.9%，49 个月为 87.8%	1 例术中并发踝关节骨折，1 例术后 6 周并发踝关节骨折，1 例并发骨溶解且需要行骨移植处理，1 例合并深部真菌感染病最终行踝关节融合，4 例行翻修处理 (3 例为聚乙烯衬垫脱位所致)

四、STAR 假体置换

1978 年 Kofoed 首次设计出此类型假体，并于 1981 年首次行该假体植入手术，该假体有一个包括内侧和外侧距骨表面的距骨组件和一个与之相关的聚乙烯胫骨组件 (双组件契合非限制型设计)(图 2-3)，这两个组件最初均由骨水泥固定。STAR 是在北美应用最为广泛的一种假体，与其他半限制型假体如 Agility 假体存在明显差别，主要表现为术中截骨量较小且保留了踝关节韧带结构。胫骨和距骨组件由钴铬合金构成，聚乙烯衬垫为非限制型活动支撑设计，聚乙烯衬垫为 UHMWPE。

STAR 是在美国唯一通过 FDA 认证的第三代内植物假体。STAR 假体的设计特点为距骨内侧面和外侧面成形时不需要切除踝关节韧带结构，与 Agility 假体相比，STAR 假体置换为髓外操作且术中胫骨和距骨表面截骨量较少。

目前，北美采用的新一代 STAR 假体为非骨水泥型钴铬合金非限制型三组件活动衬垫型

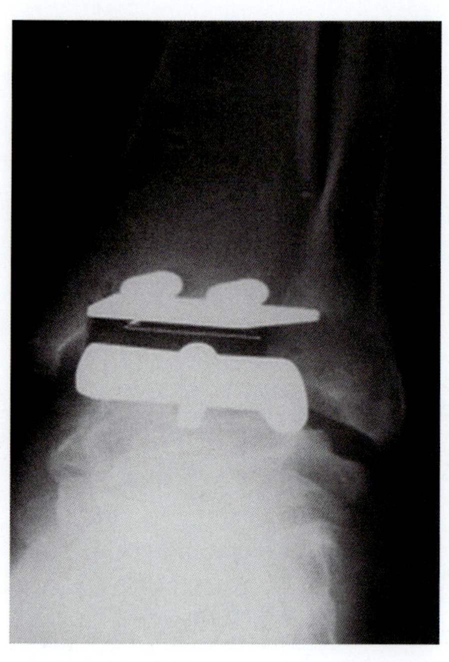

图 2-3 STAR TAR 术后前后位 X 线摄片检查所见

假体，假体表面为无羟基磷灰石 (HA) 的钛等离子喷涂骨长入表面。

STAR 假体包括以下三个组件：①胫骨组件有一个经高度抛光处理的扁平的关节表面和两个用于将内植物固定于胫骨软骨下骨的近端柱状固定杆；②距骨组件有左右两种和不同大小、不同型号可供选择，假体中间有一个自前向后走行的凸起缘用于导引活动垫片；③一个 UHMWPE 活动垫片，其扁平表面与胫骨组件相关节，下方凹面与凸起的距骨组件相关节。由距骨组件上长的纵嵴导引前后方向关节面，与其相对应的是活动衬垫中心的纵行凹槽。衬垫盘 - 距骨界面间存在背伸和跖屈活动，距骨组件无法倾斜活动，在衬垫盘 - 胫骨组件界面之间存在旋转活动。

早期骨水泥型STAR假体的研究结果表明，患者术后 12 年假体存留率为 34%，盘状聚乙烯衬垫于 1986 年推出，Kofoed 对 58 例患者行骨水泥型和非骨水泥型 STAR 假体植入对比研究。结果表明，骨水泥型假体植入后行翻修处理的患者更多。自 1990 年开始，含生物活性羟基磷灰石表面的非骨水泥型假体推出；自 1999 年起，含 HA 和多孔钛表面涂层的假体推出。欧洲 131 例非骨水泥型踝关节假体的多中心早期研究结果表明，至术后 7 年假体存留率为 87.3%，所有假体植入失败均发生于术后 2 年以内。

瑞典医师报道，与之前的 20 个单纯 HA 涂层 STAR 假体移植相比 (5 年存留率 65%，10 年存留率 37%)，之后的 31 个踝关节置换术后假体存留率更高 (5 年存留率 88%，10 年存留率 65%)；此外还有 58 例双涂层 STAR 假体术后 5 年假体存留率为 98% 的报道。

有 5 项相关研究报道了术中并发骨折情况：共 468 个踝关节中有 29 例术中并发骨折 (5.3%)。615 个踝关节中有 36 例合并切口并发症 (共 8 篇研究文献)(5.9%)。788 例中有 3 例合并切口深部感染 (共 8 篇研究文献)(0.4%)。有 6 篇研究文献共 376 个踝关节中有 34 例存在假体松动影像学表现，患者平均随访时间为 3.8 年。

由于文献中报道术后关节周围骨化的高发生率 (47% ~ 62%)，引起了学者们对 STAR 假体胫骨组件相比胫骨平台面积更小的设计的关注。胫骨组件缺乏周围骨质支撑，因此易于导致下沉于胫骨远端骨松质内和骨质过度长入。

此外，假体仅在一个运动轴内运动，由于距骨呈圆锥形解剖形态特点，可能导致术后假体内侧应力增加、内侧韧带结构和关节囊承受应力过大。Valderabano 等报道，68 个踝关节中有 9 例 (13%) 在术后 3 个月内并发胫骨组件倾斜，此后无加重现象。这可能是由于剪应力作用及术后早期胫骨组件与骨质对位不当，但随着时间推移，假体周围骨皮质重塑避免了上述情况继续发展。STAR 假体可通过衬垫 - 胫骨组件界面二维浮动实现内旋 / 外旋活动，但无法实现正常人踝关节的旋前 / 旋后运动。由于无法完全复制正常踝关节运动，因此可能导致聚乙烯插入衬垫边缘承受应力增加。

Saltzman 等 2009 年在一项关于 STAR 踝关节置换与踝关节融合的前瞻性对照研究，对 3 组病例进行评估。其中 2 组为研究关键组 (行 STAR 踝关节置换和踝关节融合)，1 组为 STAR 手术组 (回顾性调查随访组)，运用非随机多中心设计方法选取同时行踝关节融合术的患者作为对照组。结果表明，研究关键组中关节置换术后主要并发症及需二次手术干预较融合组显著偏高；关节置换回顾性调查随访组需行二次手术处理的患者仅为关节置换研究关键组的一半；至术后24个月，研究关键组和回顾性调查随访组患者功能恢复较踝关节融合组更好，在疼痛程度方面与踝关节融合组无明显差异(表2-3)。

表2-3 STAR假体置换术后效果相关研究

研究	*N*(样本数)	随访时间	假体存留率	主要及轻度并发症
Kofoed	58(33例骨水泥型，25例非骨水泥型)	平均9.4年	术后12年骨水泥型为70%，非骨水泥型为95.4%	无
Anderson等	51	3～8年	首批31例中5年存留率为88%，10年存留率为65%；与之相比，后20例中行双涂层STAR假体置换患者占98%，其中5年存留率为65%，10年存留率为37%	12个踝关节行翻修处理，7例由于假体松动，2例由于聚乙烯盘断裂，3例由于其他原因；8个踝关节存在假体松动影像学表现
Schutte与Louwerens	49	28个月	术后28个月为91.8%	16例并发骨折或一过性神经损伤，31例可见透亮线、骨溶解及组件位置不当
Karantana等	52	最短60个月(60～110个月)	术后5年为90%，术后8年为84%	并发症发生率为21%(切口感染和假体松动)；2例最终行踝关节融合处理
Wood与Deakin	200	5年和10年	术后5年为93.3%，术后10年为80.3%	0.5%合并假体边缘载荷，2例行骨性力线矫正处理，5例最终行融合处理，1例合并聚乙烯衬垫断裂，5例切口延迟愈合，术中踝关节骨折发生率为4.5%，术后踝关节骨折发生率为5%

2012年，Nunley等在《骨与关节手术杂志》(*The Journal of Bone and Joint Surgery*)上发表了中远期随访研究结果，该研究认为STAR术后中远期随访患者在疼痛缓解、功能恢复及生活质量方面均明显改善，该研究对82例患者进行了随访评估，随访时间为24～108个月(平均61个月，中位值60个月)，在随访期间3例患者去世，6例患者失随访，上述6例成为另一手术医师团队随访患者，在研究中已纳入其随访记录，8例患者在随访12个月后失随访。在随访测试各个时间段，可发现末次随访预后结果评估项目与术前存在明显差异，患者SF-36心理评分、生理分项评分和总结评分均明显改善($P < 0.001$)，AOFAS疼痛、功能、力线及总体评估分值也均明显改善($P < 0.001$)，视觉模拟量表疼痛评分分值在末次随访时也明显降低($P < 0.001$)，踝关节背伸及跖屈活动也得以明显改善($P < 0.001$)，BP疼痛与功能评分也明显改善

($P < 0.001$)。

此研究中有 5 例患者 (6.1%) 需要行胫骨和（或）距骨组件移除。在术后平均 (和标准差值) 为 60.7 ±21 个月时假体存留率为 93.9%，术后 107 个月预计假体生存率为 88.5%，研究中 6 例需更换聚乙烯衬垫，其中 3 例是由于骨折所致，3 例同时需要行骨赘移除，如将任何组件移除作为终点，则至术后 60.7 个月假体存留率为 90%。

五、 INBONE 全踝关节置换系统

INBONE TAR 系统于 2005 年在美国通过认证 (图 2-4A, B)。此内植物置入系统采用独特的髓内力线操作器械，由模块化钛质胫骨和距骨柄构成，理论上在骨质疏松的胫骨上具有更好的固定效果，并可对翻修患者在完成置入假体后行距下关节融合操作。该系统的距骨组件长柄 (48 ～ 66mm) 虽并未获得 FDA 认证，但其可用于距下关节无活动的患者，或用于距骨骨质缺失较大及初次置换手术中拟行距下关节融合的患者。

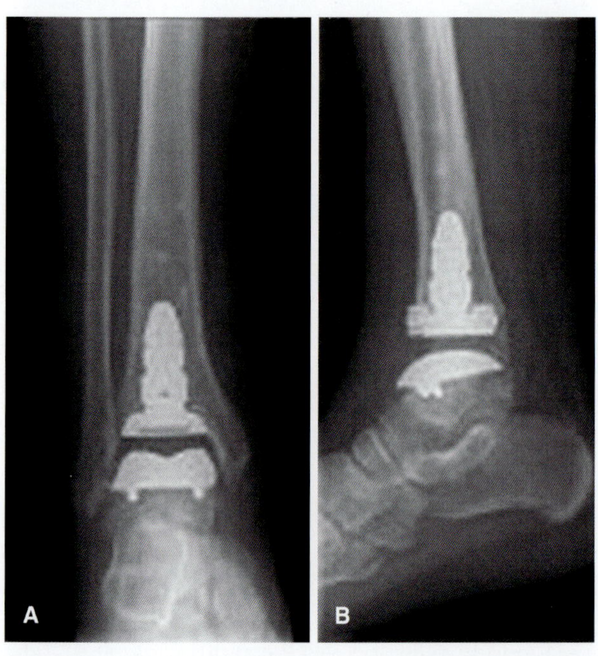

图 2-4 INBONE TAA 术后行前后位 (A) 和侧位 (B)X 线摄片检查所见

INBONE TAR 系统采用专门设计的足部固定定位装置，术中可在透视下准确定位各个组件，将钻孔器导杆逆行经跟骨和距骨插入胫骨，用钻孔器开口尖端导入导杆并经踝关节行胫骨钻孔，胫骨柄为一模块化设计组件并包含数个部件 (直径 12 ～ 18mm)，经组装装入截骨处理后的踝关节内后，在与胫骨组件底座连接之前插入胫骨，首先插入组件柄锥形顶部，之后装入柄中部两个组件。接下来将第四个柄部构件与前两个部件相连接，并将整个构件与胫骨底座相连。距骨行平整截骨后将不同长度距骨组件的模块化柄部压入，该系统的基本设计理念在于采用巨大的柄部实现胫骨和距骨组件的应力卸载。

该系统距骨穹部呈双鞍状设计，其较经 FDA 认证的 TAR 系统距骨穹组件大 2 倍，由于内植物及其柄部构件的模块化设计、聚乙烯衬垫具有各种不同厚度的型号、术中行距骨水平截骨及选用更长的足跟部柄，INBONE TAR 系统也可用于其他踝关节置换术后翻修处理。

Devries 等指出，TAR 目前在美国开展广泛。由于目前已开发出的内植物系统不断增多，毫无疑问，手术失败的病例也将不断增多，很多文献对 TAR 手术失败后的不同的补救处理方法进行了研究，这些学者在研究开始之前曾对两个医学中心中所有 Agility TAR 失败后行 INBONE TAR 的患者进行至少 12 个月的回顾表格调查及影像学回顾。

排除标准包括患者行其他类型的 TAR、初次 TAR、患者随访时间小于 12 个月及并非采用标准的前方入路。5 例患者达到筛选标准，患者平均年龄为（65.6 ±13.6）岁 (45 ~ 79 岁)，4 例患者存在严重的术后并发症，患者平均随访时间为（17.2 ±6.6）个月 (7 ～ 25 个月)。

第二代 INBONE 全踝关节置换系统在保留第一代 INBONE 系统的基础上做出了很多新的改进设计，第二代 INBONE 增加了距骨附加固定装置，胫骨组件前后托盘更长，有一个槽状关节面，且改进了截骨操作器械。与第一代 INBONE 相比，第二代 INBONE 槽状关节面增加了冠状面稳定性，而且从理论上来讲，槽状

关节面外形设计在保留了踝关节活动范围的同时增强了总体稳定性。

第一代INBONE仅有一个距骨组件固定柄，而新型的距骨组件设计有两个4mm的短固定桩，这样增加了距骨组件的旋转稳定性。第二代INBONE有一个可供选用的较长的前后面上的胫骨基座构件，这样可在不增加内踝截骨的情况下增加假体在前后方向的覆盖程度。此外，第二代INBONE TAA系统有一个完全契合关节面的聚乙烯衬垫且其距骨定位系统可实现距骨组件的准确置入。

PROPHECY INBONE全踝关节置换系统可完成TAA术前导航，最初是Wright Medical为全膝关节置换而研发。PROPHECY术前导航利用CT扫描确定患者踝关节力线排列情况，以利于医师在术中准确确定假体大小、准确放置和排列INBONE TAR系统组件，将所有的术前内植物置入决策与患者特异性的表面匹配力线排列指征相结合，导航为基础的TAA系统可在很大水平上在术前为手术医师提供内植物放置位置、力线排列及内植物大小方面详细的信息。PROPHECY系统可提供与传统INBONE全踝关节置换系统准确性相同的力线排列信息，但减少了手术时间及手术医师组的辐照时间。

六、BOX全踝关节置换系统

BOX全踝关节置换系统是意大利Rizzoli骨科机构和牛津大学于20世纪90年代共同合作研发的成果，BOX一词是Bologna和Oxford的缩写(图2-5A, B)。此非限制型活动衬垫型假体是一种三组件假体，其金属组件固定于距骨近端和胫骨远端，且有一个UHMWPE活动衬垫，UHMWPE活动衬垫上表面为凹形，而非之前同类产品所设计的平面外形。尽管胫骨组件设计与STAR相似，但也具有其独特的设计特点。

手术切口取前外侧入路经第三腓骨肌和伸肌总腱间隙显露。与其他很多假体设计不同，术中需要先行距骨穹截骨，在距骨穹截骨完成后即可利用外侧力线导引器撑开踝关节。利用2个平行的柱状固定杆固定胫骨组件，2个非模块化设计的距骨固定桩固定距骨组件，该组件后方较前方更为狭窄。

2004年，Leardini等对BOX TAR的设计和基本原理，包括其与踝关节周围韧带结构的兼容性进行了摘述。假体设计者试图通过以下3个特点恢复术后踝关节生物活动特点：球状凸

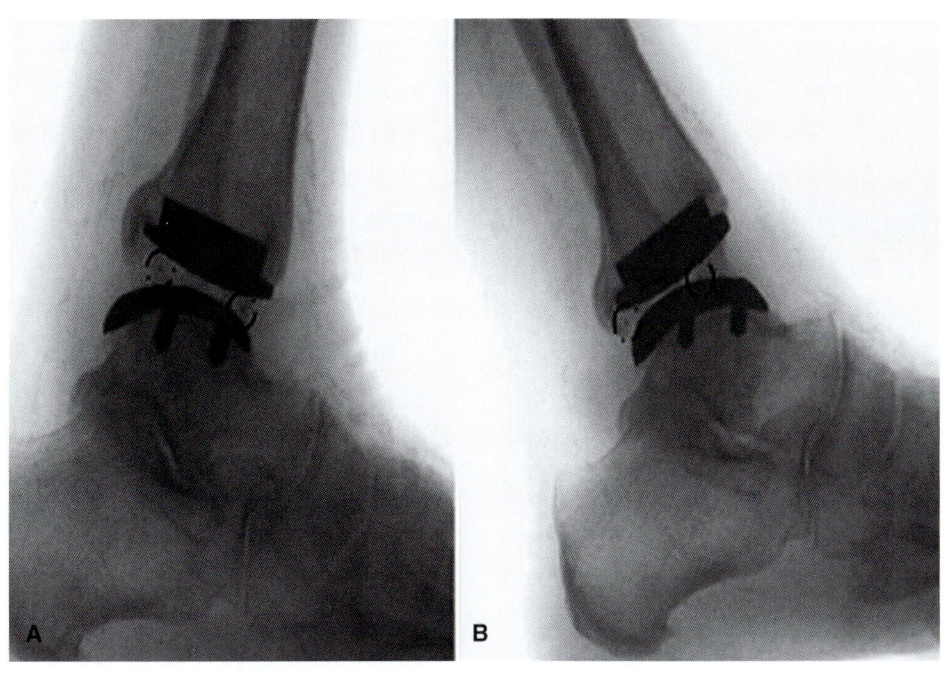

图2-5 BOX TAR术后行前后位(A)和侧位(B)X线摄片检查所见

起的胫骨组件，距骨组件矢状面弧内径大于正常距骨，以及完全契合的盘状聚乙烯衬垫。

由于采用了球形凸面设计，距骨组件的上表面在矢状面上呈鞍状并有一个环形凸起的弧，在额状面上有一个凹槽。完全契合的盘状衬垫由于其固定于具有 2 个凸起形状的胫骨组件及有前后槽的距骨穹组件上，而被认为具有较低的磨损率 (类似 TKR 内置衬垫)。

Reggiani 等对 BOX TAR 术后在被动 (如几乎不负重) 和主动 (如行走站立相) 条件下的整体动力学、接触压力和踝关节周围韧带应力承受情况进行了研究评估，结果表明此种设计可允许必要的踝关节屈伸活动，并可限制假体各个组件的活动。

Giannini 等对 51 例行 BOX TAR 的患者行术后短期效果研究，研究中最短随访时间为 24 个月，结果表明术后 3 年累积假体存留率为 97%，所有患者经 AOFAS 评分显示功能明显改善，1 例患者由于并发外侧撞击而需要行翻修处理。

BOX TAR 设计者指出，此假体系统完全保持了踝关节运动过程中的整体运动弧度，与正常踝关节生物力学特点十分相似。患者的短期效果肯定，术后满意率较高，患者功能预后结果良好且翻修率低。与此假体磨损相关的研究结果也极大提高了大家对三组件假体的认识。上述研究的一个局限在于研究者也是假体的设计者，因此将来有必要进行相关的独立研究。

七、 Salto 全踝关节置换系统

Salto 全踝关节置换系统 (Tornier) 开发于法国 (图 2-6)，此 TAR 系统也是第三代非骨水泥型活动衬垫三组件设计，胫骨组件有一个扁平表面与活动衬垫相关节，活动衬垫可自由移动和旋转，其 3mm 宽的内侧缘设计是为了防止内植物插入后与内踝产生撞击，固定桩和固定槽固定可使假体固定牢固。其胫骨组件与胫骨连接方式与 Salto-Talaris TAR 系统类似。

其特殊的假体距骨组件具有与正常距骨相似的外形——前方较后方更宽，外侧凸缘内径相比内侧更大。活动衬垫由 UHMWPE 构成，其与距骨组件在踝关节屈伸活动时完全契合，并允许在冠状面上有 4°的内翻和外翻活动。

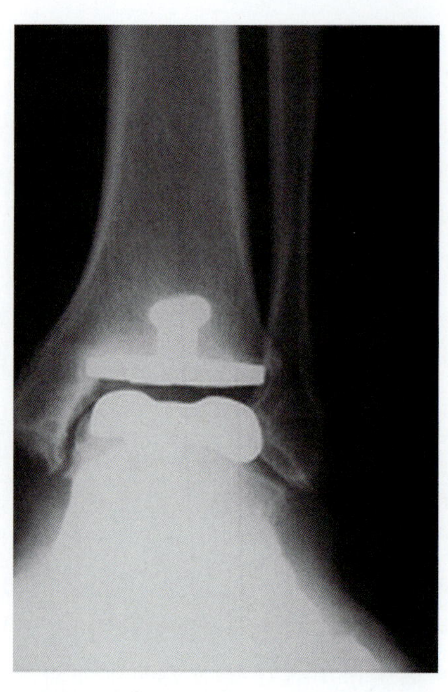

图 2-6 Salto TAR 术后行前后位 X 线摄片检查所见

2008 年，Leszko 等对 20 例行 Salto TAR 的患者行动力学研究，结果表明，背伸或跖屈平面上假体活动角度最大，平均为 9.2°。活动衬垫在行走和登楼梯时前后移位范围分别为 1.5mm 和 2.3 mm。

关于 Salto 假体的首次临床研究发表于 2004 年，Bonnin 等于 1997 年 ~ 2000 年对 98 例患者行 Salto 假体置换，91 例患者共 93 个踝关节行平均 35 个月的临床和影像学回顾随访研究，结果表明，多数患者疼痛症状明显缓解且经 AOFAS 评估 (从平均 32.2 分～ 83.1 分) 证实功能明显改善，其中有 2 个踝关节最终需要行踝关节融合，术后 68 个月假体存留率超过 95%。

Bonnin 等也发表了其 98 例 TAR 术后 7 ~ 11 年的假体存留率分析研究，结果表明，其中 6 例行 Salto TAR 的患者最终需要行踝关节融合，另有 18 个踝关节需要行二次手术但不需要行踝关节融合 [10 年假体存留率为 65%, 95% 置信区间 （CI） 为 50% ~ 80%]。最常见的需要二次手术处理的并发症为骨囊肿形成 (11 个踝关节)、聚乙烯衬垫断裂 (5 个踝关节) 及术后非特异性疼痛 (3 个踝关节)。

由此可知，Salto TAR 的中期预后结果令人肯定，但关于此的临床研究报道均来自假体设计者。在美国，经改进设计后的 Salto TAR，即 Salto-Talaris TAA 已被批准应用于临床，此固定衬垫型假体包括一个钛质胫骨组件和一个高度契合的聚乙烯关节面插入衬垫。

Salto-Talaris TAA 系统是 Salto TAA 的固定衬垫改进设计型。Salto-Talaris 固定衬垫设计假体已在美国应用 5 年，在欧洲应用 4 年。

在 Salto-Talaris 系统的胫骨侧，其设计为需要插入固定的 UHMWPE 衬垫，该衬垫易于更换。胫骨侧组件通过一个与细小的杆部相连的底座固定于胫骨，底座插入胫骨皮质狭窄骨槽，尽管 Salto-Talaris 踝关节置换系统的中部底座及器械设计允许胫骨旋转或根据距骨位置调整相应位置，但在临床应用过程中往往对其有更高的要求，通常假体的旋转活动很小。

八、AES 全踝关节置换系统

Ankle Evolutive System (AES) TAR (BIOMET，欧洲) 是在英国和法国应用最为广泛的假体系统，在挪威也有应用 (图 2-7A, B)。其设计特点与 BP TAR 系统相似，但其设计有一个模块化柄部，并可行胫距关节内侧和距腓关节半关节置换。

胫骨和距骨组件由钴铬合金制成并经磨砂处理，表面有 HA 涂层，活动衬垫由 UHMWPE 制成，但该产品存在严重的缺陷，可导致骨溶解反应，因此已退出市场。

Patsalis 首次发表了行 AES TAR 患者的预后结果相关研究文献，此研究中包括 15 例行 AES TAR 的患者，短期随访平均时限为 8.5 个月，结果表明，有 3 个踝关节并发术中踝关节骨折，2 个踝关节需要行翻修处理，另 13 例患者经 AOFAS 分值评估功能明显改善。

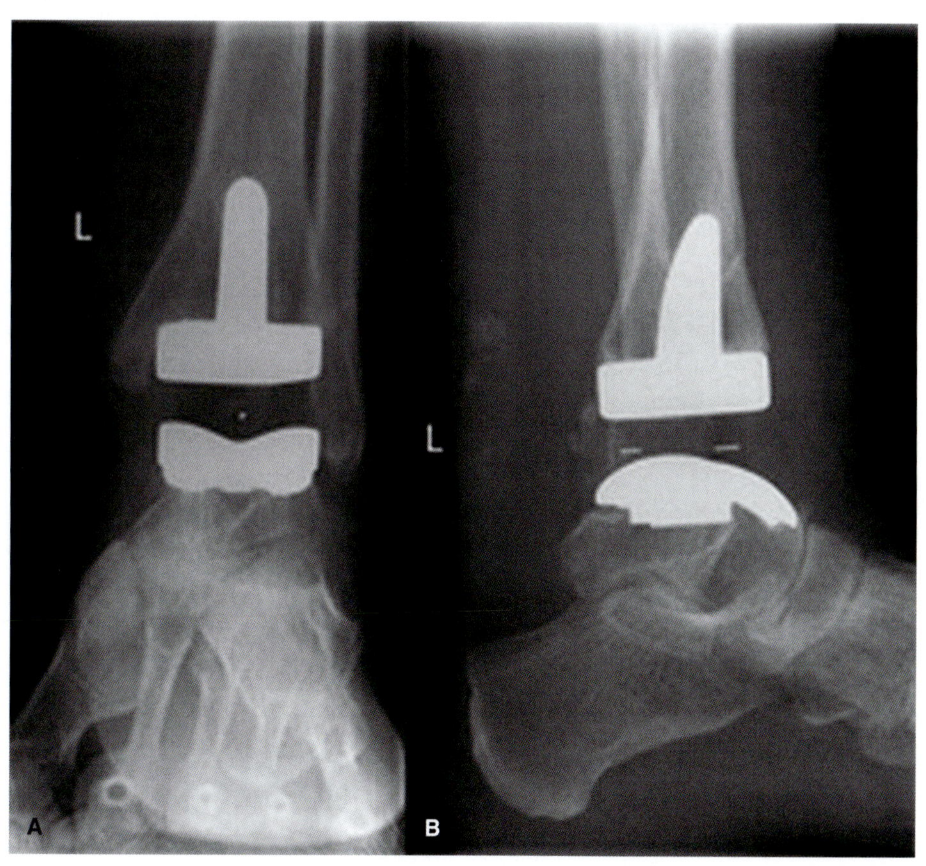

图 2-7　AES TAA 术后行前后位 (A) 和侧位 (B)X 线摄片检查所见

Anders 等报道其 94 例 2002 年～ 2007 年行 AES TAR 的患者的中期预后结果，93 个踝关节进行术后平均 3.5 年随访评估，有 5 例患者合并术中踝关节骨折并均给予螺钉固定，1 例患者于术后 5.5 年因两个金属组件松动需要行翻修处理，2 例患者因胫骨组件松动需要行翻修处理，除上述 3 例外，尚可见组件周围骨溶解表现；2 个踝关节因后足明显畸形而需要行翻修处理，1 例患者因合并胫骨远端骨折而行踝关节融合，2 例患者因假体感染需要行翻修手术，总体而言，包括翻修在内假体 5 年内的总存留率为 90%。

Morgan 等报道了 38 例 2002 年～ 2004 年行 AES TAR 患者的预后结果，所有患者进行最短 4 年的临床和影像学随访评估，结果表明，2 个踝关节最终行踝关节融合处理，总的 6 年假体存留率为 94.7% (95%CI, 80.3% ～ 98.7%)，10 例患者表现为假体边缘应力增大，其中 9 例行矫正手术处理，9 例患者存在假体组件周围明显的骨溶解表现。Koivu 等也曾报道术后相对较高的假体周围骨溶解发生率，在其 2002 年～ 2008 年 130 例行 AES 假体置入的患者中，48 个踝关节 (37%)X 线摄片可见骨溶解表现，27 个踝关节存在明显的骨溶解病损表现。9 个踝关节可见距骨组件移位，2 个踝关节可见胫骨组件移位。在 27 个存在明显的骨溶解病损的踝关节中，有 16 例行翻修处理，组织学检查发现其为异物反应表现。因此，学者认为在明确骨溶解病变原因并解决该问题之前，应避免运用 AES 假体内植物。

总的来说，最近研究结果表明，AES TAR 假体术后骨溶解的发生率高，目前仍不清楚骨溶解是否由于金属组件 HA 涂层失效或是由于活动衬垫失效所致。由于文献报道显示术后骨溶解发生率高，AES 假体目前已退出市场。

九、 对比研究

关于各种 TAR 假体应用的直接对比研究很少。

2007 年，瑞典踝关节登记协会发表一篇 531 例踝关节置换的回顾研究：其中包括 318 个 STAR 假体，92 个 BP 假体，69 个 AES 假体，29 个 Hintegra 假体和 23 个 Mobility 假体。结果表明，共 101 个踝关节行翻修处理，其中 31 例是由于假体松动，16 例由于假体不稳定伴或不伴聚乙烯衬垫脱位，13 个踝关节由于早期或晚期感染需要取出内植物，17 个踝关节是由于技术性原因导致假体置入错误所致，11 个踝关节由于原因不明术后疼痛需要行翻修处理，8 个踝关节假体翻修是由于严重磨损或聚乙烯组件断裂，3 例患者因假体内翻导致疼痛症状需要行翻修处理，2 例患者由于术后踝关节骨折需要行翻修处理，据统计，术后 5 年总的假体存留率为 78%。

STAR 假体置入术后的翻修率较高，这是由于手术医师当时处于操作学习曲线早期所致。3 位主要进行 STAR 踝关节置换手术的医师在完成前 30 例手术之后，假体存留率明显增高，据估计其 5 年假体存留率达 86%。

Wood 等对两种假体 (BP 和 STAR) 进行随机前瞻性对比研究，在 3 年内一个医学中心共行 200 例踝关节置换手术，患者术后随访时间至少 36 个月，结果表明，共 16 个踝关节 (18%) 需要行翻修处理，其中 12 例为 BP 组患者，4 例为 STAR 组患者，BP 踝关节置换术后 6 年假体存留率为 79%，STAR 踝关节置换术后 6 年假体存留率为 95%，但并无明显的统计学数据差异。两组患者是否存在术前踝关节内翻或外翻畸形对术后假体存留率具有明显影响 (P =0.02)，且术后翻修与患者术前畸形程度相关，如术前畸形超过 15°则预计 STAR 术后 6 年失败率为 10%，BP 术后 6 年失败率为 25%。

Gougoulias 等对不同类型的踝关节置换假体 (STAR, Agility, BP, Hintegra, Salto, TNK 和 Mobility) 进行系统综述，其研究中包含了目前应用的至少 20 种 TAA 的研究报道，患者术后随访时间至少 2 年。运用 Coleman 方法学评分评估各个研究的质量，包括 13 个囊括 1105 例总体质量良好的 TAAs Ⅳ级研究 (234 例 Agility, 344 例 STAR, 153 例 BP, 152 例 Hintegra, 98 例 Salto, 70 例 TNK, 54 例 Mobility)。结果表明，术后局部疼痛为常见症状 (27% ～ 60%)，切口浅层并发症发生率为 0 ～ 14.7%，切口深部感染发生率为 0 ~ 4.6%，TAA 术后踝关节功能得以明显改善。不同医学中心报道的术后 5 年总体失败率差异较大 (0 ~ 32%)。

挪威关节注册协会报道 212 例行踝关节置换患者的术后 5 年和 10 年假体存留率分别为 89% 和 76%，平均翻修间隔时间为 2.3 年，其报道中 2/3 为骨水泥型 TPR(Thompson Parkridge Richards) 假体，212 例为非骨水泥型 STAR 假体，两种假体的术后存留率无差别，患者年龄、性别、术中所用假体类型、术前诊断、患者手术年龄等因素对术后翻修并无明显的统计学影响。翻修处理的常见原因是术后力线不良及假体松动。

新西兰国家关节注册协会对 202 例行踝关节置换的患者行长达 6 年的随访调查，对初次置换手术的患者进行平均 28 个月随访调查并进行回顾性研究，其研究中涉及 4 种假体，包括 117 例 Agility，45 例 STAR，29 例 Mobility 和 11 例 Ramses，共 14 例 (7%) 行翻修处理。假体松动是手术失败的主要原因 (距骨假体松动 7 例，胫骨假体松动 3 例)；1 例因内翻畸形，另 1 例因无原因的疼痛需要行翻修处理；2 例手术失败的原因是由于切口深部感染；共 10 个踝关节行组件翻修处理；3 例行踝关节融合处理。Kaplan–Meier 分析结果表明，术后 5 年假体存留率为 86%。术后 6 个月评分不满意患者的 5 年假体存留率为 65%，而评分满意患者的 5 年假体存留率为 95%。方差分析 (analysis of variance, ANOVA) 结果表明，假体类型对患者术后评分具有明显的影响作用 (P =0.005)，Ramses 假体组与 Agility 组 (P =0.001)、STAR 组 (P =0.001)、Mobility 组 (P =0.002) 相比预后较差。患者年龄、性别、术前诊断、既往手术史或医师经验对于失败率或患者术后评分结果并无明显统计学影响 (P >0.05)。

2010 年，芬兰关节协会发表了其研究结果，该研究中包括 634 例 TAR 患者，其中 573 例为初次手术，72 例为翻修手术患者，研究中对 STAR 和 AES 三代非骨水泥型双涂层假体进行对比，研究中纳入共 515 例初次踝关节置换患者，运用 Kaplan–Meier 或 COX 回归模型分析，结果表明 STAR 和 AES 假体的术后存留率并无明显差异。如果将因各种原因导致的翻修处理作为终点则术后 5 年假体留存率为 83%；如果将因非炎性假体松动而需要行翻修手术作为终点则术后假体存留率为 95%。患者年龄、性别、就诊医院规模对假体存留率并无明显统计学影响。在 1997 年～ 2006 年研究期间，共行 59 例翻修手术处理，整个 TAR 病例组术后 7 年假体存留率为 78%，行翻修处理最常见的原因是由于非炎性假体松动 (39%，n=23)，假体不稳定 (39%，n=23)，假体力线异常 (8%，n=5)，感染 (7%，n=4)，内植物衬垫断裂 (5%，n=3) 和假体周围骨折 (2%，n=1)(表 2-4)。

十、结论

在欧洲，三组件活动衬垫设计假体已成为踝关节置换术的“金标准”。在美国，STAR 和 BP 内植物假体已进入临床试验阶段，自从 2007 年 4 月 STAR 假体获得 FDA 认证及 Mobility 踝关节假体置换开始准入临床试验以来，三组件活动衬垫假体目前已在北美成为趋势。

自 20 世纪 90 年代以来，多数医师开始接受非骨水泥型假体固定方式，该技术目前已成为假体固定的“金标准”。近 10 年来，踝关节置换假体的设计都是基于以往的生物力学研究结果及其他假体的成功临床经验结果。今后，新型假体的核心设计理念将集中在减少截骨量以提供假体固定的良好骨质条件、改进多孔涂层以利于骨长入。

对正常踝关节生物力学特性的研究和对以往内植物失败的经验总结有利于新一代假体内植物的设计。这些经验改进结合非骨水泥固定技术，使新型假体的手术失败率得以降低。新型的盘状人工踝关节聚乙烯衬垫实现了假体组件之间的契合运动，并更接近正常踝关节力学特性，降低了假体的应力承受和磨损率，这也是第三代踝关节置换假体失败率降低的主要原因。对上述特点的深入认识和对手术医师的正确训练是使踝关节置换手术成为有效替代踝关节融合术的关键。

表 2-4 各种假体的术后结果对比研究总结

研究	*N*(样本数)	随访时间	假体存留率	主要及轻度并发症
Wood 等	200 例 (STAR 和 BP)	至少 36 个月	BP 假体术后 6 年存留率为 79%，STAR 为 95%	
Fevang 等(挪威注册协会)	212 例	5 ~ 10 年	术后 5 年为 89%，术后 10 年为 76%	7 例患者并发力线异常和假体松动
Henricson 等(瑞典注册协会)	531 例 (STAR，BP，AES，Hintegra 和 Mobility)	5 年	术后 5 年为 78%	101 例行踝关节翻修处理 (19%)，其中 31 例为胫骨或距骨组件松动，16 例为假体不稳定，13 个踝关节由于术后早期或晚期并发感染而需要取出假体，17 例因技术原因导致手术失败，11 例合并无明显原因的疼痛症状，8 例合并聚乙烯组件磨损及断裂，3 例患者由于内翻畸形导致出现疼痛症状，2 例合并术后踝关节骨折
Hosman 等(新西兰注册协会)	202 例 (STAR，Mobility 和 Ramses)	平均 28 个月	术后 5 年为 86%，术后 6 个月不适为终点则 5 年存留率为 65%，如术后 6 个月无不适为终点则为 95%	7 例距骨组件松动，3 例胫骨组件松动，1 例合并内翻畸形，1 例合并无明显原因的疼痛症状，2 例合并深部感染，10 例行翻修处理，3 例最终行踝关节融合，1 例行膝关节以下截肢处理
Skytta 等(芬兰注册协会)	515 例 (STAR 和 AES)	5 年	5 年存留率为 83%，7 年存留率为 78%	23 例非炎性假体松动，23 例假体不稳定，5 例出现力线异常，4 例合并感染，3 例出现盘状内植物断裂，1 例并发假体周围骨折

(胡跃林 译)

参考文献

1. Cracchiolo A III, DeOrio JK. Design features of current total ankle replacements: implants and instrumentation. *J Am Acad Orthop Surg*. 2008;16(9):530–540.
2. Hintermann B, Valderrabano V. Total ankle replacement. *Foot Ankle Clin*. 2003;8(2):375–405.
3. Bonasia DE, Dettoni F, Femino JE, et al. Total ankle replacement: why, when and how? *Iowa Orthop J*. 2010;30:119–130.
4. Cenni F, Leardini A, Belvedere C, et al. Kinematics of the three components of a total ankle replacement: in vivo fluoroscopic analysis. *Foot Ankle Int*. 2012;33(4):290–300.
5. Leardini A, O'Connor JJ, Catani F, et al. Mobility of the human ankle and the design of total ankle replacement. *Clin Orthop Relat Res*. 2004;(424):39–46.
6. Leszko F, Komistek RD, Mahfouz MR, et al. In vivo kinematics of the salto total ankle prosthesis. *Foot Ankle Int*. 2008;29(11):1117–1125.
7. Chou LB, Coughlin MT, Hansen S Jr, et al. Osteoarthritis of the ankle: the role of arthroplasty. *J Am Acad Orthop Surg*. 2008;16(5):249–259.
8. Giannini S, Romagnoli M, O'Connor JJ, et al. Total ankle replacement compatible with ligament function produces mobility, good clinical scores, and low complication rates: an early clinical assessment. *Clin Orthop Relat Res*. 2010;468(10):2746–2753.
9. McGarvey WC, Clanton T, Lunz D. Malleolar fracture after total ankle arthroplasty: a comparison of two designs. *Clin Orthop Relat Res*. 2004;(424):104–110.
10. Murnaghan JM, Warnock DS, Henderson SA. Total ankle replacement. Early experiences with STAR prosthesis. *Ulster Med J*. 2005;74(1):9–13.
11. Newton SE III. Total ankle arthroplasty. Clinical study of fifty cases. *J Bone Joint Surg Am*. 1982;64(1):104–111.
12. Wood PL, Deakin S. Total ankle replacement. The results in 200 ankles. *J Bone Joint Surg Br*. 2003;85(3):334–341.
13. Henricson A, Skoog A, Carlsson A. The Swedish ankle arthroplasty register: an analysis of 531 arthroplasties between 1993 and 2005. *Acta Orthop*. 2007;78(5):569–574.
14. Saltzman CL, Mann RA, Ahrens JE, et al. Prospective controlled trial of STAR total ankle replacement versus ankle fusion: initial results. *Foot Ankle Int*. 2009;30(7):579–596.
15. Myerson M, Mroczek K. Perioperative complications of total ankle arthroplasty. *Foot Ankle Int*. 2003;24(1):17–21.
16. Rippstein PF, Huber M, Coetzee JC, et al. Total ankle replacement with use of a new three-component implant. *J Bone Joint Surg Am*. 2011;93(15):1426–1435.
17. Goldberg AJ, Sharp RJ, Cooke P. Ankle replacement: current practice of foot & ankle surgeons in the United Kingdom. *Foot Ankle Int*. 2009;30(10):950–954.
18. Wood PL, Karski MT, Watmough P. Total ankle replacement: the results of 100 mobility total ankle replacements. *J Bone Joint Surg Br*. 2010;92(7):958–962.
19. Wood P, Rippstein P. Early results of 200 total ankle arthroplasties (Mobility Depuy). *J Bone Joint Surg (Br)*. 2008;92-B(suppl 2):288.
20. Lee KT, Lee YK, Young KW, et al. Perioperative complications of the MOBILITY total ankle system: comparison with the HINTEGRA total ankle system. *J Orthop Sci*. 2010;15(3):317–22.
21. Jackson WFM, Cooke PH, Sharp RJ. Early outcomes and surgical learning curve of the Mobility total ankle replacement compared to the STAR ankle replacement. *J Bone Joint Surg (Br)*. 2007;91-B(suppl 2):360.
22. Hintermann B, Valderrabano V, Dereymaeker G, et al. The HINTEGRA ankle: rationale and short-term results of 122 consecutive ankles. *Clin Orthop Relat Res*. 2004;(424):57–68.
23. Hosman AH, Mason RB, Hobbs T, et al. A New Zealand national joint registry review of 202 total ankle replacements followed for up to 6 years. *Acta Orthop*. 2007;78(5):584–591.
24. Skytta ET, Koivu H, Eskelinen A, et al. Total ankle replacement: a population-based study of 515 cases from the Finnish Arthroplasty Register. *Acta Orthop*. 2010;81(1):114–118.
25. Lee KB, Cho SG, Hur CI, Yoon TR. Perioperative complications of HINTEGRA total ankle

replacement: our initial 50 cases. *Foot Ankle Int.* 2008;29(10):978–984.

26. Barg A, Knupp M, Henninger HB, et al. Total ankle replacement using HINTEGRA, an unconstrained, three-component system: surgical technique and pitfalls. *Foot Ankle Clin.* 2012;17(4):607–635.
27. Hintermann B. Progresses and long term results with Hintegra ankle Prosthesis—analysis of a new anatomical and biomechanical concept in the clinical application. *J Bone Joint Surg (Br).* 2010;92B(suppl 1):117–118.
28. Hintermann B, Barg A, Knupp M, et al. Conversion of painful ankle arthrodesis to total ankle arthroplasty. *J Bone Joint Surg Am.* 2009;91(4):850–858.
29. Kim BS, Choi WJ, Han SH, et al. Clinical outcomes of total ankle arthroplasty using Hintegra: early results in 55 ankles. *J Bone Joint Surg (Br).* 2008;92B(suppl 1):188.
30. Hintermann B, Barg A, Knupp M. [Revision arthroplasty of the ankle joint]. *Orthopade.* 2011;40(11):1000–1007.
31. Kofoed H. Scandinavian total ankle replacement (STAR). *Clin Orthop Relat Res.* 2004;(424):73–79.
32. Kofoed H. Cylindrical cemented ankle arthroplasty: a prospective series with long-term follow-up. *Foot Ankle Int.* 1995;16(8):474–479.
33. Anderson T, Montgomery F, Carlsson A. Uncemented STAR total ankle prostheses. *J Bone Joint Surg Am.* 2004;86-A(suppl 1)(pt 2):103–111.
34. Karantana A, Hobson S, Dhar S. The Scandinavian total ankle replacement: survivorship at 5 and 8 years comparable to other series. *Clin Orthop Relat Res.* 2010;468(4):951–957.
35. Vienne P, Nothdurft P. Agility total ankle replacement: indications, surgical technique and results. *Fuss Sprung.* 2004;2(1):17–28.
36. Bajwa A, Younger A, Penner M, et al. *Comparison of Osteointegration at Bone-Implant Inter-Face Between a Titanium Plasma Spray and Cobalt Chrome Sintered Bead Total Ankle Replacement.* National Harbour, MD: AOFAS; 2010.
37. Kofoed H. Concept and use of the Scandinavian total ankle replacement. *Foot Ankle Spec.* 2009;2(2):89–94.
38. Carlsson A. [Single- and double-coated star total ankle replacements: a clinical and radiographic follow-up study of 109 cases]. *Orthopade.* 2006;35(5):527–532.
39. Schutte BG, Louwerens JW. Short-term results of our first 49 Scandinavian total ankle replacements (STAR). *Foot Ankle Int.* 2008;29(2):124–127.
40. Valderrabano V, Hintermann B, Dick W. Scandinavian total ankle replacement: a 3.7-year average followup of 65 patients. *Clin Orthop Relat Res.* 2004;(424):47–56.
41. Nunley JA, Caputo AM, Easley ME, et al. Intermediate to long-term outcomes of the STAR total ankle replacement: the patient perspective. *J Bone Joint Surg Am.* 2012;94(1):43–48.
42. Reiley MA. INBONE total ankle replacement. *Foot Ankle Spec.* 2008;1(5):305–308.
43. DeOrio JK, Easley ME. Total ankle arthroplasty. *Instr Course Lect.* 2008;57:383–413.
44. Devries JG, Berlet GC, Lee TH, et al. Revision total ankle replacement: an early look at agility to INBONE. *Foot Ankle Spec.* 2011;4(4):235–244.
45. Reiley MA. Total ankle arthroplasty with bone defects. *Foot Ankle Spec.* 2009;2(1):32–34.
46. Scott RT, Witt BL, Hyer CF. Design comparison of the INBONE I versus INBONE II total ankle system. *Foot Ankle Spec.* 2013;6(2):137–140.
47. Literature W. *Prophecy INBONE.* 2012. www.wmt.com/footandankle/FA428-512.asp
48. Giannini S, Romagnoli M, O'Connor JJ, et al. Early clinical results of the BOX ankle replacement are satisfactory: a multicenter feasibility study of 158 ankles. *J Foot Ankle Surg.* 2011;50(6):641–647.
49. Leardini A. Geometry and mechanics of the human ankle complex and ankle prosthesis design. *Clin Biomech (Bristol, Avon).* 2001;16(8):706–709.
50. Reggiani B, Leardini A, Corazza F, et al. Finite element analysis of a total ankle replacement during the stance phase of gait. *J Biomech.* 2006;39(8):1435–1443.
51. Affatato S, Leardini A, Leardini W, et al. Meniscal wear at a three-component total ankle prosthesis by a knee joint simulator. *J Biomech.* 2007;40(8):1871–1876.
52. Bonnin M, Gaudot F, Laurent JR, et al. The Salto total ankle arthroplasty: survivorship and analysis of failures at 7 to 11 years. *Clin Orthop Relat Res.* 2011;469(1):225–236.
53. Bonnin M, Judet T, Colombier JA, et al. Midterm results of the Salto Total Ankle Prosthesis. *Clin Orthop Relat Res.* 2004;(424):6–18.
54. Bonnin MP, Laurent JR, Casillas M. Ankle function and sports activity after total ankle arthroplasty. *Foot Ankle Int.* 2009;30(10):933–944.
55. Mehta SK, Donley BG, Jockel JR. The Salto Talaris total ankle arthroplasty system: a review and report of early results. *Semin Arthroplasty.* 2010;21(4):282–287.
56. Fevang BT, Lie SA, Havelin LI, et al. 257 ankle arthroplasties performed in Norway between 1994 and 2005. *Acta Orthop.* 2007;78(5):575–583.
57. Hintermann B. *Total Ankle Arthroplasty: Historical Overview, Current Concepts and Future Perspectives.* Wien, NY: Springer; 2004.
58. Smith TW, Stephens M. Ankle arthroplasty. *Foot Ankle Surg.* 2010;16(2):53.
59. Patsalis T. Die AES-Sprunggelenksprothese: Indikation, Technik und erste Ergebnisse. *Fuss Sprungg.* 2004;2:38–44.
60. Anders H, Kaj K, Johan J, et al. The AES total ankle replacement: a mid-term analysis of 93 cases. *Foot Ankle Surg.* 2010;16:61–64.
61. Morgan SS, Brooke B, Harris NJ. Total ankle replacement by the Ankle Evolution System: medium-term outcome. *J Bone Joint Surg Br.* 2010;92(1):61–65.
62. Koivu H, Kohonen I, Sipola E, et al. Severe periprosthetic osteolytic lesions after the Ankle Evolutive System total ankle replacement. *J Bone Joint Surg Br.* 2009;91(7):907–914.
63. Besse JL, Brito N, Lienhart C. Clinical evaluation and radiographic assessment of bone lysis of the AES total ankle replacement. *Foot Ankle Int.* 2009;30(10):964–975.
64. Rodriguez D, Bevernage BD, Maldague P, et al. Medium term follow-up of the AES ankle prosthesis: high rate of asymptomatic osteolysis. *Foot Ankle Surg.* 2010;16(2):54–60.
65. Wood PL, Sutton C, Mishra V, et al. A randomised, controlled trial of two mobile-bearing total ankle replacements. *J Bone Joint Surg Br.* 2009;91(1):69–74.
66. Gougoulias N, Khanna A, Maffulli N. How successful are current ankle replacements? A systematic review of the literature. *Clin Orthop Relat Res.* 2010;468(1):199–208.

Keith L. Wapner
Anthony R. Ndu

CHAPTER 3

第 3 章　患者的选择、手术适应证及术前计划

踝关节置换术（TAR）已成为胫距关节晚期关节炎行关节融合术的成功替代手术方式。踝关节置换术前有几个因素影响着手术后效果。

一、患者的选择

第一个影响因素是通过完整及详细的病史和体格检查来选择患者。排除标准包括：吸烟史、糖尿病、感染性关节炎、血管疾病、神经病变、免疫功能低下、神经系统疾病（例如：肌挛缩、肌麻痹）、骨质疏松或营养不良的患者。与其他关节的关节置换比较，踝关节前方的软组织覆盖相对较少，影响伤口愈合的医学问题需要评估。Wallen 等研究显示吸烟指数大于 12 包年的患者行 TAR，伤口裂开的发生率显著增加。控制不佳的糖尿病和血管功能不全同样地被认为是足踝部手术后切口愈合的不利因素。Raikin 等利用多因素回归分析进行回顾性图表总结，证实患有感染性关节炎的患者需要重返手术室处理伤口并发症的概率可能是没有患感染性关节炎患者的 14 倍。经常用于类风湿关节炎（RA）的免疫抑制治疗除了增加切口裂开的概率外，还会增加术后感染的概率。神经系统疾病可影响植入物的稳定性和术后关节功能。不能足跖屈的肌挛缩患者是一个特别的挑战，尤其是还合并有冠状面畸形的患者。由肌挛缩引起的踝关节内外翻畸形可导致植入物的边缘应力遮挡效应及早期失败。骨质疏松患者的胫骨远端和距骨体近端没有足够、完整的骨皮质支撑假体，也不能获得适度的骨长入来稳定植入物。

在 TAR 术后的长期随访中，年龄是另一个重要影响因素。与髋关节和膝关节不同，踝关节更易发生创伤后关节炎，这些患者更年轻、活动量更大。相对于健康的年轻人，这些患者在以前的受伤或手术单一过程中或受伤和手术过程两者中出现了软组织损伤。年轻人活动需求更高导致假体磨损过快，因此需要进行多次翻修手术，而这些手术均需要通过这些已损伤的软组织。而另一方面是老年患者，相对于生物学年龄，通过估计患者的健康状况及可能寿命预期评估出的生理学年龄更重要。一例生物学年龄 70 岁的患者，如果既往病史只有高血压，每天步行 4mi(1mi=1.6km)，有健康平衡的饮食，他的生理学年龄可以是 50 岁；而一个人，如果既往病史有糖尿病、高血压、高血脂、慢性阻塞性肺疾病，每天吸 2 包烟，以及久坐的生活方式，他的生理学年龄可以是 90 岁。相对于生理学年龄 90 岁，生理学年龄 50 岁的患者更适宜行 TAR，因为他有更多的生理储备，能更好地代偿术后引起的生理负荷增加。

体重指数（BMI）在 TAR 患者术后疗效中所起的作用仍不明确。Baker 等发现高 BMI（>30kg/m^2）与 TAR 术后疗效减低和需要再次手术之间没有相关性。这个结论被 Barg 等 2010 年发表的一篇研究中证实，这个研究对 118 例

肥胖患者进行了回顾性研究，平均随访时间为67个月，与非肥胖患者相比，假体的生存率相差无几，他们也发现术后患者踝关节疼痛及功能较术前明显改善。虽然肥胖和TAR术后疗效之间似乎是一种良性的相关关系，但Barg等指出尽管使用了低分子肝素，肥胖、既往有静脉栓塞事件，以及术后没有完全负重，仍是TAR术后有症状的深静脉血栓形成的独立危险因素。

如前所述，踝关节周围较少软组织覆盖使软组织管理成为TAR术后疗效的最重要的影响因素。软组织管理从初步体格检查开始，在术前评估中，需要检查既往手术和创伤所致的瘢痕（图3-1）。血管区域是根据节段或分支动脉所支配的皮肤和其下的肌肉、肌腱、神经和骨的区域构成的。胫前动脉供应踝关节前方并延续为足背动脉，足背动脉供应足的背面。大多数TAR需行踝前切口，该切口位于胫前动脉血管区域的中部，这将使该切口比位于两个血管区域间的切口具有更高的风险。位于两个血管区域间的切口能从内、外两个血管区域获得血供，而位于血管区域内的切口的血供主要是单向的，该区域内任何先前的瘢痕使术后发生皮肤并发症风险更高。

术前还应评估肌肉功能、肌腱活动范围及踝关节活动范围。如果患者胫距关节活动范围很小，那肌腱活动范围会受到影响，导致相应肌肉的萎缩和无力。

任何在手术前及手术时需要处理的相关疾病也需要评估。踝关节骨性关节炎的患者因背屈活动受限，从而累及腓肠肌-比目鱼肌复合体。通过术前评估需要决定在行TAR的同时是否有必要加做一些术式，例如：经皮跟腱延长或腓肠肌延长术。合并重度胫后肌腱功能不全（PTTD）的患者可出现后足过度外翻，从而导致踝关节内侧副韧带松弛；相反地，如果合并腓骨肌腱功能不全，将出现后足过度内翻，从而导致踝关节外侧韧带松弛的风险。因此，术前需要评估患者踝关节韧带的稳定性，从而决定术中是否加做一些软组织手术来稳定踝关节（例如：通过Brostrom术重建外侧副韧带来稳定踝关节）。

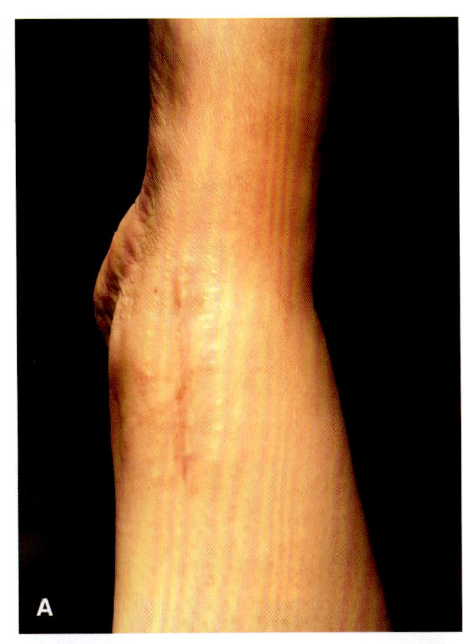

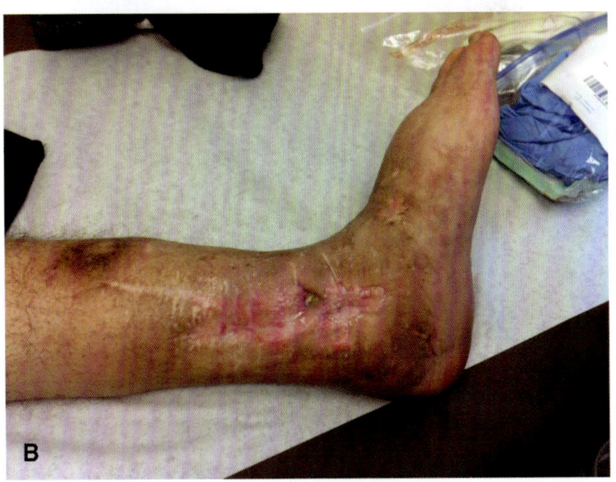

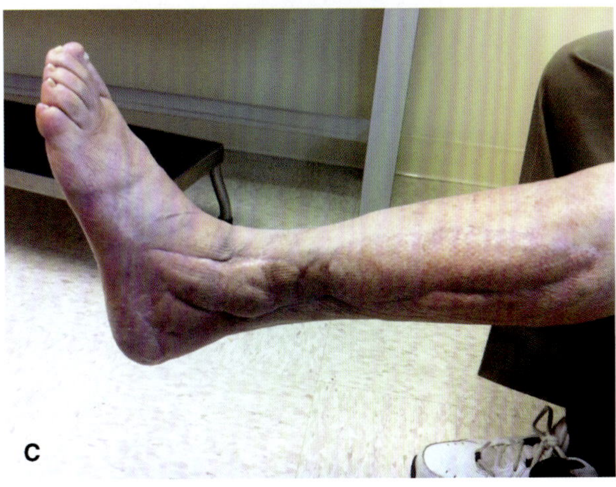

图3-1 A.踝关节前内侧的既往瘢痕，如果行前方切口，可能会导致皮肤桥风险。B.广泛的瘢痕形成合并一个残留窦道，这是全踝关节置换术的手术禁忌证。C.这个既往皮瓣的位置将需要引入整形外科医师指导并行动脉造影，以评估行前方入路的可行性

需要检查踝关节和距下关节的活动度，任何前足或后足的畸形均需要评估。跖行足对TAR的成功至关重要，任何前足或后足的畸形均需要处理，或者通过单独的手术，或者在TAR术中一并完成。

术前需要重点审查负重位X线摄片，以发现任何冠状面和矢状面的对位不良，以便制订术中调整计划。评估膝关节及髋关节的力线也很重要，正确的力线能延长假体的使用寿命。若存在对位不良，需要做从髋关节到踝关节的全长X线摄片。

胫骨远端或距骨体的任何骨缺血坏死（AVN）的征象均需要被注意（图3-2），无法切除的AVN是TAR的禁忌证，因为这将导致假体骨长入的可能减少，并出现由于骨床的塌陷引起的假体部件下沉。磁共振（MRI）有助于评估AVN的存在及严重程度。

在TAR术前，外科医师也应该花时间在门诊与患者交流，包括假体的局限性和需要严格遵守术后康复计划的必要性，使患者获得适当的术后期望值。提前增加这些时间经常能减少患者及外科医师在TAR术后的挫折感。

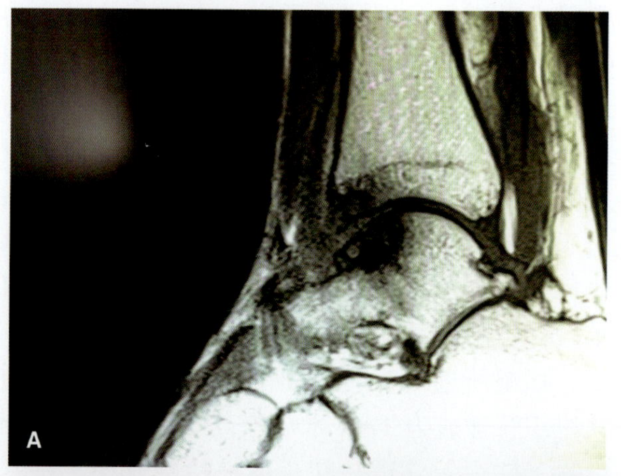

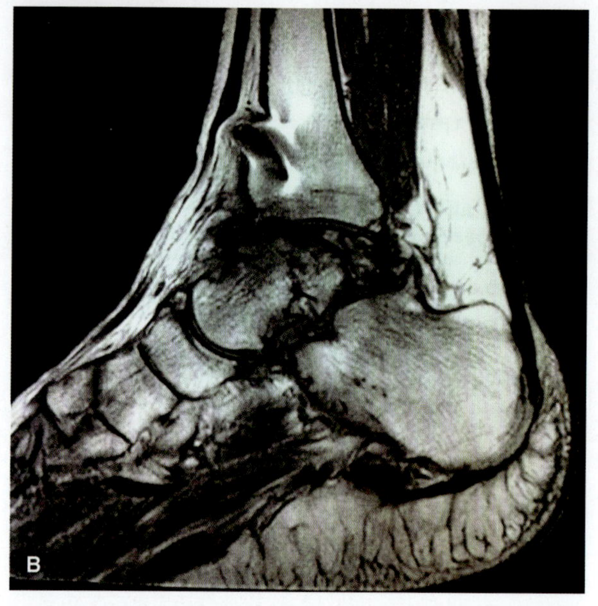

图3-2　A. 适度范围的骨缺血坏死可在踝关节置换术中行距骨部分准备时截去没有血供的距骨。B. 大面积的骨缺血坏死是踝关节置换术的手术禁忌证

二、手术适应证

全踝关节置换术适用于非手术治疗失败的创伤性、骨性或类风湿关节炎导致的踝关节退行性关节疾病。非手术治疗包括但不仅限于运动方式调整，应用非甾体抗炎药（NSAIDs），穿具有摇椅鞋底的硬底鞋，透明质酸、皮质类固醇注射及使用支具。全踝关节置换术不适用于合并有活动性感染、周围血管疾病或夏柯氏关节病（Charcot关节病）的患者。相对手术禁忌证包括严重的骨质疏松、距骨缺血坏死、神经病变、严重的关节对位不良或不稳。

三、术前计划

术前计划也是从详细的病史和体格检查开始。患者一般健康史和一些体格检查的重点已在患者的选择部分中讨论。其他需要提及的重点包括站立位肢体力线、步态、关节的活动度及肌力。

肢体力线的评估应包括结合放射学评估的整个下肢临床检查。畸形可能出现在踝关节以上的骨与关节（胫骨畸形愈合、膝内翻）、踝关节本身或踝关节以下的骨与关节（高弓内翻足）。如果畸形没有矫正，可导致全踝关节置换术后持续的肢体对位不良，从而增加假体早期失效的风险。

对于术前多少角度的内翻畸形能够矫正行全踝关节置换术，目前仍存在争议。Wood等推荐术前冠状位大于15°畸形的患者不应行全踝关节置换术。其他作者提出踝关节冠状面畸形达到25°的患者也可行全踝关节置换术。Hobson

等发现相对于小于 10°的畸形，能够矫正的多达 30°的畸形没有显著增加失败率。对于大于 20°的术前畸形，全踝关节置换术失败的主要形式为不够稳定。

全踝关节置换术前强烈推荐行肢体全长力线照片，以确定是否需要行额外的手术来纠正下肢冠状面力线。一些作者还推荐行踝关节负重时背伸及跖屈应力位片，以评估关节活动度和任何相对的后足过度活动。在应力下跖屈位片中出现距骨向前半脱位也应关注外侧韧带功能不全，因为此时距骨围绕着完整的三角韧带向前内侧旋转。计算机断层扫描术（CT）有助于评估距骨或胫骨的囊性病变，以决定在关节置换中是否需要骨移植；它还有助于评估邻近关节退变情况及其他畸形。如果考虑骨缺血坏死，MRI 有助于发现并能使外科医师确认其范围。MRI 还被用于评估任何踝关节骨软骨病变及评估踝关节韧带和肌腱的完整性。如果关注患者的血管状态，需要行缺血指数评价来评估足与踝的灌注情况。

踝关节以上的畸形是一个特别的挑战。关节外的畸形可能来自于踝关节以上或以下。如果畸形来源于骨关节炎性的膝内翻，全踝关节置换术前应先行膝关节置换术。如果在踝关节发展成固定的畸形之前，膝关节置换术可完全矫正踝关节的内翻畸形，因为下肢机械轴得以矫正。胫骨内的畸形多为创伤后胫骨畸形愈合导致的结果，这通常能通过踝上截骨来处理。是行外侧闭合楔形、内侧开放楔形还是行圆顶形截骨由外科医师自行裁量，选择的方法应该是矫正畸形的最佳方法。通过膝关节置换或胫骨截骨适当地恢复下肢的机械轴线可能会使一部分患者推迟甚至取消行全踝关节置换的需求。做出是分期还是一期行胫骨截骨术的决策应基于如下情况：患者畸形需要矫正的程度、患者的血管状态、一般健康情况和耐受二次手术的能力。

踝关节周围关节外畸形可能是肌腱或韧带功能障碍所致。胫后肌腱功能障碍（PTTD）和跟腱挛缩最常见，然而跨越踝关节的任何肌腱挛缩或功能不全均能影响全踝关节置换术后结果。内侧或外侧韧带不稳定也应评估并纠正以保持术后踝关节的稳定性。

踝关节以下的畸形可能由前足或后足引起，可能与肌肉不平衡有关，可能是肌肉痉挛、肌腱或韧带功能障碍，或既往创伤导致的肌肉功能下降的结果。慢性内侧或外侧韧带不稳也可能导致畸形。术前通过仔细体格检查评估前足和后足的对位，术中一旦踝关节假体置入应再次评估。纠正对位不良的方式由每一个部分的畸形决定。如果后足单独的内翻畸形，则跟骨外移截骨或外侧闭合楔形截骨经常有效；同样地，如果后足外翻畸形，则跟骨内移截骨可能有所帮助。在全踝关节置换术中，如果有必要，也经常行距下关节或距舟关节融合术。如果需要行更多关节的融合，如三关节融合术，则外科医师需要根据患者整体的身体状况决定是否分期手术。前足原因所致的后足内翻、第 1 趾列跖屈畸形，可能需通过第 1 跖骨背伸位截骨或第 1 跖跗关节（TMT）背伸位融合术。高弓内翻足畸形则需要结合前足及后足的手术来达到中立位冠状面对位。

踝关节内的畸形需要在术前仔细评估。关节内畸形的原因包括胫骨远端内外侧的骨质破坏、距骨畸形愈合、胫骨畸形愈合和内踝发育不良。关节内骨畸形，如胫骨骨质破坏，在全踝关节置换术中经常通过截除健侧更多骨质的胫骨非对称截骨来处理。如果截除的骨质过多，则可导致关节不稳和早期失败。冠状面对位良好的畸形更容易通过截骨来处理，而冠状面对位不良的畸形则需要额外行软组织手术。

在手术前，应该通过 CT 或 MRI 完全评估骨缺血坏死或骨丢失的范围，以确定进行骨移植或其他任何额外增加骨量措施的必要性。

四、假体

选择使用哪种假体应该根据所有这些因素、外科医师的舒适感和对假体置入及操作系统的熟练程度来决定。

五、结论

全踝关节置换术不应轻率地进行，需要谨

慎地进行患者选择和术前计划，让患者最大机会获得提高关节功能和活动度的良好疗效。

（宋卫东　彭岳文　译）

参考文献

1. Whalen JL, Spelsberg SC, Murray P. Wound breakdown after total ankle arthroplasty. *Foot Ankle Int.* 2010;31:301–305.
2. Raikin SM, Kane J, Ciminiello ME. Risk factors for incision-healing complications following total ankle arthroplasty. *J Bone Joint Surg Am.* 2010;92:2150–2155.
3. Baker JF, Perera A, Lui DF, et al. The effect of body mass index on outcomes after total ankle replacement. *Ir Med J.* 2009;102:188–190.
4. Barg A, Knupp M, Anderson AE, et al. Total ankle replacement in obese patients: component stability, weight change, and functional outcome in 118 consecutive patients. *Foot Ankle Int.* 2011;32:925–932.
5. Barg A, Henninger HB, Hintermann B. Risk factors for symptomatic deep-vein thrombosis in patients after total ankle replacement who received routine chemical thromboprophylaxis. *J Bone Joint Surg Br.* 2011;93:921–927.
6. Dirckx J. *Stedman's Concise Medical Dictionary for Health Professionals.* 4th ed. Philadelphia, PA: Lippincott Williams & Wilkins; 2001.
7. Clemens MW, Attinger CE. Angiosomes and wound care in the diabetic foot. *Foot Ankle Clin.* 2010;15:439–464.
8. Wood PL, Prem H, Sutton C. Total ankle replacement: medium-term results in 200 Scandinavian total ankle replacements. *J Bone Joint Surg Br.* 2008;90:605–609.
9. Haskell A, Mann RA. Ankle arthroplasty with preoperative coronal plane deformity: short-term results. *Clin Orthop Relat Res.* 2004;424:98–103.
10. Reddy SC, Mann JA, Mann RA, et al. Correction of moderate to severe coronal plane deformity with the STAR ankle prosthesis. *Foot Ankle Int.* 2011;32:659–664.
11. Hobson SA, Karantana A, Dhar S. Total ankle replacement in patients with significant preoperative deformity of the hindfoot. *J Bone Joint Surg Br.* 2009;91:481–486.
12. Hennessy MS, Molloy AP, Wood EV. Management of the varus arthritic ankle. *Foot Ankle Clin.* 2008;13:417–442.
13. Ryssman D, Myerson MS. Surgical strategies: the management of varus ankle deformity with joint replacement. *Foot Ankle Int.* 2011;32:217–224.
14. Jung HG, Jeon SH, Kim TH, et al. Total ankle arthroplasty with combined calcaneal and metatarsal osteotomies for treatment of ankle osteoarthritis with accompanying cavovarus deformities: early results. *Foot Ankle Int.* 2013;34:140–147.

CHAPTER

4

James P. Halloran
Selene G. Parekh

第 4 章　Salto-Talaris 全踝关节置换术：特点、手术技巧及结果

一、Salto-Talaris 全踝关节置换术

在过去的 10 年，患者及骨科医师要求在关节融合术以外有一个更好的选择，全踝关节置换术（TAA）重新成为人们关注的焦点。在 20 世纪 70 年代到 80 年代，全踝关节置换术因为存在较高的失败率而被世人所诟病，因此当时关节融合术成为踝关节炎的首选治疗方法。近年来，随着手术技术的提高、手术医师经验的积累及手术器械和内植物的改进，全踝关节置换术的手术效果较早期置换的人群有了明显的提高。

（一）踝关节炎的致病因素

形成踝关节炎的主要原因有退变性、创伤性及炎症性。其他少见的原因有色素沉着绒毛结节性滑膜炎、血色素沉着症及距骨软骨损伤。

（二）Salto-Talaris 的特点

Salto-Talaris (Tornier, Bloomington, MN) 是一个解剖型设计的固定衬垫假体，2006 年 11 月获得美国 FDA 批准并上市。Salto-Talaris 是基于在美国以外使用的 Salto 活动衬垫假体而设计的。

早期的 3 组件 Salto 设计显示了良好的初期效果 (图 4-1)，但是通过对术后聚乙烯衬垫活动度的放射学研究证实聚乙烯衬垫较少或无活动，正是这种活动度的缺乏促成了 Salto-Talaris 固定衬垫设计 (图 4-2)。

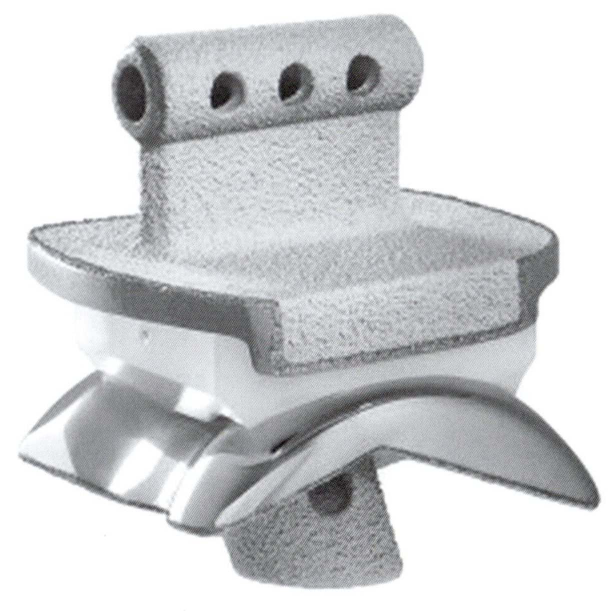

图 4-1　Salto 活动衬垫设计

这种固定衬垫假体的一个重要特征就是将活动衬垫的理念引入试模假体阶段。在假体试模期间，活动的胫骨组件在踝关节活动中可以旋转到最合适的位置。研究认为伴随踝关节的反复跖屈及背伸，胫骨部分假体将会达到最合适的踝关节解剖轴。

（三）TAA 的原则及目标

TAA 的目标是减轻疼痛，恢复踝关节力线，

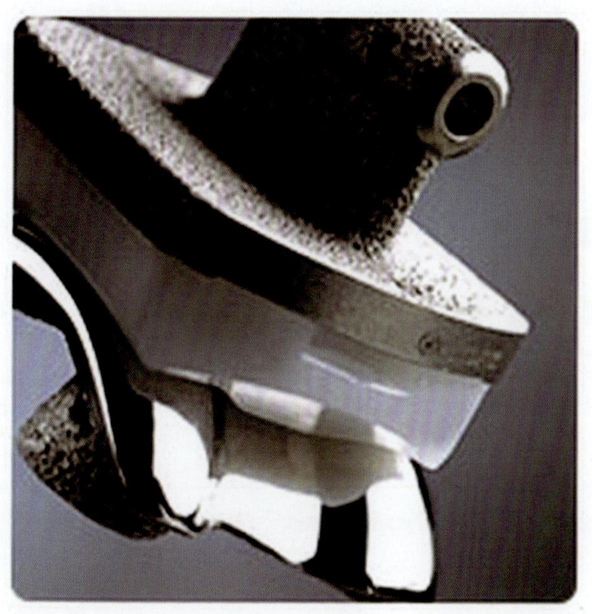

图 4-2 Salto-Talaris 固定衬垫设计

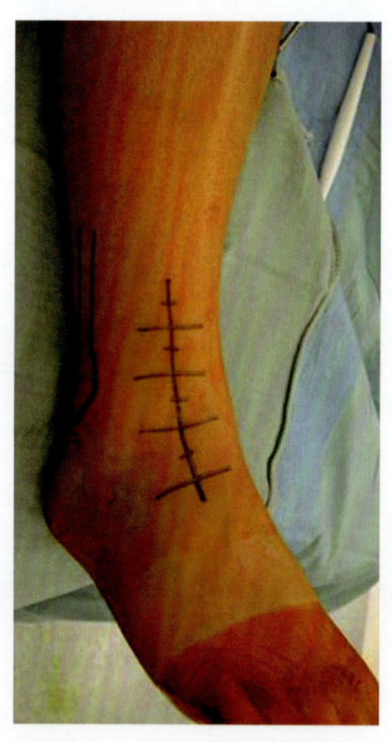

图 4-3 踝关节前入路

恢复被影响踝关节的解剖轴，恢复并保持软组织的平衡。为获得让患者满意的效果，在手术室需要达到上述基本的原则。

（四）手术技巧

1. 体位　患者仰卧，患侧膝盖指向天花板，假如需要，可以在患侧臀下垫枕，以保持下肢中立位。确保足跖面位于手术台的最远端，因为外科医师需要从手术台远端的足进行手术。消毒前在大腿上扎止血带，消毒范围应包括膝关节。C 形臂透视机器位于手术侧的手术台边。

2. 入路　采用标准的前正中切口显露胫距关节。切口位于胫骨棘外侧一横指，踝关节上方 6 ～ 8cm，向下延伸至踝关节远端 4 ～ 5cm(图 4-3)。

锐性切开皮肤皮下组织，注意不要分离皮下组织，对皮肤边缘的操作尽量保持在最低水平。如果需要，适当延长切口以减少术中因为牵拉对伤口产生的张力。直到踇长伸肌腱 (EHL) 腱鞘切开，才可以牵开踇长伸肌腱。术中确认腓浅神经并用记号笔标识 (图 4-4)，在整个手术过程中都应注意保护。

术中彻底止血，确认伸肌支持带。前正中

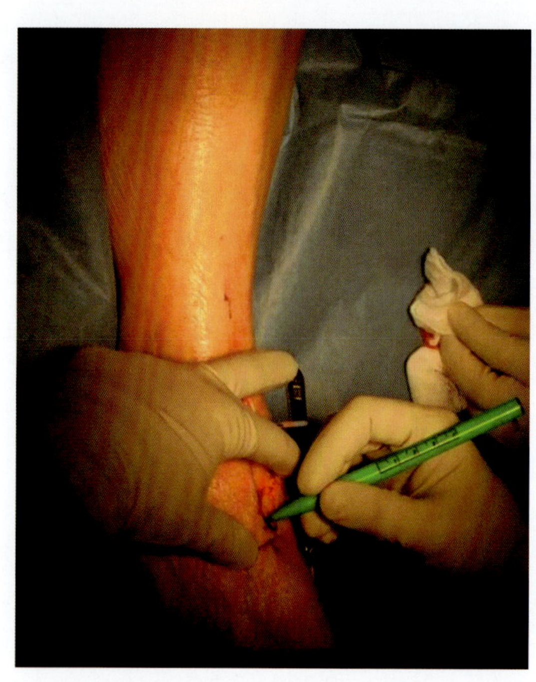

图 4-4 标识腓浅神经

入路的间隙位于踇长伸肌腱与胫骨前肌腱 (TA) 之间 (图 4-5)，在确认踇长伸肌腱与胫骨前肌腱后，再在长伸肌腱腱鞘上做切口。

保护胫前动脉位于其鞘膜中，防止术后发生牵拉刺激。前正中入路同样在关闭切口时可以保护肌腱。然后确认并向外侧牵开神经血管

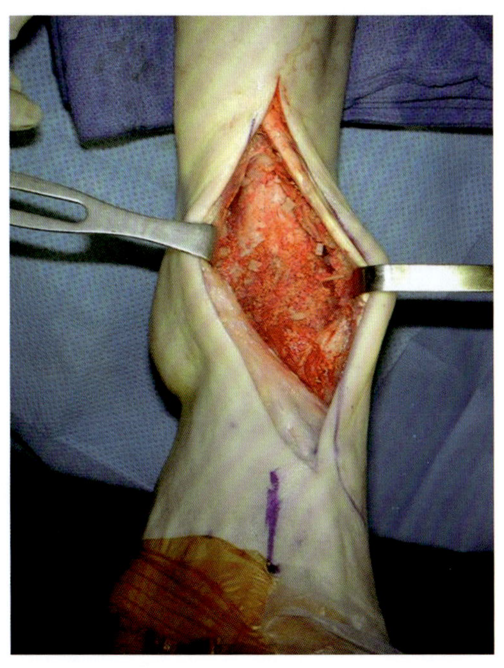

图 4-5 在 EHL 和 TA 之间入路

束。Gelpi 拉钩用于牵开内外侧的深部软组织。在切口下方锐性切开骨膜及关节囊，用手术刀和骨膜剥离子分离内侧或外侧皮瓣。术中显露的目标是要使外科医生清晰地看到踝关节的内外侧沟。关节囊的显露止于距舟关节的近端，避免显露距舟关节的关节面。

使用骨刀或咬骨钳去除胫骨、距骨前方的骨赘及大约 5mm 的胫骨远端，再用往复锯自内外侧沟开始向胫骨近端截骨，骨刀去除胫骨前唇骨质，显露胫骨穹顶的最高点。使用 1/4 in（1in=2.54cm）的骨刀置于内侧沟帮助确定踝关节的旋转力线。

3. *胫骨切除* 胫骨切除的目标是恢复胫骨冠状面的轴线和矢状面正常的后倾。髓外导向器在冠状面及矢状面上与胫骨前棘平行(图4-6)。髓外导向器近端安装有一个自转导针，这个导针与胫骨前棘垂直，并有 5°的外旋。

通过髓外导向器及术中 C 形臂透视评估冠状面力线。在没有胫骨远端畸形的患者中，目标是做一个垂直胫骨机械轴的截骨。如果冠状面的力线有轻度的偏移，则通过向内或向外侧移动位于髓外导向器近端的自转导针来调节力线。如果踝关节近端存在严重的畸形，那么需要在 TAA 之前纠正这种畸形，可以通过术中一

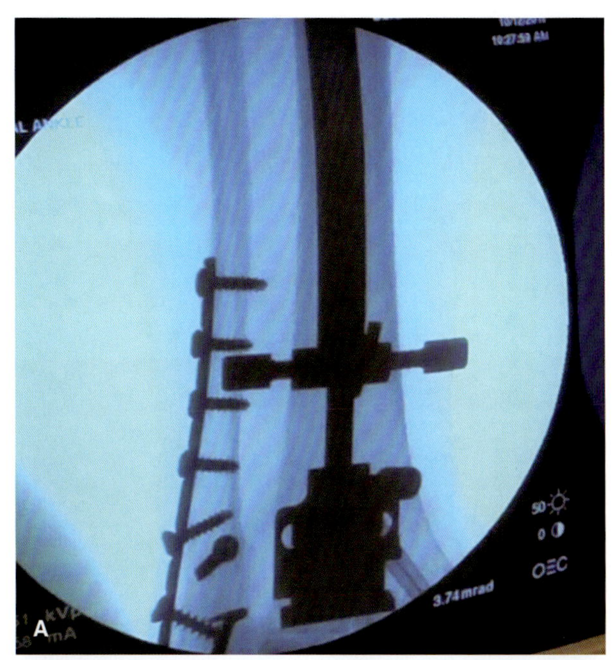

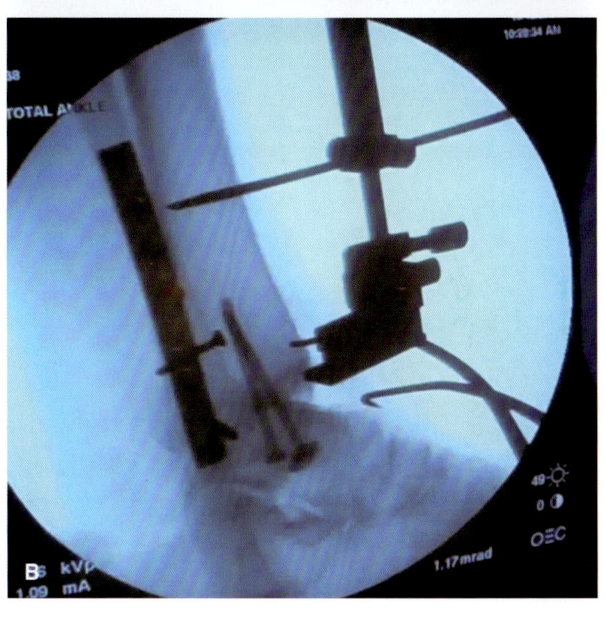

图 4-6 A. 术中透视冠状面力线；B. 术中透视矢状面力线

期纠正畸形，再做 TAA，也可以分期手术纠正畸形。

下一个是矢状面力线的评价。髓外导向器的目的是重新产生一个胫骨远端最大 7°的后倾角。在这个过程中需要导向器与胫骨前棘平行放置。

在获得满意的冠状面及矢状面力线后，需要评价旋转力线。旋转力线是影响 TAA 假体正确置入的重要因素。旋转力线不良会导致踝部撞击或聚乙烯的边缘过载。旋转力线的目标是

将假体置于冠状面上距骨二等分线的中央(图4-7)。一个1/4 in骨刀置于内外侧沟，一枚短导针置于旋转导向尺中，目标是将导针置于两把骨刀的中间位置。一些人提倡用第2跖骨作为旋转力线的参照点，但是我们发现，如果有中足或前足畸形存在的话，可能会误导旋转力线的确定。

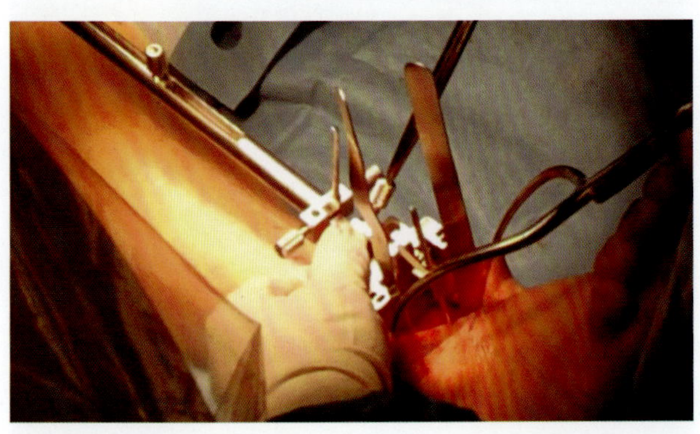

图4-7 设置旋转力线

胫骨截骨平面需要以恢复踝关节解剖关节线为目标。胫骨远端截骨量应该与金属和聚乙烯衬垫的厚度相一致。参照点是在入路中描述的胫骨远端穹顶的最高点。骨量的丢失可能需要术中调整以适应踝关节解剖关节线的要求。

下一步是髓外导向器最终的内侧及外侧位置的确定。依据透视下旋转导向尺的方向，确定多大的胫骨截骨不会破坏内外踝，从而选择一个合适大小的截骨板。然后将截骨板放置在髓外导向器上，下一步就是将截骨板置入胫骨远端穹顶的中心，目标是避免摆锯损伤内外踝骨质。术中通过C形臂透视确认位置(图4-8)。

一旦确定好合适的位置后，在截骨板内外侧近端各予一枚导针钻孔。这枚导针保护内外踝免受摆锯的损伤。剩下内外侧各有一个钻孔。

胫骨截骨必须到达后侧皮质，注意勿进入后侧软组织。然后去除截骨板，再用往复锯将内外侧钻孔连接在一起。通过在踝关节中放置一个1/2 in的弧形骨刀，小心地从关节软骨到骨质截骨，这样就可以去除胫骨远端前部的1/2～2/3。这些骨质很少能够一整块截下，在距骨后侧截骨完成后，剩下的胫骨远端后侧骨块可以慢慢地以小块方式去除。

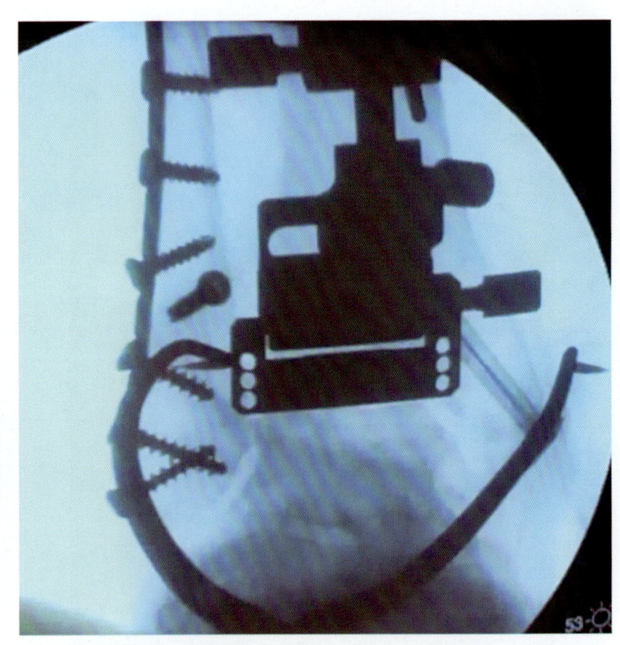

图4-8 髓外导向器最终位置

4. *距骨切除* 距骨切除由3部分组成。髓外胫骨导向器放于原处，并置入距骨导针。为了完成距骨切除，距骨必须背伸5°。如果踝关节不能背伸到达5°，则可能需要行跟腱延长术或者腓肠肌滑移术。通常等到放置假体试模后再行上述手术。

当放置距骨导针在胫骨髓外导向器上时，踝关节必须保持5°跖屈，生理性外翻中立位(图4-9)。在矢状面上有3个导洞。

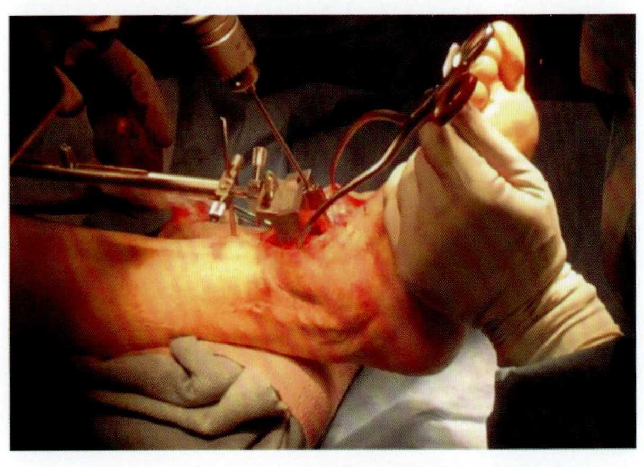

图4-9 髓外胫骨导向器上设置距骨位置

使用C形臂透视确认正确的导洞，首先有一枚导针置于距骨颈与距骨体结合部作为参照。过度背伸会导致距骨假体组件前移，而过度跖屈会引起距骨假体组件后倾。然后移除髓外导向器。

在距骨导针放置位置满意后，术者将导向板装上髓外导向器。再将板层牵开器尽量置于导向板的后方，一个板层牵开器置于内侧，一个置于外侧，两个牵开器同时牵开。然后再分别在距骨的最内侧和最外侧钻孔，导针固定。行C形臂下踝关节侧位透视，评价距骨截骨面及导向板的角度(图4-10)。一旦透视确认位置满意，最后进行两个洞钻孔并置入导针(图4-11)。

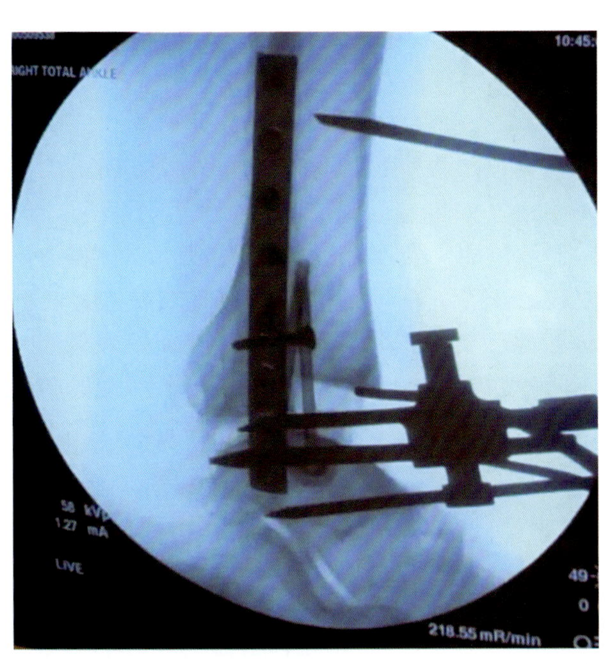

图4-10 透视评价距骨截骨平面

将小压肠板分别置于踝关节内外侧沟，保护内外踝。以4枚导针为导向，用摆锯行距骨截骨。有时候运用更小的导向器时距骨仅能置入3枚导针，因此截骨需要与导针平面齐平(图4-12)。

移除导针，此时，残留的胫骨远端穹顶后侧的骨块以小块方式去除。再以锤头状导向器测量距骨的大小。

在距骨上放置切槽导向器。这种导向器在矢状面上有一个顶点，这个顶点需要与距骨截

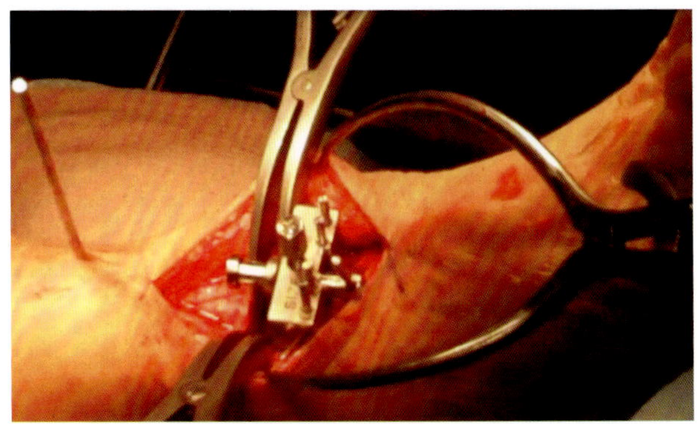

图4-11 距骨导针最终位置

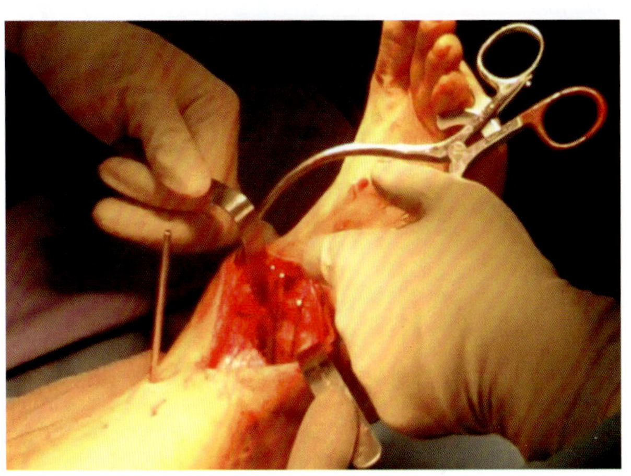

图4-12 平行导针行距骨截骨

骨的顶点相一致。因此切槽导向器决定了距骨假体组件的前后位置。一旦对导向器放置位置满意后，将距骨位置垫片放在切槽导向器的前方，这样可以帮助确认切槽导向器前方正确的深度。在距骨位置垫片上，有一个基准线，这个基准线需要与胫骨远端前方皮质相一致。如果这个基准线位于胫骨前方骨皮质的前方，则需要用咬骨钳去除距骨颈处的骨赘，这样导向器才能向后移位获得合适的位置。除非有中足畸形，可以使用第2跖骨为导向来设置旋转力线(图4-13)。

使用2枚导针固定前方的切槽导向器，如果需要，可以使用板层牵开器增强稳定性。装上扩髓导向，使用磨钻装置行距骨前方截骨(图4-14)。然后去除导向器，用咬骨钳去除距骨颈骨外侧的骨质。

下一步是外侧距骨截骨及距骨颈截骨。导向器放置与距骨外侧皮质平齐，导向器手柄与

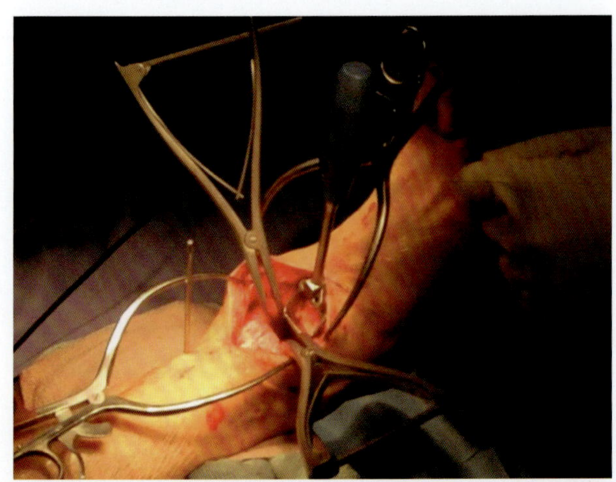

图 4-13 旋转力线的设置以第 2 跖骨为导向

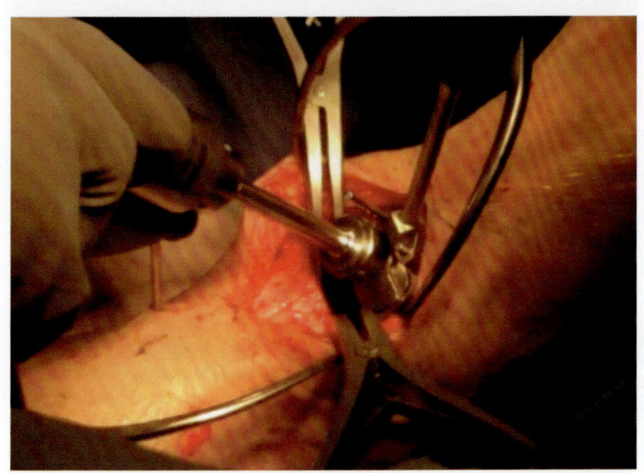

图 4-14 磨钻装置行距骨前方截骨

第 2 跖骨平行。如果需要，导向器可以向内侧移位 2 ～ 3mm。运用小摆锯，在外侧切槽导向器的帮助下行距骨颈截骨 (图 4-15)。

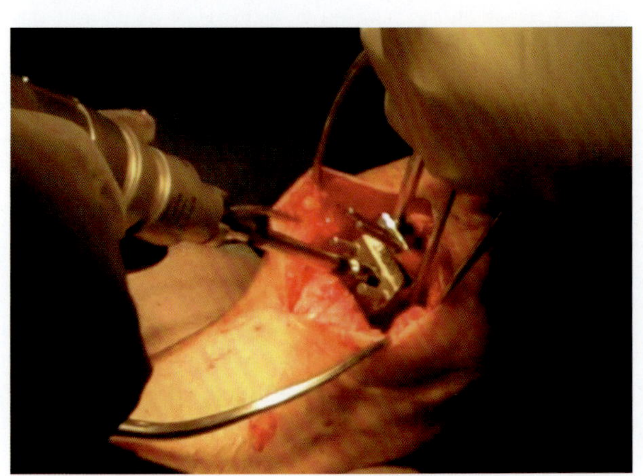

图 4-15 距骨颈截骨

这样将会产生出一个合适深度距骨槽。用一枚金属钉置入导向器以获得更大的稳定性。将小压肠板放置在踝关节外侧沟，运用往复锯行距骨外侧截骨 (图 4-16)。

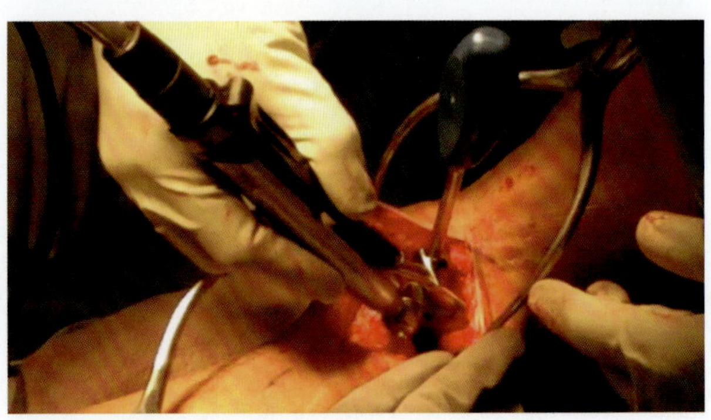

图 4-16 距骨外侧截骨

5. 置入假体 置入距骨假体试模，应防止内侧方向过度突出，保持中间外侧方向上的良好覆盖。如果中间外侧方向上覆盖不良可能导致假体松动。然后置入胫骨及聚乙烯试模假体，复位踝关节。活动踝关节使胫骨试模假体能够自如地旋转并找到其最佳的位置。如果踝关节不能背屈至 10°，则需要行跟腱延长术或腓肠肌滑移术。术后轻柔地将踝关节背屈，以防止内外踝的骨折。然后多次将踝关节屈伸。

在给固定胫骨假体钻孔前，需侧位透视确认胫骨组件是否与胫骨远端相水平。一旦胫骨组件的最终位置满意，则在上方钻孔，先在最远端钻孔并固定，然后再在近端钻孔 (图 4-17)，最后做中间圆筒状的钻孔。

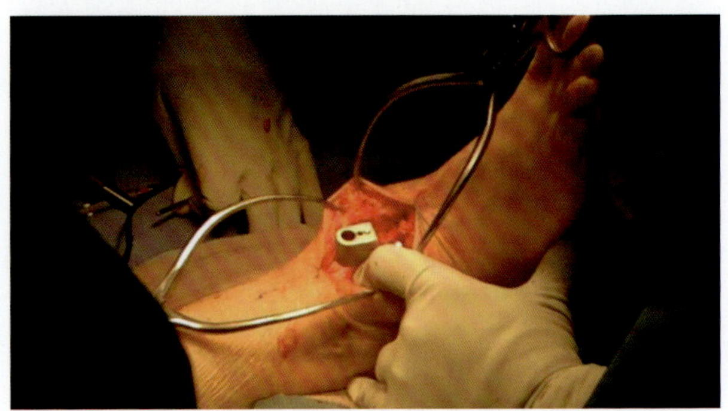

图 4-17 胫骨试模钻孔

移除胫骨试模假体，用往复锯将孔洞连接。注意使龙骨截骨边缘平滑。用箱形骨刀凿出适合胫骨假体置入的深度(图 4-18)。再将胫骨试模置入，不同的聚乙烯衬垫试模，选择出合适大小的衬垫以保持踝关节的稳定。

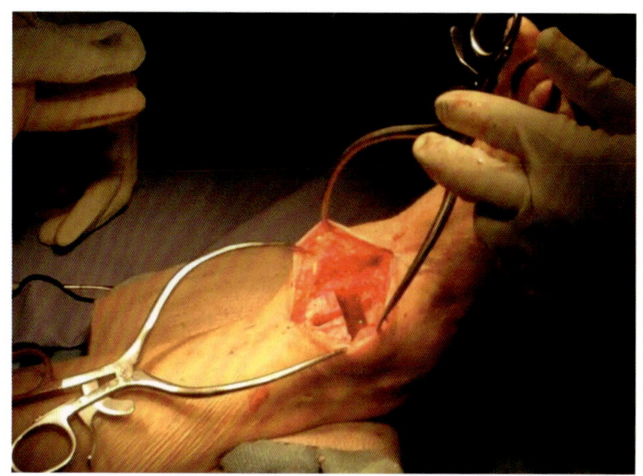

图 4-18　去除试模后行截骨

彻底冲洗伤口，置入最终的假体。首先置入距骨假体并打压，再置入胫骨假体和聚乙烯衬垫。胫骨组件在距骨组件上活动时，在足跟后方施力，确保胫骨组件不会滑出(图 4-19)。

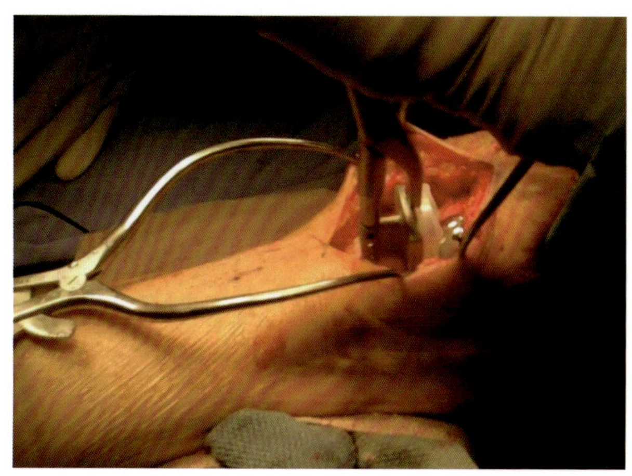

图 4-19　置入胫骨假体组件

测试稳定性及关节活动度，在胫骨骨窗中行自体植骨防止关节液流入并产生大的囊肿，从而影响假体的固定(图 4-20)。

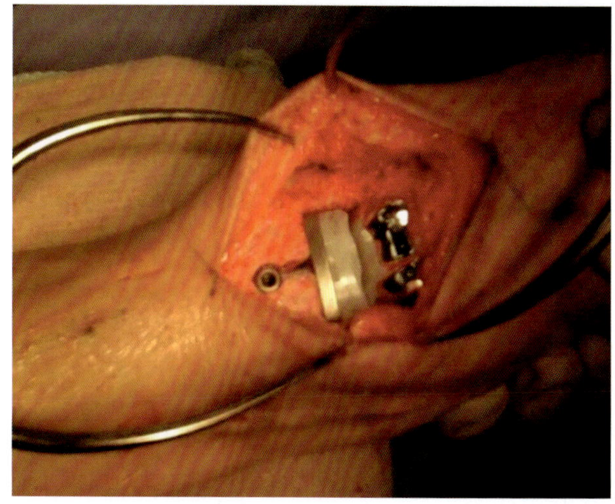

图 4-20　胫骨骨窗中植骨

用往复锯去除在距骨上多余的骨质，减少后期发生撞击，最后在冠状面及矢状面上行C形臂透视确认假体位置(图 4-21)。

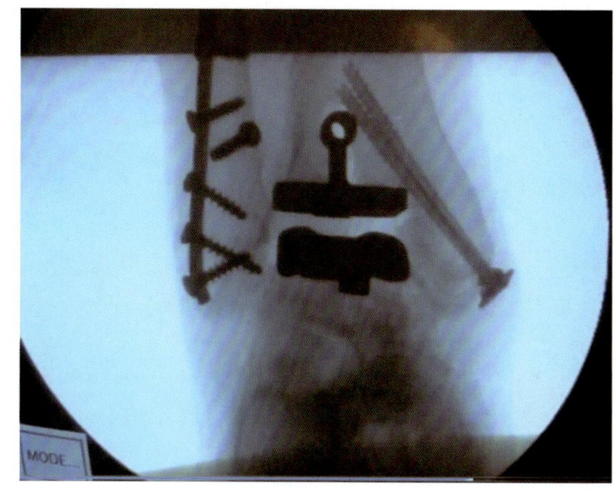

图 4-21　完成假体置入透视

6. 关闭伤口　皮肤伤口的关闭需要在精细的手术技术下完成。首先彻底冲洗伤口，用0号可吸收线缝合关节囊及腱鞘，2号可吸收线缝合伸肌支持带及皮下组织，最后予丝线行皮肤的褥式缝合或者使用皮肤钉关闭皮肤伤口。

7. 术后管理　我们开始使用PICO的VAC(封闭式负压引流)技术来辅助关闭伤口。我们发现这种技术可以减少伤口的坏死及裂开，特别是在踝前瘢痕处。在放置VAC装置后，患者以大量的无菌敷料加压包扎伤口后，夹板固定患肢在中立位。术后患肢避免负重。术后1周随访，去除VAC装置，予短腿石膏托固定2周。术后3周拆线，假如伤口愈合良好，患者穿CAM鞋行非负重的关节功能锻炼。术后6周，患者可穿CAM鞋逐渐负重，并开始行物理治疗。

二、结果

在美国有很多种可使用的TAA系统，Salto-Talaris是一个治疗终末期踝关节炎的有效的固定衬垫假体系统。Weitzer等在最近一项研究中得出Salto-Talaris TAA的早期效果令人鼓舞。在经过平均2.81年的随访后，他们发现假体的存活率达到96%。这个结果与2004年的一项研究类似，这个研究自1997年至2000年观察了93个Salto活动衬垫假体。Bonnin等通过临床及放射学评价方法，对患者进行平均35个月随访，发现假体存活率达95%。Queen等对固定衬垫假体的51例患者 (28例行Salto-Talaris TAA) 进行了2年的随访，发现患者的疼痛解除、功能及步态得到明显的提高。其中对步态改变的随访保持了1～2年。

尽管目前还没有大量的关于Salto-Talaris TAA系统文献报道，但是其短期的假体存活率及功能改善是令人鼓舞的。

（傅小勇　洪劲松　译）

参考文献

1. Cracchiolo A, DeOrio JK. Design features of current total ankle replacements: implants and instrumentation. *J Am Acad Orthop Surg.* 2008;16:530–540.
2. Easley ME. *Operative Techniques in Foot and Ankle Surgery.* 2010.
3. Schweitzer KM Jr, Samuel BA Jr, Nicholas AV, et al. Early prospective results of the Salto-Talaris™ total ankle prosthesis. *Duke Orthop J.* 2011;2(1):23–23.
4. Bonnin M, Judet T, Colombier JA, et al. Midterm results of the Salto total ankle prosthesis. *Clin Orthop Relat Res.* 2004;424:6–18.
5. Queen RM, De Biassio JC, Butler RJ, et al. Changes in pain, function, and gait mechanics two years following total ankle arthroplasty performed with two modern fixed-bearing prostheses. *Foot Ankle Intern.* 2012;33(7):535–542.
6. *Salto-Talaris Surgical Technique Guide.* Edina, MN: Tornier, Inc.
7. Parekh SG. *Foot and Ankle Surgery.* New Delhi, India: Jaypee Brothers Medical Publishers Pvt. Ltd; 2012.

John G. Anderson
Donald R. Bohay
C. Luke Rust
Nicholas A. Cheney

CHAPTER 5

第 5 章　INBONE 人工踝关节假体：特点、手术技巧及结果

一、特点

INBONE 全踝关节系统 (Wright Medical, Arlington, TN) 于 2005 年由 FDA 批准上市供关节置换用，这是市面上唯一使用髓内导向系统导向、多块胫骨组件组装而成的全踝关节置换方式。与其他使用髓外导向系统以解剖学标志来判定位置不同，INBONE 系统使用一套外部固定的框架，定位杆从足底进入，在 X 线透视监视下进入胫骨骨髓腔。按标准踝关节前侧入路进入，经切骨模块胫骨滑槽导向进行胫骨与距骨截骨，然后将可组装的胫骨假体置入。

（一）胫骨柄假体

INBONE 踝关节置换系统（TAK）的原理是从全髋和全膝关节置换的技术引申而来，即通过髓内定位系统，以保证假体的位置准确与稳定。但与髋膝关节置换不同的是：全髋置换时依靠关节脱位而置入髓内导向杆，膝关节的活动范围大也容许髓内导向杆进入，而踝关节由于其特殊的解剖特点，长柄的导向杆是不容易进入髓腔内的。INBONE 胫骨侧的假体为可组装的模块系统，可堆叠的部件是经金属钛喷涂，（在踝关节处）被插入胫骨骨髓腔并被拧紧，最后靠莫氏锥将胫骨底盘连接到假体柄上 (图 5-1)。因此 INBONE 较其他足踝关节置换系统更仰赖于（胫骨髓腔内）垂直骨骼界面间的摩擦力来增加其稳定度，因而也更大程度地保护内外踝的骨质。

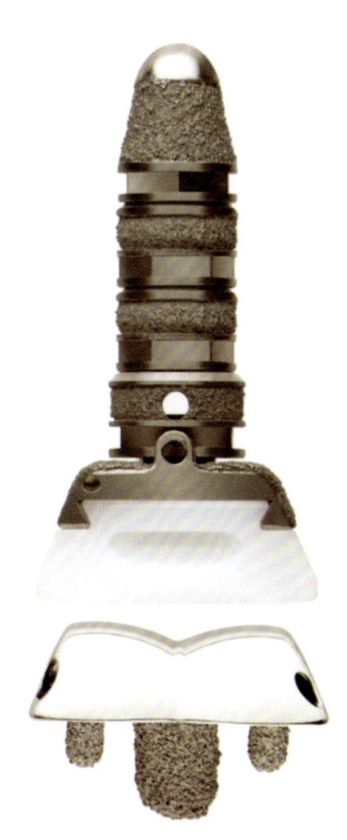

图 5-1　INBONE Ⅱ 全踝关节系统

（二）骨髓内导引法

INBONE 全踝关节系统使用髓内导向系统。以一套（大型）足部固定脚架来固定足踝部，应用 C 形臂（X 线透视法）术中透视判定（导向的）位置。在侧位片（与胫骨垂直）上，操控不透光的定位杆（对线杆）与胫骨轴在一条直线上。然后从足底跟骨脂肪垫处插入一个 6mm 的导引

钻头，钻头从跟骨下方进入及通过距下关节前内侧进入踝关节，最后进入胫骨髓腔。

（三）距骨假体

为了实现距骨假体的稳定度，INBONE 全踝关节系统的距骨假体有着较宽的距骨覆盖面及钛离子涂层的骨柄。视使用的版本而定，可能会有一个或多个骨柄。INBONE Ⅰ使用单一距骨骨柄，而 INBONE Ⅱ增加两个额外的前置距骨钉。距骨构造的设计着重于内外侧覆盖面，而且是市面上覆盖面最广的。与胫骨假体构造类似，距骨假体也是可组装的模块系统，其大型的后置柄（长度为 10mm 或 14mm）也是以莫氏锥连接在距骨顶假体上。这些假体柄并非行距下关节融合而用，原始设计的柄更长，也可根据情况定制更长柄的假体。目前，FDA 尚未批准长柄假体上市，定制的长柄假体亦未被通过。此外，INBONE Ⅱ系统使用沟槽关节面(sulcus articulation)，在距骨假体中央部分凹陷，与固定在胫骨端的聚乙烯假体形状相匹配，以增加其侧向稳定度。

（四）（为患者）定制的个性化假体（对线）系统

最近，第三代 INBONE 人工踝关节假体工具可根据患者个性化定制，称为预制 INBONE（PROPHECY INBONE）。此技术使用术前计算机断层扫描 (CT) 来为患者制作胫骨与距骨截骨切口的导引工具。可使用较小足部固定及导向脚架，但仍然采用髓内导向。

二、技术

（一）手术入路

患者处仰卧位，脚向远端位于床的尽头，使胫骨结节与脚朝上，通常于同侧臀下放置垫枕（以抬高），并使用大腿止血带。于踇长伸肌腱与胫骨前肌腱间使用标准前正中入路，从胫骨与距骨前侧移除增生骨赘（注：若使用预制 INBONE 指导截骨，则仅清除增生的软组织，因为预制 INBONE 系统是根据 CT 扫描得到的骨解剖形态来决定截骨）。与此同时，可以处理（踝内外翻）畸形问题。在踝内翻畸形情况下，应做好松解深浅层三角韧带的准备。在外翻畸形情况下，需使用大号的聚乙烯垫片使踝关节过牵，以补偿松弛的外侧侧副韧带。当踝关节暴露后，将患侧小腿置放在足部固定及导向脚架上（图 5-2）。

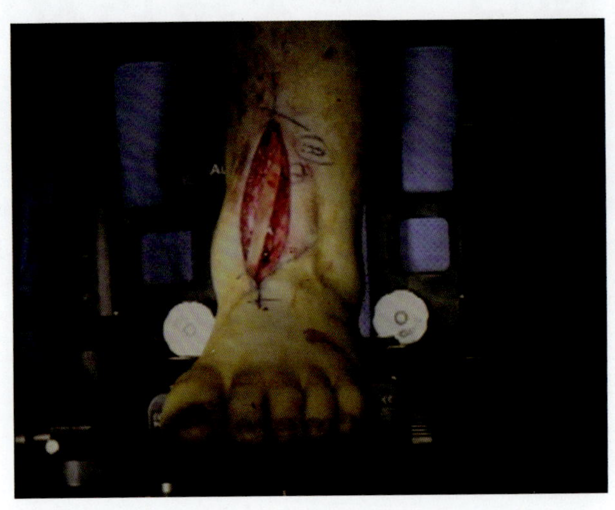

图 5-2 切口已经完成，且将脚固定在脚架上

（二）髓内导向（对线）

在后台先将足部固定及导向脚架组装好，将脚放入脚架中，足底与脚架底部的足固定板紧贴平齐，以内外侧斯氏针固定足跟，注意足跟必须平放在足固定板上以避免之后的距骨截骨面后倾。为了足跟紧贴足固定板，可能需要行腓肠肌滑移术或跟腱延长术。利用弹性绷带将小腿固定在脚架上，在插入髓外导向音叉定位前，先行踝穴位透视。或者在插入跟骨导向杆前，在踝关节内侧沟处插入一把 1/4 in 的直骨刀，与截骨导向器的侧边平行，使 C 形臂 X 线光束平行于足固定板摄片，这亦是另一个踝穴位透视的方法。然后在 C 形臂透视定位下，将前后位与内外侧面的导向杆与胫骨轴对准在一条直线上（图 5-3）。在侧位透视（垂直角度）时，导向杆前面的侧翼必须位于中央，此时，可以微调手术台或 C 形臂位置以达到此目的。当导向杆已调准，在足底导向杆钻孔处做一个 6mm 的横切口，把墨水涂在导钻套筒上插入足底皮

下，可使切口更精细微创。钝性分离到跟骨跖侧，可避免损伤足底外侧神经，或者用钝性套筒针管穿过足底筋膜以保护软组织，然后使用6mm钻头以“啄式钻法”缓慢钻入，避免从坚硬的跟骨跖内侧骨质上滑走(图5-4)。作者建议不时清洁钻头，并在C形臂透视下监视钻头前进方向，确保没有（与导向杆）偏移。当钻头穿过胫骨踝关节面后，须根据术前计划的胫骨柄假体长度向上扩髓，一般会使用四部件假体，向上前进约8cm。

（三）截骨

当跟骨导向孔（第一个洞）完成后，将前方的截骨导向器安装在脚架上(图5-5)。在不损伤皮肤的前提下尽可能贴近踝关节。根据透视情况，决定适当截骨大小与位置。理想的截骨是依据导向器截骨不会切除外踝，不切或仅切除少量的内踝骨质(图5-6)。截骨导向器放置的理想位置应该是导向杆与钻头方向均与其垂直，将锯片插入截骨导向板，侧位透视可以显示切除的胫骨与距骨的多少(图5-7)。然后用2.4mm斯氏针将截骨导向板固定在胫骨与距骨上，内

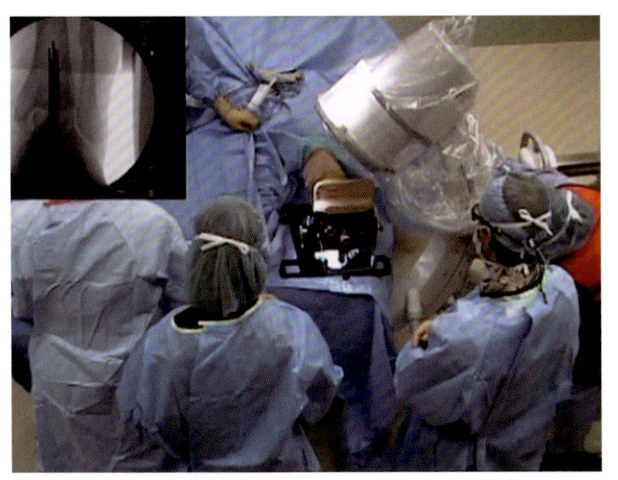

图5-3 C形臂透视下髓内定位，注意为精准的踝穴位透视

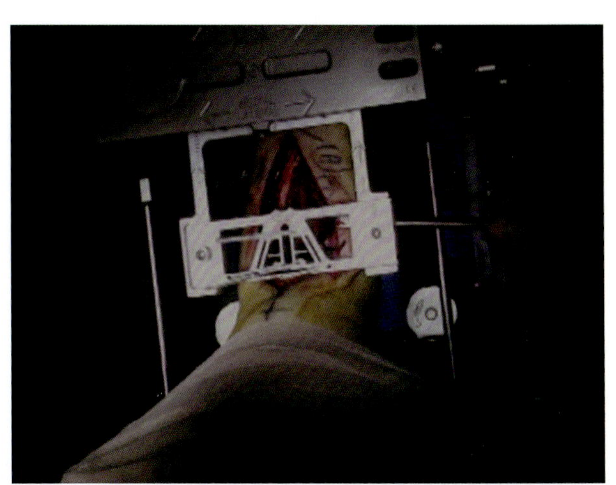

图5-5 切口导向导板连接到脚架上，尽可能靠近踝关节

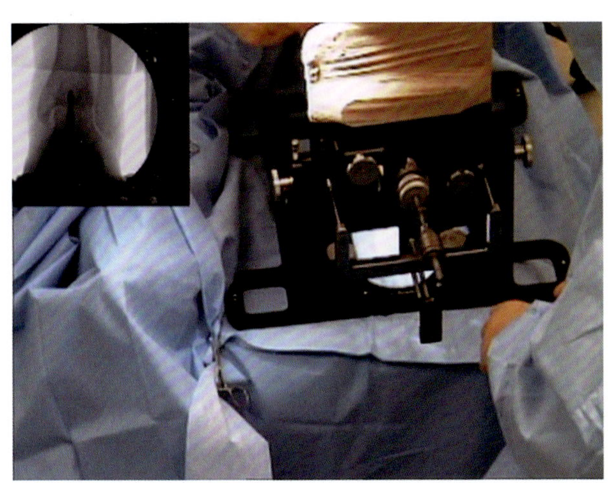

图5-4 使用“啄式钻法”钻透踝关节，避免钻头滑移走位

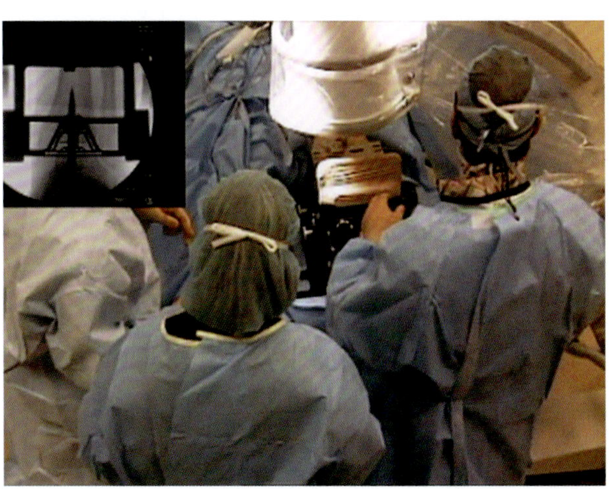

图5-6 放妥切口导引，并不切到腓骨，若切到，会伤到内踝

侧与外侧截骨槽固定钉可保护内外踝，以避免过度切除。拔出作为参考的胫骨骨髓内的导向钻头，在胫骨钻防旋孔，然后应用摆锯进行胫骨距骨的前后位的全厚截骨，控制摆锯避免猛烈插入，然后取出截骨块。值得一提的是，此时松解跟腱支撑可以保护踇长屈肌腱以避免其损伤。需注意的是，如果摆锯没有按导向板对准截骨，可能会导致锯片断裂。切除时，先去除胫骨前部，然后去除距骨上部。器械包中的（垂体）咬骨钳、弯曲刮匙与 90°骨刀可用来切除剩余的后边的胫骨 (图 5-8 与图 5-9)。有时候，往复锯对完成远端胫骨截骨有帮助。

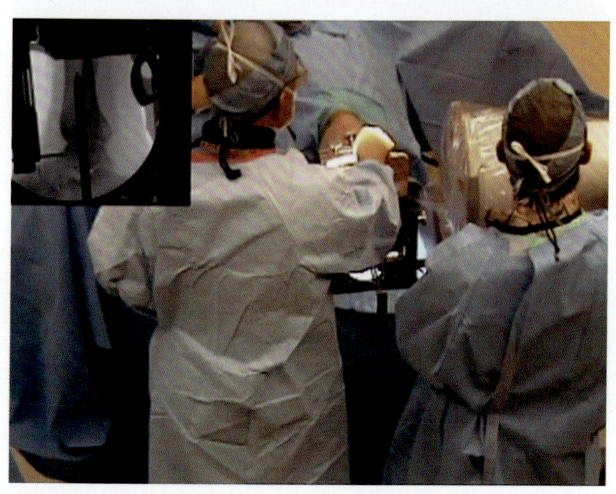

图 5-7 侧位片显示锯片在位及距骨的截骨水平

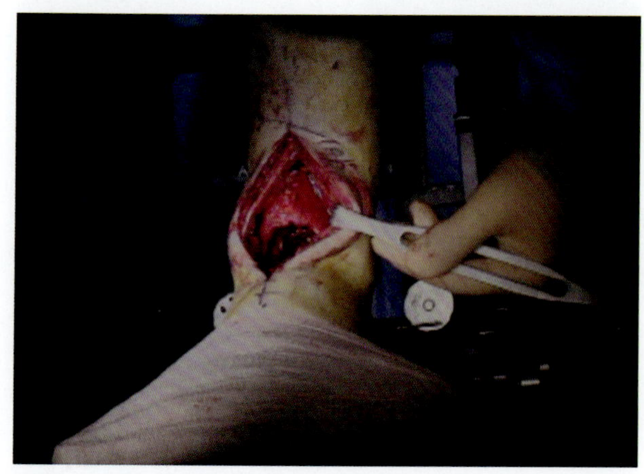

图 5-8 完成截骨并取出截除的骨块

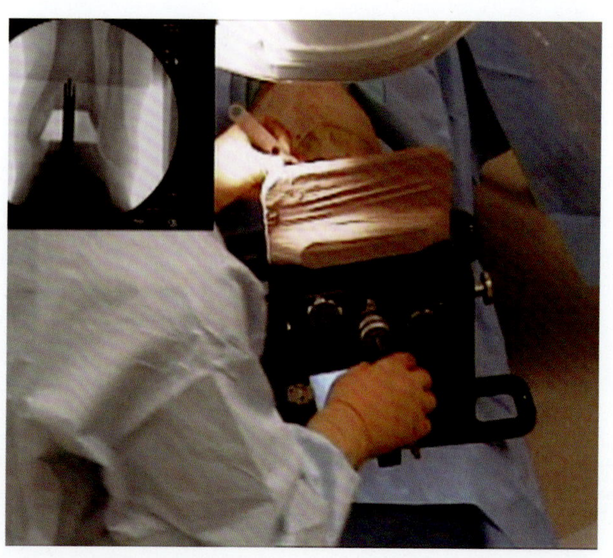

图 5-9 切骨后的踝穴位片

（四）准备胫骨柄假体

然后行胫骨扩髓，以放置胫骨柄假体。首先，从足底跟骨开口处（reference hole）插入钻孔器直到踝关节（显露）。其次，利用夹持器将正确尺寸的胫骨扩髓钻头插入踝关节内，并将其与钻孔杆锁紧，钻头的大小取决于胫骨柄假体底座的直径，通常选择较其小一号尺寸的钻头扩髓，以便胫骨柄假体压配合适。然后，以顺时针方向扩髓至预先打模的髓腔深度，取出钻头时要继续以顺时针方向旋转很重要，否则钻头可能会从钻杆上松脱并留在胫骨髓腔内。为确保胫骨侧假体与胫骨远端关节面大小相匹配（前、后向不会过长），应在置入胫骨假体试模后照侧位片。

（五）准备距骨组件

在完成踝关节内外侧沟的清创截骨后，放入距骨试模。根据 C 形臂后前位透视，决定假体大小，确保距骨试模内外侧无突出，将大小合适的假体置入在距骨上，当位置满意时，用钉固定试模 (图 5-10)。最简单的技巧是先将脚从脚架上放松，使其呈跖屈位，然后在距骨假体中心固定柄位置 (图 5-11) 钻入一根 2.4mm 斯氏针（定位），深度与固定柄深度一致（约 10cm 或 14cm)。若使用 INBONE Ⅱ，还需预钻两个 4mm 的前置骨道。然后移除距骨试模，距

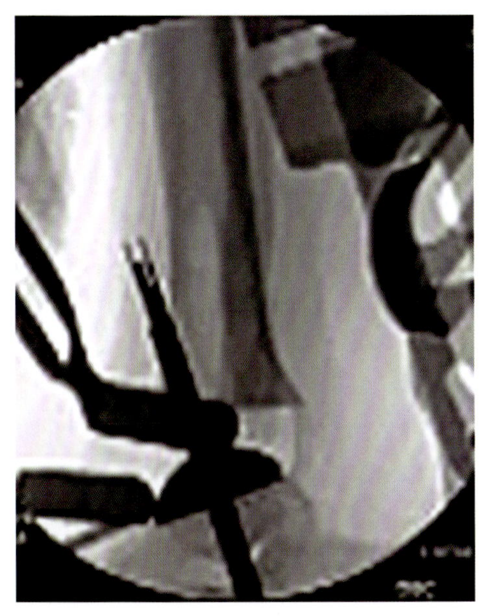
图 5-10 踝关节跖屈位下测量距骨组件大小

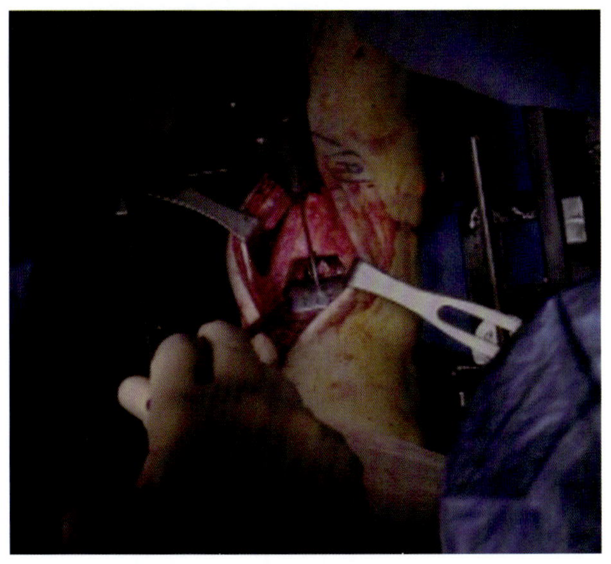
图 5-11 钻入斯氏针定位距骨柄导向孔

骨柄假体专用钻头从斯氏针插入，按所选距骨柄假体长度钻出相一致的深度。

(六)假体置入

彻底灌洗踝关节，将截骨后残留的骨屑冲洗干净，把足踝放在中立位，然后开始安装胫骨柄假条。从足底通道插入 X 形状的螺丝起子直到踝关节，胫骨柄假体上面的两个部件可以在手术台后方装配好 (尖锥形部分)，然后放进关节内，当胫骨髓腔内假体柄向近端前进时用扳手固定下面的部分，然后再用弹簧夹将下一个假体部件放进关节内，应用 X 形起子将其与上一部分锁紧。重复此步骤到所要的深度，这时就可用前述方法插入胫骨柄假体的底座部分，使莫氏锥上的标记孔向前，对准底座上的防旋沟，取出 X 形状的螺丝起子。插入可打击杆，将胫骨底盘插入对齐莫氏锥与胫骨假体底座的防旋沟，取出胫骨底盘的夹持工具。否则，在锤击底盘时夹持工具有可能与底盘相连无法取出。在确定已用扳手固定住胫骨柄假体的底座后，以槌敲击打击杆将胫骨底盘打入骨柄底座，在确定两者已连接牢固后，取出固定的扳手。此时，可将骨水泥涂到胫骨假体的底面，再用打击杆将胫骨假体敲击到位 (图 5-12)。

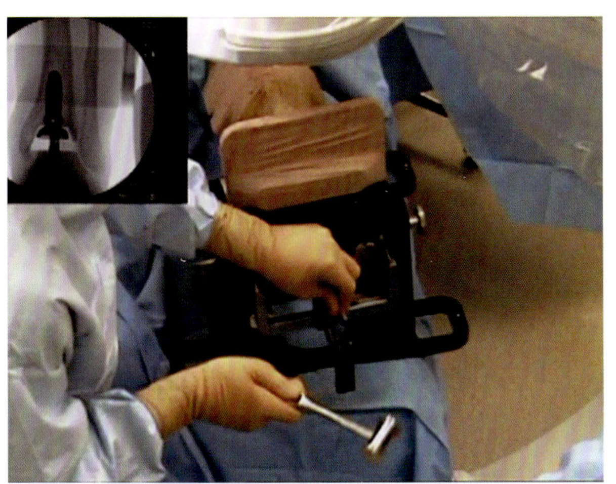
图 5-12 将胫骨假体打入到位

然后置入距骨假体。若选择 10mm 长的柄的距骨假体，可以在后台先将其安装到距骨顶假体上；若选择的是 14mm 长的柄的距骨假体，则需先将柄敲击到位，然后将足部跖屈。此时应将一个试模盘插入关节以保护距骨顶骨面，灌入骨水泥后，利用距骨顶专用的敲击工具将距骨假体敲入，应用带刻度的聚乙烯试模测量聚乙烯厚度 (图 5-13)，使用特制的插入工具安装所选的聚乙烯假体。再次彻底冲洗伤口，置入引流管，逐层缝合伤口，用短腿夹板支具固定。我们的经验是要求足趾部分负重 6 周。2 周时，伤口拆线换用短腿石膏固定，6 周时，X 线摄片复查，嘱患者换穿行走靴，逐渐加大负重量（图 5-14）。当患者能达到完全负重时，可换穿日常所穿鞋子。

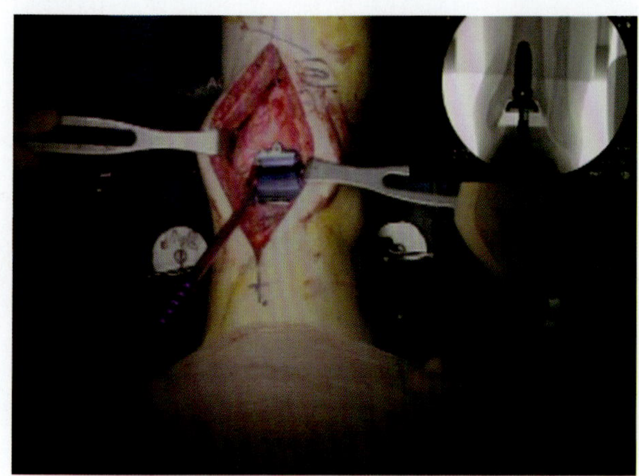

图 5-13　放入聚乙烯衬垫，然后活动踝关节

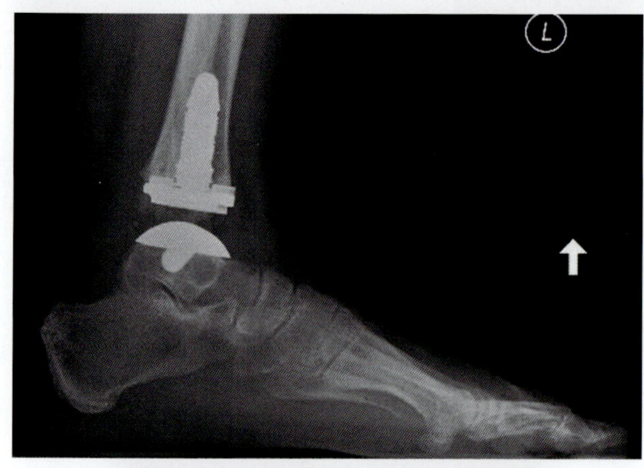

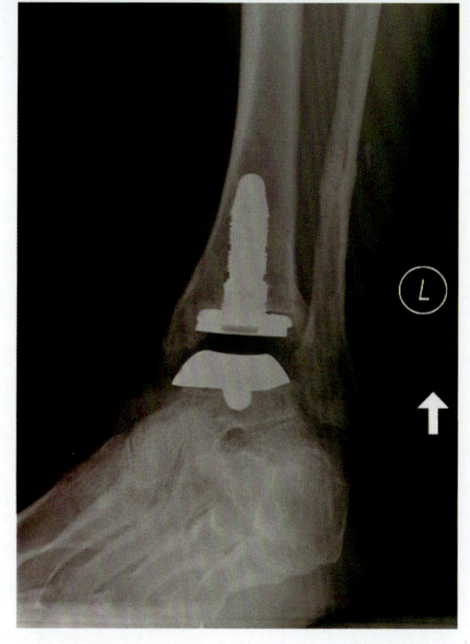

图 5-14　术后 8 周前后位（AP）与侧位 X 线片

三、结果

截止到此稿发表前，仅有两篇 INBONE 的回顾性研究文献。Devries 等回顾性研究 5 例 Agility 人工关节 (DePuy Orthopaedics, Inc, Warsaw, IN) 失败后行 INBONE 翻修的病例。其中有 3 例患者因为出现冠状面畸形、另 1 例患者有严重异位骨化、第 5 例患者有感染现象才进行翻修手术。选择 INBONE 人工关节假体进行翻修是因为 INBONE 可以提供较长的胫骨骨体柄，这可以在骨质量差或骨缺失情况下提供替代。而且，INBONE 的髓内导向系统可在骨缺损缺乏骨定位指标的踝关节中，导向更好。此外，较宽的 INBONE 距骨底座可增加前一次距骨假体下沉导致的骨缺损情况下的稳定性。在他们的研究结果中，2 例患者均因为感染而导致翻修失败，其中 1 例患者行膝下截肢，另 1 例患者行胫距跟融合术。同时，作者也发现几乎所有患者术后都有某种程度的距骨假体下沉。因此，作者认为人工踝关节翻修术是一门要求特别高的手术，而正确的患者选择是达到最佳效果最重要的一环。

Schuberth 等描述了一个挽救全踝关节置换失败的技巧，他们首先将自制的骨水泥金属填补距骨下沉后导致的骨缺损，然后再更换成 INBONE 假体人工关节。他们对 17 例患者的病例进行报道，平均随访（1 ± 0.3）年。发现其中 1 例是由于术后脱臼而导致失败，后行踝关节融合术补救；另 1 例则由于发生侧向脱臼而失败，后更换为足踝关节支具补救。这组研究也发现 INBONE 的胫骨柄假体与较宽的距骨底座在踝关节置换后翻修时是一个良好的选择。

（贺　毅　曾　刚　宋卫东　陈永仁　译）

参考文献

1. Devries JG, Berlet GC, Lee TH, et al. Revision total ankle replacement: an early look at Agility™ to InBone®. *Foot Ankle Spec.* 2011;4(4):235–244.
2. Schuberth JM, Christensen JC, Rialson JA. Metal-reinforced cement augmentation for complex talar subsidence in failed total ankle arthroplasty. *J Foot Ankle Surg.* 2011;50(6):766–772.

CHAPTER 6

Alastair Younger

第 6 章 Hintegra 假体：特点、手术技巧及结果

一、简介

Hintegra 假体是在 20 世纪 90 年代，由部分欧洲外科医师设计的，用于踝关节置换。它的起源以STAR理念为基础，目前已经经历了三代。

类似 STAR 假体，Hintegra 假体也是由三个可活动部件组成，但它与 STAR 假体相比有许多设计变化，由 Dr. Beat Hinterman 立足于尸体解剖基础产生。

该变化包括一个不损害胫骨远端的平板胫骨组件；前侧的凸缘用于螺钉置入以区别于 STAR 假体的两个固定筒；一个左侧和一个右侧的部件；波浪形的距骨部件外侧宽、内侧窄，通过两个垂直的塞子而不是通过龙骨固定；符合产业标准的聚乙烯部件通过 2 条轨道而不是通过 1 条轨道维持在距骨部件的内、外侧。

类似于 STAR 假体，Hintegra 系统的距骨部件下缘也是一个平滑的表面；有钛离子等喷涂的钴铬表面以羟基磷灰石覆盖；距骨部件的内外壁；同样也是金属表面和长入涂层的距骨部件。

早期设计的假体中，可活动的聚乙烯插入物与 STAR 相比更高，因此很少碎裂。

三代 Hintegra 假体虽然有很细微的差别，但重要是要理解这种差别，因为它们的存在环境是不同的。第一代和第二代假体，距骨假体仅仅靠螺丝钉固定，但在第三代假体中，距骨假体靠栓子固定，其有减轻无菌性松动的可能；第一代和第二代的区别在于后者有促进骨长入的羟基磷灰石涂层。

二、适应证

全踝关节假体置换适用于终末期的踝关节炎患者。由于部分患者对活动要求不高、范围不大使得他们更适合全踝关节假体置换。适合的年龄应该超过 55 岁。然而对于存在严重后足关节炎的患者，其假体无菌性松动的风险可抵消用全踝关节置换联合后足融合带来的一些活动度的益处。因此我们认为，全踝关节置换术的主要意义在于避免先前已融合、类风湿关节炎或创伤的严重后足关节炎的活动度减少。

单纯踝关节关节炎的患者可选择关节融合或关节置换术，两者的风险和益处都需要患者了解并做出决定。

如果可通过进一步手术或全踝关节置换手术本身能矫正畸形，那么伴有软组织挛缩或骨畸形的患者也可成为全踝关节置换术的候选。因此术中需要同时行胫骨截骨、内或外踝截骨、跟骨截骨、三关节融合、中足融合、跟腱延长或其他软组织松解手术。

Hintegra 系统最适合于初次或有少量骨丢失的翻修病例。Hintegra 假体中无含柄的胫骨假体部件，但有加强的距骨和胫骨部件。因此运用 Hintegra 假体行关节翻修手术，需要水平切除少量骨质而得到一个稳定的平台。我们已成功地应

用 Hintegra 假体更换其他带柄的胫骨假体部件。

三、禁忌证

相对禁忌证是年轻患者，其可能更适合关节融合进而避免关节置换日后造成的无菌性松动；存在术后伤口不易愈合风险的患者，更适合行关节融合，当然关节镜下融合更好；存在伤口崩开风险如吸烟、类风湿关节炎、糖尿病和周围血管病变等的患者。

存在严重活动受限的患者由于不可能获得更多的活动，因此更适合融合手术。创伤后软组织皮瓣较差的患者，术后由于活动丢失和共生细菌感染导致的伤口崩裂等原因会变得更差，应当考虑融合手术。

多次手术的患者由于既往切口原因存在活动丢失和伤口崩裂可能。

绝对禁忌证包括存在夏科关节病变、控制欠佳的糖尿病、踝部活动性感染、严重的骨缺损和缺血性坏死。

存在大量骨缺损的患者，例如 Agility 关节置换术后，可能需要一个带柄的假体如 INBONE 假体来治疗。

四、术前准备

意见达成一致后，医师应该充分理解踝关节炎造成的缺陷，并正确地向患者告知全踝关节置换带来的好处和风险、康复时间和一个好结果的承诺。患者将有计划地返回随访以确保伤口能逐步愈合并且要在监管下重新运动。

医师需要熟悉局部解剖，并了解影响置换后效果的不良因素。除了 X 线摄片外，CT 平扫可以了解周围关节的炎症情况，结合物理检查明确其他后足关节是否存在炎症，及是否有症状或潜在症状的存在。

在运用 Hintegra 假体置换之前，应完成在尸体上训练，熟悉每个步骤（包括试模和锯片的安装）。接受专家培训，以确保可以处理手术过程中可能出现的风险如韧带的平衡问题等。经验不足的外科医师往往在手术过程中会出现诸如关节周围的骨折等并发症。

五、术前计划

手术之前有必要行模拟置换，可确保术中假体能正确放置。术前明确一些附属手术是明智的，如韧带要平衡、踝关节外有症状时关节的融合及前、后足要正确对线平行于地板等。

公认的其他的辅助过程包括融合、截骨、肌腱转移、韧带重建或松解及软组织的松解。

- 融合包括三关节融合或距下关节融合、舟楔关节融合以矫正前足对线；跖跗融合、足趾间融合以矫正前足畸形。
- 截骨可能包括胫骨、内踝、外踝、跟骨、中足及跖骨截骨。
- 韧带松解包括位于踝关节韧带松解或距舟关节的三角韧带松解。
- 韧带修复包括三角韧带（少见）或外侧副韧带修复（常见）。
- 软组织松解包括跟腱（切口或经皮）、踝关节后侧的其他结构如后侧关节囊、后侧三角韧带、屈肌支持带及深层间室的筋膜层。
- 肌腱转移包括踇长屈肌转移至缺损的腓骨肌群或踇长伸肌代替缺损的胫骨前肌。

尽管有这样的计划，为确保术后最终踝和足正确对线及韧带确切平衡，外科医师仍会发现一些非预期的辅助手术是必要的。

术前要获得站立位的前后位 (AP) 和侧位 X 线摄片（图 6-1）。如果有任何关于骨量的争议，CT 平扫是有帮助的。

六、概念

Hintegra 踝关节是个活动的负重关节，其承重面是钴铬合金（图 6-2A）。也有无柄的返修假体其胫骨和距骨侧配件均有加强（图 6-2B）。它独特的设计是相对于距骨部件是个锥形，与正常的距骨解剖相吻合。对应于 STAR 的中央嵴，该假体的聚乙烯插入部分被内外侧两个边缘所容纳。区别于两代以钴铬为材料而且有较高的返修率的假体，最新假体的骨长入表面含有钛及等离子喷涂羟基磷灰石。相对前两代假体的螺钉固定，第三代假体的距骨有固定的栓子。

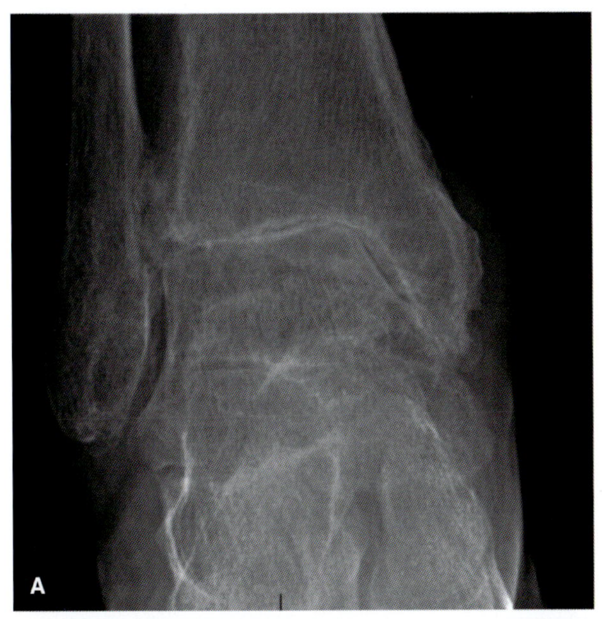

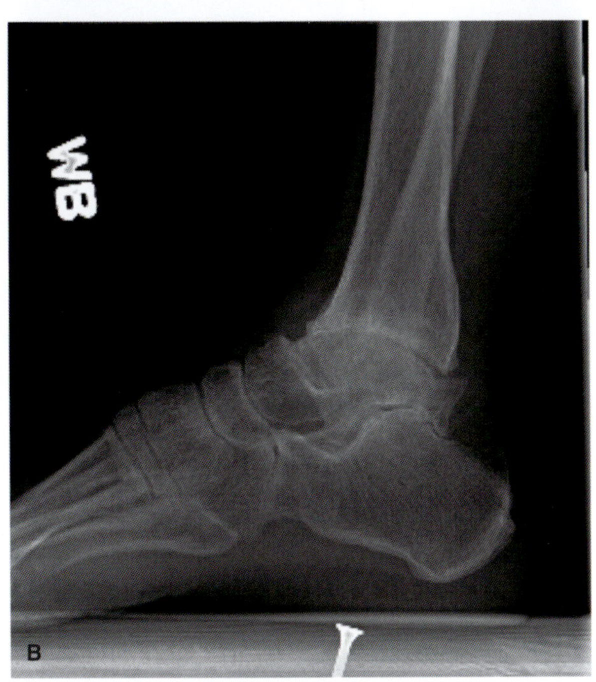

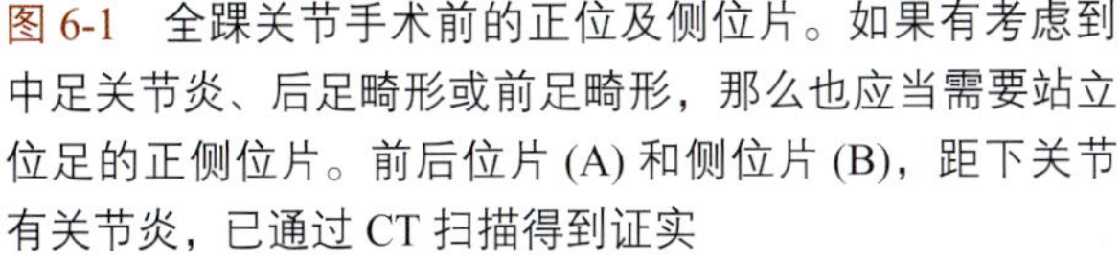

图 6-1 全踝关节手术前的正位及侧位片。如果有考虑到中足关节炎、后足畸形或前足畸形，那么也应当需要站立位足的正侧位片。前后位片 (A) 和侧位片 (B)，距下关节有关节炎，已通过 CT 扫描得到证实

Hinterman 研究了踝部的解剖并发表了相关结论。Hintegra 假体并不破坏胫骨远端的皮质。

下面是踝关节置换的核心技术特征。

技术特征	结果的重要性
不破坏胫骨的皮质	至关重要
距骨的固定栓	至关重要
羟基磷灰石涂层	有帮助
含钛的骨长入表面	至关重要
现代化的聚乙烯加工	至关重要
现代化的聚乙烯存储	至关重要
容纳性的距骨设计	有帮助
无中心轨道的聚乙烯内衬	至关重要

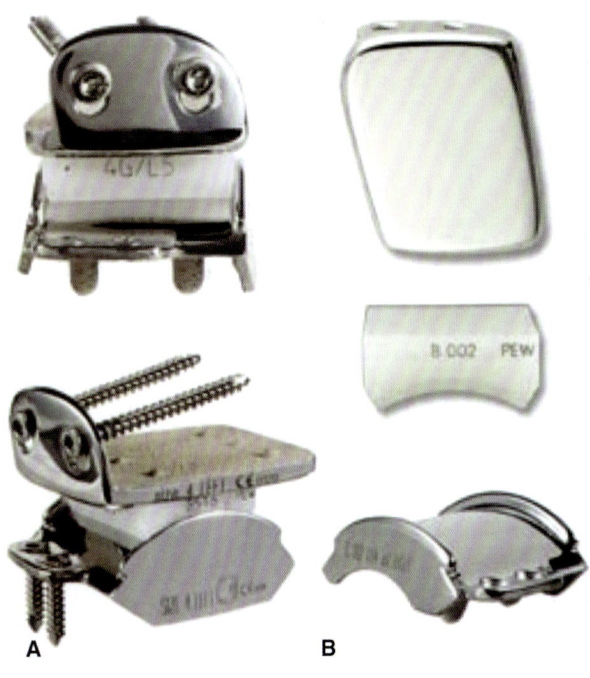

图 6-2 Hintegra 假体的影像。A. 初次的第三代假体；B. 返修假体 (第三代)

七、步骤

麻醉完后需进行术前查对，可检查配置情况，验证假体的可适用性 (如果需要，须同时准备返修假体配件)。相关操作的辅助配置情况，如大或小零部件、关节周围钢板、移植骨或其替代品。

适当的预防性抗生素的运用。

患者臀部抬高置踝部于正确的方向（图6-3)。一般用大腿止血带，因小腿止血带不利于正确地显露。

在皮肤上标记的切口线能为整个全踝置换及附属的操作过程提供最大的皮桥及最小的剥离（图6-4)。旧的切口可影响前侧切口的定位。

标记第2跖骨干及胫骨结节，这有助于评估旋转对线情况。

踝关节通过前侧的直切口显露，向近端解剖有利于踝关节置换定位工具的置入，远端需要解剖到距舟关节以方便进入踝关节内、外侧沟。腓浅神经的分支尽可能保护，伸肌支持带要逐层切开以便手术结束时充分修复。必要时要切除腱鞘间的支持带分支。腓深神经、胫前动脉及伴行静脉要显露并向术口外侧、近侧牵开。向远端解剖以进入踝关节并确认病变部位。

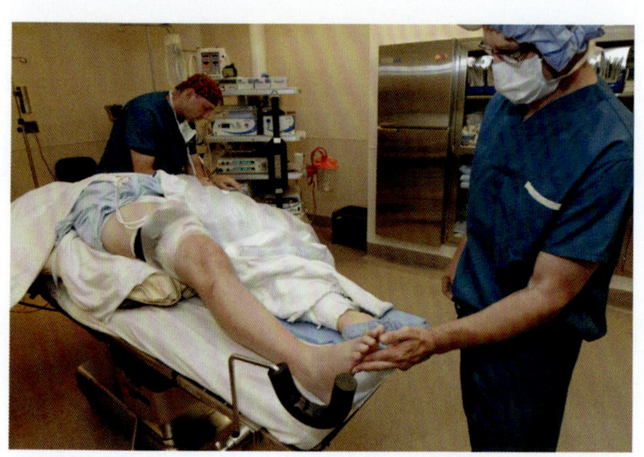

图6-3 置于手术床上。确保足部位于床的边缘，臀部倾斜以保证足趾垂直天花板。如果需要腓骨缩短截骨或距下关节融合，踝部的外侧面要显露。运用大腿止血带以便于整个胫骨能被看到

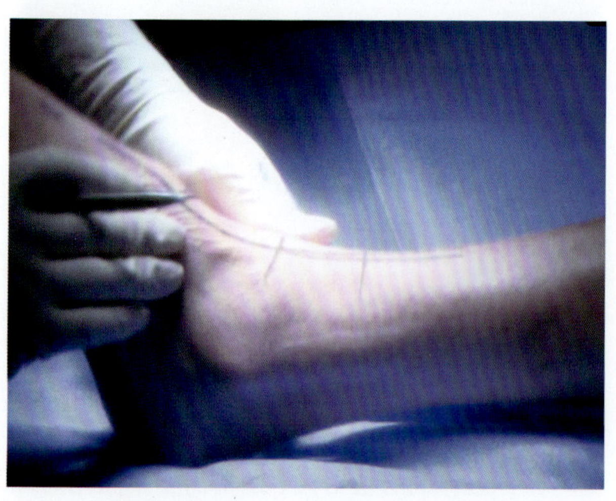

图6-4 前侧切口的定位。以前的切口可能影响入路。这个切口位于内外踝的中线，向远端解剖至距舟关节，近侧位于关节线上2～7cm

行全踝关节置换之前，若有必要，胫骨截骨或清理需要融合的关节以预防术中关节周围的骨折。

影响关节进入和活动的骨赘都要清除（图6-5)。这些骨赘可能来自胫骨远端前侧、距骨颈部及内外侧沟内。距骨颈的骨赘可能影响定位工具的置入，内外侧沟内的骨赘若不清除可能限制踝关节的背伸。

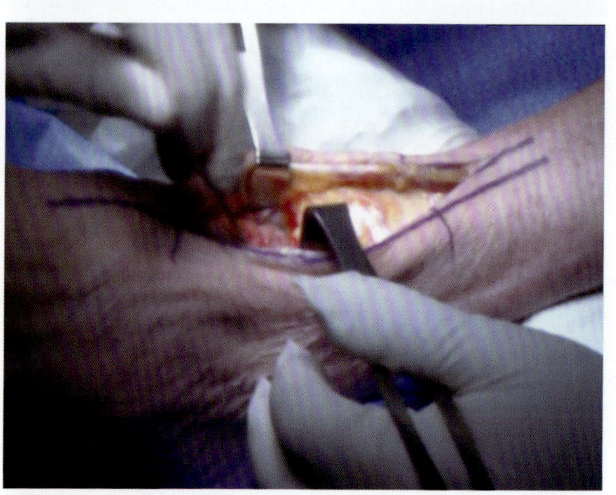

图6-5 前侧骨赘的清除

关节的旋转通过置于内外侧沟的钝性装置来评估（图6-6)。这样能确保胫骨定位工具置于内外侧沟的中央和正确的内外旋转。

为进入内侧间沟，伤口近端要松解，定位导向工具要在胫骨和距骨上解剖软组织。

此时要进行内外侧结构松紧度的评估，为平衡韧带多进行额外的操作。包括外侧韧带的重建或修复、腓骨缩短截骨、内踝截骨或三角韧带的松解。我曾经不进行韧带松解，更喜欢截骨，这点将在“经验与注意事项”部分中讨论。

胫骨定位工具通过一个夹子放置于胫骨近端（图6-7)。其长轴在正侧位片上均平行于胫骨，这样能确保胫骨远端截骨面在踝关节伸屈和内外翻时的正确对线。通过内外侧沟的两个钝性

器械，导向器均能正确放置于内外侧横向和内外旋转的中央。第一根针置于胫骨导向器的远端并固定，通过胫骨结节和前足的位置来控制旋转(图 6-8，图 6-9)。

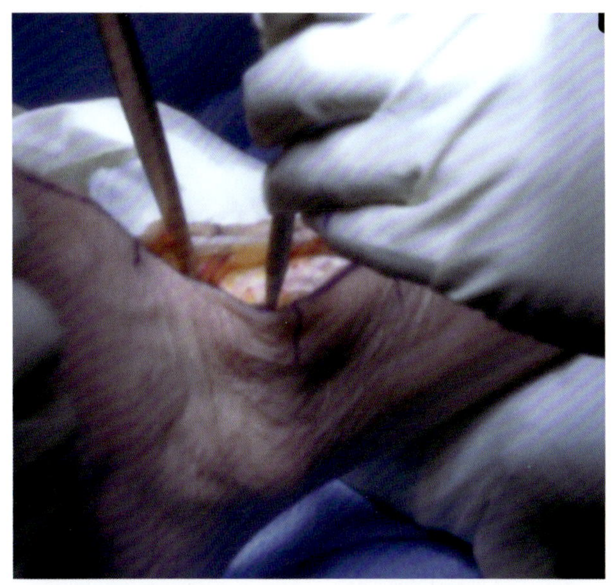

图 6-6 确定正确旋转的定位并放置胫骨导向器

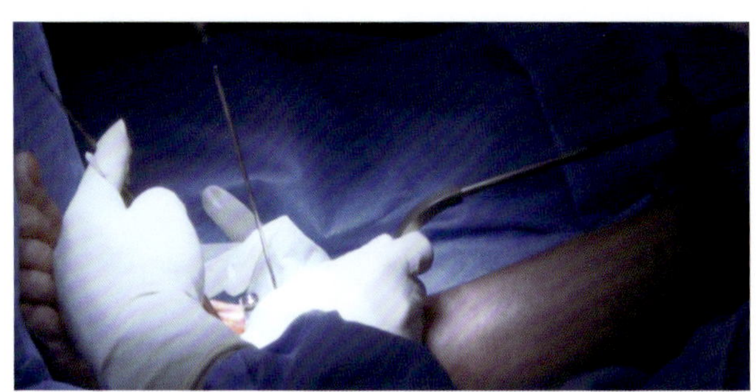

图 6-7 于膝关节中心并平行于胫骨长轴放置胫骨导向器

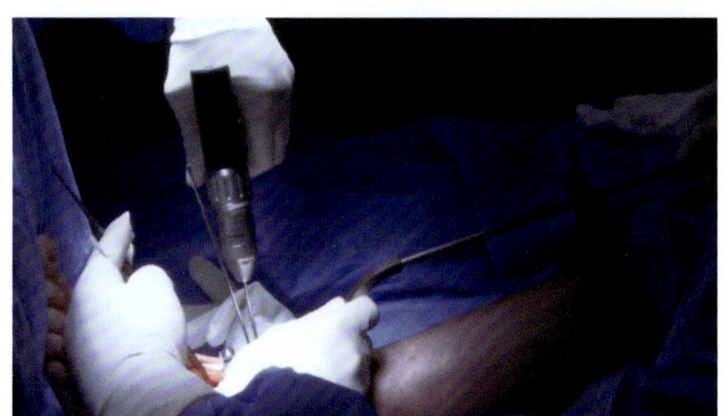

图 6-8 放置两根钢针以保护导向器使其置于胫骨远端。其能控制内外侧向、内外翻、旋转和伸屈。远近端的位移可通过导向器来判断

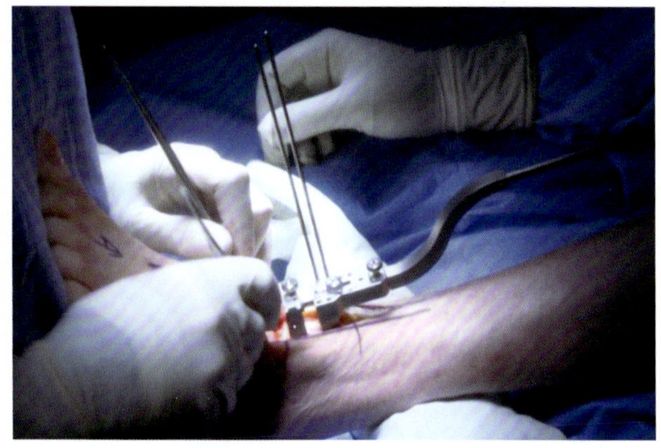

图 6-9 导向器的最终位置

导向器上存在判断内外旋转和远近对线的装置。运用 C 形臂和锯片可确定胫骨远端截骨的正确水平(图 6-10，图 6-11)。胫骨远端截骨有 5°的前倾，这可能存在需要去除骨量的变化，我个人的喜好是通过改变前倾使去除的骨量最小化。如果踝关节的内外侧存在骨丢失，我喜欢截骨到缺损的水平以保留尽可能多的骨量，并分别调整韧带。

接着进行胫骨远端截骨(图 6-12)。截骨时应避免内外踝的损伤，后方截骨时应用非优势手把持后踝。内侧要当心避免胫后肌腱的损伤，神经和动脉位于踇长屈肌腱和趾长屈肌腱的后侧，两者在截骨块去除后于踝关节后侧均能被看到。

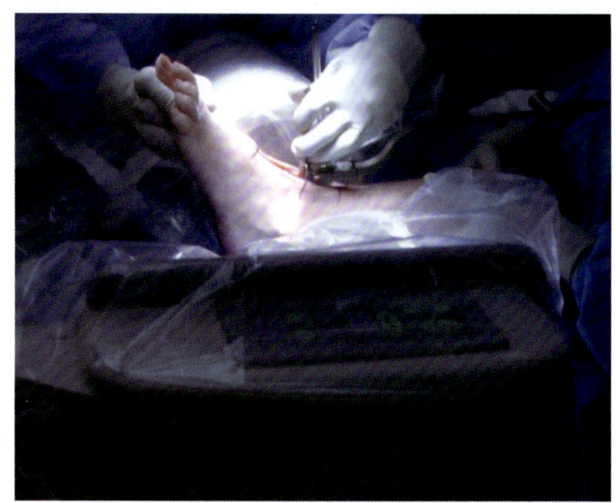

图 6-10 胫骨夹具放置的 C 形臂影像

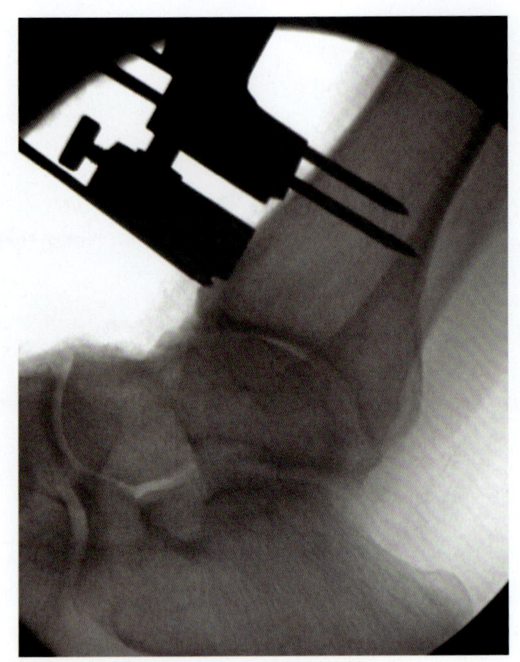

图 6-11 胫骨截骨位置的 C 形臂影像

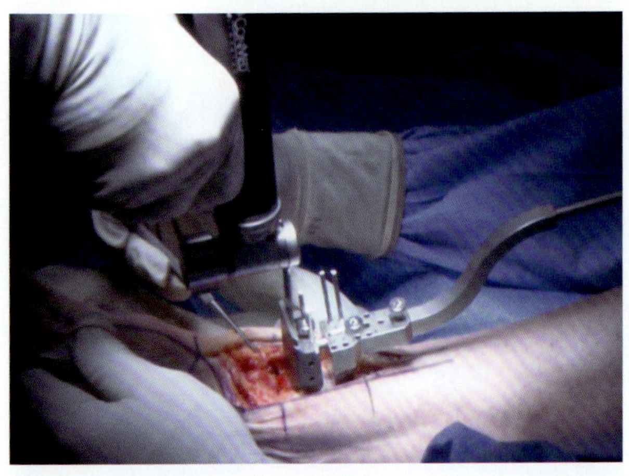

图 6-12 用摆锯行胫骨截骨

胫骨远端的锯片在硬化骨上易于向远端变形，在内外侧也会存在这种情况。另外胫骨部件是平的而且也要水平放置，这点必须要当心。斜切易提升部件有导致无菌性松动的风险。运用往复性锯进行内侧截骨 (图 6-13)，注意在此点避免损伤胫后肌腱。

一旦后部截骨完成，后侧的骨块需要去除，可通过骨凿来切除后侧皮质 (图 6-14)。运用垂直咬骨钳 (图 6-15) 和弯的刮匙将碎骨块从后侧关节囊剥除。所有后侧的骨质均要被清理，松解后侧关节囊使关节背伸。探查后侧的肌腱以确保没有损伤。胫骨后肌和踇长屈肌最易损伤。

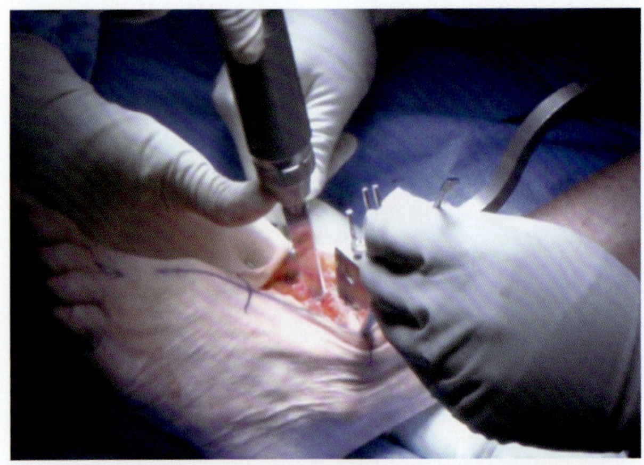

图 6-13 用往复锯进行内踝截骨

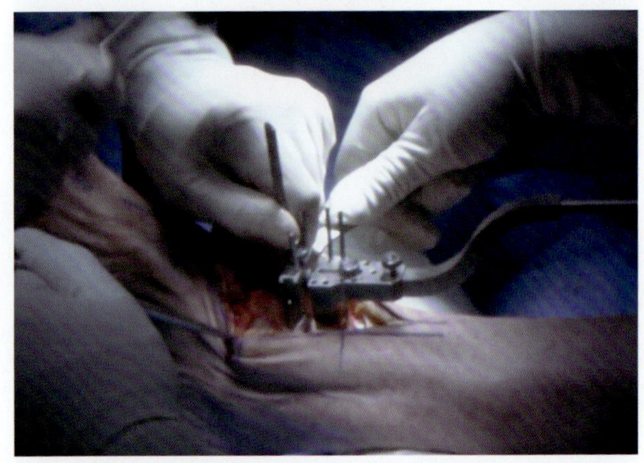

图 6-14 避开胫神经在关节间隙用直凿分解后踝骨块

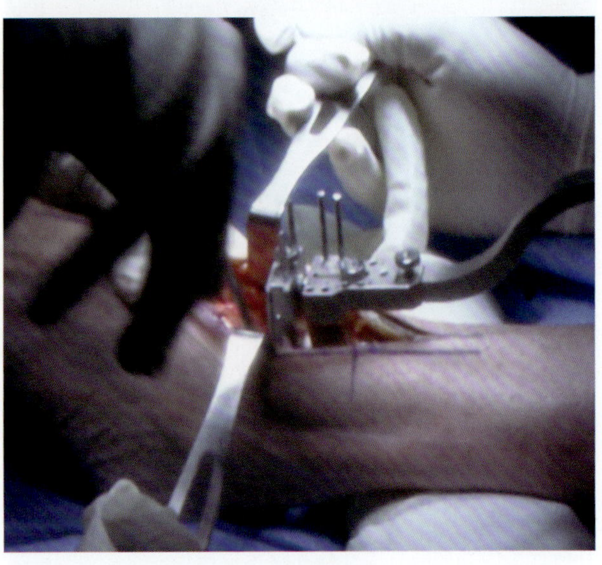

图 6-15 用垂直咬骨钳去除后侧骨块

胫骨截骨完成，则注意力要转移到距骨截骨。距骨需要与导向器正确地对线。此时，可能需要腓骨缩短截骨。足也需要与导向器正确对线。如果存在马蹄足，通过踝关节需要进行后侧关节囊松解、腓肠肌滑移、经皮跟腱延长或通过后内侧切口行开放性后侧松解。

胫骨导向器安装于距骨导向器上，其需要加压置于距骨上以确保均一截骨(图 6-16 及图 6-17)。手术医师握持足和距骨使其与导向器正确对线，助手通过导向器把固定针置于距骨上(图 6-18)，并通过 C 形臂验证位置。

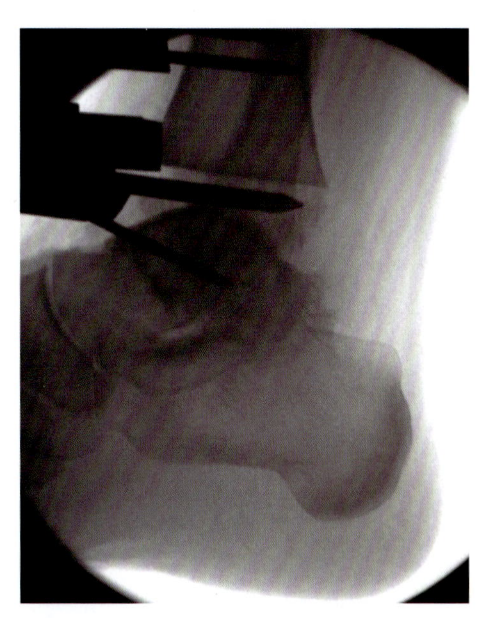

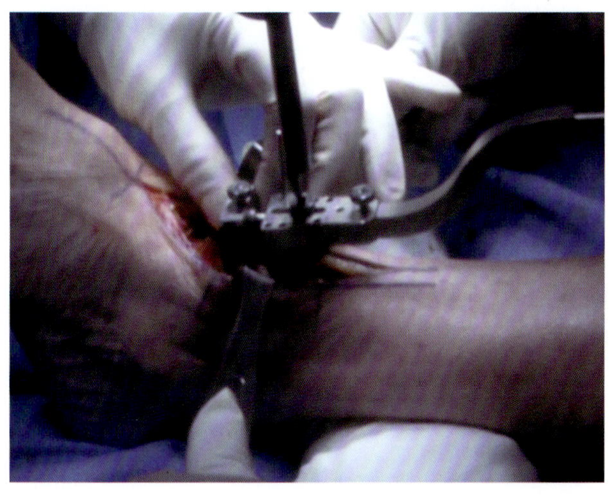

图 6-16 松解并摇动远端的胫骨块以确保紧压于距骨顶端

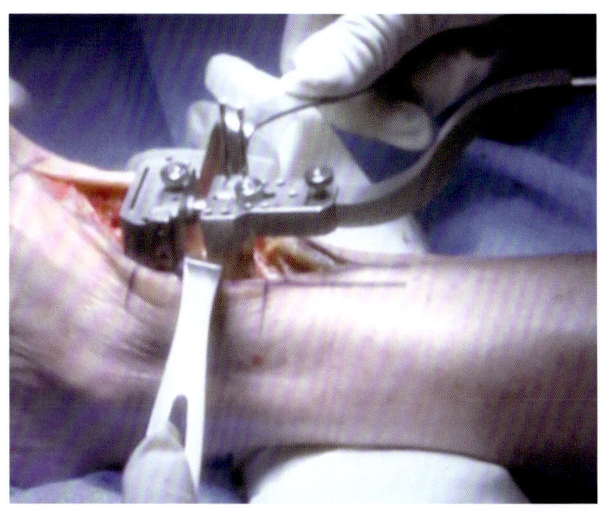

图 6-17 在截骨块顶端置入距骨导向器

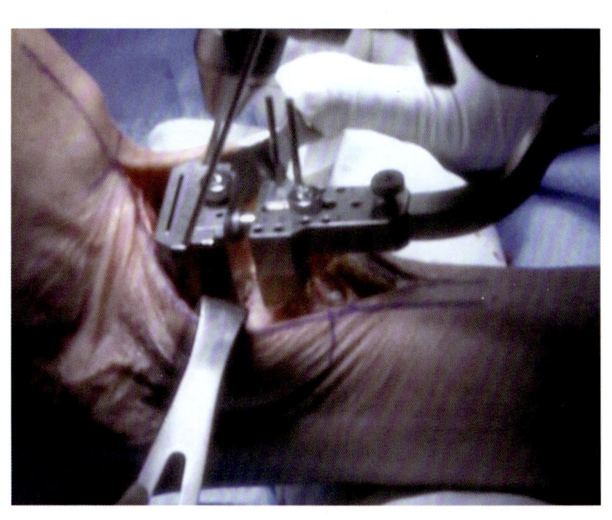

图 6-18 用两根钢针稳定截骨块上的距骨导向器

运用矢状锯通过导向模板进行截骨(图 6-19)。后侧组织通过手术医师非优势手的后侧触摸进行保护，内外侧截骨往往不充分，需要拆除导向器后进一步完善。硬化骨往往会使锯片向近端偏移，朝向距骨的内外侧往往会抬高锯片。在随之而来的距骨截骨之前要确保完成水平切割。运用一个小的平板尺子对胫骨远端进行前后直径的测量(图 6-20)。

根据胫骨的尺寸，选择同尺寸或略小的距骨导向器(图 6-21)。略小的距骨导向器能更好地防止沟槽的撞击。假体的有效空间和韧带平衡需要再次评估。运用一个绿色的 8mm 占位器来评估间隙，在截骨间隙能自由地适配。如果

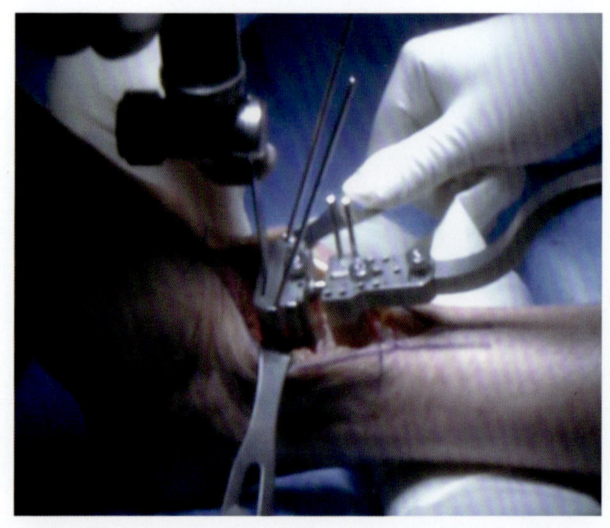
图 6-19 用摆锯行距骨顶部截骨

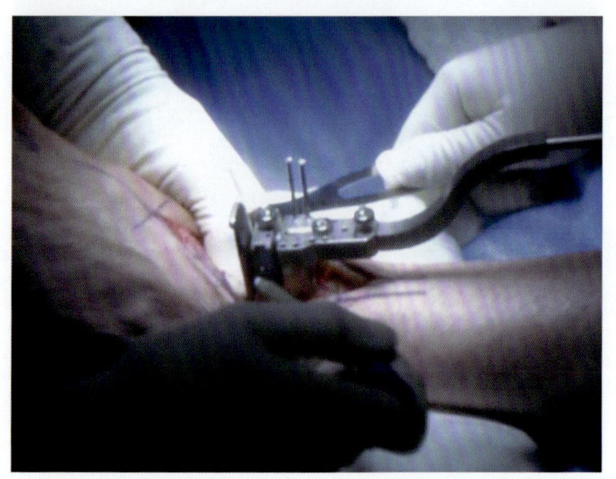
图 6-20 测量胫骨远端以选择合适的距骨导向器

需要内踝截骨以松解内侧部分，那就最好做内侧松解。很多患者存在由于关节不稳定导致的关节炎或者去除骨赘后造成的不稳定或者相对胫骨的距骨旋转均需要进行外侧韧带重建。

胫骨导向器在内外旋转和内外侧向的正确放置是困难的，一旦放置，很难做出微小调整，因此必须清楚地显露和保护。

距骨导向器一旦被正确放置，则通过克氏针或钢针固定 (图 6-22 及图 6-23)。其位置需要通过 C 形臂来验证，以确保其服贴置于距骨水平的切面。在足跖屈位进行后侧截骨 (图 6-24)，截骨不能损伤后侧的结构，但确保水平而且截骨完全。运用往复摆锯进行内外侧截骨，截骨

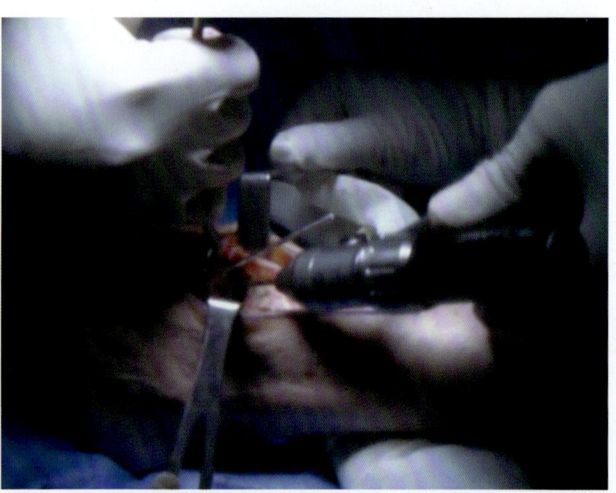
图 6-21 距骨导向器的放置

厚度 2 ~ 3mm(图 6-25)，有足够的深度以容纳下一个导向器。在拆除导向器之前，将一个铰刀置于前槽内，在距骨前侧创造一个嵴 (图 6-26)。铰刀可能被卡住，因此需要用咬骨钳先清理骨块。要测量另一个导向器的深度，其中间部分深度约 10mm。内外侧的骨块通过一个窄的弯曲骨凿清理 (图 6-27 及图 6-28)。后侧截骨块的肩部也需要去除，因为最终的部件和导向器都不是方形的 (图 6-28)。

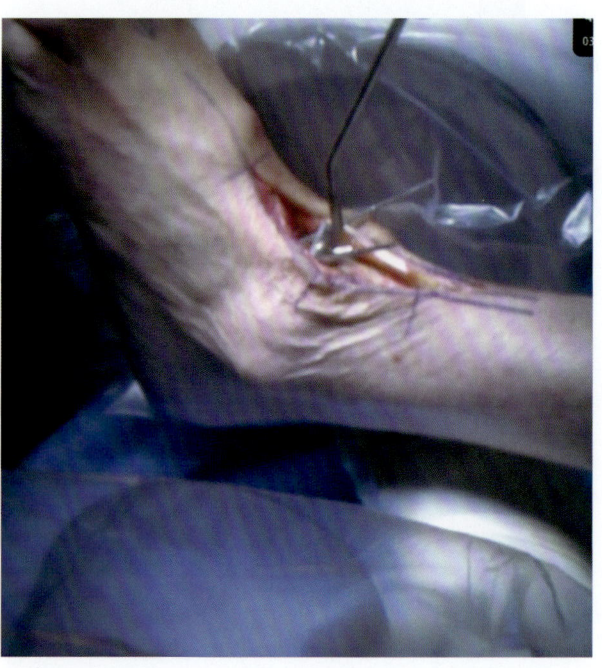
图 6-22 通过侧位 C 形臂检查距骨导向器的放置

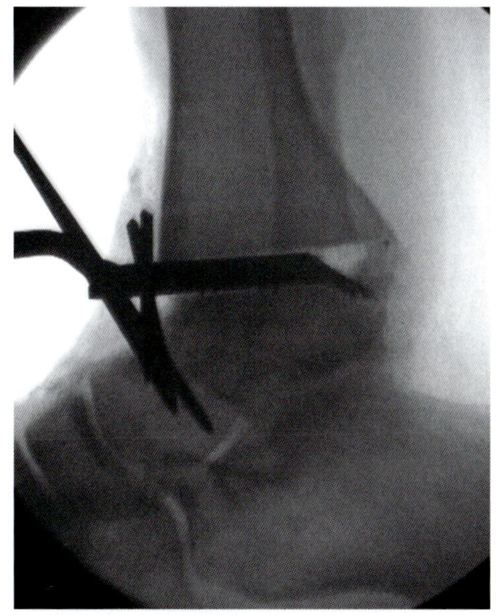

图 6-23 侧位 C 形臂影像

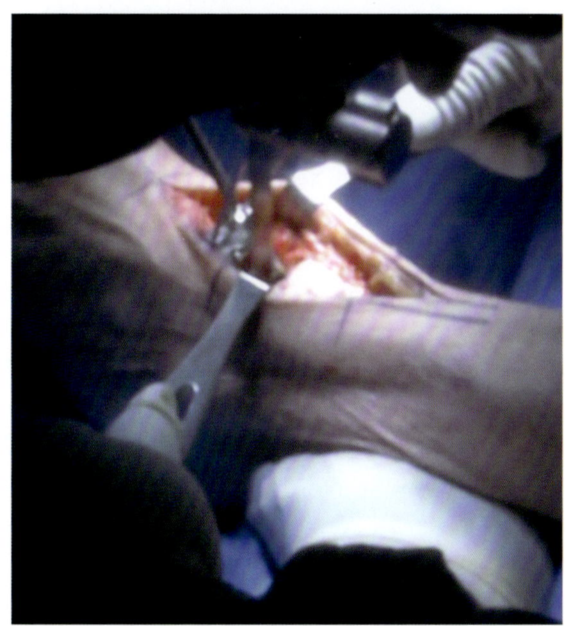

图 6-24 行距骨后侧截骨

下一个距骨导向器需要完全放置在骨面上（图 6-29），需要再次观察截骨面以确保其同距骨导向器适配。一个专门的器具可锤击导向器使其适配。一旦完全适配，需要进行前侧斜形截骨。用咬骨钳可使硬化骨的去除更加容易。用一个矢状锯在距骨部件前侧移动以确保获得一个平的截骨面（图 6-30）。用 C 形臂来验证部件的尺寸和位置，胫骨长轴上距骨的正确占位。这个位置在最终的随访中可能会再次变化进而影响最终结果（图 6-31）。

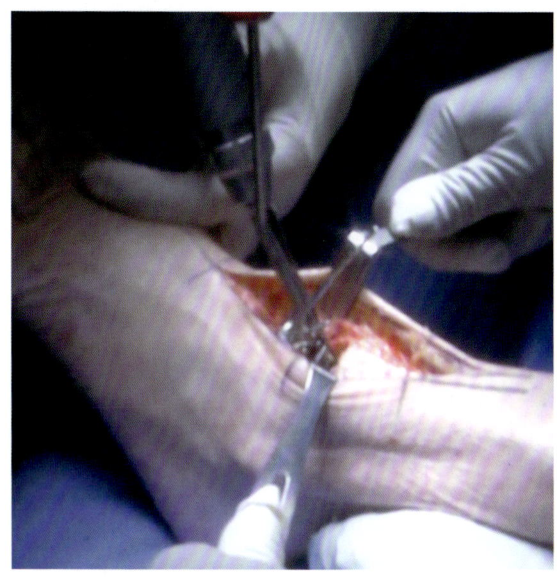

图 6-25 用往复锯行外侧截骨

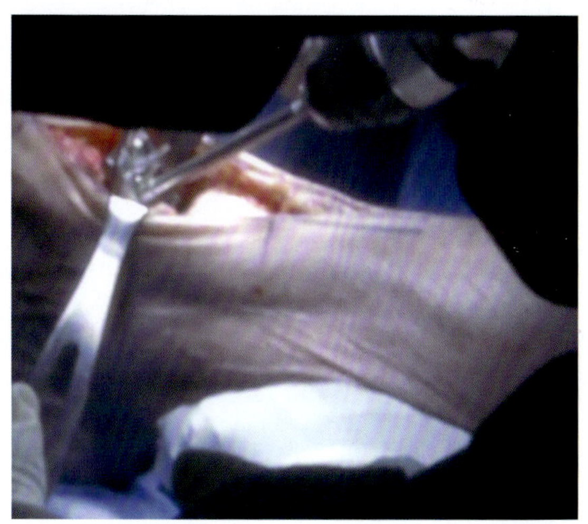

图 6-26 在距骨前侧用铰刀钻取骨槽

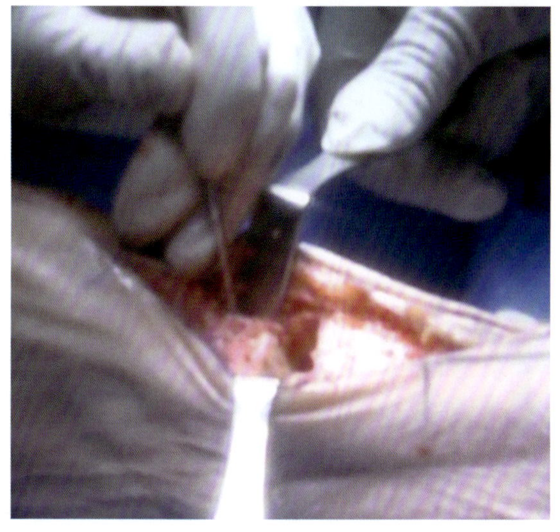

图 6-27 外侧骨块的清理

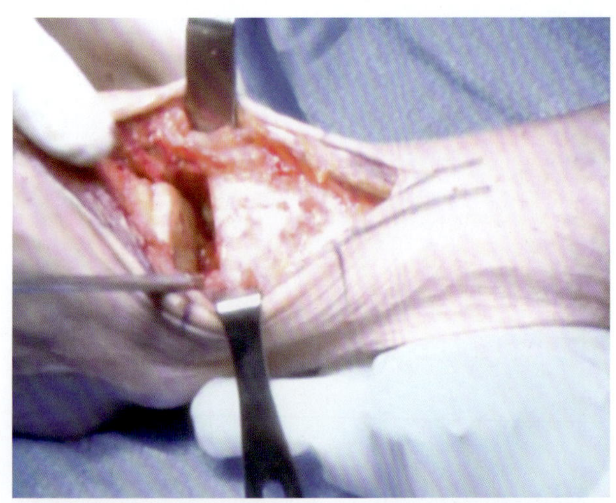

图 6-28 骨碎块的清理

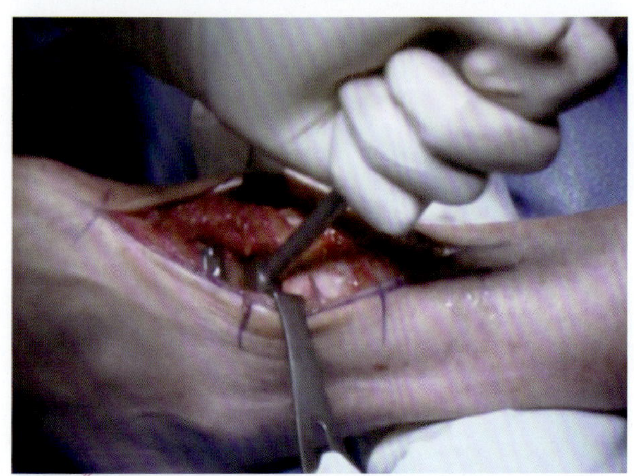

图 6-29 距骨试模的撞击

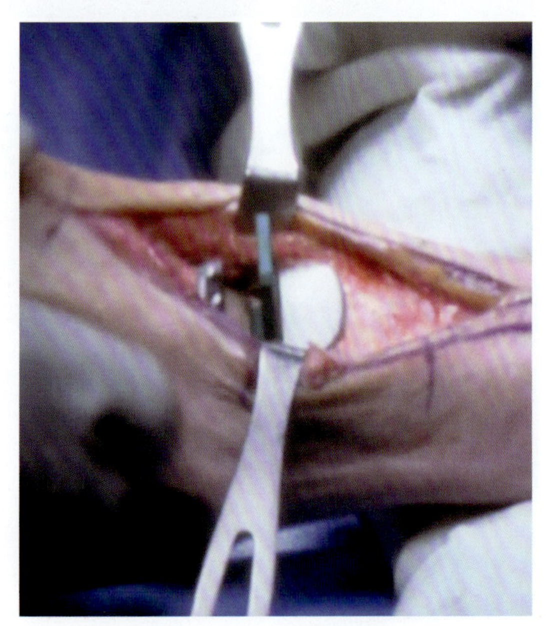

图 6-30 前侧距骨去除后置入距骨试模

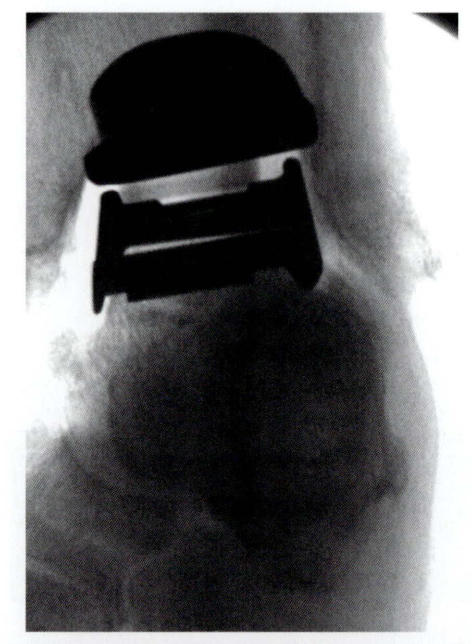

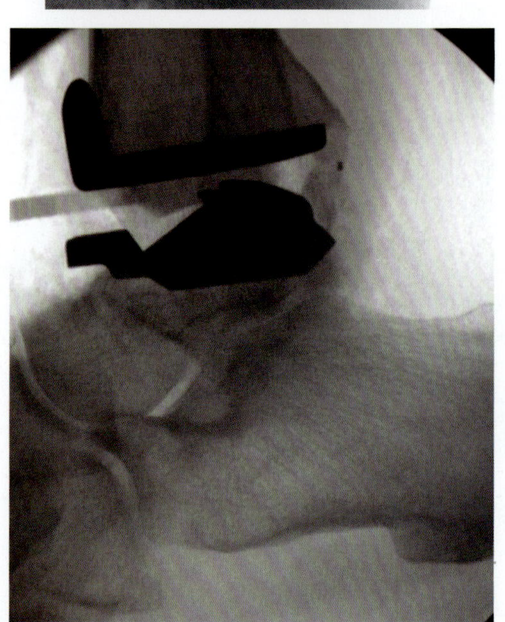

图 6-31 X 线摄片检查

为准备距骨钉孔，运用连接在距骨导向器上的钻孔导向器和一个 4mm 的钻头在距骨颈上钻 2 个钉孔 (图 6-32)，接着放置距骨试模和一个试验性的聚乙烯占位器。

在这个阶段需要进行腓骨和内踝截骨使距骨置于胫骨下的合适位置，这样比返修距骨截骨从技术上来说更容易些。

导向器去除并且截骨完成。

选择并置入最终的假体 (图 6-33 ～图 6-35)。首先放置距骨假体并锤实 (图 6-33)。通过检查

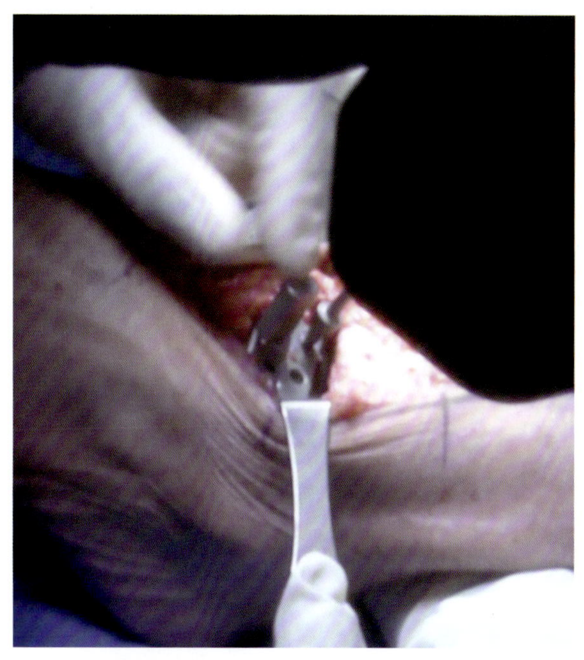
图 6-32 钻前侧钉孔

验证位置合适。接着放置胫骨假体，硬化骨可能阻碍锥形钉的置入 (图 6-34)，此时需要一个锥子加深胫骨上的定位孔。

置入聚乙烯试模并行韧带平衡 (图 6-35)。修复外侧韧带，在合适的位置刺穿截骨面，在适当的位置重建外侧韧带。作者更喜欢用改良 Brostrom 技术通过钻孔重建。

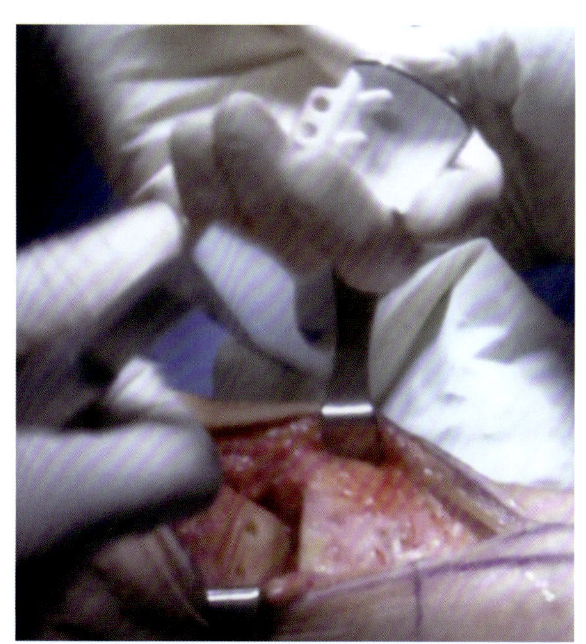
图 6-33 距骨假体的置入

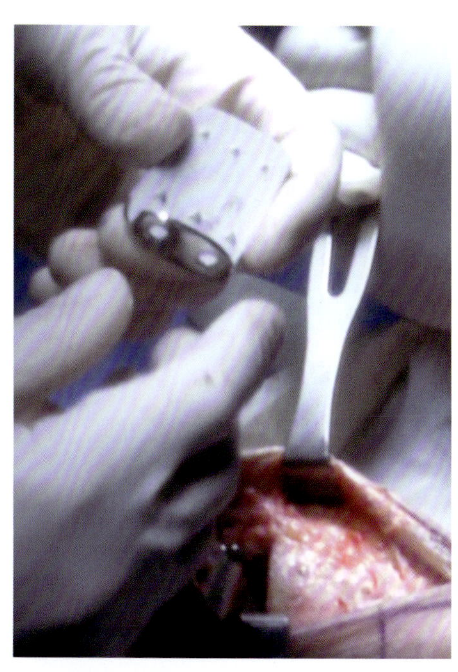
图 6-34 胫骨假体的置入

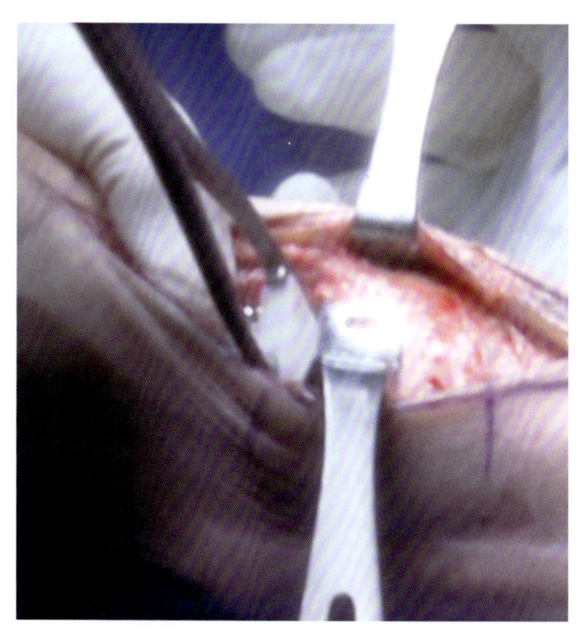
图 6-35 放置聚乙烯

在这个阶段，在合适的位置完成踝关节远侧的关节融合或截骨。这个步骤结束后，保证足是平的而且无旋转畸形是至关重要的。

进行最后的 X 线透视。放松止血带并止血。如果需要则放置引流，因为血肿会导致伤口崩裂或瘢痕形成和功能丢失。

需要修补前侧关节囊。在足处于背屈位修

复伸肌支持带，皮下组织通过有限的可吸收线缝合(因为这可导致炎症和伤口感染)。通过间断褥式缝合皮肤，这样可优化皮肤边缘的血供(图 6-36)。可运用免缝胶带。

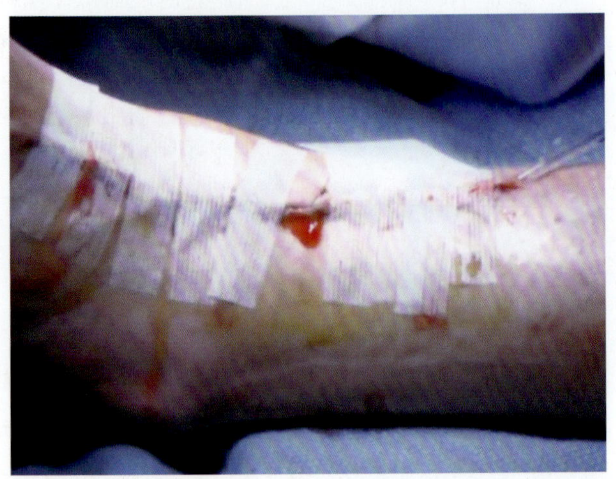

图 6-36 术口关闭

如果仅仅 1 个单一的踝关节置换，软的敷料覆盖就足够了。否则需要运用一个石膏板来避免术口受压或包扎过紧。

八、经验与注意事项

内翻畸形时行 Hintegra 踝关节置换，由于方形的聚乙烯假体，韧带需要精确的平衡。最后假体置入后，如果外侧韧带缺损则需要修补以确保假体的内外侧间隙一致。如果截骨后外侧间隙松弛而且外侧韧带完整的情况下，腓骨截骨是获得合适间隙的最好方法。这比行内侧松解更好，因为腓骨有推挤踝部于内侧间隙的倾向。

在图 6-37 中，患者术前有内翻对线不良而且存在内侧磨损。治疗中采用一个外侧显露，行腓骨长斜形短缩截骨。运用一个外侧钢板下压外侧面(图 6-38)。

存在严重后足关节炎的患者，运用 Hintegra 假体全踝关节置换只是手术的一个阶段。在图 6-39 中，患者同时存在踝关节和距舟关节炎，在治疗时，通过同一个术口行全踝关节置换和距舟关节的清理。在踝关节置换截骨之前行距舟、距下和跟骰关节的清理。首先外侧切口显

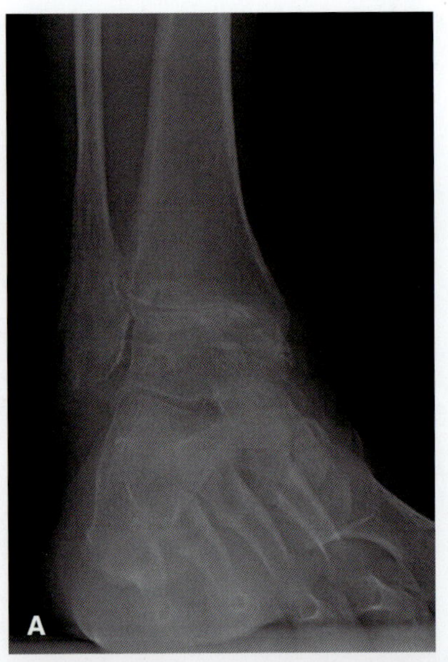

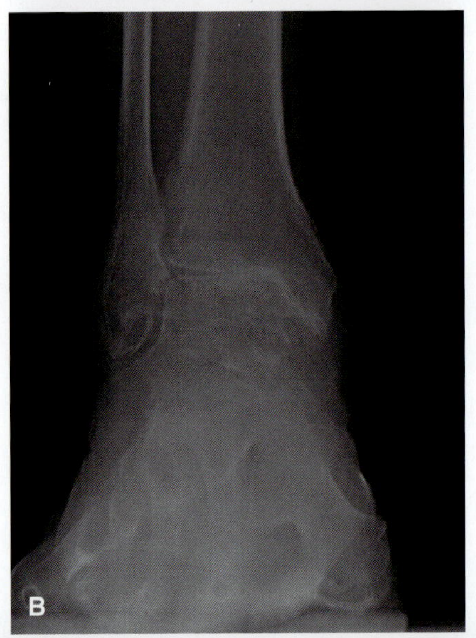

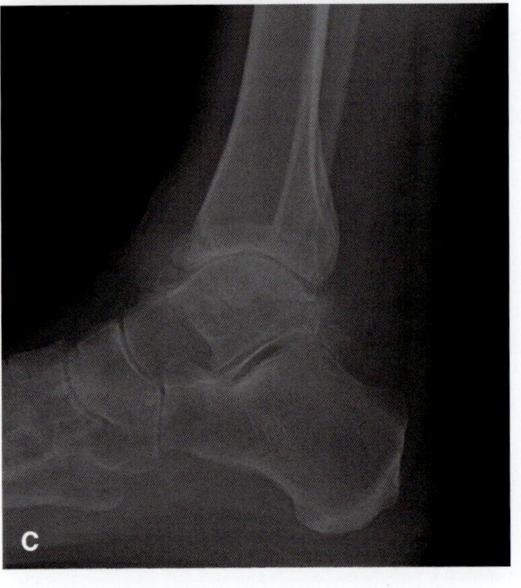

图 6-37 A-C. 内翻对线不良患者的术中影像

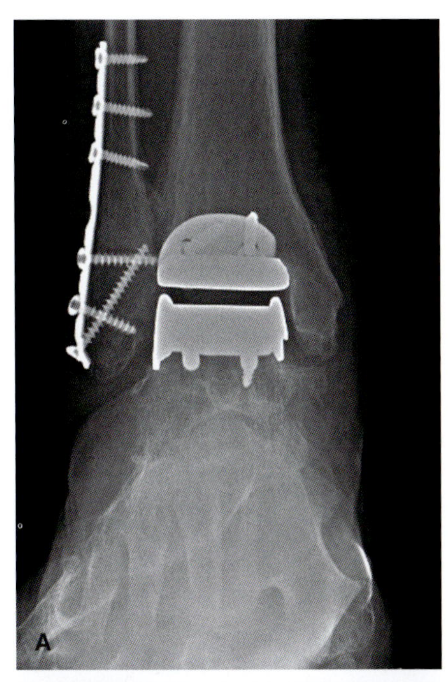

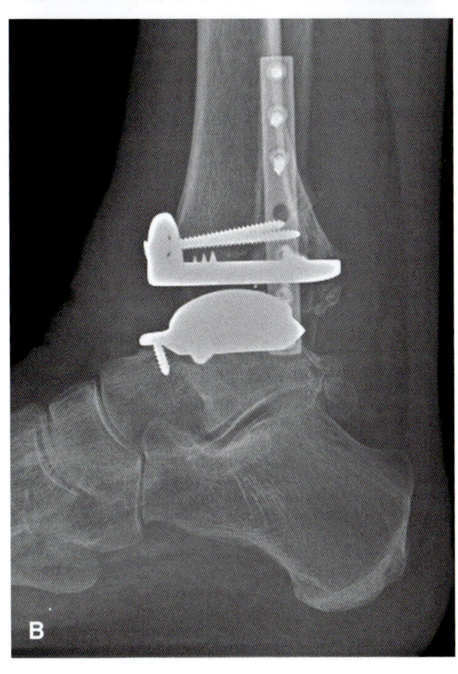

图 6-38 A, B. 腓骨截骨和关节置换术后影像

露距下和跟骰关节，在软骨清理过程中当心不要进入跗骨窦，因为可影响距骨的血供。

假体置入后，融合区域要位置正确并用螺钉固定。首先固定距下关节，接着固定距舟和跟骰关节 (图 6-40)。

九、术后管理

在许多中心，无法活动的单纯踝关节置换

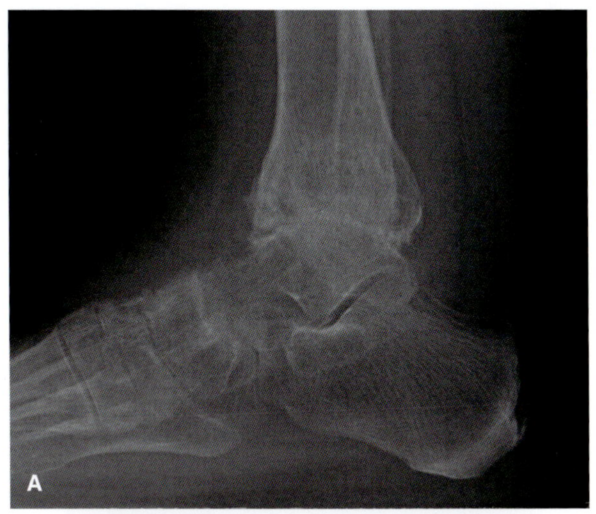

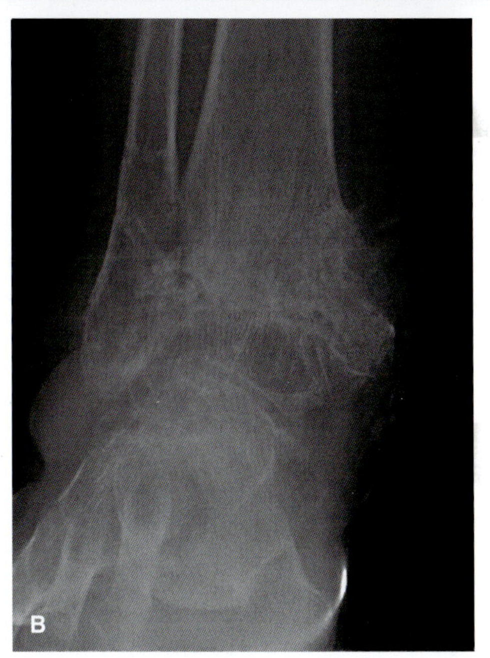

图 6-39 A, B. 有距舟和踝关节炎的类风湿关节炎患者的正侧位影像

患者运用诸如阻滞或局部麻醉泵等方法镇痛作为日常护理常规。

直到患者能在家里管理自己，才能允许其出院。这些计划的绝大部分是在手术前通过患者的信息活页或网站中进行讨论，包括社会工作、职业疗法、物理治疗及风湿疾病的讨论和规划。

在术后管理中，关于负重存在相当大的差异。Hinterman 建议单纯踝关节置换术后立即负重。我们的团队认为直到伤口确定愈合后再负重。如果同时行周围截骨或融合，则需要术后 6

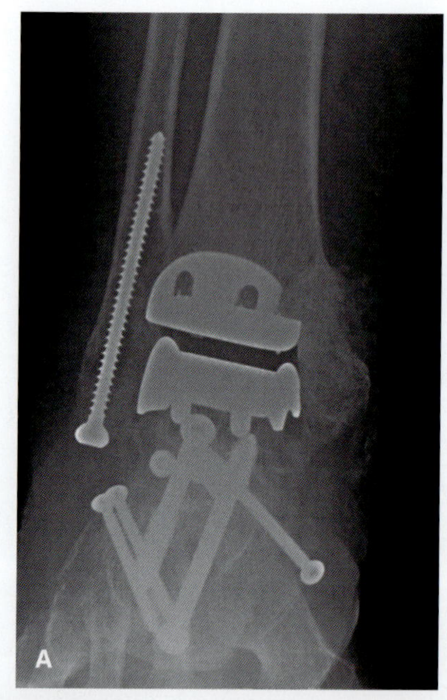

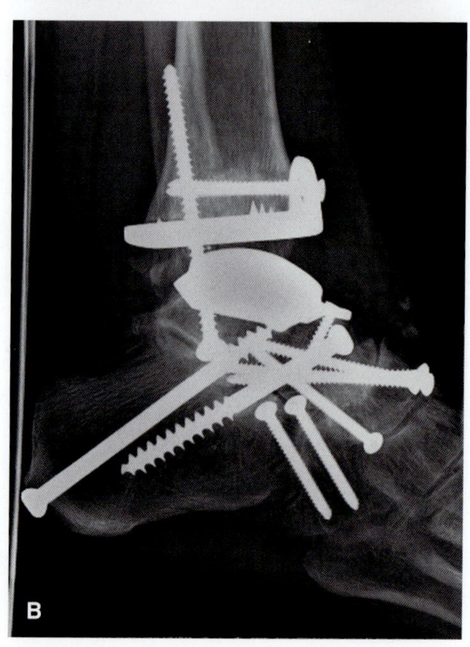

图 6-40 A, B. 三关节融合和踝关节置换后的正侧位影像

周开始负重。然而，活动范围的锻炼应最早进行。

针对存在类风湿关节炎的患者，与风湿科医师合作下同时运用消炎和改善病程药物。术后发作对患者是灾难性的，可能剥夺其在治疗过程中获得的所有益处。

术后 2 周内在门诊更换敷料。要密切关注任何延迟愈合的术口，每周检查并需要直接的伤口护理。手术医师对术口愈合不良应随时准备再缝合，并咨询整形医师，因为术口崩裂对患者来说是灾难性的。

十、并发症

术口崩裂是全踝置换术后最令人害怕的并发症，这并非是 Hintegra 假体置换特有的。危险因素包括类风湿关节炎、吸烟和糖尿病。预防措施包括仔细的软组织解剖、避免过紧的包扎、少用浅表撑开器和减少止血带运用时间。

在第一代和第二代 Hintegra 假体中，无菌性松动是常见的。我们的经验是在生存量表中对无菌性松动进行分析显示 Hintegra 假体优于 Agility 和 Mobility 假体。Hintegra 假体与 STAR 具有类似的无菌性松动率。在 Hintegra 假体置换中，骨栓、羟基磷灰石和钛等离子喷涂层的联合应用可减少 Hintegra 假体产生无菌性松动的可能性。

相对于无菌性松动，感染是少见的，其可继发于切口崩裂。自发的深部感染是非常少见的。

Hintegra 系统中聚乙烯磨损和断裂是少见的。沟槽撞击在 Hintegra 系统中是最常见的返修原因，这与距骨侧假体壁的尺寸和体积有关。需要进行腓骨内侧面的切除或腓骨缩短截骨，连同缩小距骨假体的尺寸来预防撞击。

囊肿形成是在我们观察组中近期发现的并发症，并且多发生在距骨侧。此可提示有应力遮挡、聚乙烯磨损或两者都有。通常在 5 年后才能发现。通过韧带的平衡来防止囊肿形成是重要的。由于聚乙烯内衬的方形结构，韧带的轻度不平衡可导致植入物边缘的应力产生。因此我倾向于通过内外侧截骨来平衡韧带(见“八、经验与注意事项”篇)。

可能存在由于撞击引起的术后疼痛。其好像是 Hintegra 假体置换术后常见的疼痛原因。单光子发射计算机断层显像 (single-photon emission computed tomography, SPECT) 或高分辨率 CT 可显示沟槽的影像。

第三代 Hintegra 假体置换后下沉是少见的。下沉可能代表假体的无菌性松动或摇摆。

肌腱的损伤会发生。胫前肌腱的破损可能发生在显露或锯截骨过程中。后侧肌腱的破损主要是胫后肌腱在内踝的沟内被切割。

假体周围骨折可能发生在内侧和腓骨。胫骨截骨块向内侧和近侧移位会发生，尤其是骨质疏松患者。腓骨骨折发生在锯向外侧移动过程中。随着外科医师经验的获得，这种发生率会下降。

术中和术后骨折的发生概率是均等的。然而，内踝骨折是较为常见的。

十一、结果

近期的文献罗列了第一、二和三代 Hintegra 假体的生存情况。722 例全踝关节置换患者总体的生存情况是 5 年为 94%，10 年为 84%。如果排除第一和第二代假体（临床应用短暂），在 564 例第三代假体置换中，在最短 2 年的随访中，有 1.8% 的因无菌性松动而进行返修，在平均 112 个月的随访中，有平均 91% 的假体功能良好。无菌性松动的风险因素包括超过 70 岁高龄、原发性的关节炎和运用第一、二代假体。

112 个月随访中，91% 的病例因无菌性松动返修。与髋膝关节置换中因无菌性松动而导致的返修比较并不逊色，并且相对旧的设计上有相当大的提高。当然，这些结果需要其他中心证实。在加拿大，我们有类似的经验。由于其返修率低，Hintegra 假体是当今我们喜欢的假体。

Hintegra 假体还用在踝关节返修手术中。应用第三代返修假体对无菌性松动进行返修，其 9 年随访生存状况为 94%。用于治疗所有原因引起的失败的返修假体的生存率为 86%。

十二、结论

至今，回顾所有论文的概述结果中，Hintegra 踝关节假体因聚乙烯部件的失效尚未见报道。

（刘　毅　潘永雄　译）

参考文献

1. Ajis A, Henriquez H, Myerson M. Postoperative range of motion trends following total ankle arthroplasty. *Foot Ankle Int.* 2013;34:645–656.
2. Lee KT, Lee YK, Young KW, et al. Perioperative complications and learning curve of the Mobility Total Ankle System. *Foot Ankle Int.* 2013;34:210–214.
3. Saltzman CL, Amendola A, Anderson R, et al. Surgeon training and complications in total ankle arthroplasty. *Foot Ankle Int.* 2003;24:514–518.
4. Barg A, Elsner A, Chuckpaiwong B, et al. Insert position in three-component total ankle replacement. *Foot Ankle Int.* 2010;31:754–759.
5. Kim BS, Choi WJ, Kim J, et al. Residual pain due to soft-tissue impingement after uncomplicated total ankle replacement. *Bone Joint J.* 2013;95-B:378–383.
6. Peters PG, Miller SD. Flexor hallucis longus tendon laceration as a complication of total ankle arthroplasty. *Foot Ankle Int.* 2013;34:148–149.
7. Lee KB, Cho SG, Hur CI, et al. Perioperative complications of HINTEGRA total ankle replacement: our initial 50 cases. *Foot Ankle Int.* 2008;29:978–984.
8. Manegold S, Haas NP, Tsitsilonis S, et al. Periprosthetic fractures in total ankle replacement: classification system and treatment algorithm. *J Bone Joint Surg Am.* 2013;95:815–820, S811–S813.
9. Barg A, Zwicky L, Knupp M, et al. HINTEGRA total ankle replacement: survivorship analysis in 684 patients. *J Bone Joint Surg Am.* 2013;95:1175–1183.
10. Hintermann B, Zwicky L, Knupp M, et al. HINTEGRA revision arthroplasty for failed total ankle prostheses. *J Bone Joint Surg Am.* 2013;95:1166–1174.
11. Angthong C, Chumchuen S, Khadsongkram A. A systematic review of intermediate-term outcomes and failure rates for total ankle replacements: an Asian perspective. *Foot Ankle Surg.* 2013;19:148–154.
12. Bai LB, Lee KB, Song EK, et al. Total ankle arthroplasty outcome comparison for post-traumatic and primary osteoarthritis. *Foot Ankle Int.* 2010;31:1048–1056.
13. Hintermann B, Valderrabano V, Dereymaeker G, et al. The HINTEGRA ankle: rationale and short-term results of 122 consecutive ankles. *Clin Orthop Relat Res.* 2004;(424):57–68.

CHAPTER 7

Pascal Rippstein

第 7 章 Mobility 假体：特点、手术技巧及结果

一、简介

Mobility 踝关节系统是由 Chris Coetzee, Pascal Rippstein 和 Peter Wood 三位外科医师设计的一个三组件、活动衬垫非骨水泥假体。该设计的灵感来源于 Buechel-Pappas 假体 (该假体被其中两位作者成功应用) 及对 STAR 假体和 Agility 假体的使用经验。设计者的目的并不是重复前人的无谓劳动，而是来改进假体的设计及各部分的置入操作过程。Mobility 在 2003 年进行了首例置入，初步临床试验成功后 1 年，该假体投入了商品化生产。

二、胫骨假体

胫骨和距骨承载部是由钴铬合金材料做成，其表面多孔涂层利于骨长入。胫骨组件是由一个平坦的关节面和胫骨柄构成 (图 7-1)。在通过胫骨前开窗置入该假体后，这种短圆锥形的结构有利于术者对胫骨组件旋转的最终调整。胫骨柄为胫骨组件提供初始稳定性，需要时可以通过与周围骨松质的压迫增强该稳定性。胫骨远端假体的设计，前后径相对较长，可以得到胫骨前后骨皮质的最大支撑。胫骨假体后侧部分为相对较窄的圆弧形结构，防止与外踝及内侧软组织的撞击，有适用于左右侧的 6 种不同的型号。

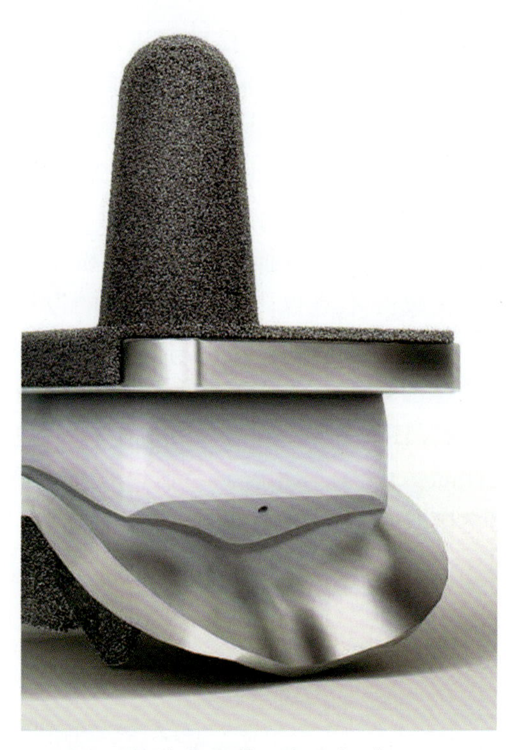

图 7-1 Mobility 踝关节置换 (许可标准 DePuy-Synthes, Warsaw Indiana)

三、距骨假体

通过 3 次距骨顶的切割完成最小化的距骨假体置入准备，距骨内外侧不进行任何处理。保留距骨内外侧关节面的优势在于不仅可以提供更加符合生理状态的力学结构，而且还可以

保留距骨内外侧骨皮质对假体更好的支撑作用，从而减少假体继发性移位或下陷的风险。此外，如果要取出 Mobility 来进行踝关节的二期融合，完整的的内外踝可以提供一个相对较小的关节空间利于融合，增加关节融合的稳定性。填充去除 Mobility 之后，距骨中央缺损的移植骨并不需要提供很大的支撑，而且下肢的缩短也会降低到最小。

因为距骨假体并不是完整覆盖距骨壁，术中可以检查假体是否完整地安放于距骨顶。因此，在骨与假体之间的任何死腔都可以被排除。

剩余距骨体部分可以使用螺钉很好地锚定，这样就可以进行单纯的踝关节融合，从而避免了距下关节融合。在步态周期中距下关节可以补偿踝关节融合带来的活动度丧失。

即使外翻和内翻运动在 Mobility 置换以后变得不明显，距骨假体表面的双曲线结构在运动中允许关节高度匹配，稳定聚乙烯衬垫(图 7-1)。如果距骨假体没有很好地平行于地面置入，就会出现至少一个“侧翼”来代偿这种倾斜，或多或少地变平，即保持与地面平行可以阻止假体向一侧倾斜。

距骨假体分有 6 种型号，假体的置入对距骨顶的截骨要求是 1 ～ 4 号假体一致，5 号和 6 号假体一致。这可以使术者在置换的过程中选择最佳的型号，提供最好的距骨支撑。但是 4 号假体与 5 号假体之间是不能随意替换的，因为 1-4 号与 5 号和 6 号假体的截骨方式是不同的。

四、聚乙烯衬垫

Mobility 可活动垫片是由高交联聚乙烯制成。垫片的胫骨侧要比对应的胫骨假体小一些，即使是在胫骨和距骨假体对线不是很好的病例中，也可以有效防止垫片突出。这样可以减少聚乙烯在胫骨假体边缘的摩擦，而这种摩擦是假体磨损的重要原因。Mobility 可以通过胫骨假体与距骨假体在矢状位和冠状位的互相参考中进行中心力线对准，防止聚乙烯衬垫突出，同时提供一个更加符合生理状态的踝关节运动。

五、手术技巧

（一）手术入路

踝关节前方正中做一 15cm 左右的纵行切口，注意保护腓浅神经分支(图 7-2)。在踇长伸肌腱上方切开伸肌支持带，并尽量保持胫前肌腱表面腱鞘的完整。一旦出现伤口愈合问题，踇长伸肌腱暴露要比胫前肌腱暴露好得多。因为即使不得已要切除肌腱，切除踇长伸肌腱造成的功能损害轻于切除胫前肌腱的后果。把踇长伸肌腱连同其外侧的软组织一起拉开，从而保证腓深神经血管束的安全。纵行切开踝关节囊，掀开骨膜清晰地暴露踝关节的内外侧边界，这对于假体型号的正确选择是非常重要的。剥离内踝尖近端 2~3cm 的骨膜，充分切除三角韧带内侧纤维来减少内踝应力，减少导致慢性前内侧疼痛的可能。检查内外踝有无骨赘并清除，因为这些骨赘往往是该平面局部疼痛的原因。确保软组织剥离不要过于向外侧和远端，否则会导致距腓前韧带损伤，从而造成医源性踝关节外侧不稳。用宽骨刀充分切除胫骨前唇的骨赘来显露胫骨端的关节线。这一关节线是正确放置胫骨假体的重要标志。距骨颈的背侧通常会有新骨形成填充。清除多余的骨组织，重建距骨颈的初始状态可以使距骨假体准确安放于距骨顶上面。

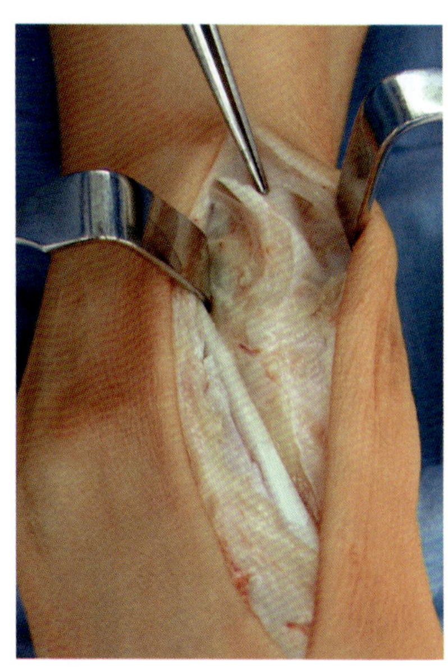

图 7-2 踝关节前入路(图片来源：Easley ME.Operative Techniques in Foot and Ankle Surgery. Philadelphia, PA: Lippincott Williams & Wilkins; 2011)

(二)胫骨对线外部导向器

胫骨远端的截骨应该平行于地面。有两个标志可以帮助达到这一目标：胫骨长轴和胫骨远端踝关节线。在大多数情况下，胫骨长轴是垂直于地面的，但也有特殊情况。因为胫骨要用来放置外部力线导向器，所以要对其进行正确地评估。术前应当拍摄下肢全长片来防止胫骨导向器放置不准(图 7-3)。在这张下肢全长片上，于踝关节中间向近端引一条垂直于地面的直线，在大多数患者中，这条线会通过胫骨结节；如果是这样，万向标定杆 (yoke) 就必须固定在胫骨粗隆上。否则，就要测量出胫骨粗隆到该直线的距离，并在该距离处固定万向标定杆。

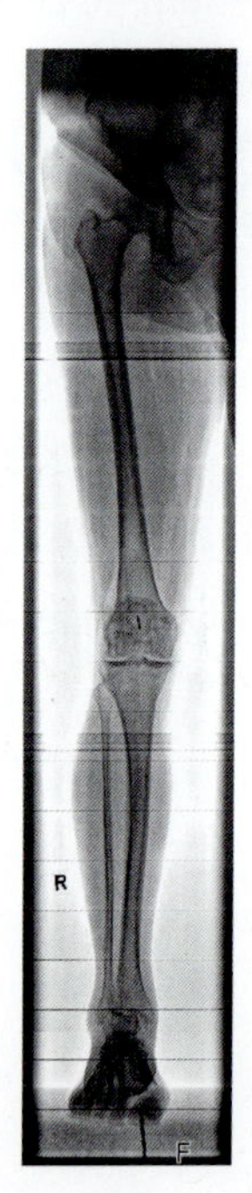

图 7-3 全长 X 线摄片观察力学轴线来排除近端对线不良(图片来源：Easley ME. Operative Techniques in Foot and Ankle Surgery. Philadelphia, PA:Lippincott Williams & Wilkins; 2011)

1. 胫骨端踝关节线：注意全长片上此线与地面的关系，如果胫骨平面有任何一侧的磨损，只考虑完整一侧与地面的关系。多数情况下，关节线与地面平行，按照这一理论来放置导向器，从而获得平行于地面的胫骨截骨平面。

2. 这两个标志并不是完全正确的，因此要配合运用才能尽可能准确地进行胫骨截骨。

3. 为了得到正确的截骨面倾斜角度，调整胫骨导向器平行于胫骨前嵴(图 7-4)。经验证明这是非常准确的。

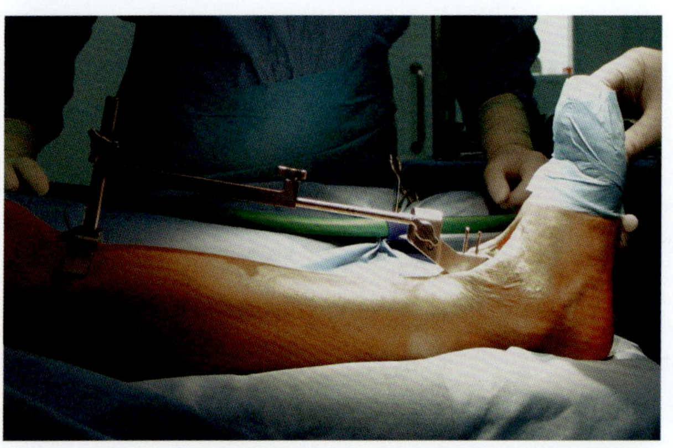

图 7-4 胫骨外对线导向器与胫骨干轴线平行(图片来源：Easley ME. Operative Techniques in Foot and Ankle Surgery. Philadelphia, PA:Lippincott Williams & Wilkins; 2011)

(三)胫骨远端截骨

1. 胫骨打入 2 枚钢针固定胫骨导向器，导向器上一系列的钉孔使我们可以向远端或近端调整切骨位置，调节精度为 2.5mm(图 7-5)。

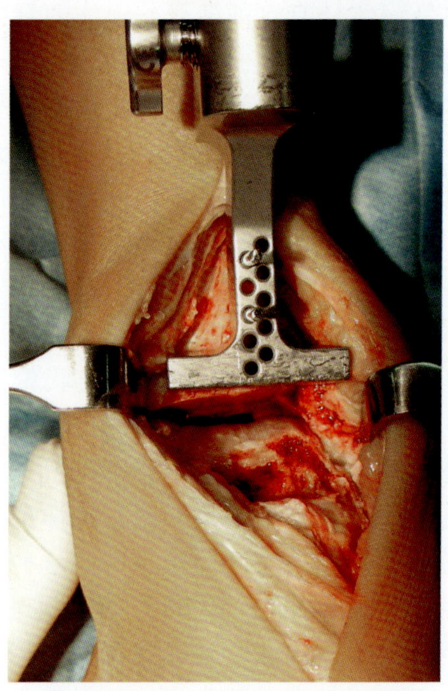

图 7-5 胫骨初始处理，放置截骨挡板(图片来源：Easley ME. Operative Techniques in Foot and Ankle Surgery. Philadelphia, PA:Lippincott Williams & Wilkins; 2011)

2. 使用摆锯行胫骨远端截骨，根据胫骨假体去除骨质 (图 7-6)。确保不要把截骨扩大到内踝而增加内踝骨折的风险。所截骨块内侧依然和胫骨相连，进行垂直截骨去除 (图 7-7)。

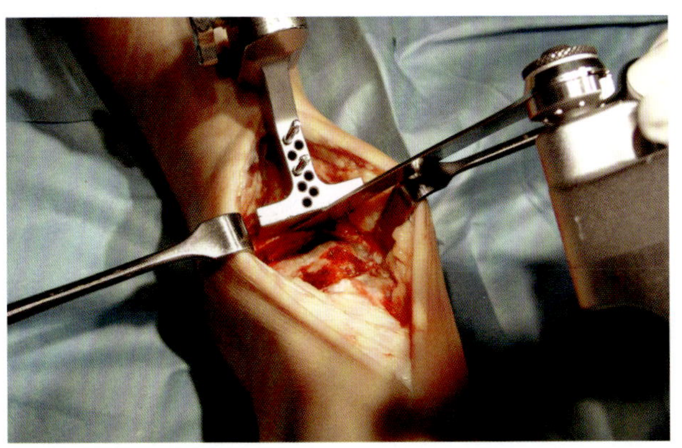

图 7-6 使用摆锯进行初始胫骨截骨 (图片来源：Easley ME. Operative Techniques in Foot and Ankle Surgery. Philadelphia, PA:Lippincott Williams & Wilkins; 2011)

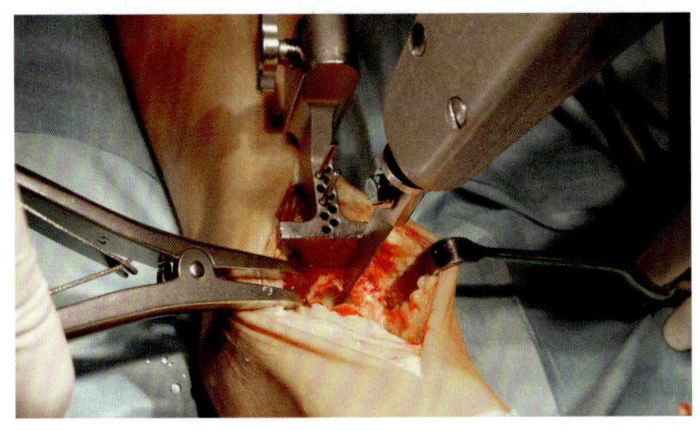

图 7-7 垂直截骨完成初始胫骨截骨 (防止内踝可能发生的骨折)(图片来源：Easley ME. Operative Techniques in Foot and Ankle Surgery. Philadelphia, PA: Lippincott Williams & Wilkins; 2011)

3. 使用小的骨凿来清除胫骨前外侧切除的部分，在缺损处放入撑开器牵拉开踝关节。这样可以扩大手术野，更有利于行内侧踝关节垂直截骨并避免内踝损伤。

4. 使用往复锯垂直截骨，即垂直延伸内侧沟并清除所截骨块。

5. 在关节内放入厚度试模 (图 7-8)。试模的张力将由置入的胫骨假体和最薄 (3mm) 的聚乙烯活动衬垫决定。正确截骨的标志应该是试模可以无张力轻送植入，且可以有轻微的摆动。这预示着最终聚乙烯衬垫的厚度最有可能是 5mm(如果有需要，可以减少到 3mm)。如果张力不够，应该向近端移动胫骨导向器进一步截骨 (图 7-9A，B)。

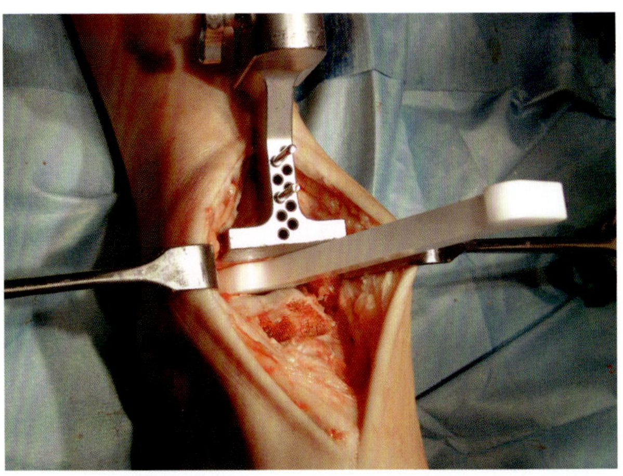

图 7-8 间隙试模，匹配于胫骨假体基座与最薄聚乙烯板衬垫的厚度 (图片来源：Easley ME. Operative Techniques in Foot and Ankle Surgery. Philadelphia, PA: Lippincott Williams & Wilkins; 2011)

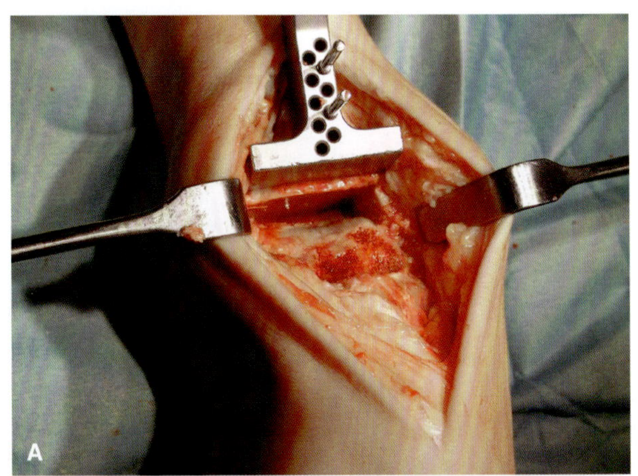

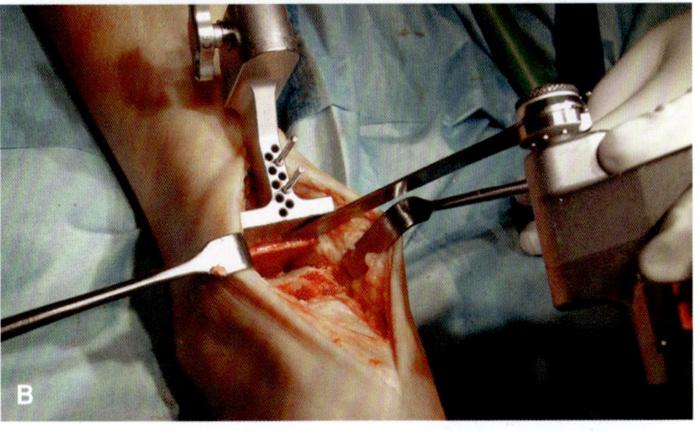

图 7-9 A. 截骨限位器向近端移动 2mm，在初始截骨的基础上进一步截骨；B. 重复截骨 (图片来源：Easley ME. Operative Techniques in Foot and Ankle Surgery. Philadelphia, PA:Lippincott Williams & Wilkins; 2011)

（四）胫骨与距骨的测量

1. 1-6 号胫骨试模与相应型号的胫骨假体、距骨假体宽度相同（图 7-10）。

2. 选择一个刚好可以覆盖距骨内外侧边界的胫骨试模，这一尺寸可以代表距骨假体的正确尺寸。如果有疑虑，通常的做法是缩小距骨假体的尺寸以避免其和内外踝之间可能出现的碰撞。

3. 胫骨假体的尺寸与距骨假体相同或大 1 号，从一个比事先确定的距骨假体大 1 号的胫骨试模开始测定。

4. 胫骨试模后部凸起钩住胫骨远端后侧皮质，前部应该可以覆盖住所切割的胫骨远端前侧部分，小部分突出是没有问题的。

5. 试模正确置于距骨上后，检查试模与腓骨是否存在撞击。如果太靠外，说明内侧截骨不够。应该使用锋利的小刀凿继续截骨，直到试模可以很好地放在胫骨正中为止。如果和腓骨的碰撞依然存在，应该更换小 1 号的与距骨尺寸相同的胫骨假体。任何与腓骨的撞击都是

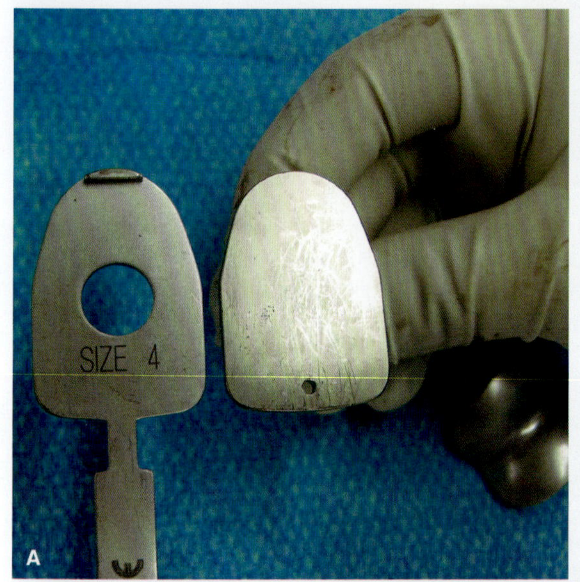

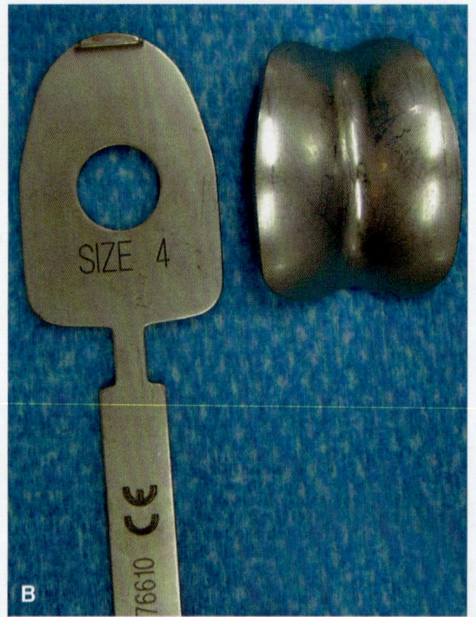

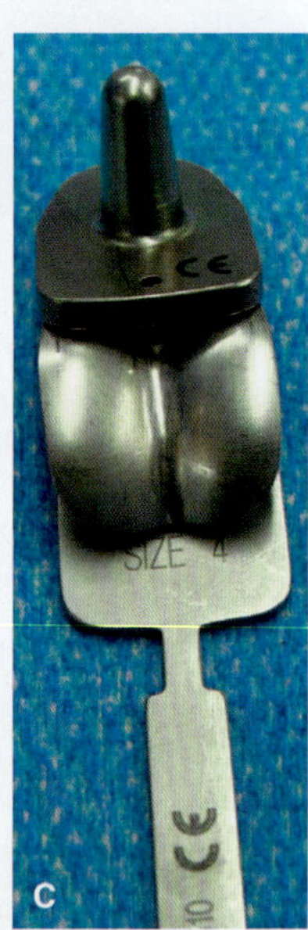

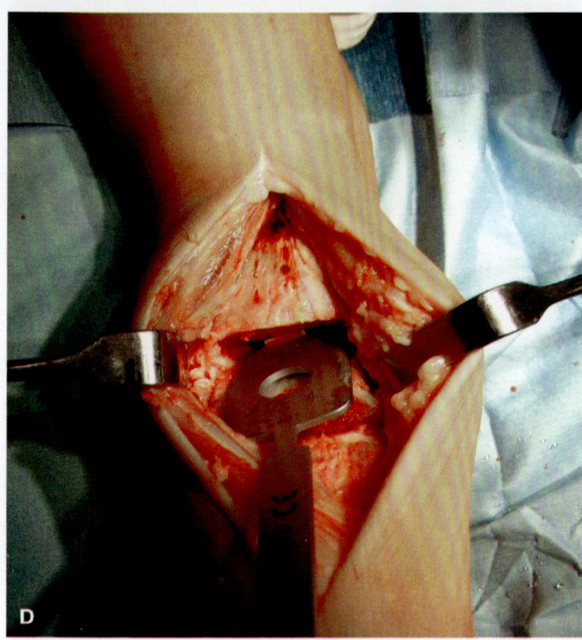

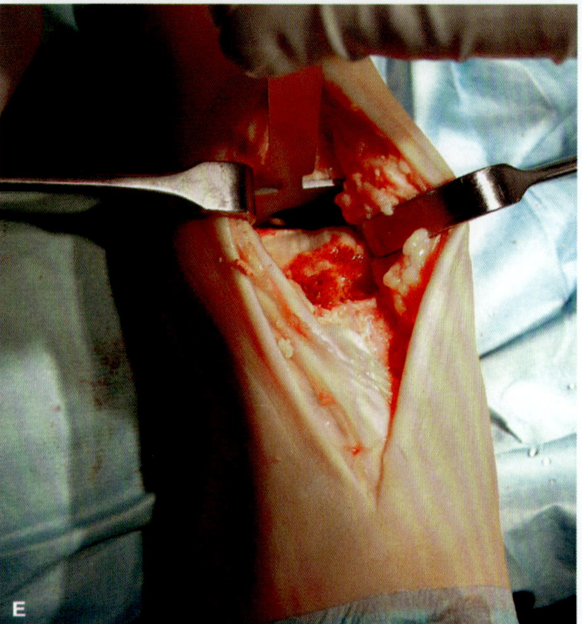

图 7-10 A. 胫骨测量器与相应的胫骨假体试模；B. 胫骨测量器与距骨假体试模；C. 相应的胫骨测量器，胫骨假体试模，距骨假体试模；D. 测量器放入关节；E. 测量器钩住胫骨后侧皮质

不可接受的（会导致疼痛）。

6. 胫骨与距骨假体共有 6 种型号。距骨假体要与胫骨假体匹配或比其小。

7. 接下来的胫骨截骨要更加适合这一阶段所选择的假体型号。

（五）胫骨窗截骨

假体冠状位位置

1. 胫骨和距骨的假体组件应良好对线。前后位距骨假体组件唯一正确的位置就是距骨顶的中心。因为胫骨假体是一个比较宽阔的平面，所以并没有一个确切的标志作为参考。因此应该参考距骨假体件进行对线（考虑到假体的冠状位，胫骨假体的安放位置由距骨假体位置决定）。胫骨的开窗应对准距骨中心进行，之后安装胫骨假体。这一步是手术中至关重要的，要精确完成。

2. 选择与之前选定的胫骨测量器相同型号的胫骨截骨挡板并安装胫骨开窗模块（图 7-11）。

3. 把组装部件放置于事先准备好的胫骨表面，保持胫骨试模平放于胫骨截骨面，胫骨开窗冲模置于胫骨前表面（图 7-12）。（确保冠状面胫骨试模正确地放在距骨顶中心位置，牢记：胫骨窗决定距骨假体件的位置！）

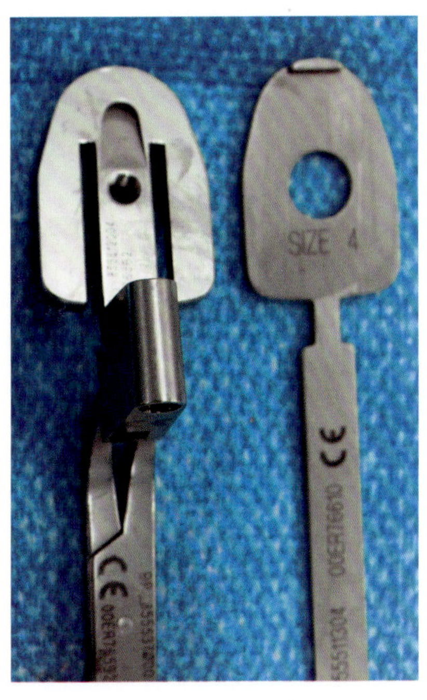

图 7-11 胫骨骨窗截骨挡板和相应的胫骨试模测量器（图片来源：Easley ME. Operative Techniques in Foot and Ankle Surgery. Philadelphia, PA:Lippincott Williams & Wilkins; 2011）

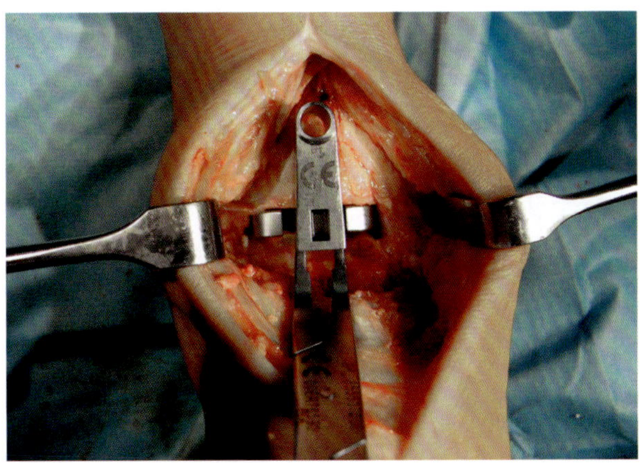

图 7-12 胫骨窗口截骨挡板装配在胫骨试模上，和初期已准备的胫骨下平面及胫骨前皮质齐平（图片来源：Easley ME. Operative Techniques in Foot and Ankle Surgery. Philadelphia, PA:Lippincott Williams & Wilkins; 2011）

4. 使用合适的钻头来准备胫骨窗口的近端。

5. 在胫骨骨窗插入锁栓来固定胫骨骨窗截骨冲模。

6. 使用尽可能薄的锯片以获得最佳的假体组件压配效果，对胫骨骨窗的内外侧边界截骨，确保截骨时锯片与冲模齐平（图 7-13）。两边的截骨应该有足够的深度，以便于去除相对于选定假体尺寸的骨块。

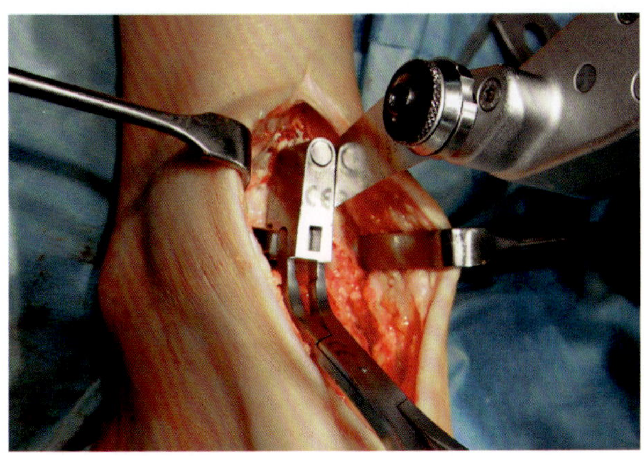

图 7-13 在近端钻孔和放置固定杆之后，使用摆锯进行胫骨前方开窗（图片来源：Easley ME. Operative Techniques in Foot and Ankle Surgery. Philadelphia, PA:Lippincott Williams & Wilkins; 2011）

7. 胫骨截骨线之间放置骨块取出器，根据选择假体的尺寸，取出器表面的标记放入合适深度。左右晃动取出器将骨块取出(图 7-14)。

8. 在骨窗中放入冲击器(标有 1 至 6 不同型号)，在其需要的深度基底部夯实骨松质(图 7-15)。

9. 放入胫骨试模来检测是否准确位于距骨顶正中心。如果不是，在胫骨窗的相应一侧进行适当的薄片截骨，并把切下的骨片放到对侧(图 7-16)。

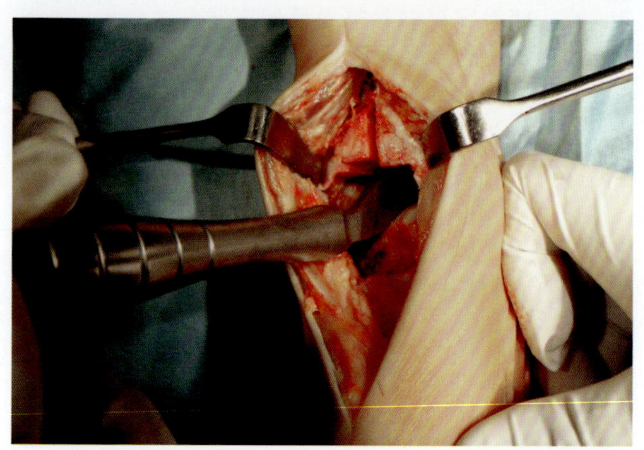

图 7-14 胫骨骨窗拔出器(图片来源：Easley ME. Operative Techniques in Foot and Ankle Surgery. Philadelphia, PA: Lippincott Williams & Wilkins; 2011)

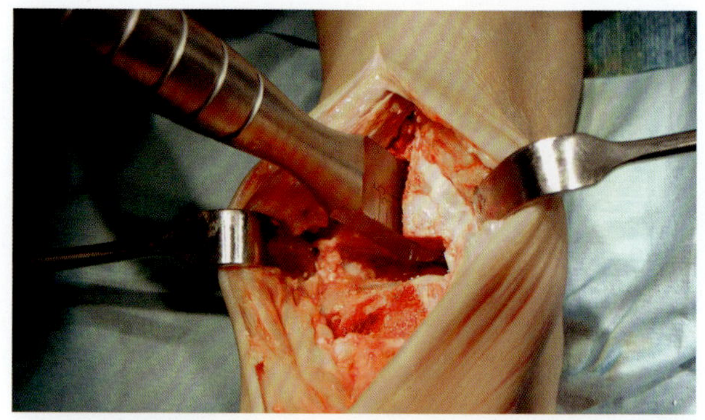

图 7-15 胫骨窗打击器进行窗口最终处理(图片来源：Easley ME. Operative Techniques in Foot and Ankle Surgery. Philadelphia, PA:Lippincott Williams & Wilkins; 2011)

(六)距骨上表面水平截骨

距骨假体旋转的调整

1. 现在把胫骨柄和距骨夹安装到合适的胫骨模板上。距骨夹有 4 种型号，分别是 5、7、9、

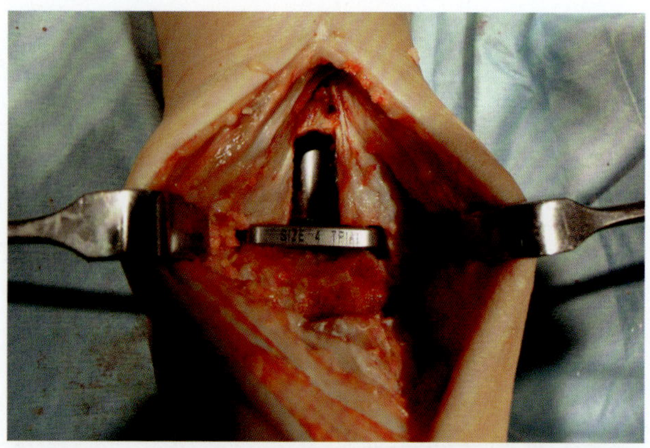

图 7-16 胫骨试模确定胫骨窗准备是否满意(图片来源：Easley ME. Operative Techniques in Foot and Ankle Surgery. Philadelphia, PA:Lippincott Williams & Wilkins; 2011)

11mm。根据之前估计的聚乙烯衬垫厚度来选择相应的型号。该装置为踝关节提供了适度的张力并可以在踝关节中立位避免过度的背伸。这不会影响距骨顶的截骨量。

2. 握住手柄来转动装置使之位于距骨中轴线上。距骨的中轴线可由距骨顶内外侧的中分线来得到。

3. 握住足部使之处于中立位，同时通过倾斜足部来进行外翻或内翻的矫正(图 7-17)。

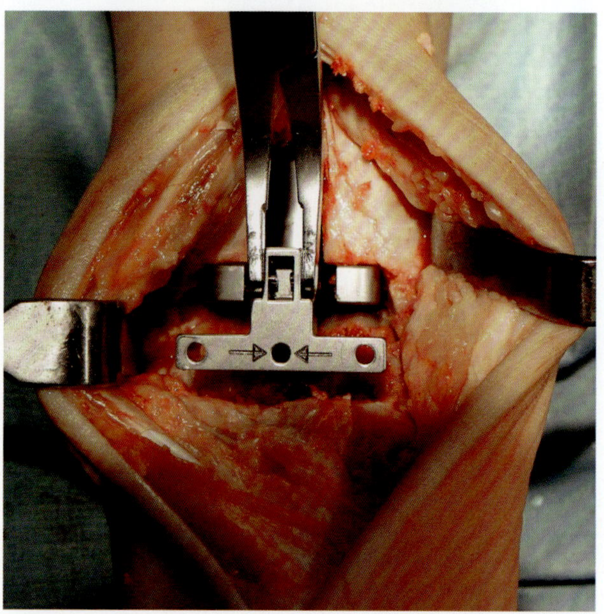

图 7-17 胫骨试模、胫骨固定杆、距骨定位针导向器装配在一起(图片来源：Easley ME. Operative Techniques in Foot and Ankle Surgery. Philadelphia, PA:Lippincott Williams & Wilkins; 2011)

4. 在中立位，往距骨导向器的内外侧孔各拧进一枚 2.5mm 直径的导针（图 7-18）。

5. 移去导向器，保留两枚导针，从侧面观察，并对距骨进行跖屈 - 背伸与旋转。现在两枚定位针的位置很好观察，如果两枚定位针与距骨中轴不平行，此时纠正还不难，可使用前面所讲述的方法重新定位并固定两枚导针（图 7-19）。

6. 将标准的距骨截骨导向器滑入于两枚定位针之间，确保其沟槽正对顶端。如果将要使用锯片截掉的距骨顶端的骨量比距骨假体件厚度小，那么就使用大 1mm 的截骨导向器来增加 1mm 的截骨厚度。

7. 使用强有力的锯片平行于截骨导向器截去距骨顶的上表面（图 7-20A，B）。

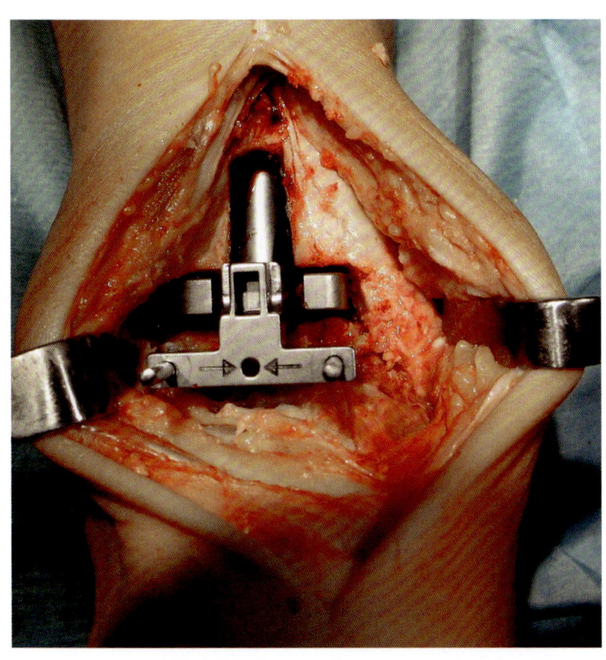

图 7-18 踝关节处于中立位，距骨通过定位针导向器固定（图片来源：Easley ME. Operative Techniques in Foot and Ankle Surgery. Philadelphia, PA:Lippincott Williams & Wilkins; 2011）

距骨假体的矢状位

1. 侧位距骨处在胫骨下端时，胫骨前后骨皮质的中点几乎位于距骨顶端中点的上方。这一中点是调节距骨假体在距骨顶端前后位的参考点。接下来，我们解释怎样确定这一点。

2. 保持在胫骨模板前后位中间的胫骨柄可以指示胫骨矢状位的中点。胫骨导向装置在位

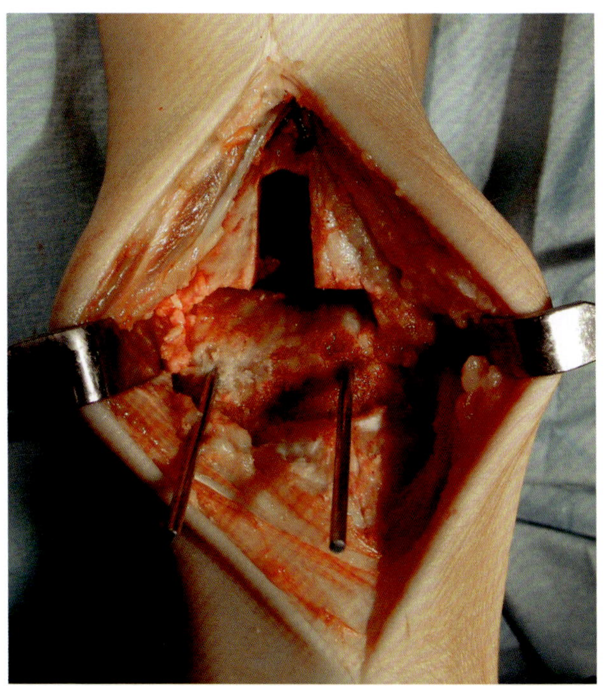

图 7-19 距骨定位针在合理位置（图片来源：Easley ME. Operative Techniques in Foot and Ankle Surgery. Philadelphia, PA:Lippincott Williams & Wilkins; 2011）

的时候（图 7-21），我们无法确定胫骨柄在距骨上的投射位置就是距骨的中心时，可以利用距骨中心导向器来定位其中心。

3. 当距骨导向器上面滑槽与胫骨模板沟槽的远端相接触时，距骨中心导向器的插槽正对胫骨柄；即距骨中心导向器的插槽为距骨的中心。这一操作的原则是先在踝关节内放置胫骨模板，然后使距骨导向器上面滑槽与胫骨模板沟槽的远端相接触。此时，距骨中心导向器插槽的末端处于距骨中心上方，但不能被看到。应用锁定螺钉固定距骨中心导向器，螺钉位于距骨水平截骨导向器的前侧。（确保距骨顶的水平截骨导向器被牢固地推挤固定于距骨，可以作为距骨中心导向器的参照！）这样，距骨中心导向器在和胫骨模板一起拿出来之后依然可以精确地放入踝关节。因为胫骨模板不再处于关节内，距骨中心导向器的插槽末端，也就是距骨的中心就可以清晰地呈现在手术野中。在该中心打入定位针（图 7-22）。

在关节炎患者中，距骨通常会存在向前方 5~10mm 的半脱位。在这种情况下胫骨柄的投射

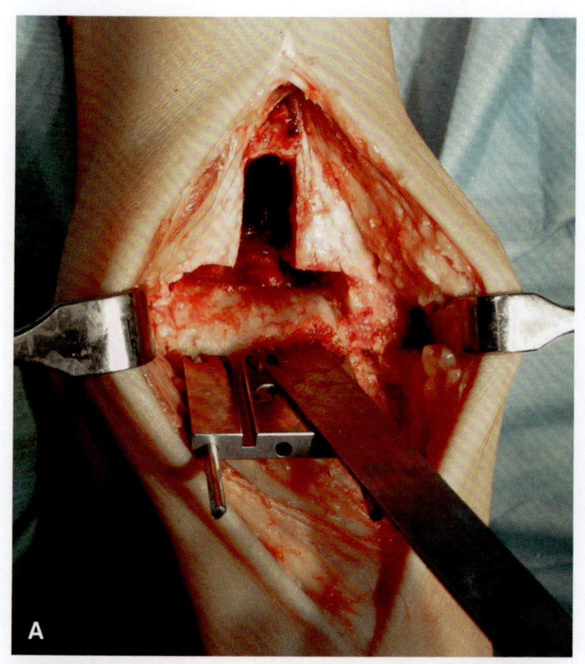

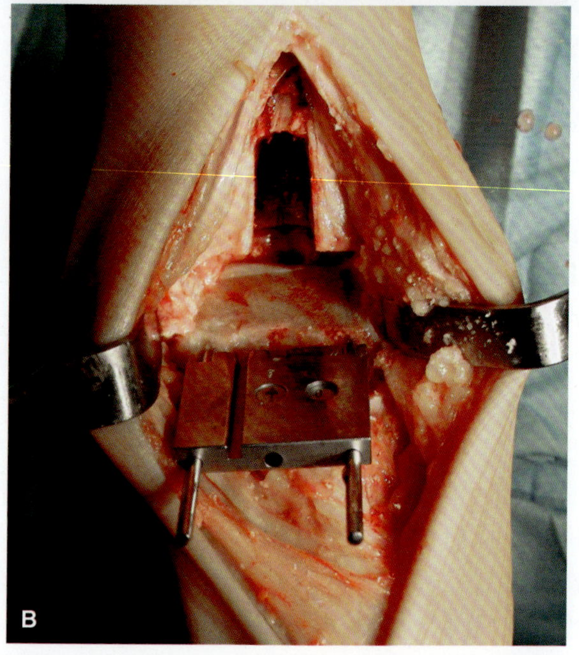

图 7-20 A. 用摆锯进行距骨上表面截骨；B. 距骨初期准备完成

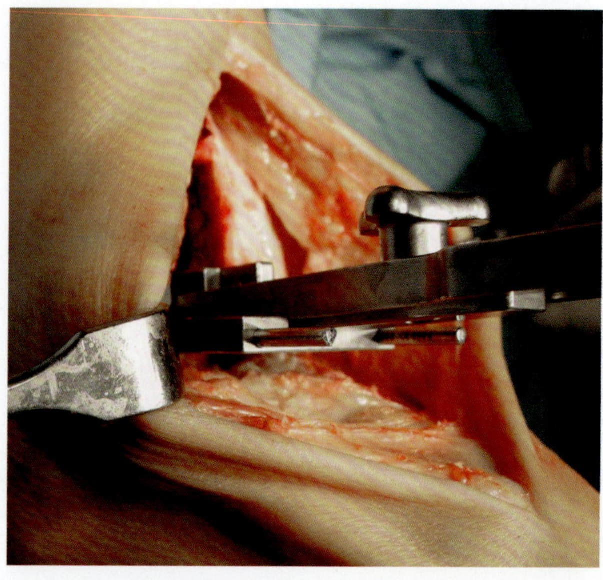

图 7-21 在距骨定位导向器上导入距骨中心导向器（图片来源：Easley ME. Operative Techniques in Foot and Ankle Surgery. Philadelphia, PA:Lippincott Williams & Wilkins; 2011)

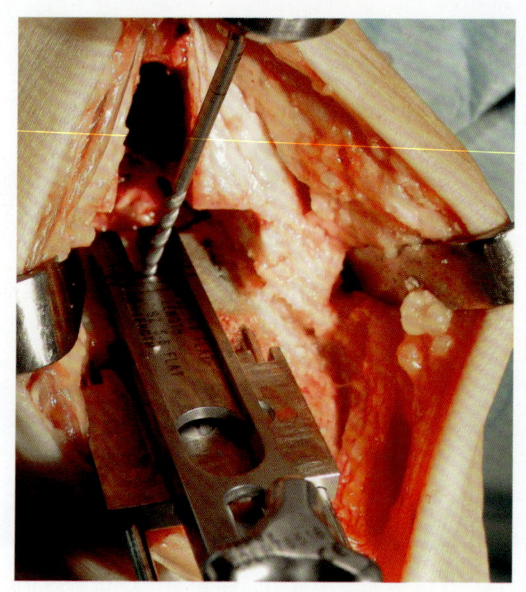

图 7-22 中心导向器恰当地安置在距骨初始截骨平面上

点（距骨中心导向器的插槽末端）在距骨偏后方的位置。此时，通过侧位片来测量距骨前脱位的距离，使用上述方法放入距骨中心导向器定位距骨中心，但是在打入距骨定位针之前，根据测量的前移距离将试模前移（图 7-23)。如有不确定，使用 C 形臂侧位透视定位针的位置。

距骨假体总体定位的 4 个孔

1. 在此步操作中，距骨假体在各个方向上的位置已经确定。距骨顶的截骨平面决定屈伸的范围，距骨水平截骨导向器的沟槽决定踝关节的旋转及冠状位置，距骨上打入的定位针决定假体的前后位置。使用这些参照，我们可以利用鳍钻导向器钻出 4 个孔，引导接下来的截骨方向（图 7-24)。

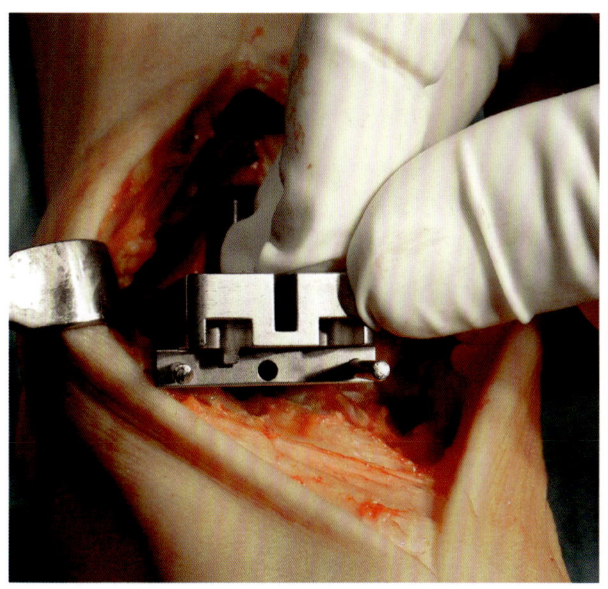

图 7-23 距骨翼钻孔导向器安置就位 (图片来源：Easley ME. Operative Techniques in Foot and Ankle Surgery. Philadelphia, PA: Lippincott Williams & Wilkins; 2011)

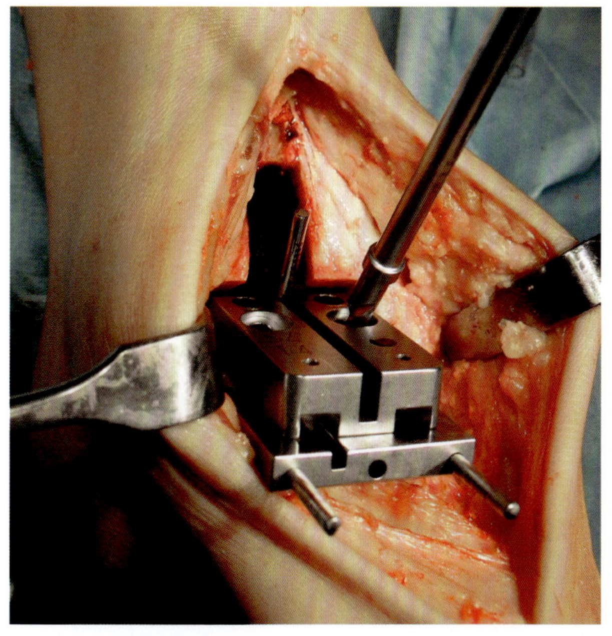

图 7-24 距骨翼初步准备 (图片来源：Easley ME. Operative Techniques in Foot and Ankle Surgery. Philadelphia, PA: Lippincott Williams & Wilkins; 2011)

2. 根据之前测量的距骨的尺寸选择鳍钻钻头导向器 (1-4 号或 5-6 号)，引导其下端的转轮使鳍钻导向器进入距骨水平导向器的沟槽内，把它继续拧进关节内，直到沟槽末端紧贴距骨上的定位针为止。

3. 使用相应的限深钻在距骨上钻出 4 个洞。这 4 个洞是进一步进行距骨表面处理的参照。当距骨表面的处理完成之后，内侧与外侧 2 个洞将汇聚到一起分别产生 2 条可以容纳距骨假体翼的凹槽。

4. 移除所有的装置。

开槽上、下沟

1. 根据实验室生物力学结果，距骨假体下表面的设计是以最小的截骨量来获得最大的稳定性。这种下表面由 3 个平面组成 (前面、顶面、后面)。在其正中有一 “V” 型的翼贯穿前后。将这个下表面同距骨顶贴合，使距骨与假体完美匹配对接。

2. 选择合适的环钻引导器 (1-4 号或 5-6 号) (图 7-25) 把它的 4 根标杆插入到距骨上已经钻好的 4 个孔中。保证导向器平整地安置于距骨面 (图 7-26)。

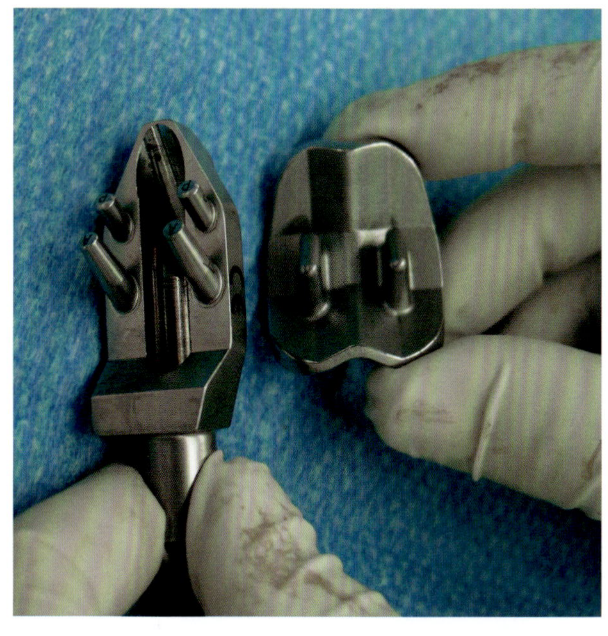

图 7-25 环钻导向器和相应的距骨假体 (图片来源：Easley ME. Operative Techniques in Foot and Ankle Surgery. Philadelphia, PA:LippincottWilliams & Wilkins; 2011)

3. 使用相应的限深环钻来处理上方和后面的沟槽。

4. 此时，沟槽变成了环形。使用距骨骨凿

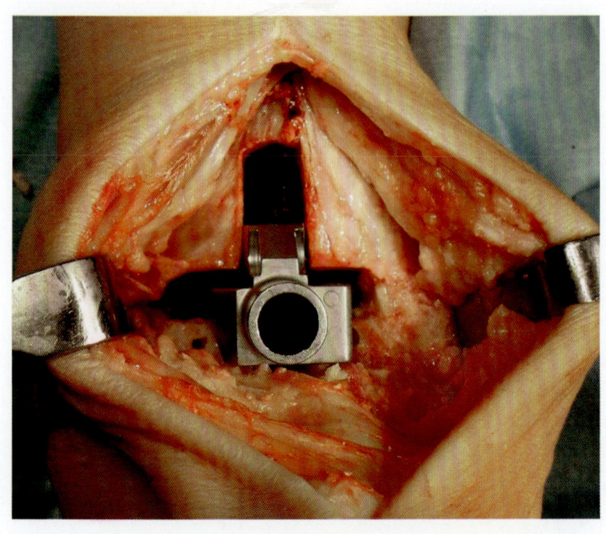

图 7-26 环钻导向器安置在距骨上 (图片来源 :Easley ME. Operative Techniques in Foot and Ankle Surgery. Philadelphia, PA:Lippincott Williams & Wilkins; 2011)

对沟槽进行塑形使之成“V”形来更好地匹配距骨假体。使用距骨模板来确认距骨的上表面和后表面是否准备满意。

5. 移去环钻导向器 (图 7-27)。

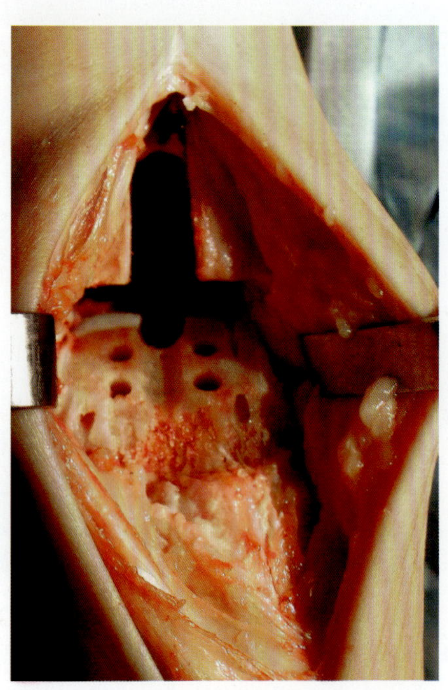

图 7-27 环钻处理之后

前后表面截骨

1. 选择合适的后方截骨导向器 (1-4 号或 4-5 号) 把 2 根标有“A”的固定杆放入距骨前部的孔洞中。确保截骨导向器平贴于距骨表面。

2. 对距骨后平面进行截骨 (图 7-28)。

3. 移除后方截骨导向器。

4. 选择合适的磨铣导向器 (1-4 号或 5-6 号) (图 7-29A,B) 把标有“P”的 2 个固定杆放入距骨上后面的 2 个孔洞中。确保导向器齐平于距骨后上平面。使用专用的加固器和手柄来分别加固导向器的后端和前端。

5. 距骨前端的磨铣器有限深功能，可以沿导向器方向滑动来处理距骨前平面 (图 7-30)。

6. 配合使用前槽铣刀和相应导向器导向处理距骨前方来得到“V”形沟槽 (图 7-31)。距骨前方的毛糙沟槽仅和前方磨铣导向器沟槽的中心匹配，此时获得前方的沟槽是“V”形，这就是它最终的形状。

7. 移除磨铣导向器，使用咬骨钳去除前方多余突出的骨组织。

8. 使用距骨模板来确认距骨前表面的处理是否满意 (图 7-32)。

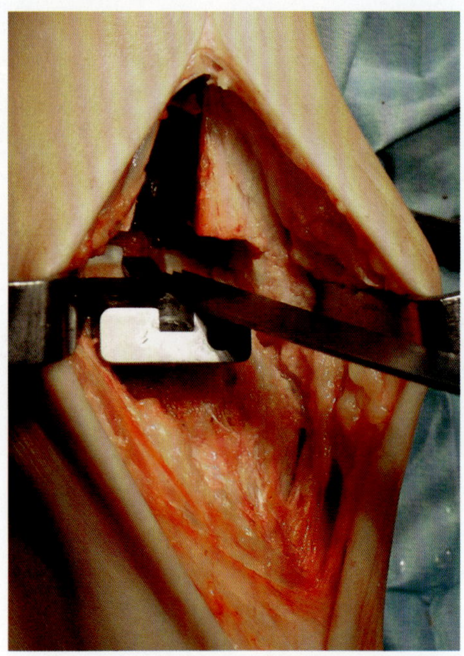

图 7-28 后槽导向器安置在位，使用摆锯进行后侧截骨 (图片来源 :Easley ME. Operative Techniques in Foot and Ankle Surgery. Philadelphia, PA:Lippincott Williams & Wilkins; 2011)

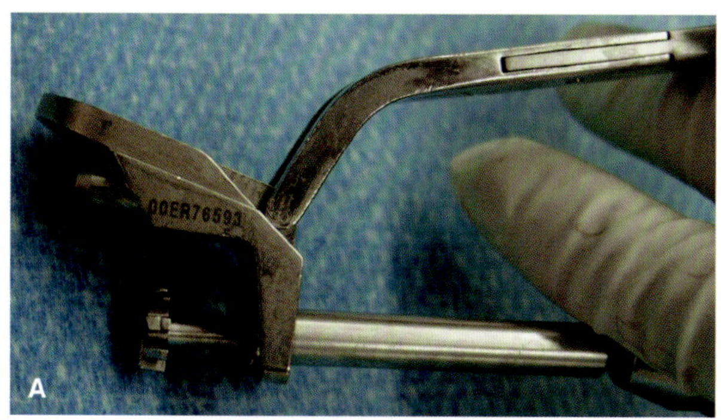

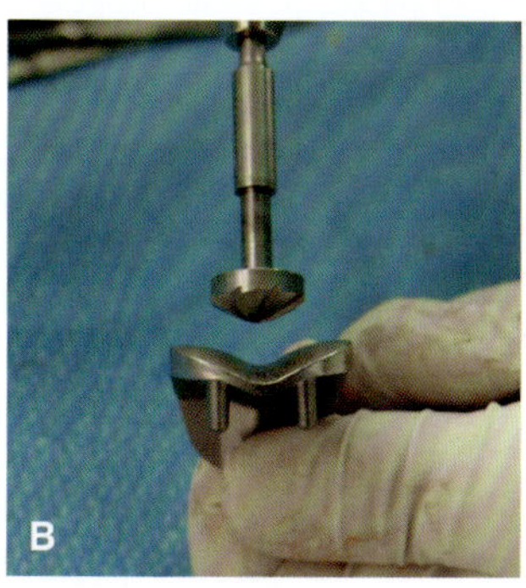

图 7-29 A. 前槽铣刀与导向器；B. 铣刀处所得槽口形状与距骨假体 (图片来源 :Easley ME. Operative Techniques in Foot and Ankle Surgery. Philadelphia, PA:Lippincott Williams & Wilkins; 2011)

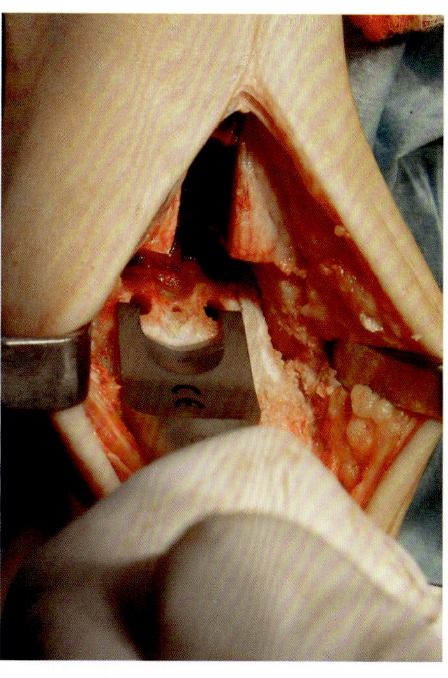

图 7-31 距骨沟槽骨凿 (图片来源：Easley ME. Operative Techniques in Foot and Ankle Surgery. Philadelphia, PA:Lippincott Williams & Wilkins; 2011)

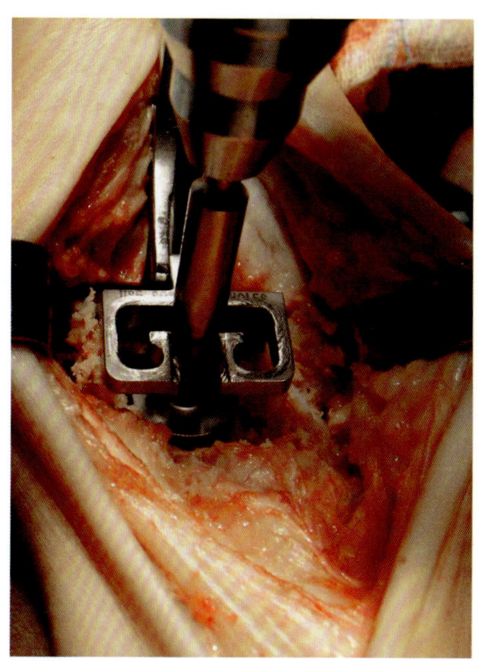

图 7-30 铣磨距骨为前槽做准备 (图片来源 :Easley ME. Operative Techniques in Foot and Ankle Surgery. Philadelphia, PA:Lippincott Williams & Wilkins; 2011)

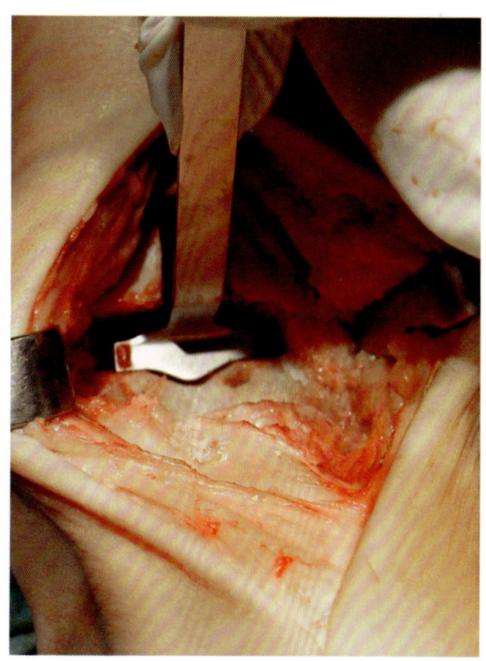

图 7-32 使用距骨模板确定沟槽准备充分 (图片来源：Easley ME. Operative Techniques in Foot and Ankle Surgery. Philadelphia, PA:Lippincott Williams & Wilkins; 2011)

准备盛纳距骨翼的槽沟

使用骨凿去除距骨上前后两孔之间的骨组织(图 7-33A,B)。使用安置在相邻的孔洞中的塑料距骨翼角度导向器来定位截骨，也就是说根据距骨假体的翼来获得距骨上的相应沟槽。

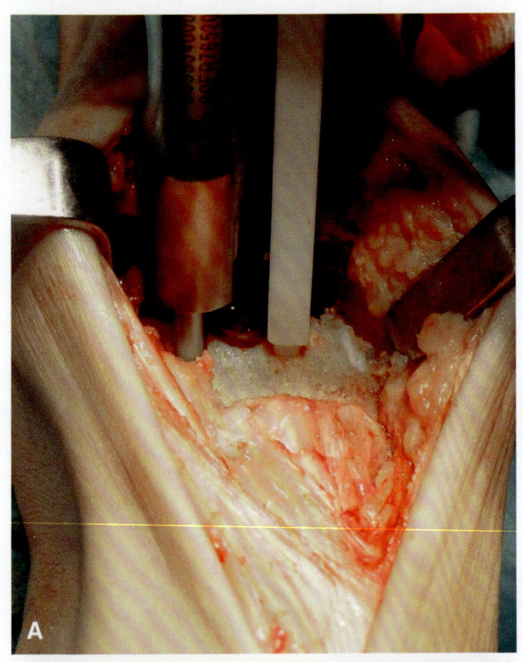

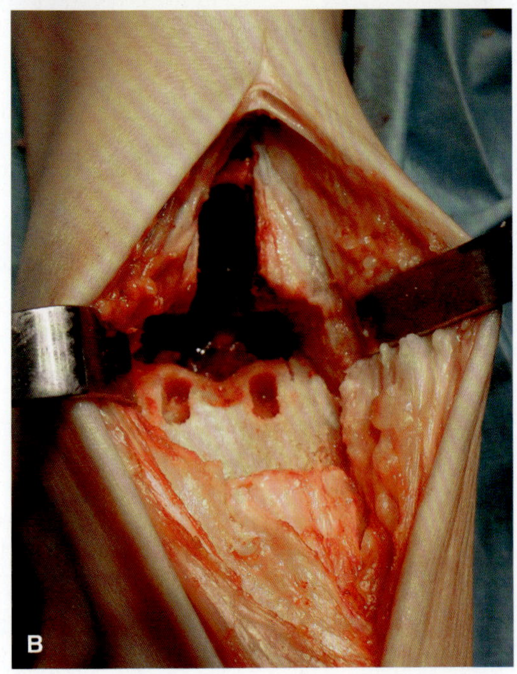

图 7-33　A-B：距骨翼沟槽完成(图片来源：Easley ME. Operative Techniques in Foot and Ankle Surgery. Philadelphia, PA:Lippincott Williams & Wilkins; 2011)

置入试模

1. 置入合适的距骨试模，使用距骨打击器夯实(图 7-34)。

2. 检查距骨配体下表面是否与距骨的 3 个表面齐平。

3. 检查距骨的内外侧边界是否有突出(造成撞击性的疼痛)(图 7-35)。如果发现有突出，更换小尺寸的假体。

4. 在之前开好的胫骨窗中从前往后置入合适的胫骨试模。

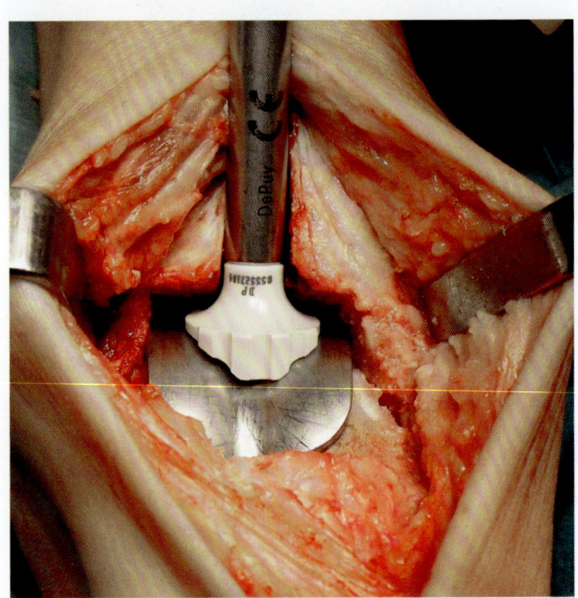

图 7-34　夯击距骨假体(图片来源：Easley ME. Operative Techniques in Foot and Ankle Surgery. Philadelphia, PA:Lippincott Williams & Wilkins; 2011)

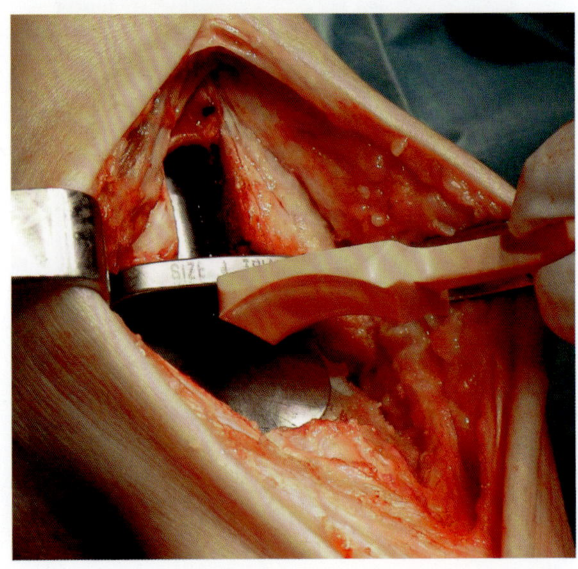

图 7-35　置入距骨假体和试模衬垫

5. 根据距骨试模调整胫骨试模，距骨试模的位置已经由距骨中轴线(假体中轴线)所确定。

6. 检查胫骨和距骨之间的任何碰撞(疼痛！)。如果出现碰撞，因为胫骨的开窗已经确定，所以相对于更换更小的胫骨假体件来说，截去碰撞部分的腓骨是较为理想的方法。

7. 置入和距骨试模同一型号匹配的衬垫试模。根据踝关节的张力来确定理想的厚度。当轴向牵拉足部时，衬垫试模仅有微小的移动，在距骨假体试模与衬垫上表面之间形成一小的间隙。

8. 使用 C 形臂机来检查试模的位置(图 7-36)。

最终的假体置入

1. 窄的一面向后，两翼之间的嵴对准沟槽来安装距骨假体。

2. 用工具顶住距骨假体的前下方来阻止假体向前下方倾斜(图 7-37)。

3. 使用打击器把距骨假体夯实。打击器可以通过胫骨窗口置入，这样可以对距骨假体施加一个较强的轴向作用力。

4. 轴向牵拉足部，把胫骨假体的 1/3 安装至骨窗内。现在放入新的衬垫试模，所选择的型号要比之前选定的试模厚 2mm 或 4mm。这会产生一个很大的张力来使胫骨假体在进一步的安装中与胫骨截骨面平行吻合。

5. 保持足部中立位，逐步在内侧、外侧变化位置敲击胫骨假体，以距骨假体件为参照来调整其中心(图 7-38)。

6. 移除衬垫试模，对试模厚度做最终判断，如有必要，再次应用试模。轴向牵拉足部，衬垫可以少许移动，其上表面与胫骨假体件之间形成一小的间隙(图 7-39)。

7. 使用之前截下的骨质来封闭胫骨窗口(图 7-40)。从骨块背侧去掉与胫骨柄相应厚度骨质，并将剩余部分填入骨窗。在保留的骨组织上截取 1mm 左右厚度的骨片塞入骨窗的边缘来增加植骨的稳定性。注意，这个窗口与假体稳定性问题没有任何关系。

8. 通过透视进一步确定假体的位置及对线

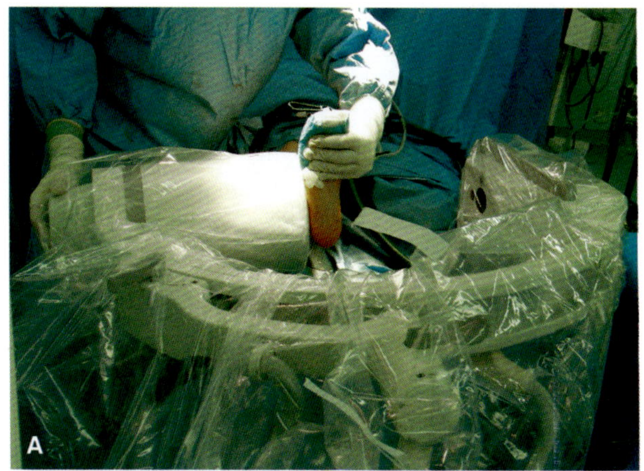

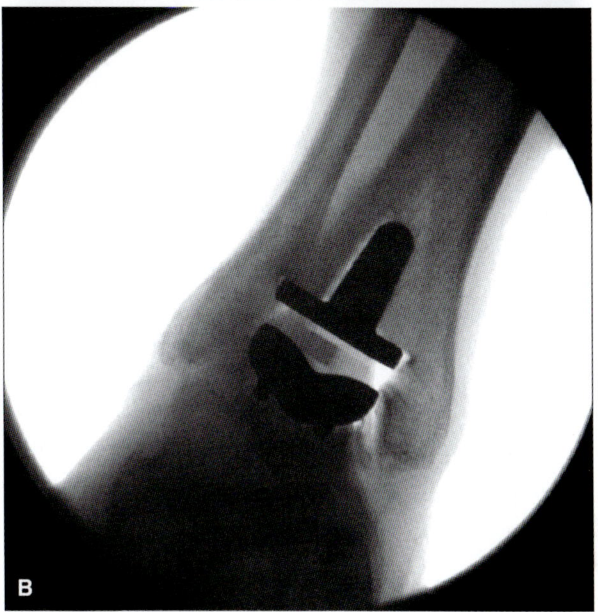

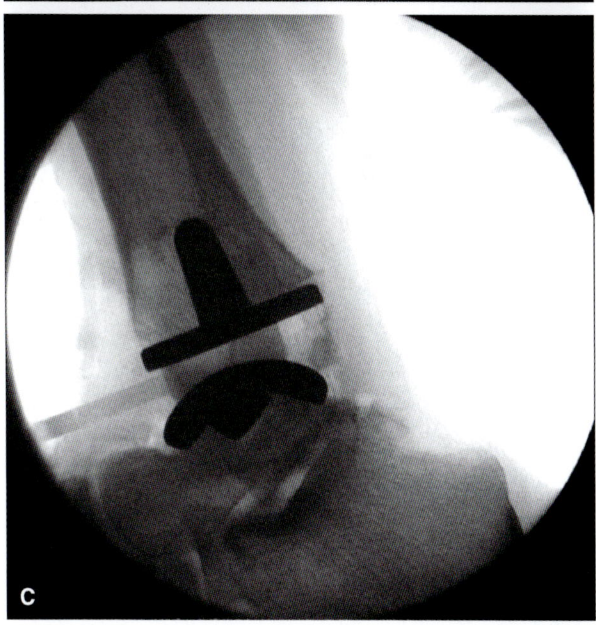

图 7-36 A-C. 透视确认(图片来源：Easley ME. Operative Techniques in Foot and Ankle Surgery. Philadelphia, PA:Lippincott Williams & Wilkins; 2011)

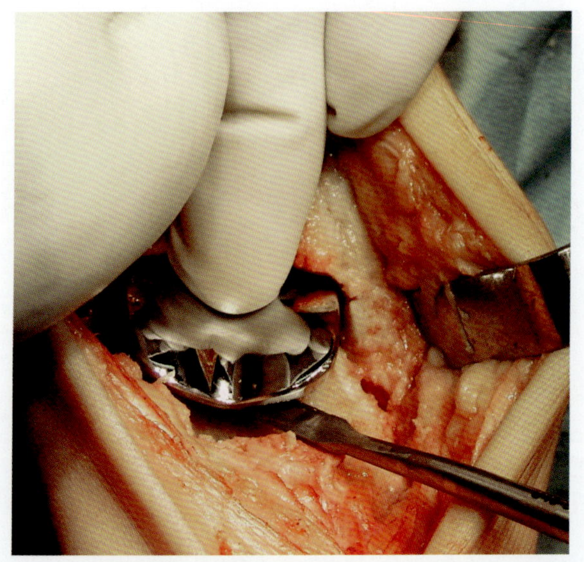

图 7-37　在距骨假体置入的过程中支持其前唇以防止其向前倾斜 (图片来源：Easley ME. Operative Techniques in Foot and Ankle Surgery. Philadelphia, PA:Lippincott Williams & Wilkins; 2011)

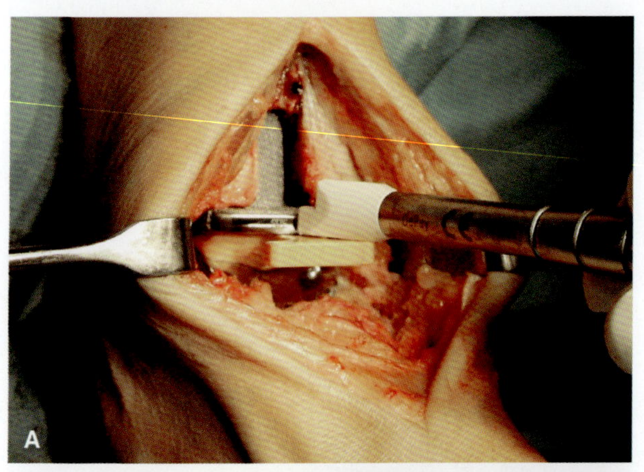

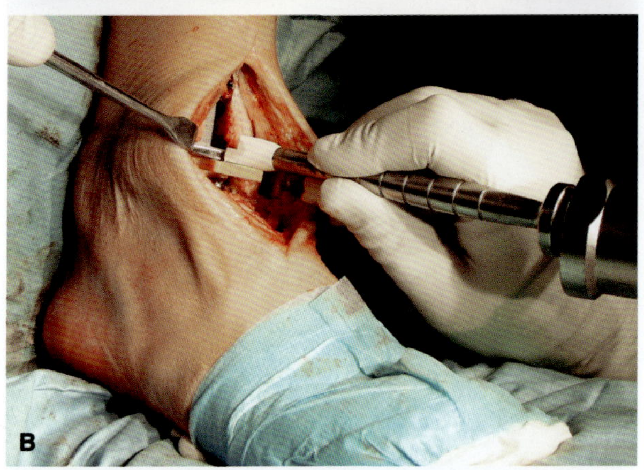

图 7-38　A，B. 胫骨假体件置入 (在安装过程中使用衬垫试模支撑胫骨假体部分和保护距骨假体部分)(图片来源：Easley ME. Operative Techniques in Foot and Ankle Surgery. Philadelphia, PA:Lippincott Williams & Wilkins; 2011)

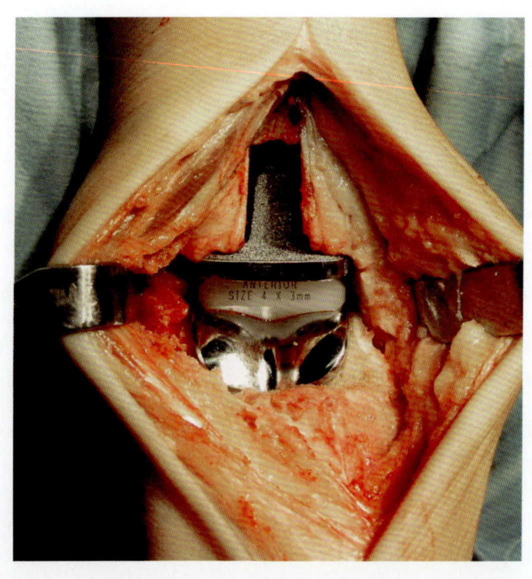

图 7-39　包括衬垫在内的最终假体状态 (图片来源：Easley ME. Operative Techniques in Foot and Ankle Surgery. Philadelphia, PA:Lippincott Williams & Wilkins; 2011)

情况 (图 7-41)。

9. 缝合前方关节囊。

10. 缝合伸肌支持带。

11. 仔细缝合皮肤，尽量减少损伤。

12. 保持足部中立位行石膏固定，松开止血带，手术结束应立即行石膏固定然后再松止血带，否则会引起过多出血和水肿而引起马蹄内翻畸形。由于术后本身的疼痛，这种畸形很难矫正，以至于踝关节背伸减少。我们在踝关节手术中从未发现骨筋膜室综合征。

(七) 术后处理

1. 术后 1 周取下石膏固定。几乎没有疼痛和肿胀，渐进性进行活动度锻炼。

2. 术后 6 周可进行部分负重行走。如果患者不能不负重，逐渐增加负重到完全负重也是可以的。

3. 术后 6 周之内要使用非甾体抗炎药及弹力袜来减轻水肿，过度的水肿会使踝关节的活动度降低。

4. 术后 6 周拍摄踝关节负重位片，可穿正常舒适的鞋子并完全负重。

5. 理疗时间要持续 2~3 个月。

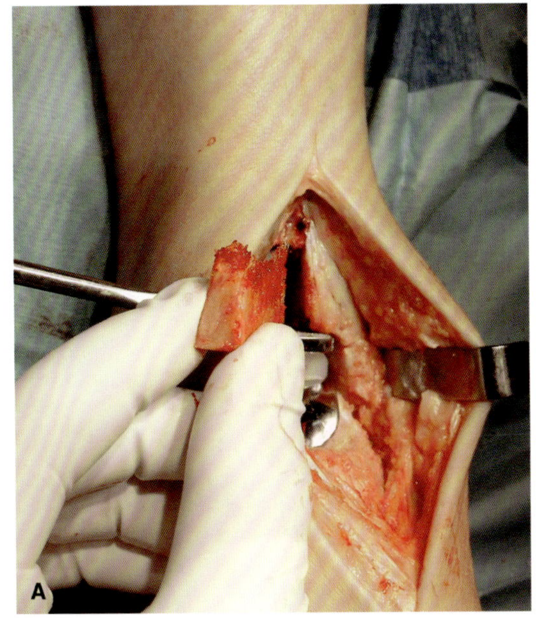

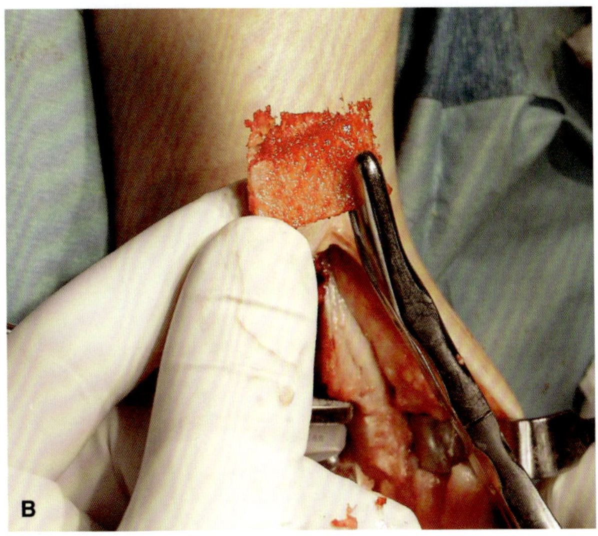

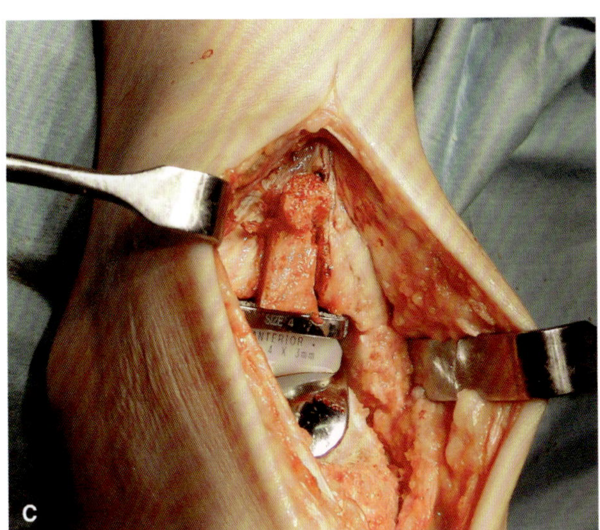

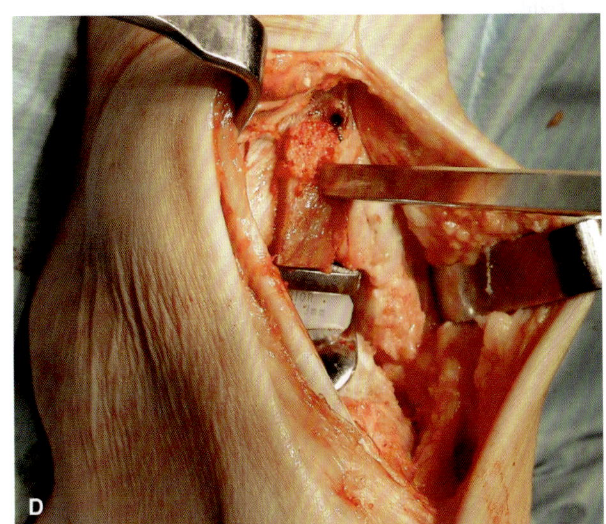

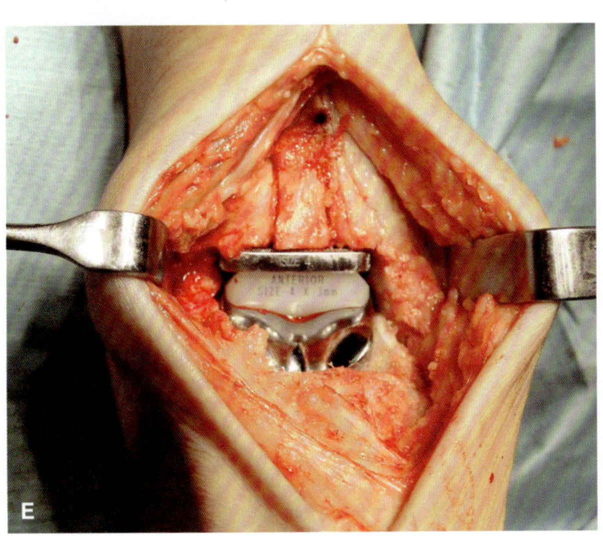

图 7-40 A. 置入的最后步骤；B. 重新置入距骨前面开窗时截下的骨片；C. 松质骨部分仔细处理；D 和 E. 以重新置入距骨前皮质并夯实；F 和 G. 确认足够的活动度（图片来源：Easley ME. Operative Techniques in Foot and Ankle Surgery. Philadelphia, PA:Lippincott Williams & Wilkins; 2011）

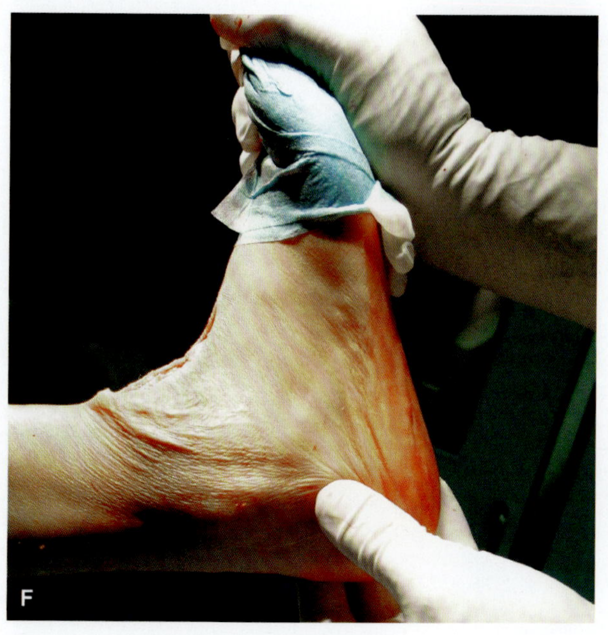

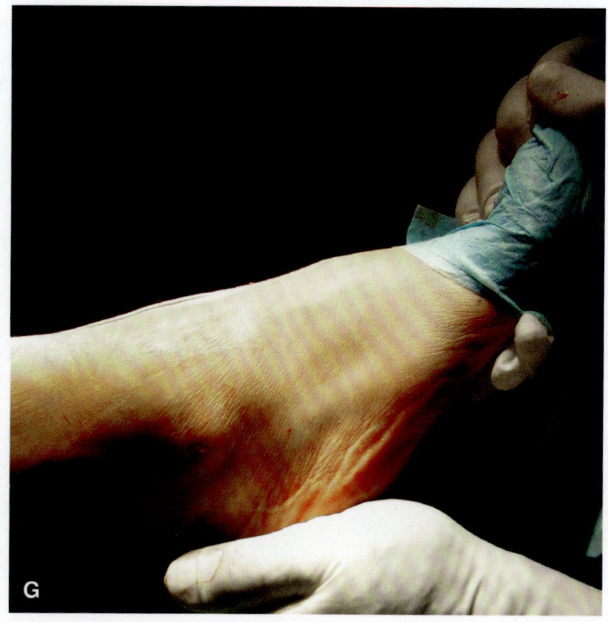

图 7-40 （续）

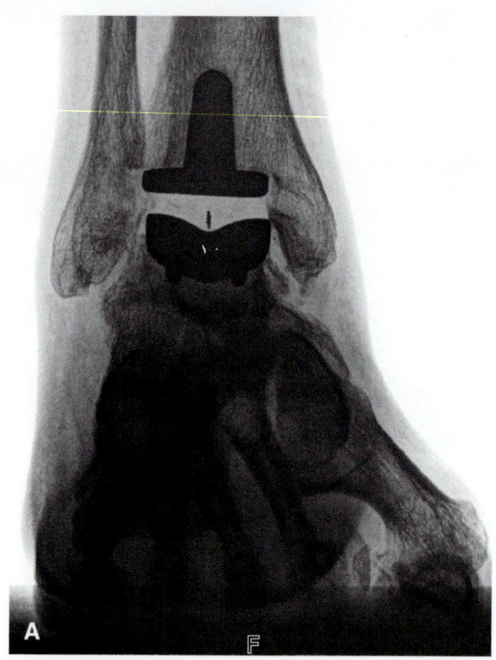

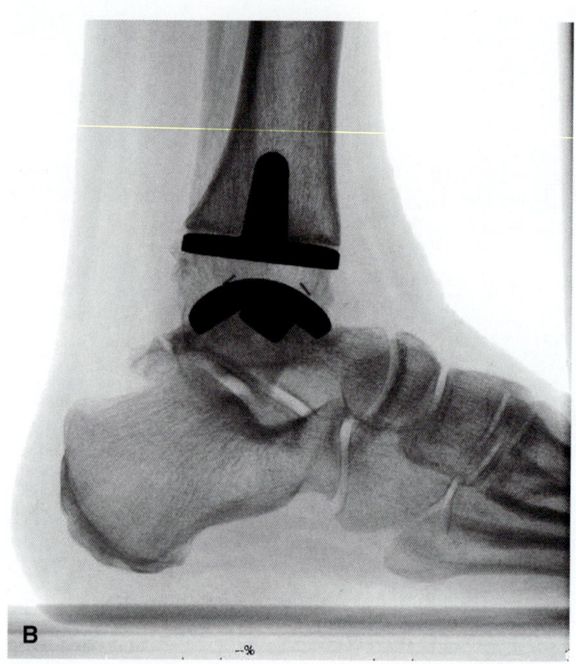

图 7-41 A，B. 随访负重位片。A. 踝关节前后位；B. 踝关节侧位 (图片来源：Easley ME. Operative Techniques in Foot and Ankle Surgery. Philadelphia, PA:Lippincott Williams & Wilkins; 2011)

六、编者注

有几篇关于 Mobility 踝关节的文章发表。有一项研究纳入 85 位患者的 88 例踝关节置换，平均 49 个月的随访结果显示：88 例踝关节的平均 AOFAS 评分由术前的 38.2 分增加到术后 74.8 分。在 88 例踝关节中有 33 例出现了骨 – 假体界面假体磨损颗粒（占总数的 43%），其中 91% 可见胫骨平面周围透亮带。8 例踝关节需要翻修，其中 6 例由于无菌性松动，1 例由于距骨下沉，1 例是因为深部感染。1 例因假体组件移位行关节融合术，1 例因慢性疼痛综合征进行了胫骨中部截除术。6 位患者出现了即时的疼痛。3 年和 4 年生存率分别是 89.6% 和 88.4%。

另外一篇由 3 位外科医师所做的包括 178 位病人的综述显示：平均 4 年的随访结果有 86% 的患者得到改善。尽管如此，18 位单踝关节置换的患者仍然出现了不好的结果，AOS 疼痛评分大于 30 分，如果术前诊断是创伤性关节炎，结果更差。术前 X 线对线对于结果无影响。20% 的病人出现内侧疼痛，提示有内侧撞击。另外 29% 的病人至少一处出现透亮线。总体来说，86% 的踝关节置换病人获得了良好的结果。

另外有一项研究，包括 60 位患者的 62 例 Mobility 踝关节置换，其中有 18 例踝关节在 14 个月内接受了再次手术，从第一次手术计算平均随访时间 32 个月。在 18 例再次手术的患者中仅 3 例得到改善。总体来看，患者满意率为 67%，79% 的患者表示，如有必要可以接受再次手术。作者认为，如果再次手术作为失败的标准，该组患者的成功率很低也就不足为奇了。

该假体的设计者进行了一项包括 233 例踝关节平均随访时间 32.8 个月最低 1 年的研究。在该组中，10 例出现术中并发症 (4.2%)，20 例发生术后并发症 (8.6%)。18 例需要再次手术 (7.7%)。术后平均 27 个月，5 例失败。AOFAS 后足评分由平均 48.2 增长到 84.1。平均疼痛评分由 7.7 分降至 1.7 分。关节活动度由 19.8°增加到 21.9°。术后足内翻 2.1°，平均倾斜度为 6°。非进展性透亮线，胫骨侧 1.8% ～ 37.3%，0 ～ 22.2% 距骨侧。这项研究最终的结论是这种假体不比其他的三组件踝关节假体差。

（王　旭　译）

参考文献

1. Sproule JA, Chin T, Amin A, et al. Clinical and radiographic outcomes of the mobility total ankle arthroplasty system: early results from a prospective multicenter study. *Foot Ankle Int.* 2013;34(4):491–497.
2. Muir D, Aoina J, Hong T, et al. The outcome of the mobility total ankle replacement at a mean of four years: can poor outcomes be predicted from pre- and post-operative analysis? *Bone Joint J.* 2013;95-B(10):1366–1371.
3. Summers JC, Bedi HS. Reoperation and patient satisfaction after the mobility total ankle arthroplasty. *ANZ J Surg.* 2013;83(5):371–375.
4. Rippstein PF, Huber M, Coetzee JC, et al. Total ankle replacement with use of a new three-component implant. *J Bone Joint Surg Am.* 2011;93(15):1426–1435.

CHAPTER 8

Stuart H. Myers
Lew C. Schon

第8章　Zimmer全踝关节置换：特点、手术技巧及结果

一、简介

假体特点

Zimmer骨小梁金属全踝关节假体在设计上与其他假体系统有着较多差异，其中最典型的是其通过外侧入路进入踝关节而非传统的标准前方入路。Zimmer假体置入的方式及其解决相关病理情况、对线不良等的能力都来自于该手术优点。以另外的视角来认识踝关节解剖、生理及生物力学特性使得假体设计也必定符合这些要素，同时也可以使假体更加通用、耐用。

从前方入路改为外侧入路的最突出优势即更有利于截骨，从而为假体置入提供理想的空间。正是由于采用外侧入路，使得我们可以利用胫骨底面及距骨顶面的本身凹凸特性，通过相应的磨钻对每一个关节面处理。胫骨及距骨截骨的半径以中轴线为基础，通过内踝尖来进行估计，这也是由关节本身的几何特性所决定的。这使得我们可以在每一个关节面进行弧形截骨，其表面积也大于平面截骨。由于弧形截骨保留了更多的高密度骨质，使得Zimmer假体的弧形设计能够与其匹配，特别是在胫骨的前缘及后缘。在踝关节内侧面，由于弧形截骨所保留的前方及后方骨质能够为内踝提供支撑，从加强了踝穴的完整性。而其他踝关节置换多采用两个会聚的平面截骨，一个平面垂直于胫骨轴线，另外一个平行于内踝，这可能使应力更多地集中在两个平面的会聚部位。而弧形截骨面使得应力在整个解剖接触面都均匀地传递，根据Wolff定律，这可以减少骨的重构。

外侧入路的主要优势在于其可以在血管区域之间延伸切口暴露踝关节及距下关节。这有助于伤口愈合及减少前方入路所带来的切口并发症。同时外侧切口也可沿用患者以往踝关节骨折、韧带修复等手术所遗留的手术瘢痕，也可以通过向距下关节延伸从而进行距下关节相关手术或距下关节融合。在外侧切口中，可以通过拉钩保护踝关节前方及后方软组织，避免其受到磨钻等损伤。处理关节面可以在神经血管安全区域内从外向内进行，从而避免了从前向后清理关节面时对胫后神经、血管所带来的潜在危险。

该假体为半限制性的，由对应于胫距关节解剖的两部分组成。假体两组成部分关节面为塑料对金属，同时在内、外踝均有踝关节匹配，从而保证在旋转时依然存在较大接触面积。这样的假体结构保证了其稳定性，同时也使其预设有2°～4°的内外旋转。尽管磨钻处理关节面后为圆柱形，但距骨假体设计为外侧矢状面半径大于内侧半径，这模拟了距骨的自然形态，该假体表面类似于一个倾斜的圆锥体。在中立位，当假体的两部分均在冠状面中线对位后，其中心轴相对于胫骨或距骨关节面约相交成8°角。在中间冠状面上，假体从外向内的截面厚

度保持固定。锥体外形的假体设计特点也体现在距骨假体的后部逐渐变宽。

距骨假体由金属小梁及钴铬合金组成，中间层为钛。金属小梁结构与松质骨形成接合，而钴铬合金与一高密度交联式胫骨聚乙烯盘接合并与胫骨钛金属外壳锁定。钛金属面则与薄层纯钛金属粘合并与胫骨金属小梁面连接。组装的胫骨假体部分具有对称性，因而无正反面。Zimmer 假体现有 6 种大小规格，对于每一种规格，其宽度、长度及半径比例均调整至接触面积最大化及面对面应力分布最优化。由于该优化设计，不同规格的假体间不允许相互匹配。交联聚乙烯部分有 3 种厚度 (0、+2mm、+4mm)，同时具有类似于距骨滑车中间的沟槽，该假体中心也设计有矢状面沟槽。

为了抵消剪切力及提供骨 – 假体在屈伸、前后平移及内外旋转时的接合稳定性，在垂直于踝关节屈伸轴的矢状面上需要安装固定杆，这在外侧入路下才能进行操作。这与其他踝关节假体系统的矢状面假体凸起或圆柱形中心杆有所不同。Zimmer 假体系统还具有三重稳定特征，即采用冠状面稳定杆、金属小梁 - 骨接合面及采用甲基丙烯酸甲酯骨水泥置于 4 根固定杆的邻近间隙中。骨水泥提供了即时固定，而金属钽小梁起到了长久固定作用。

通过外侧入路安放 Zimmer 全踝关节假体时需要进行外踝截骨，可以获得充分地暴露。腓骨截骨必须在踝关节上方 2cm 处进行以减少对下胫腓稳定性造成破坏。此外，截骨时必须保证跟腓韧带、距腓后韧带或暴露良好的腓骨肌支持带的完整性，腓骨可借助这些结构向远端及后方旋转。对于踝关节的平衡来说，该截骨方式也保留了三角韧带的完整性。在矫正畸形过程中，需要在内侧及外侧通过椎板撑开器对抗紧张的三角韧带，从而保证合适的内外翻对线。在此入路暴露下，旋转及平移畸形矫正都能够通过直视观察，在没有腓骨干扰的情况下，畸形矫正均能够顺利进行。此外，在必要时可通过该截骨方式纠正腓骨短缩、延长或旋转畸形，从而恢复冠状面受力平衡。腓骨截骨的弊端在于其增加了手术时间及费用，同时也带来了骨不连、畸形愈合或延迟愈合等相关并发症风险。

Zimmer 全踝关节置换系统的另一项区别在于其具有坚强的对位支架及截骨装置。支架通过 2 枚斯氏针固定于患者胫骨，1 枚斯氏针固定于距骨，另 1 枚针贯穿固定于跟骨。该支架能够保证在清理关节面软骨及软骨下骨时保持胫骨及距骨的稳定。在矫正畸形时，首先在支架外进行软组织及骨性对线矫正，包括旋转、平移及冠状面对位不良的纠正，然后通过椎板撑开器及经关节面穿针临时固定，最后通过该固定支架的跟骨、距骨及胫骨斯氏针将其固定于矫正后位置。在所有的矫正过程中，始终保持浅层及深层三角韧带的完整性，矫形均通过调整腓骨长度及去除骨质进行。将力线 / 截骨系统与患者固定有利于精确截骨，减少骨块及工具移动所带来的截骨误差。

二、适应证

Zimmer 全踝关节假体系统的适应证主要为晚期踝关节炎，引起踝关节发生退变性关节炎的病因主要包括创伤病史、原发性骨关节炎、先天性畸形、类风湿及其他炎性关节病。

三、禁忌证

Zimmer 全踝关节假体置换的绝对禁忌证包括严重的运动感觉神经病变，痉挛性 / 瘫痪性畸形及踝关节功能不全。相对禁忌证包括糖尿病、肥胖、踝关节稳定性严重破坏、重度畸形、既往踝关节感染病史、重度骨质疏松及重度周围血管疾病。

四、术前准备、计划及理念

术前踝关节 X 线正侧位片可用来判断置入假体大小。胫骨与距骨假体部分必须选用统一尺寸。其他必备的设备包括透光手术台及术中 C 形臂机。

五、手术步骤

（一）暴露

患者取仰卧位，在患侧髋部放入沙袋使髋

关节处于内旋位。理想的体位应为足的冠状面平行于地面。在大腿近端绑扎充气止血带以备术中使用，同时，对踝进行局部神经阻滞麻醉可减少术中全麻药的剂量。

沿腓骨后方做纵向切口直至外踝尖，注意保护腓浅神经，其在切口近端处穿出深筋膜。切断距腓前韧带及下胫腓前韧带 (图 8-1)，保留部分距腓前韧带使其仍然附着于腓骨之上，以便于最后行韧带修复。对腓骨做斜行截骨，截骨线的内侧缘位于关节面的近端 1 ～ 1.5cm 处 (图 8-2 及图 8-3)。将远端截骨块向远端翻起，跟腓韧带及距腓后韧带依然保持完整。由近端向远端逐步切断下胫腓后韧带及腓骨肌上支持带，通常在保留下胫腓后韧带远端部分完整时已经能获得充分地暴露。将外踝通过克氏针固定于跟骨 (图 8-4)。通过标准前内侧入路暴露踝关节内侧，注意保护大隐静脉。去除踝关节内侧与距骨体、距骨颈发生撞击的骨赘，松解后关节囊以充分暴露畸形，同时牵拉保护后方结构。对于背伸不足的患者应行腓肠肌松解或跟腱延长。存在严重内翻畸形的患者，具有在腱腹结合部行胫后肌腱延长的指征。

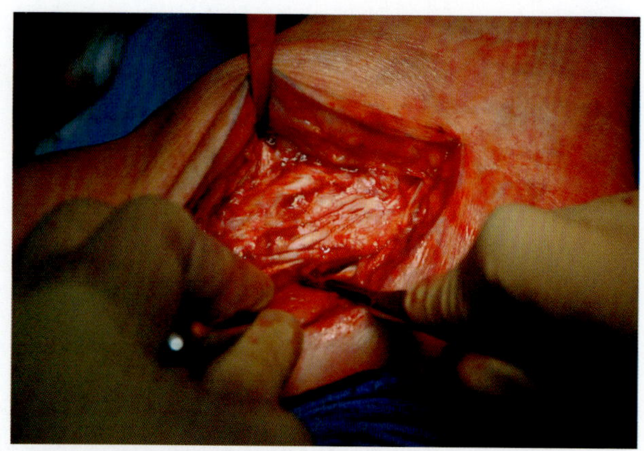

图 8-1 切断距腓前韧带及下胫腓前韧带

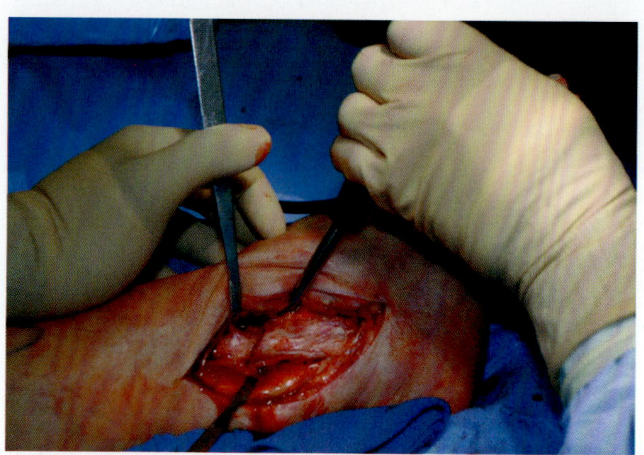

图 8-2 腓骨截骨后以剥离子撬起远端腓骨显露踝关节

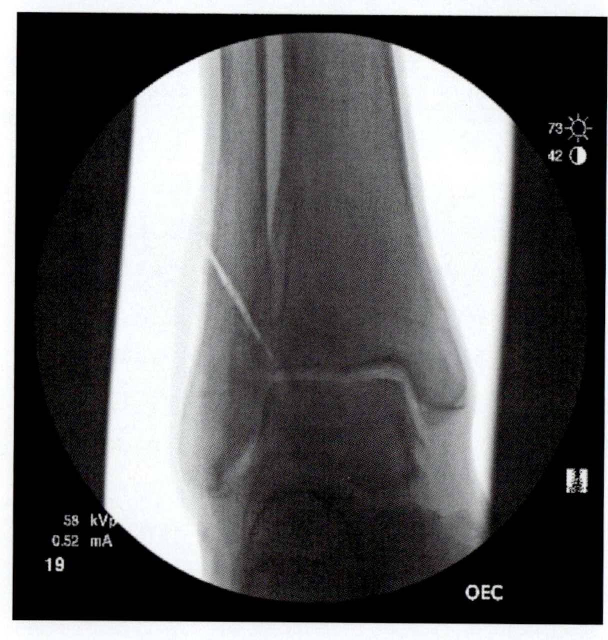

图 8-3 腓骨截骨后术中透视

（二）内侧 - 外侧尺寸测量

使用内 / 外试模器测量距骨宽度。将试模器置于胫骨底面与距骨之间并与内踝关节面相邻，透视确认安放位置良好 (图 8-5)，如果位于两种尺寸之间，则选用较小的规格。

（三）支架安装及对线

摆放下肢位置，使其与跟骨位于同一力线上，跟骨上放置后跟垫，调整其位置使得外踝不被力线杆所遮挡。调整腓肠肌支撑块使得胫骨前脊与支架纵轴杆保持平行。为了帮助确定合适的踝关节旋转度，将直立的可调式牵引器通过内侧切口放置入内踝间隙中。旋转下肢使得胫骨结节处于垂直方向上，并且保持牵引器向内侧成 5° ～ 10°角。可以使用关节线探针的平端置于切割夹具，并把它靠在距骨体外侧关节面的前方来确定最终的旋转。如果该旋转力线合适，探头端部应是齐平或平行于该解剖标志。

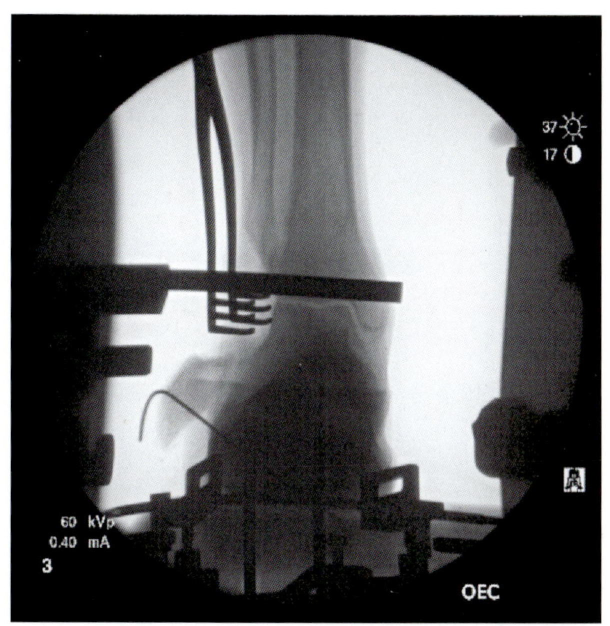

图 8-4 术中透视显示克氏针固定远端腓骨，探针插入到踝关节前方并与其关节线吻合以确保支架的位置和准确安装

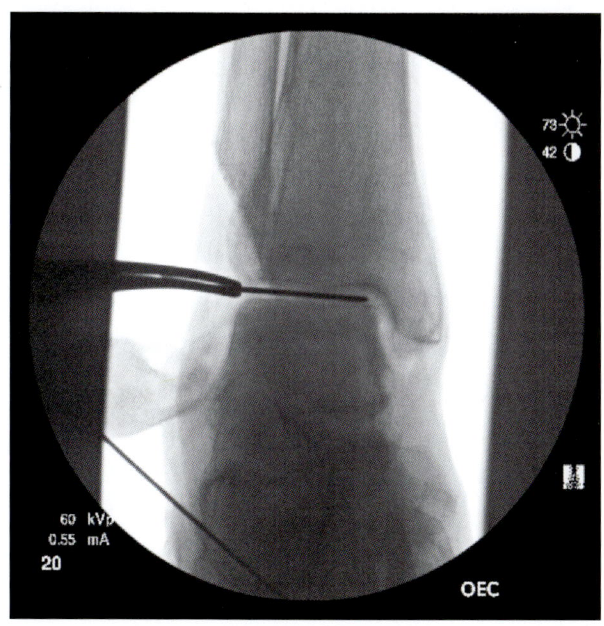

图 8-5 术中透视确认试模器的正确放置

另外一个确认方法是拍摄前后位 X 线片来观察完整踝穴及侧位片观察距骨顶弧线。将足踏板托架放置在跖趾关节的水平方向。将足部用弹力绷带固定在足托架上（图 8-6）。不要使得足托架压迫足部而产生压力点。使用胫骨对线杆通过目测及摄片在冠状面上确认肢体的轴向力线。在跟骨上从内向外打入一枚斯氏针（图 8-7），其理想的置入位置应位于跟腱止点前方 2.5cm，从而避免损伤内侧结构。将跟骨贯穿针通过针钩固定于足踏板。对称地收紧针钩使得贯穿针弯曲，然后移开足跟支持杯。

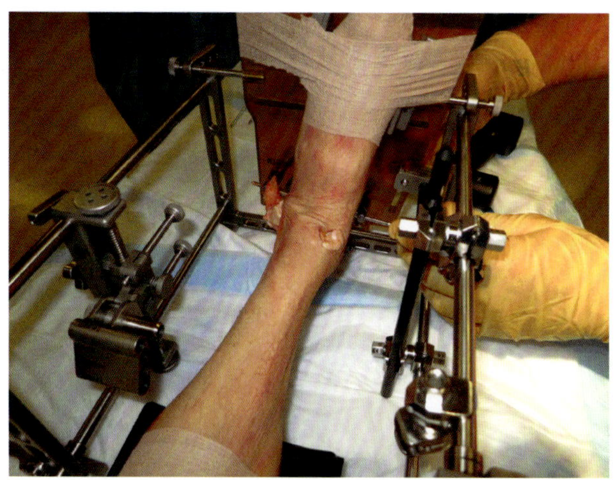

图 8-6 将足用弹力绷带牢固固定在足踏板上

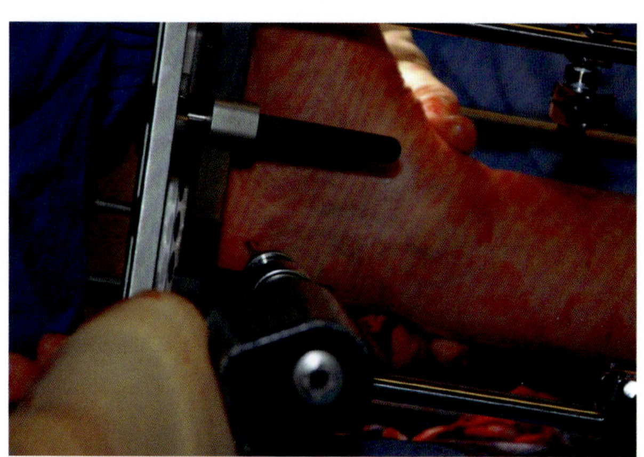

图 8-7 横穿针从内侧向外侧穿过跟骨

将距骨针连接器连接到足踏板距骨针尾端，将距骨针穿过松开的连接器以使之能被安置于合适的导轨上（图 8-8）。于距骨颈处做一小切口并前推距骨针（针已与连接器相连），针从距骨颈中线下方进入，从远端向近端穿出，逐渐远离距骨穹窿。摄前后位 X 线片确保针不影响距骨截骨，并摄侧位 X 线片确保视野中夹具不遮挡穹窿。固定针连接器（图 8-9）。再次通过目测和透视确认胫骨力线杆和胫骨内侧缘平行（图 8-10）。若胫骨存在畸形，此标志可能不理想。我们同样可以通过胫骨对线杆以探针作为垂直的参照物来对齐关节线。通过椎板撑开器消除关节内外翻以矫正关节内畸形。同时通过手动

微调胫骨以纠正平移和旋转畸形。通过目测小腿与踝关节力线评估矫正效果。以探针末端从前方旋转距骨以确定是否存在距骨外侧畸形，通过关节面目测确认胫骨的旋转情况。通过X线摄片确认已完成适当的矫正。若矫正效果难以维持可放置过关节的克氏针。目测及X线摄片确认力线矫正良好，以两枚5.0mm规格的针将距骨固定于支架的内上杆上，单皮质固定可提供足够强度。为提高强度，以碳素杆贴于针上并以夹具与内上框架固定。若仍需提高强度，尤其在矫正外翻畸形时，可使用碳素棒将胫骨针远端与距骨针固定。然而在之后行关节活动度试验时，必须确保将该碳素棒移除。若存在平移畸形，可将胫骨针远端从前向后置于胫骨干骺端胫前肌腱内侧。再次在各平面通过目测和X线摄片确认畸形已矫正。

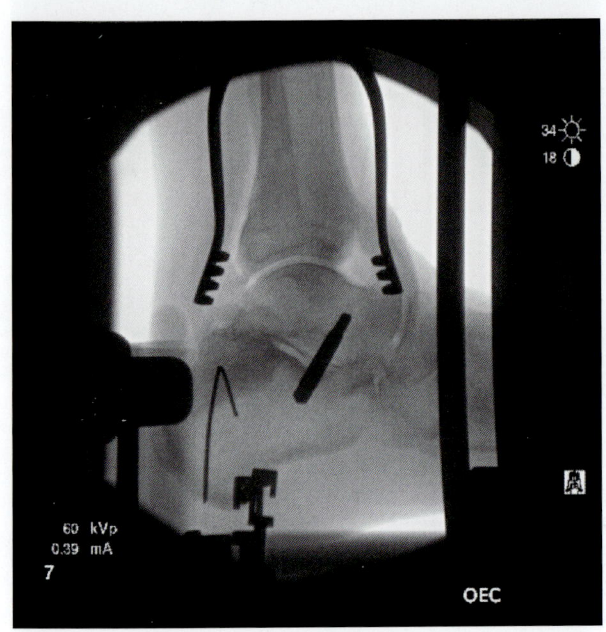

图8-8 术中透视显示距骨针放置正确

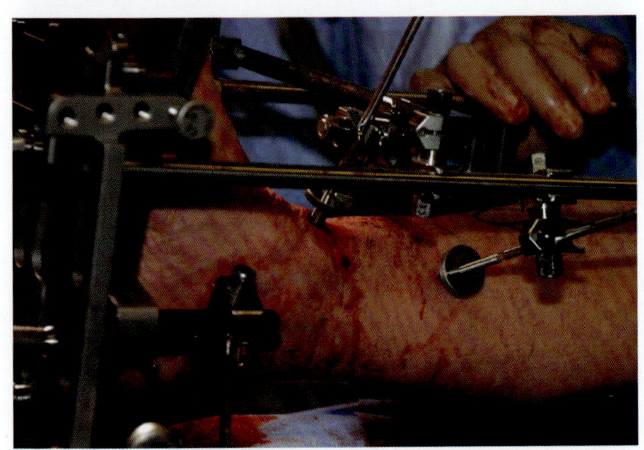
图8-9 胫骨/距骨/跟骨针确保支架正确安装

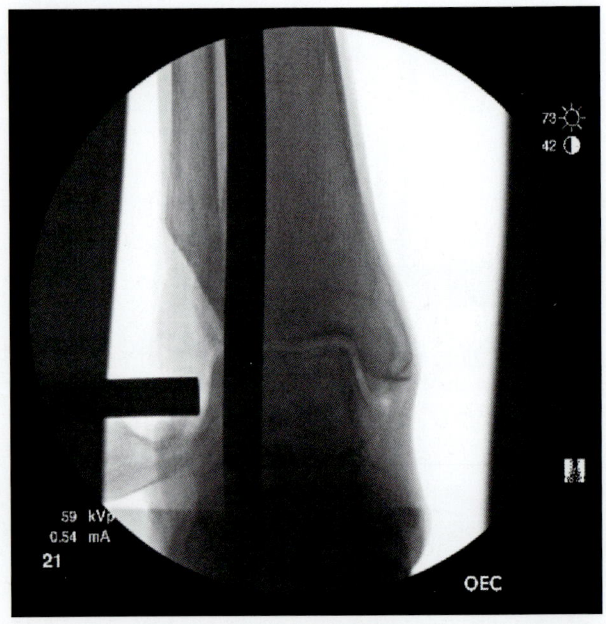

图8-10 胫骨对线杆要与胫骨内侧缘平行

（四）前后位尺寸测量

依照内外侧尺寸测量结果选择前后位导向器的尺寸。将前后位导向器的曲率与大小（轮廓）同胫距关节进行比较。当位于两种尺寸之间时选择较小的尺寸以避免过于突出。内外侧的尺寸必须与前后位相符。若移植物过大，胫骨关节面处理可能会越过中线到达内踝边缘胫骨顶的Hardy切迹处。与此同时，如果宽度不足，假体可能向侧面过于突出，需要在腓骨复位固定时在相应位置开槽。

（五）确认位置

将切割导向器和引导针结合，引导针转向远端以固定。用探针评估位置。探针应当能触及距骨关节面顶端。将指引针旋转180°以使其能自由旋转。调整前后、近远端位置使探针保持在绕距骨关节的一个弧形面上并于顶点处与距骨关节面相交（图8-11）。若存在距骨穹窿偏低或距骨顶平坦，推荐于距骨线以上选择一条新的关节线。对于关节炎的病例，推荐选用高于原平面2mm的关节线以保持距骨穹窿的高度，组装并固定外侧切割部件。

于切割孔处放置探针并标记为“距骨”和“胫骨”以显示骨的切割情况十分重要(图8-12)。将探针粗端置入切割孔中，并将其固定于组织前以通过荧光显微镜和直视下观察新关节线的冠状位定向(图8-13及图8-14)。通过该水平探针的协助，尤其是联合使用竖直校准棒时，我们可以估计距骨和胫骨的截面，在关节面准备前应对内翻、平移和旋转做最终调整。调整需要进行前后位和侧位的X线片。必要时可改变一半针的方向。

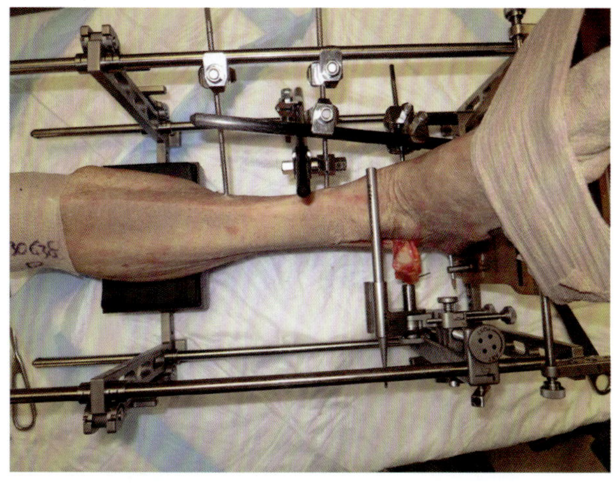

图8-13 目测导针与小腿的位置关系

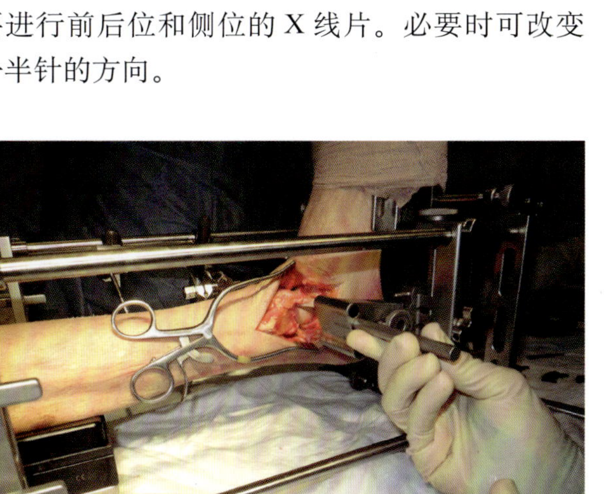

图8-11 调整前后、近远端位置使探针保持在绕距骨关节的一个弧形面上并于顶点处与距骨关节面相交

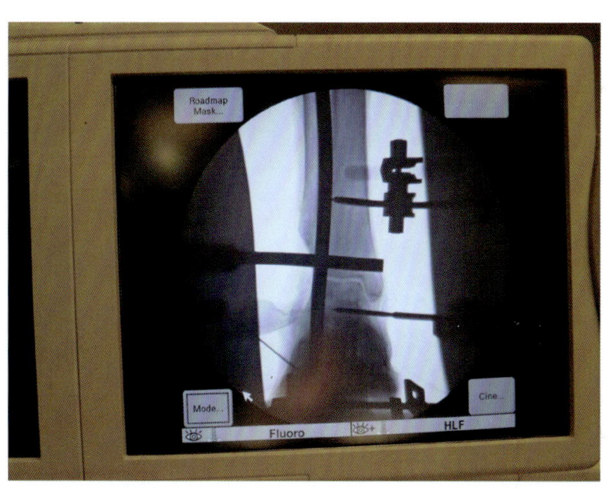

图8-14 透视显示导针与踝关节的关系

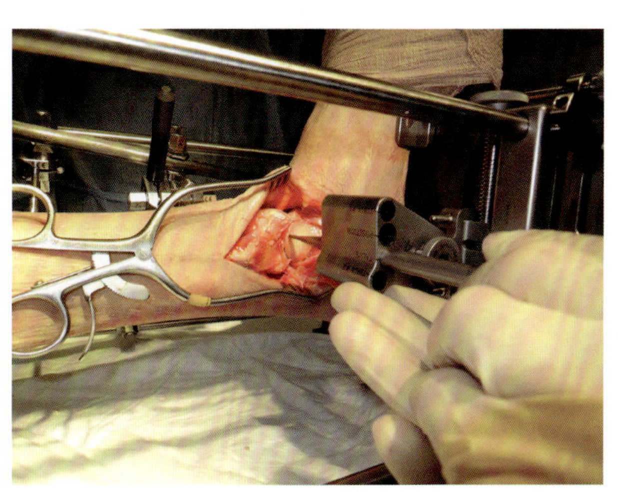

图8-12 将探针弯成弧形插入位置孔中以标示关节线

（六）关节面准备

组装切割导向器(合适尺寸的)与切割组件。将切割导向针指向远端(锁止状态)。拧紧前后固定器以进一步固定切割导向器。于距骨和胫骨上钻洞(图8-15)。运用“啄”和“拍”的技术接触皮质以避免钻偏。若存在钻偏情况，以扳手开口端贴近骨面引导钻头以将偏移减至最小。钻头应当没入依照移植物大小所做的钻孔标记。必须应用荧光显微镜辅助以防钻透边角的卯眼(图8-16)。钻至此深度或以手术标记标明合适深度。接下来解锁切割导向器并钻通引导孔以移除更多骨组织。

移除预切割导引针，替之以切割导引针。注意插入切割导引针时使其朝向近端且处于未

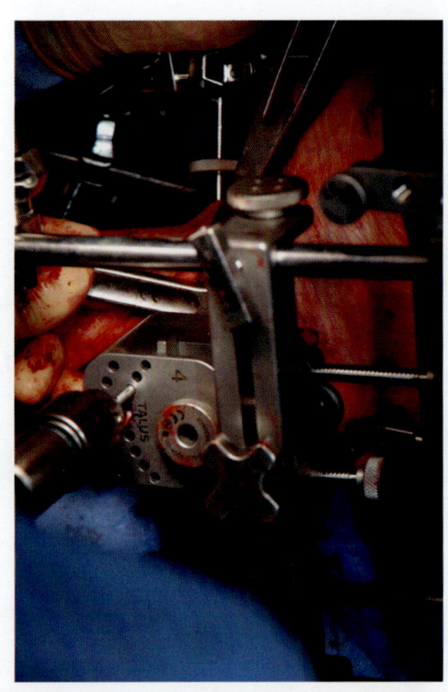

图 8-15 打磨前在距骨上钻孔以减少打磨的骨量并增加打磨精准度

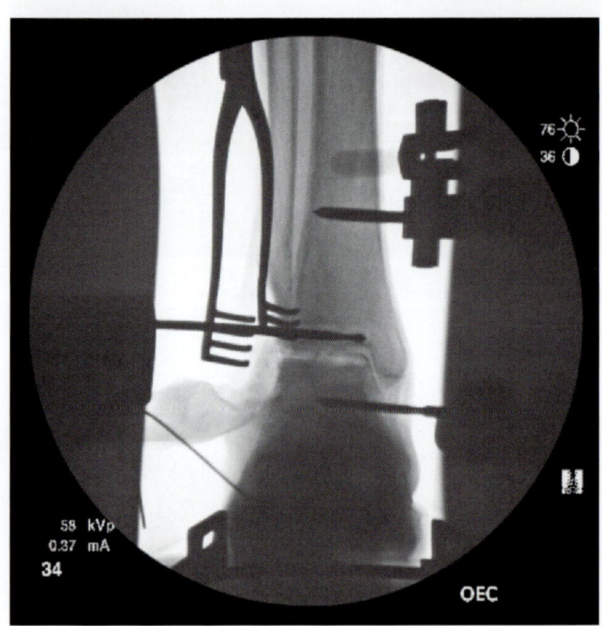

图 8-16 打磨过程中应使用 C 形臂透视成像，降低内踝被削的风险

固定位。将骨钻放入骨钻鞘中并将两者一并植入切割导引针中的“TALUS”孔洞 (图 8-17)。向前移动骨钻至其位于外侧距骨之上。为防止骨钻钻入内踝，可将距骨试模置于骨钻鞘上，这样当钻入同假体相同宽度之后，骨钻便会被阻挡，从而使骨钻鞘阻挡装置能以与植入物宽度相等的距离相附着 (图 8-18)。为进一步保护内踝，可将 5mm 的扩张器与骨钻鞘相连接，通过调整前后路的阻挡装置来设置两路的偏移量，用带导向的牵开器与后路软组织牵开器分别牵拉分离前后路软组织。用骨钻的端面部分继续沿之前的钻孔向深部钻入，注意使用冷却水以防骨质过热 (图 8-19)。从距骨前部开始下一步操作，用“轻叩”的方式打出几条从外侧通向内侧的通道。在通道靠近之前的 5mm 扩张器时移除扩张器，继续钻入直到最终所需深度，并复查影像。在内外侧距离 (ML) 尺寸较小时内侧距骨关节面应当完好无损。若内外侧距离尺寸为全尺寸且骨槽中存在骨赘，则需要前进至内踝的外侧骨皮质部。接下来处理距骨后部，同前法以“轻啄”方式打出通道，并在通道完成后对照影像资料以确定是否到达合适深度。最后，以“轻啄”方式处理中部骨，在导引针引导下使用骨钻的边缘切割部清理弧面 (图 8-20)，通常可多次清理逐步去除多余骨质 (图 8-21)。不要试图一次性完成。

经被标记为“胫骨 #1”的孔洞插入骨钻，此时不可采用 5mm 规格的扩张器。调节前后路的阻挡装置以重新调整两路的偏移量。继续以与之前处理距骨相类似的“轻叩”法钻入胫骨。逆时针摆动骨钻来增加控制面积。用咬骨钳清理残余骨屑 (图 8-22)，通过冲洗关节去除碎屑。上述操作完成后将骨钻移至被标记为“胫骨 #2”的孔洞中，同前调节前后路阻挡装置并重复胫骨切割步骤 (图 8-23)。

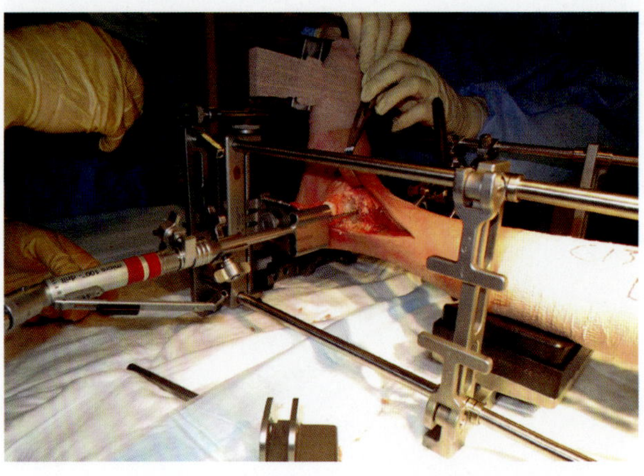

图 8-17 使用骨钻多次清扫，注意每次清扫深度较前次更为深入少许，尝试以可控的方式移除骨质

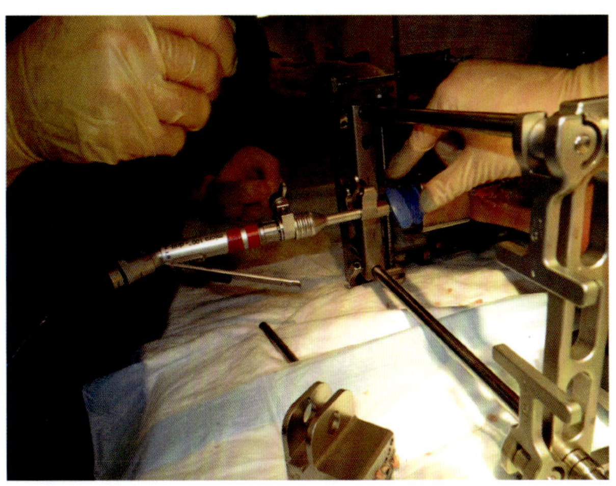

图 8-18 在磨钻杆上安装阻挡装置

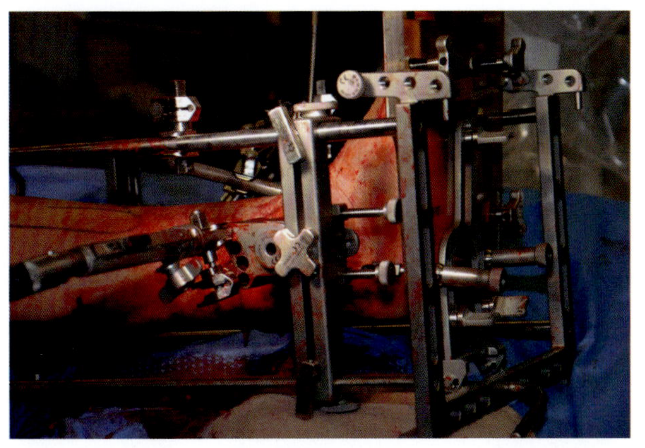

图 8-19 可调的前后方阻挡装置防止磨钻的过度偏离

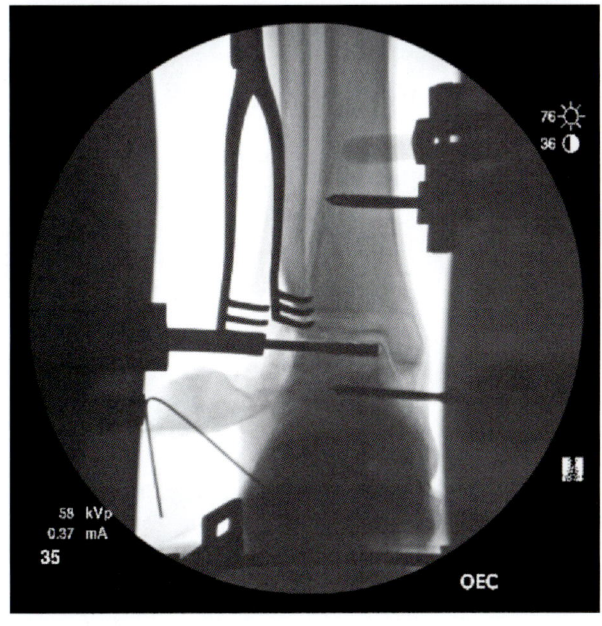

图 8-20 骨钻的边缘切割部可用于已钻孔骨质图

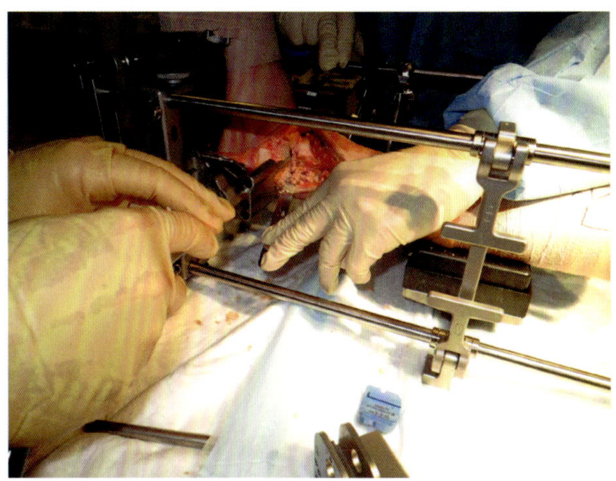

图 8-21 使用骨钻的边缘切割部多次清扫以保证精确性

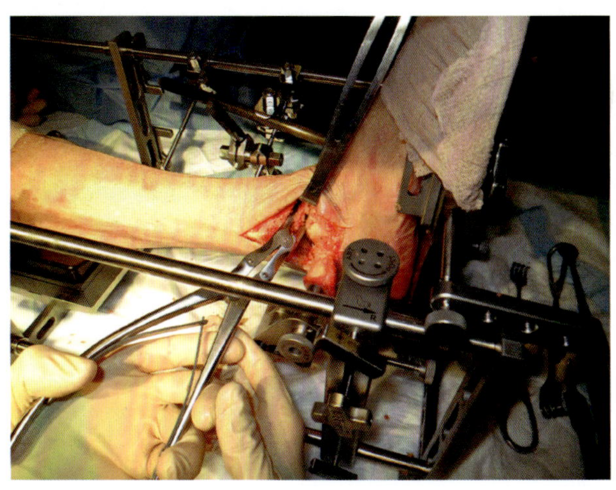

图 8-22 沿骨头切口以咬骨钳去除残余骨屑

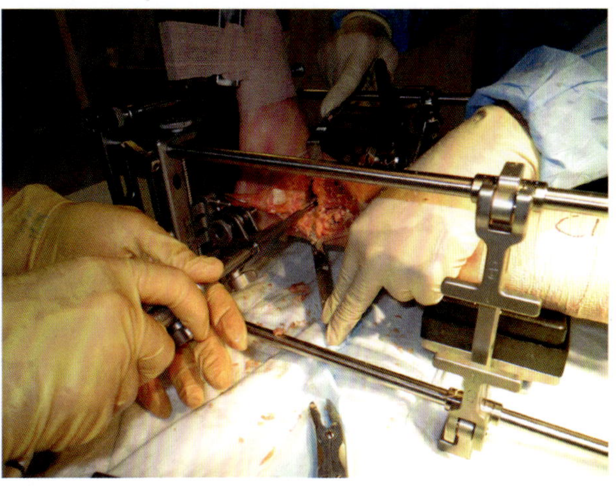

图 8-23 胫骨切口式样与距骨切口相似

使用骨钻边靠着切割导引针冲洗边顺时针移动，直视或 C 形臂透视成像下连续调节骨钻鞘，以每次可移除 1 ～ 2mm 骨质为宜。

检查内侧骨槽并移除其中的骨质。冲洗骨槽去除骨屑 (图 8-24)。对齐胫骨导丝钥匙与相对应的孔洞，并借此组装成铁孔骨钻导引针。

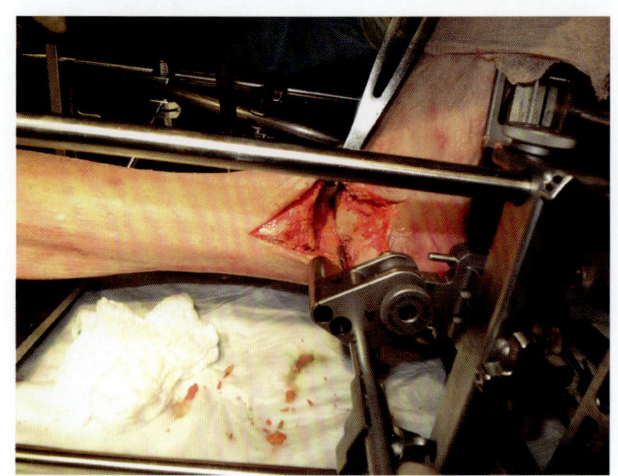

图 8-24 踝关节，截骨

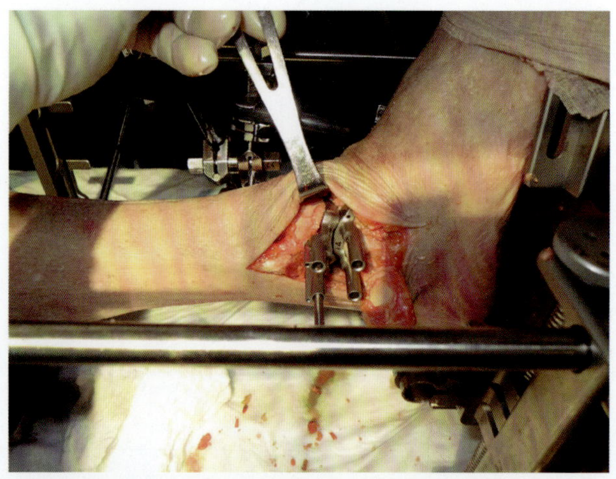

图 8-25 连接导钻被置入踝关节

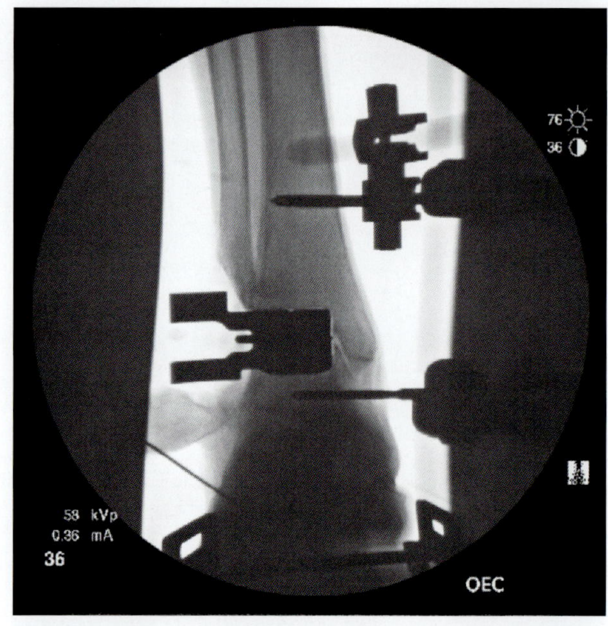

图 8-26 连接导钻透视成像

插入已连好的骨钻导引针 (图 8-25)，导引针套壳需要对着胫骨与距骨外侧齐平(图8-26)。若骨钻导引针未能落在恰当位置上则回到胫骨切割的步骤更深入地切割胫骨。骨钻的两部分沿处于背伸和跖屈方向“相连”的矢状面钢轨移动以维持一致性，然后钢轨可在深入胫骨与距骨的矢状面上被独立切割来进一步优化校准。

在切割导引针之间插入最小尺寸的扩张针 (图 8-27)。为了将导引针固定在胫骨与距骨形成的空腔中，我们也可在必要时采用大尺寸的扩张针。在扩张针的扩张下，轴向前移导引针到达骨质表面，此时金属针应与骨质齐平。我们建议可轻摇导引针部分使其插入骨质更为深入，这一操作也有助于增加胫骨和距骨切口的接触面积。

使用透视 C 形臂评估钻头导向器的位置。胫骨钻头导向器的切迹应当沿着胫骨的机械轴 (图 8-28)。导轨孔钻头导向器和胫骨之间应不留间隙。钻头导向器孔应当垂直于支架杆。

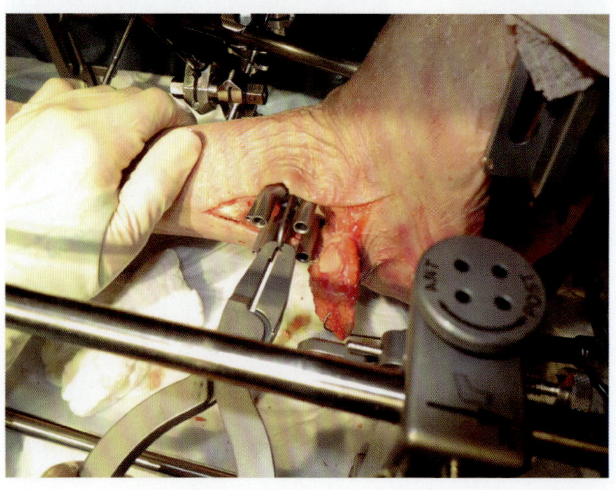

图 8-27 在钻入前置入撑开器

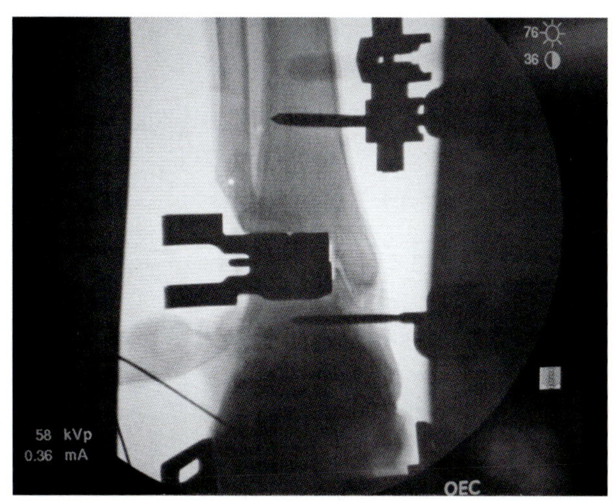

图 8-28 胫骨导钻的切迹应当与胫骨机械轴覆盖

用四根 1.6mm 克氏针来确保导轨孔钻头导向胫骨和距骨,钻孔时使用钻头稳定器(图 8-29),确保在正位透视下没有立线损失，撤下克氏针、撑开器及导轨孔钻头导向器，检查导轨孔，根据设计，他们既不会偏向内侧距骨也不会偏向内侧胫骨。

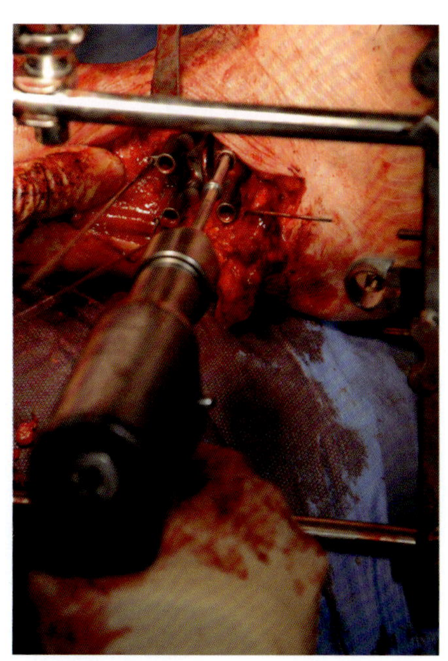
图 8-29 导钻随后钻入且放入导轨孔稳定针

（七）试模

植入合适尺寸及方向的试模。胫骨临时植入物尺寸分别为 +0、+2mm、+4mm。与三种聚乙烯假体相对应，均以 2mm 增量为记。去除固定腓骨的克氏针并复位外踝，检查外踝是否存在撞击。如果在踝关节间存在碳棒（例如在下端胫骨和距骨间存在用以增加在畸形矫正中的稳定性），碳棒应当被断开，移走金属脚踏板支撑，评估活动度和外翻稳定性。内翻稳定性不能在腓骨截骨固定之前评估。如果外翻松弛存在，考虑再次置入更大的胫骨试模。

如果背伸角度限制在小于 5°，考虑跟腱延长或者腓肠肌切开。

（八）植入物置入

彻底冲洗关节腔，清理关节腔内碎片。除足踏板的角度锁定针之外，收紧其余所有夹具。不收紧角度锁定针可以使踝关节在跖屈及背伸时保留少许运动。安放距骨假体使带有 Zimmer 标识的一面朝向置入手柄，而之前先安放胫骨临时假体有助于距骨假体的准确放置。

置入距骨组件，保持置入手柄垂直于力线杆（图 8-30）。在导轨使用且路径建立后可用骨锤适当敲击。缓慢背伸踝关节并连续轻敲以促进假体紧贴于骨质表面，过度敲击可能导致内踝骨折风险增大。透视辅助确认假体置入位置（图 8-31）。移除胫骨临时假体时注意不要移动或者损坏距骨假体。

使用胫骨聚乙烯组装工具（保护袖）来连接胫骨假体和胫骨聚乙烯植入物。当两者完全匹配时会发出声响，压配胫骨假体与胫骨置入器，保证 Zimmer 标识朝向置入手柄，移除胫骨试模后置入装配好的胫骨假体。最初放置时保持踝关节处于轻度跖屈位，以便假体越过距骨假体的边缘安放于胫骨表面。然后通过背伸踝关节在胫骨假体置入使保持一定的压力。避免过大的压力，否则可能导致内踝骨折。取出置入器后透视确认假体位置（图 8-32）。

松开足部的绷带，移除所有斯氏针及力线杆。上充气止血带后将混合骨水泥通过注射装置打入每一导轨孔中。采用倒退填充的方法以保证孔内间隙被全部填满，每一个导轨孔大约需要 0.5 ~ 1mm 骨水泥。当骨水泥开始硬化后，从前、后、内、外各个方向确认是否有残余骨水泥并将其去除。

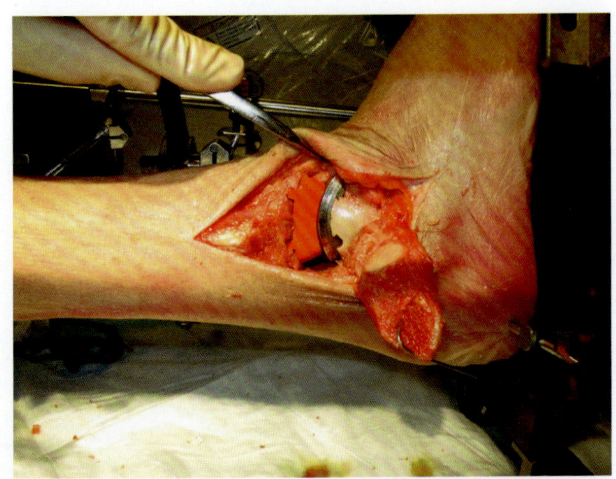

图 8-30 置入距骨组件通过置入胫骨试模组件完成

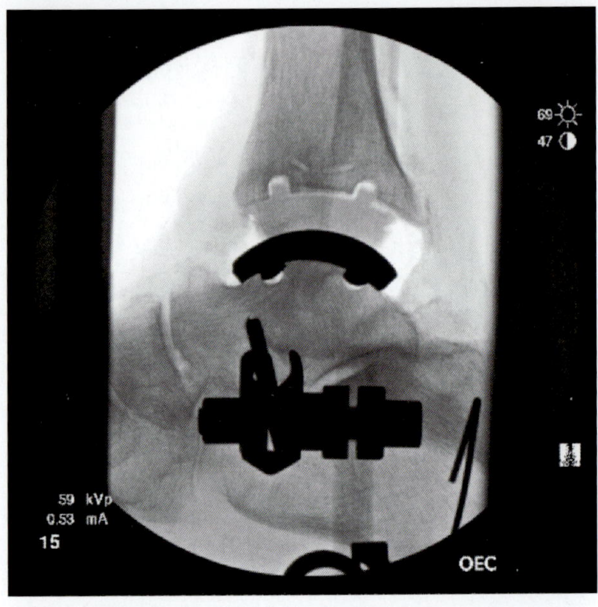

图 8-31 安装胫骨试模和距骨假体后透视像

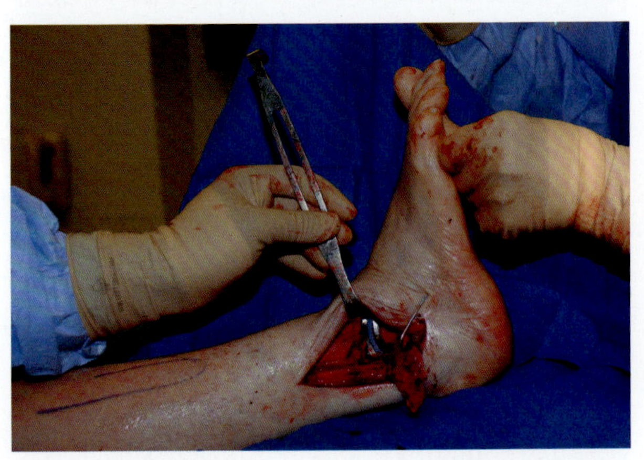

图 8-32 胫骨复位前已经安装好的胫骨和距骨假体

（九）修补及缝合

复位腓骨后评估外踝的匹配性及踝关节内翻稳定性。如果存在撞击，去除外踝的部分关节面。腓骨复位时可以通过延长 / 短缩、成角或旋转以恢复正常踝穴结果及获得外侧韧带合适的张力。

通过外侧钢板固定腓骨。术者可根据自己喜好选择使用钢板类型、是否使用拉力螺钉或从腓骨尖置入轴向螺钉。腓骨固定后行外旋应力试验以评估下胫腓稳定性，如果存在下胫腓不稳，则需要置入下胫腓螺钉并在术后一段时间后取出。在腓骨截骨线部分置入环锯内的自体骨。

端对端修补距腓前韧带或将其缝合至骨膜。关闭内侧关节囊后再次评估关节稳定性，然后依次缝合皮下组织及皮肤。术后采用石膏或支具将踝关节固定于中立位。

六、经验及注意事项

在截骨导向器组装时需要术者进行调整。该限制性截骨技术在其他踝关节置换系统中未被采用。当截骨平面不垂直于刨削轴线时，可能发生刨刀切割。“轻啄”技术可以有效地减少这种切割，使用扳手辅助也同样有效(图 8-33)。

内侧关节囊切开及清理能有效减少内侧撞击，充分的减压也非常重要，但必须保证避免发生内踝骨折。

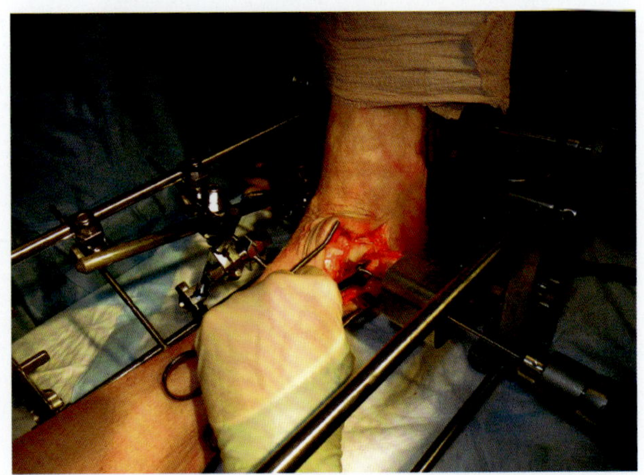

图 8-33 使用扳手防止刨刀切割

如果 +4mm 的胫骨试模能够达到最佳的软组织平衡，在最后放置假体时可能需要进一步的关节牵开。这可以通过松开力线杆的末端针－杆夹具后向远端滑动力线杆来实现，调整位置后再次收紧。

在填入骨水泥时，应防止其从导轨孔的内侧漏出。

七、术后康复

1. 术后 2 周：非负重 / 支具。

2. 术后 2 ～ 6 周：行走支具、适当关节活动，部分负重。负重深蹲练习可以根据自身情况决定，通常为每天 5 次，每次练习 20 分钟。在睡眠及沐浴时可取下支具。

3. 术后 6 ～ 10 周：除非存在腓骨愈合不良，此时患者可在行走支具中全负重行走。

4. 术后 10 周后：去除行走支具后开始对抗练习。

由于目前仍然没有针对全踝关节置换术后预防深静脉血栓的标准流程，目前对于是否使用机械加压装置、依诺肝素、华法林或阿司匹林的观点不一致。

八、并发症

作为新型踝关节置换假体，Zimmer 假体系统的并发症记录也在不断更新，潜在的并发症包括腓骨骨不连、畸形愈合及内踝骨折或踝关节内侧撞击。

九、结果

与并发症的报道相同，目前关于 Zimmer 假体系统随访结果的报道也非常有限，目前在全世界范围内，约 140 例患者已经接受了 Zimmer 踝关节假体置换。并发症的发生率目前很低，同时设计者及早期使用者均对该假体系统及技术较为满意。

（黄家张　译）

CHAPTER 9

James K. DeOrio

第9章 内翻踝关节的全踝关节置换

一、简介

踝关节骨关节炎最常见的畸形是踝关节内翻。由于踝关节扭伤每天都会发生，因此发生踝关节内翻并不足为奇。一旦外侧韧带撕裂，踝关节活动的匹配度将降低，从而可以引起软骨的力学变化直到硬化骨的出现，与此同时常常伴随着疼痛。因此，我们强烈建议早期治疗踝关节不稳定。

创伤是踝关节内翻畸形的另一常见原因，因为踝关节内翻损伤非常常见。此种损伤不但可以引起外侧韧带的撕裂，也可以引起踝关节内侧的损伤。远期内侧关节软骨变性同样会导致踝关节内翻畸形。

二、适应证

内翻性踝关节骨关节炎的手术适应证包括疼痛和（或）严重的力线问题导致进行性畸形加重和疼痛，非手术治疗无法缓解。

三、禁忌证

关于这些畸形的手术禁忌证前文已叙述，包括皮肤软组织条件不佳、外周血管疾病、年龄小于35岁、1型糖尿病、神经肌肉瘫痪和距骨无菌性坏死。

四、术前准备、计划及理念

术前检查包括双侧踝关节站立位的正位、侧位、斜位和Saltzman跟骨轴线位X线片检查。此外，对于踝关节上方的畸形，应包括站立位下肢的X线摄片。对于动脉搏动微弱或者无脉的患者，应行血管检查，必要时请血管外科会诊。CT扫描可以评估邻近关节的关节退变情况，MRI检查可以评估距骨或者胫骨远端关节面的血供情况。

五、技术流程

首先评估踝关节内翻性骨关节炎患者出现疼痛时，是否残留有足够的软骨，是否可以延迟关节置换或者融合手术。如果中度的不稳定和内侧关节间隙狭窄，但是并未侵蚀到软骨下骨，可以尝试进行挽救性手术。Mann等提出胫骨内侧撑开截骨手术。在关节软骨上方行内侧纵向切口，导针定位模拟截骨的角度，然后3根横行克氏针固定在拟行截骨部位的基底部，从而可以进行撑开截骨。撑开截骨处填塞骨松质，并在胫骨内侧放置钢板。该研究回顾性分析了19例患者，其中18例接受了改良的Chrisman-Snook外侧韧带重建手术：4例失败(2例进行关节融合术和2例进行了关节置换)，其余14例患者均对手术表示满意。尽管文中提到了清理外侧沟，但是没有进行腓骨截骨。这或许是胫距关节面角没有显著纠正的原因，尽管取得了良好的效果，但仍有10°的内翻。

如果患者踝关节退变的程度较重，不能通过截骨的方式缓解疼痛，下一步就是考虑是融合还是置换。这种选择需要依据多种因素，包括患者的年龄、内翻的角度。比如，对于年龄小于35岁的创伤性踝关节骨关节炎患者更倾向于做关节融合术。而对于45岁关节炎累及踝关节、距下和距舟关节的患者，更倾向于做关节置换术。本章主要是针对关节置换，而踝关节内翻是踝关节炎最常见的表现，我们将对踝关节内翻性骨关节炎进行详细的阐述。

本章的重点是确定力线良好前提下踝关节置换术的平衡问题。主要的原因如下：①便于患者更好地行走；②去除异常应力，异常应力将导致聚乙烯磨损或骨－金属界面失效。这些因素决定了踝关节置换术(TAA)是技术性要求高的手术：如何找到正确的平衡点。

（一）手术入路

对于内翻性踝关节没有特殊的手术入路。标准的前方切口在踇长伸肌腱和胫前肌腱之间。清除胫骨前方软组织，更好地暴露踝关节。放置深部牵开器，避免过分或者反复牵拉皮肤。为了避免皮肤被过分地牵拉，有时需要暴露至距舟关节。

（二）三角韧带和外侧韧带重建

对于轻度到中度的内侧紧张，术前和术中影像学判断，通常需要进行三角韧带松解（通常伴有腓肠肌的松解，后文描述）获得更好的平衡（图9-1 和图9-2)。这是内翻性踝关节的最常见的手术步骤，在一项67例踝关节置换患者的回顾性研究中，有21例实施了三角韧带松解。牵引跟骨和足，牵开踝关节关节腔。如果踝关节关节腔牵开大于1cm，则胫骨截骨的量要少，避免过分松弛。但是任何情况下，均可以再次截骨。换句话说，冠状面的截骨均与胫骨成90°。此外，我们必须谨记，不同厂家生产的聚乙烯组件有不同的厚度限制，如果切除太多的骨质可能导致聚乙烯厚度不够，影响重建踝关节张力，这种现象在踝关节置换翻修中较常见。从胫骨上进行骨膜和三角韧带纤维的锐性剥离，至胫后肌腱后方和内踝尖下方。不要在距骨上行软组织的剥离，避免破坏距骨血供。要避免损伤胫后肌腱，尽量做到内踝尖无软组织残留。三角韧带的浅层和深层纤维并不是从内踝处横行切开，而是将它们一直向上剥离至内踝关节面水平。

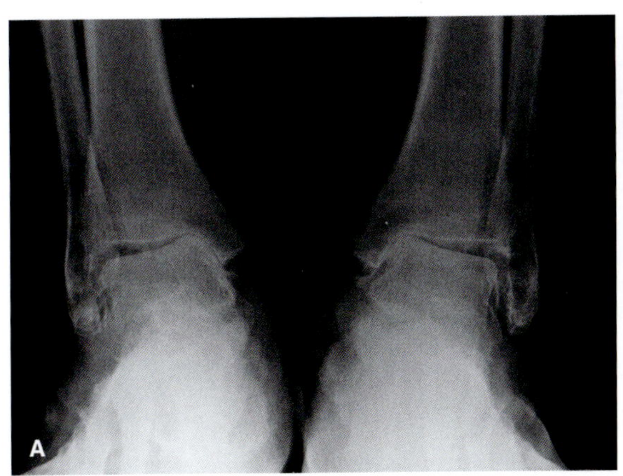

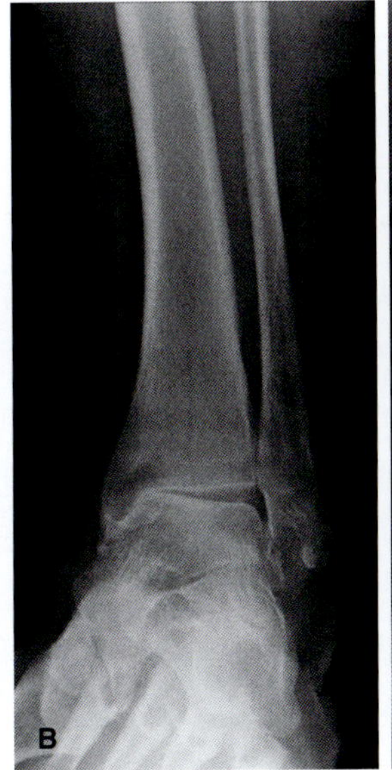

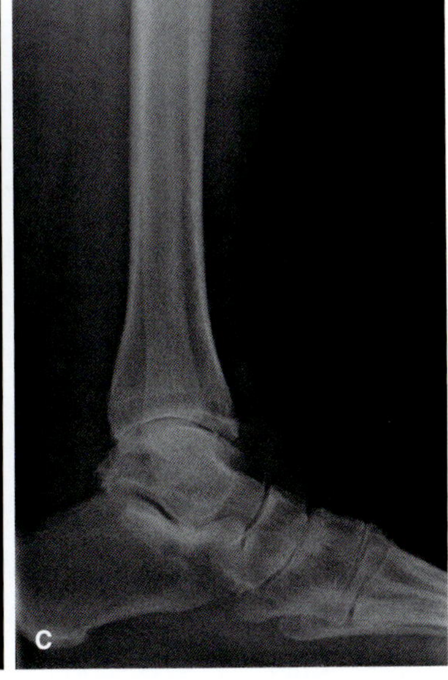

图9-1 A.75岁女性患者，最近3年来踝关节疼痛逐渐加重，左侧重于右侧，踝关节10°内翻畸形；B.踝关节斜位片显示内踝间隙的软骨完全消失；C.侧位片显示距下关节和距舟关节完好

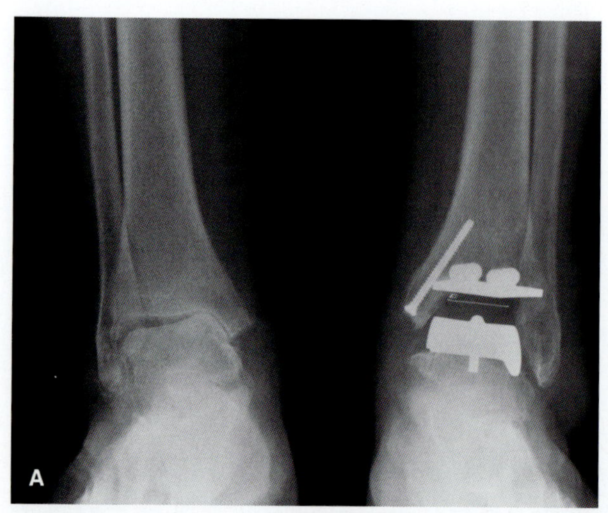

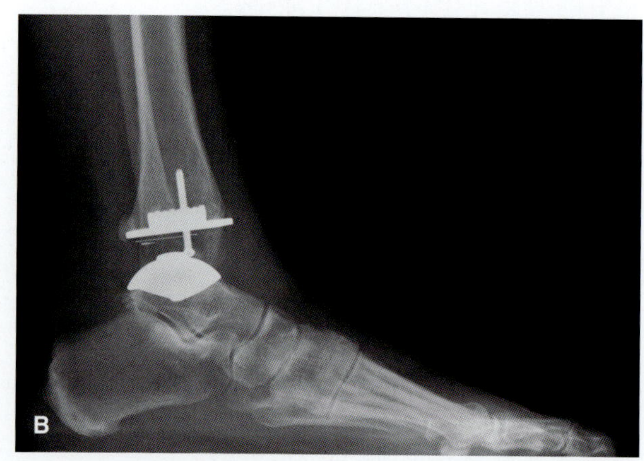

图 9-2 A. 术后 6 个月，力线好，内踝见一枚预防性使用的螺钉；B. 侧位力线好

有观点认为，常规的踝关节置换，三角韧带的浅层和深层的松解可以改进活动度，而三角韧带的胫跟部分的松解可以纠正距骨内翻畸形。但是，如果需要获得内侧充分的松解，作者认为需要松解三角韧带的所有部分。因此，这是一个全或无的现象。清理外踝间隙，完成所有的截骨后，放置聚乙烯试模。当放入组件后，如果在踝关节内、外翻应力下，间隙张开的差异不超过 1mm，可以不进行外侧韧带的手术操作。如果超过 1mm，并且已经使用最大高度的聚乙烯，那么需要进行外侧韧带重建。作者采用 Brostrom 韧带重建，有些医师倾向于改良的 Chrisman-Snook 重建。做外侧韧带重建时需移除聚乙烯试模，有利于重建韧带时将踝关节向外侧牵开，且重建韧带后再将假体聚乙烯垫片置入，重建的韧带保持了最大的张力。外侧韧带重建的切口位于腓骨中线，长约 3cm。打开关节囊，剥离腓骨前下方 3mm。从切口处暴露腓骨肌腱，是否修补、清理或者转位根据不同的情况决定 (见下文)。外侧间隙的清理包括去除距骨骨刺和游离体。将 2 枚锚钉固定在腓骨上，将前方和下方关节囊牵拉至腓骨打结。再次评估聚乙烯的厚度，通常情况下较先前的试模要小 2 ～ 4mm，如果这个可以接受的话，真正的假体可以置入。比如 Salto-Talaris 假体，聚乙烯可以填塞在胫骨组件内，然后最终的胫骨组件置入。逐层关闭后，石膏固定。

（三）内踝截骨

如果内翻大于 15°和（或）内踝逐渐磨损或者距骨畸形 (图 9-3 A，B)，可能需要进行内踝截骨，正如 Doets 描述的一样。作者称之为“水平”内踝截骨，因为内踝经常平坦呈水平状。当内翻性踝关节进行牵开时，内踝会向下滑移，达到踝关节的平衡。如果内踝和外踝的大小相当时，推荐采用内踝的垂直截骨。一旦完成截骨，可以采用螺钉或者钢板固定。放置一根克氏针垂直于内侧间隙上方，指导摆锯进行胫骨远端的垂直截骨。如果截骨存在角度，可能引起内踝的内移或者外移。

如果内踝呈现更加水平位，需要进行踝关节楔形撑开截骨，将骨松质或者髂骨填塞于内侧骨皮质缺损处。这种重建手术需要使用钢板固定。内踝楔形撑开截骨最好在内侧进行。切口靠近前正中切口，可以分期进行手术。一期进行内踝的楔形撑开截骨和外踝的重建，二期进行踝关节置换术，避免出现前方伤口愈合问题。如果在严重内翻畸形时仅仅进行三角韧带松解，可能产生距骨和内踝的间隙过分增大 (图 9-3C)。引起距骨内侧的半脱位 (图 9-4)。如果发生这种情况，可进一步行内踝的楔形撑开截骨 (图 9-5)。

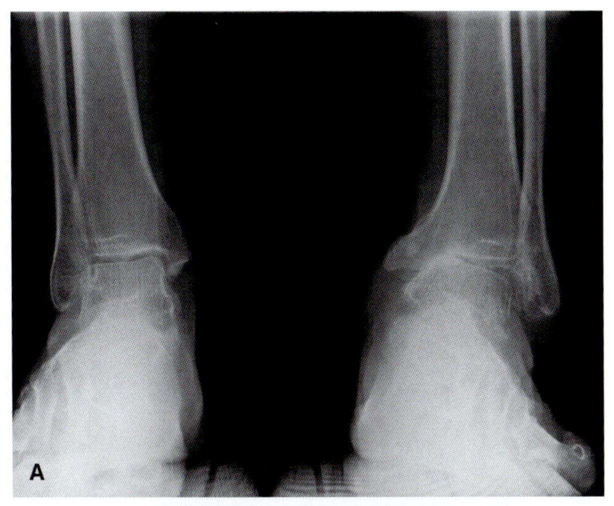

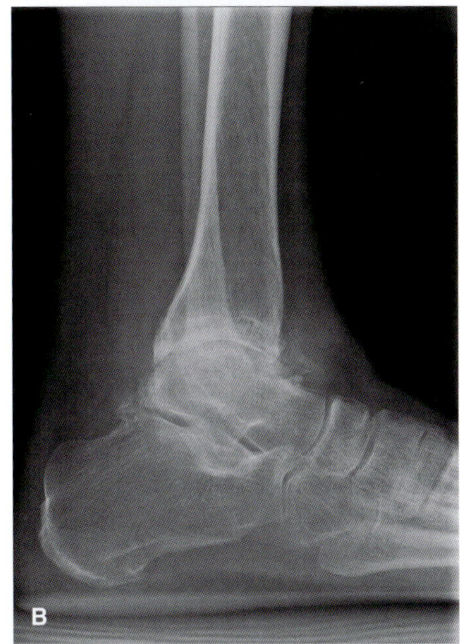

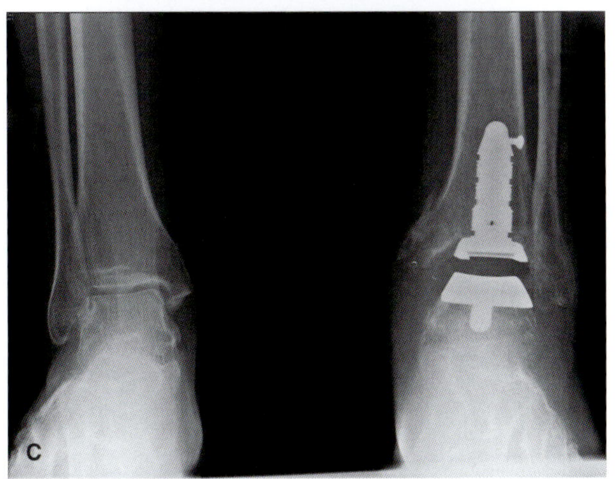

图 9-3 A.60 岁男性患者，慢性踝关节不稳定，疼痛，24°内翻畸形；B. 侧位 X 线摄片；C. 术后 6 周负重位 X 线摄片

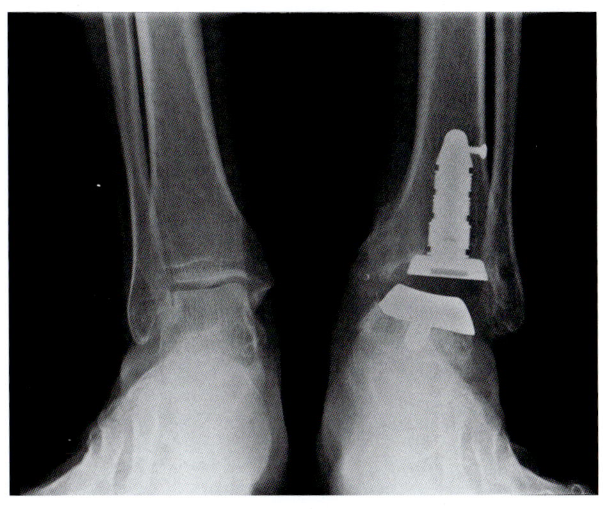

图 9-4 只做了三角韧带松解，术后 6 个月的负重位 X 线摄片显示距骨向内侧半脱位

（四）第 1 跖骨背伸截骨

内侧结构松解和外侧结构紧缩后，大多数情况下后足将达到平衡。将足放置中立位，观察足弓时，经常会遇到第 1 跖骨向跖屈位倾斜呈一定的角度，这种情况称之为前足驱动后足内翻畸形。换句话说，足尝试寻找一种平衡，引起了踝关节内翻位。认识了这点，可以将原来的切口延伸至第 1 跖跗关节或者在第 1 跖骨近端另做切口。在第 1 跖跗关节远端约 12mm 处进行背侧 3mm 楔形截骨。将第 1 跖骨远端跖屈，取出楔形骨块，将足沿踝关节轴旋转，放置在中立位，确保在踝关节中立位时，足不出现跖屈。截骨处可行螺钉或者 2 孔的 1/3 管钢板固定。

（五）跟骨外移截骨（闭合楔形截骨）

因为踝关节的矫形可以取得很好的效果，很少需要进行跟骨外移闭合楔形截骨。但是，如果需要进行截骨，通常在跟骨结节和腓骨远端之间行 45°斜形切口，避免损伤腓肠神经。剥离骨膜，暴露跟骨外侧壁，可以采用 Z 字形截骨或者直的 Dwyer 截骨。如果行 Z 字形截骨，需要移除中央楔形骨块，将截骨块外移。导针临时固定骨折块，然后用 7.0 ～ 7.5mm 空心钉固定，最后经 C 形臂机验证螺钉在适当位置。

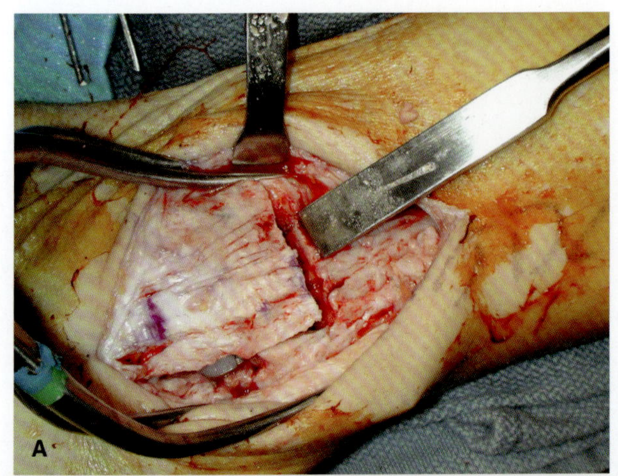

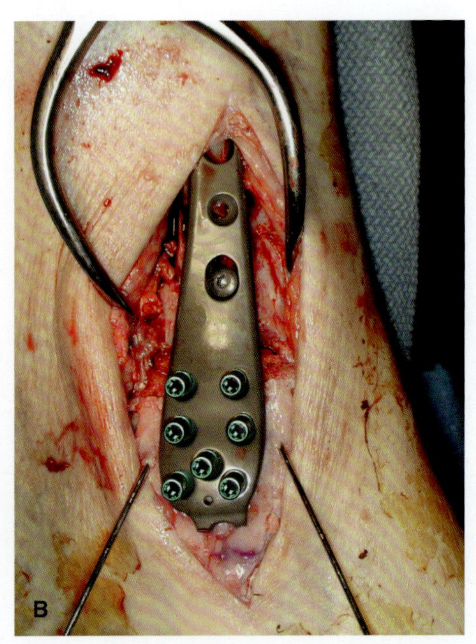

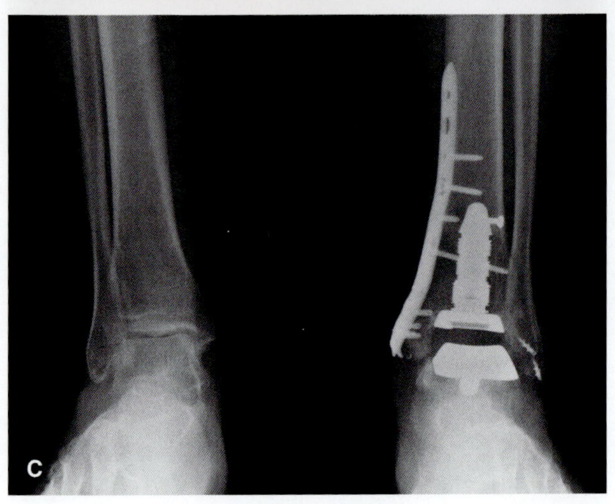

图 9-5　A. 内踝截骨，将内踝降低；B. 用钢板固定截骨效果；C. 内踝截骨、外侧韧带重建后 6 个月，力线好

（六）胫前肌转位

既往对于脑卒中患者出现足内侧过度内翻时，将胫前肌腱劈开，把一半的胫前肌腱转移至外侧。Hamel 报道了 2 例踝关节内翻采用劈胫前肌腱转位手术出现复发畸形的患者，再次将全部胫前肌腱转移至中间或外侧楔骨上，采用界面钉固定。他报道了 15 例踝关节内翻行踝关节置换者，采用 STAR 假体，所有的内翻角度均超过 15°，并且都做了胫前肌腱转位。12 例获得优良的效果，3 例出现胫后神经损伤。对于这种严重的畸形和神经损伤，建议在踝关节置换手术时，进行胫后神经减压。也可以实施外侧韧带重建，以避免内侧过度紧张。

（七）其他肌腱

这类病例的手术中，手术者必须总是准备好跟腱延长。尤其是当三角韧带松解后，为适应外踝，聚乙烯试模增大，通常会出现跟腱的紧张。作者推荐做腓肠肌松解，因为需要保留更多的跟腱力量。也可以采用三个半切的跟腱延长术。在离足跟以上约 15cm 处，在小腿后内侧行约 2cm 切口进行腓肠肌松解。切断深筋膜，用 Kocher 牵开跖肌腱和跟腱，将它们拉向小腿内侧，切断所有的间隔，避免损伤腓肠神经，然后背伸踝关节。无论 Silverskiold 试验结果如何，作者建议足达到 10°的背伸。如果不能达到，需要进行经皮跟腱延长术。

如果三角韧带松解后，踝关节内侧仍然紧张，需要在内踝上约 10cm 处进行胫后肌腱 Z 字形延长或者将胫后肌腱转位至腓骨短肌。从足舟骨内侧剥离松解胫后肌腱，在内踝上方约 10cm 处做切口，找到胫后肌腱，将其穿过腓骨肌腱腱鞘，在外踝相应部位做切口，用 Pulver-Taft 编织缝合法把胫后肌腱缝入腓骨长肌腱。

最后，腓骨长肌转腓骨短肌可能可以避免进行第1跖骨的背侧截骨，作者更喜欢前者，因为前者具有更大的矫正能力。如果腓骨长短肌肌腱均已破坏，可以将趾长屈肌肌腱转位至外侧，缝合到腓骨短肌肌腱在第5跖骨基底部残端部分。

六、技术要点与难点

踝关节内翻的治疗过程中，进行了三角韧带的松解后，撑开踝关节的力量要很小。这样可能多花一些时间，但是可以避免愈合时间延迟。因为反复的牵拉或者过分的撑开牵引，可能造成皮肤的血供破坏。选择合适的手术步骤纠正畸形是另一个技术要点。踝关节内翻治疗的重要决定在于是否做三角韧带松解或者做内踝的垂直截骨，将整个内踝降低。两者均有优势。作者建议在踝关节中立位时，影像学下观察内踝的位置。如果与距骨相差较远，内踝截骨可能更适合，软组织的张力更小。

七、术后处理

术后放置引流管，以防出血渗出至石膏或者床单上，引起患者、家属和护士的不安。常规在术后使用石膏固定。但是，石膏是一种特殊石膏，使用时要非常小心。首先，使用2个4in×8in(1in=2.54cm)纱布卷横行缠绕于踝关节。与此同时，覆盖石膏，并用几卷4in软卷全程覆盖踝和足。最后，3个4in的玻璃纤维卷维持踝关节背伸位。为预防足底溃疡，经常需要额外的垫子放置在足跟处，并嘱患者小腿下方放置枕头，不要放在足跟下，也是为了预防足跟溃疡。嘱患者保持“足趾高于鼻子”目的是预防深静脉血栓(DVT)，白天每1小时起来一次。通过这些预防措施，并不需要常规给予抗凝药物。但是，如果先前有DVT或者肺栓塞的病史，则需要给予3周的依诺肝素。

术后3周进行第一次随访。通常伤口已愈合，并可以拆线。如果患者的伤口愈合好，可以给予活动型行走靴，并允许洗澡，足轻微负重，睡眠时可以除去靴子。术后6周，可以给予负重位X线摄片，一旦达到愈合标准，可以在靴子保护下完全负重2周，然后去除靴子，可以进行血管加压锻炼直至肿胀消退。术后3个月，鼓励患者在可承受范围内增加活动量。术后6个月和12个月复诊，此后的每年均进行随访。

八、并发症

最常见的术后并发症是伤口愈合问题。如果有轻度的坏死，通常可以自己愈合，尽管这种情况很多见，仍然需要小腿石膏固定6周。如果伤口更严重，尤其是肌腱外露大于1cm，建议整形外科医生就诊，考虑行更积极的方法进行覆盖，包括前臂游离皮瓣。

另外一个问题是神经问题，可能切断腓浅或者腓深神经。此外，胫后神经区域感觉减退比纠正外翻性踝关节畸形时更加常见，因为在踝关节内翻矫正过程中，胫后神经肯定受到牵拉。时刻谨记胫后神经的位置非常重要。

只要充分认识潜在的风险，踝关节置换的大多数并发症都是可以避免的。因此，伤口坏死多是由于过分牵拉或者摆锯损伤胫后神经导致。避免过分牵拉软组织和在进行截骨时不要损伤邻近软组织，通常可以避免伤口问题。当内踝很薄或者胫骨间隙和踝关节间隙很窄时，先在内踝处置入一枚导引针，然后用3.5mm空心螺钉固定，这样的预防措施是值得的。为预防感染，手术室所有人员都要深知一旦感染，将是灾难性的。因此，作者经常使用抗生素灌洗，1g头孢唑林稀释在1L生理盐水中。如果骨缺损需要进行植骨，需要在骨块内放置抗生素(万古霉素)，并且术前使用第4代抗生素。

九、结果

尽管对有踝关节复杂畸形进行踝关节置换存有争议，但最新的研究表明仍然可以取得同样的效果。Choi比较23例内翻大于10°和22例无踝关节畸形患者，结果是相同的。至于以上的手术操作有多少比例呢？答案是跟腱延长占39%，三角韧带松解占39%，胫后肌腱延长占4%，腓骨长肌转腓骨短肌占9%，外侧韧带重建占9%，跟骨截骨占13%，第1跖骨截骨占4%。因此，匹配的踝关节和不匹配的踝关节可以取得相似的结果。

因此，对于逐渐增加的踝关节内翻畸形进行踝关节置换术，采用一系列操作程序，可以获得与无内外翻畸形踝关节的TAA相同的效果。

（朱　渊　郭常军　徐向阳　译）

参考文献

1. Mann HA, Filippi J, Myerson MS. Intra-articular opening medial tibial wedge osteotomy (plafond-plasty) for the treatment of intra-articular varus ankle arthritis and instability. *Foot Ankle Int.* 2012;33(4):255–261.
2. Schweitzer KM, Adams S, DeOrio JK, et al. Early prospective clinical results of a modern fixed-bearing total ankle arthroplasty. *J Bone Joint Surg Am.* 2013;95:1002–1011.
3. Ryssman DB, Myerson MS. Total ankle arthroplasty: management of varus deformity at the ankle. *Total Foot Ankle Int.* 2012;33(4):347–354.
4. Bonnin M, Judet T, Colombier JA, et al. Midterm results of the Salto Total Ankle Prosthesis. *Clin Orthop Relat Res.* 2004;424:6–18.
5. DeOrio JK. Revision INBONE ankle replacement. *Clin Podiatr Med Surg.* 2013;30:225–236.
6. Merian M, Glisson RR, Nunley JA. Ligament balancing for total ankle arthroplasty: an in vitro evaluation of the elongation of the hind and midfoot ligaments. *Foot Ankle Int.* 2011;32(5):457–472.
7. Brostrom L. Sprained ankle. *Acta Chir Scand.* 1966;132(6):551–565.
8. Tan KJ, Myerson MS. Planning correction of the varus ankle deformity with ankle replacement. *Foot Ankle Clin.* 2012;17(1):103–115.
9. Choi WJ, Kim BS, Lee JW. Preoperative planning and surgical technique: how do I balance my ankle? *Foot Ankle Int.* 2012;33(3):244–249.
10. Doets HC, van der Plaat LW, Klein JP. Medial malleolar osteotomy for the correction of varus deformity during total ankle arthroplasty: results in 15 ankles. *Foot Ankle Int.* 2008;29(2):171–177.
11. Hamel J. Early results after tibialis anterior tendon transfer for severe varus in total ankle replacement. *Foot Ankle Int.* 2012;33(7):553–559.
12. Redfern D, Myerson MS. Management of concomitant tears of the peroneus longus and brevis tendons. *Foot Ankle Int.* 2004;25(10):795–710.

CHAPTER 10

James K. DeOrio

第 10 章　外翻踝关节的全踝关节置换

一、简介

踝关节外翻畸形较内翻畸形少见，其主要的原因分类包括创伤、胫后肌腱功能不全 (posterior tibial tendon dysfunction, PTTD) 及更为罕见的球窝样踝关节 (“ball-and-socket” ankle joint)。在创伤性因素中，由于踝扭伤可导致慢性踝关节不稳，虽然长期的踝关节不稳一般会引起踝关节内翻畸形，但偶尔也可引起踝关节外翻畸形。

二、适应证

严重的踝关节力线异常的存在不仅会加重畸形，也会加重疼痛症状，因此疼痛和（或）明显的力线异常是踝关节外翻畸形采用全踝关节置换术 (total ankle arthroplasty, TAA) 的适应指征。尽管有些学者认为单靠关节置换术所能矫正的角度有限，但我们发现如果配合上邻近部位的手术以作调整，是完全可以矫正踝关节在冠状面上的力线异常的。

三、禁忌证

手术禁忌证如前文所叙述，包括皮肤软组织条件不佳、外周血管疾病、年龄小于 35 岁、1 型糖尿病、神经肌肉瘫痪及距骨和（或）胫骨远端无菌性坏死。当然，胫骨天花板的损伤所造成的胫骨远端无菌性坏死是可以通过胫骨干假体来解决的。

四、术前准备、计划及理念

术前检查应包括双踝站立位的前后位、踝穴位、侧位、跟骨 Saltzman 位 X 线摄片检查，若踝关节以上有异常，还应完善站立位下肢 X 线摄片检查。对于动脉搏动微弱或者无脉的患者，应行血管超声检查，必要时请血管外科会诊。CT 扫描可以评估邻近关节的关节炎情况，而 MRI 检查可以评估距骨或者胫骨远端关节面的血供情况。

五、技术流程

（一）腓骨延长

创伤是踝关节外翻畸形的常见病因，往往是踝关节在旋前外旋位时的扭伤，导致胫骨天花板外侧损伤及腓骨骨折，并常出现腓骨缩短畸形。如图 10-1 的病例所示，胫骨天花板外侧粉碎太严重，难以复位重建，尽管腓骨骨折能固定起来，但却没有随着下胫腓联合的固定而恢复长度。因此，对于这位 71 岁的有轻微痴呆症状的骨质疏松女性患者，需要解决的问题是究竟要通过多少次的手术才能使她的情况改善。我们最终的决定是通过踝关节置换术为她简单地重塑踝关节表面，将踝外翻畸形矫正到 3°，而且为了总体长期的稳定性，对其下胫腓联合进行处理并植骨，移植骨没有固定，置入至腓骨及距骨之间。

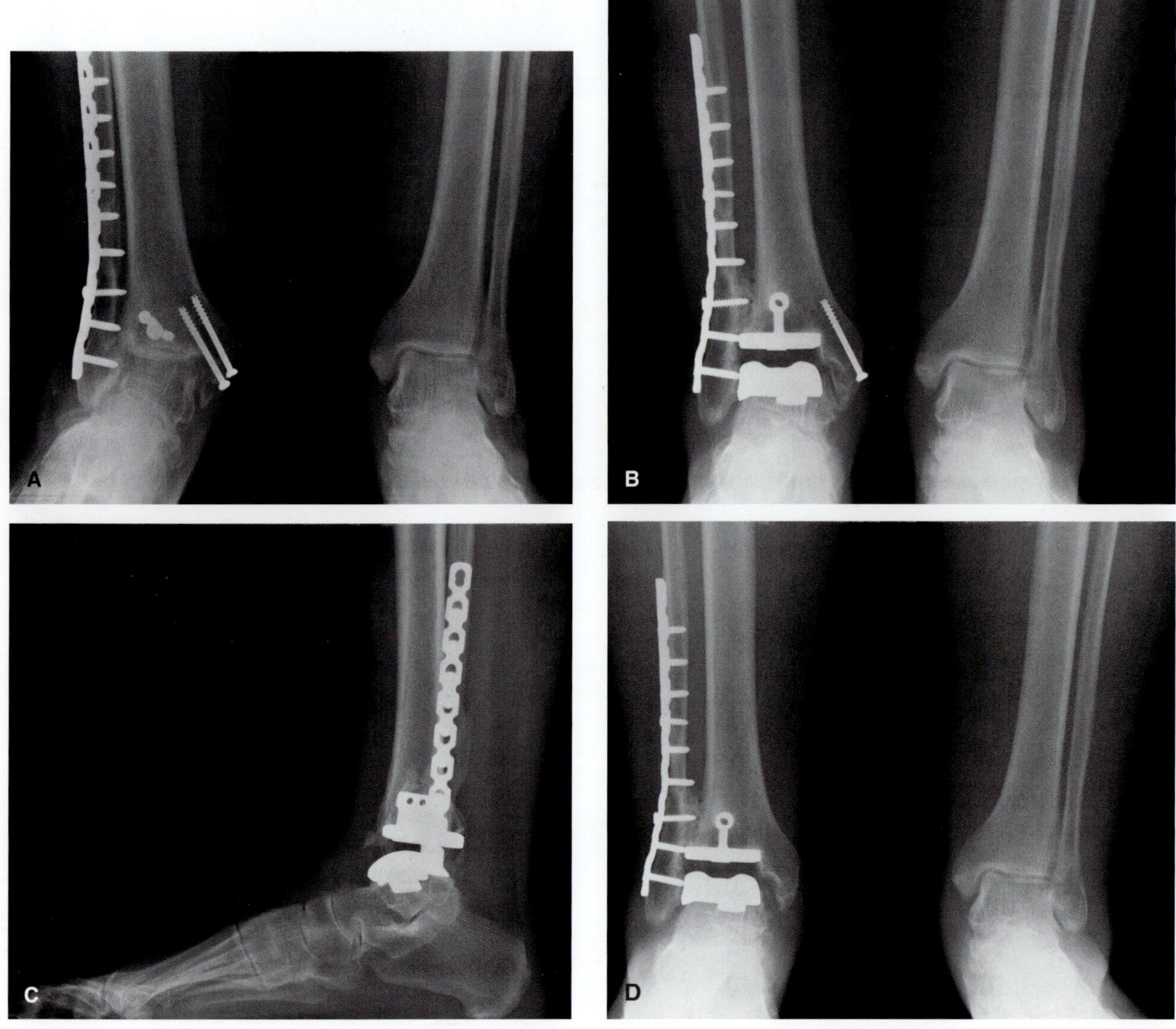

图 10-1 A. 一位 71 岁老年女性 1 年前由于踝关节骨折，目前遗留踝关节外翻 24°畸形及疼痛症状；B. 患者接受 Salto-Talaris 踝关节置换后，踝外翻矫正至 3°；C. 侧面观提示假体位置良好；D. 术后 2.5 年复查，患者诉踝内侧疼痛，关节镜下切除内踝部分骨质，并进行杵状趾畸形矫正

回顾此病例，我们通过简单地拆除腓骨远端螺钉，切断腓骨并将远端向远侧移位，用螺钉钢板重新固定腓骨。置入胫腓联合螺钉稳定外侧就矫正踝外翻，并在腓骨缺损处进行植骨。腓骨延长的方法类似于治疗马蹄足时过度矫正踝关节。一般这类患者都不会出现明显的并发症，而且都能穿平常的鞋。不幸的是，这例患者由于畸形未能完全矫正，在关节置换术 2.5 年后需要接受关节镜手术，清理内踝沟 (图 10-1D)。对于像这种 TAA 术后未能完全平衡内外侧的患者出现以上这种情况其实并不罕见。图 10-2 中的继发于球窝样踝关节的严重踝关节外翻 (40°) 可与此病例对比。显然地，此病例若不进行腓骨延长截骨术是不可能实现踝关节稳定的。

（二）胫 - 腓骨截骨

除非是特别严重的踝关节外翻畸形，即外翻角度大于 20°的畸形，通常不需要开放行胫腓骨截骨手术，而这类手术一般能获得较好的疗效。尽管如此，由于关节置换术的切口位于踝关节前外侧的近端，因此，在关节置换的同时进行胫腓骨截骨术也是相当合理的。同样地，也可以通过关节置换切口行闭合性胫骨楔形截骨术，尽管可以通过前方的关节置换切口置入胫骨内侧钢板也是可行的。但如果要同时进行关节置换及胫腓骨截骨，内侧钢板联合经皮螺钉内固定显然要优于在内侧皮瓣进行大切口手术。

（三）关节融合术

踝关节退行性外翻畸形的另一常见因素为Ⅳ期的胫后肌腱功能不全(PTTD)。这种情况下，后足处于外翻位，胫骨天花板的外侧会逐渐被磨损，从而使外踝的软骨量减少，甚至消失。因此，踝关节置换恢复踝关节结构只是整个手术的一部分，而另一部分在于对其他邻近关节的处理，以使整个踝部恢复平衡，这些处理包括距舟关节融合(talonavicular arthrodesis, TN arthrodesis)及距下关节融合。当然，行这些关节融合处理的前提是无法通过软组织手术来恢复踝部平衡的。

操作时可通过踝关节置换时的前方切口到达距舟关节，清理术野后，修整需要融合的关节面，确认踝关节位置良好后，用两枚全螺纹螺钉从舟骨内侧及背内侧打入到距骨，将距舟关节固定在解剖位置上。

若跟骨外翻程度太严重，以至于跟骨内移截骨也不能得到明显矫正时，可考虑融合距下关节。但由于全距下关节融合可能会导致距骨缺血性坏死，因此，一般只融合后距下关节面，先修整后距下关节面并进行自体骨植骨，确保踝关节位置(包括距舟关节处理后假体及跟骨的位置)良好后，在假体的前方将2根导针在距骨自前往后打入到跟骨结节。X线透视确认导针位置后，用2枚中型的全螺纹空心螺钉(5.5mm)穿过自体植骨处固定距下关节。固定距下关节时，从前路打入螺钉容易出现缺血性骨坏死，而从后面自跟骨结节打入螺钉可避免损伤到跗骨窦的血管区，因此更为安全。

类似地，当踝关节置换术已完成，并且已在跟骨结节处向距骨置入螺钉固定距下关节时，其后若要用之前提到的方法固定距舟关节，还需要追加螺钉固定跟舟关节，以增加整体稳定性。

（四）趾长屈肌腱转位及跟骨截骨

为矫正踝外翻，也可以像治疗Ⅱ期PTTD一样将趾长屈肌腱转位至舟骨或行跟骨内移截骨，但这种方法较不常用。跟骨内移截骨的切口位于跟骨结节与腓骨尖之间，斜行45°且不超过3cm，应注意腓肠神经位于切口之上，小心保护腓肠神经，牵开软组织并暴露跟骨体部，截断跟骨并将游离端向内侧推移8~9mm，导针临时固定，X线透视确认跟骨内移位置后，拧入大号的空心螺钉以做固定(图10-2 E)。视跟骨的稳定情况而决定是否需要用第二枚螺钉加固。这往往也是踝外翻治疗的最后一个环节。

（五）楔骨截骨-“Cotton术”

另一个配合踝关节置换治疗踝外翻的常用的术式是“Cotton术”，该术式通过对中足部跖屈状态下的楔骨进行截骨以矫正中足内翻或旋后畸形。如果踝关节置换术后仍存在上述畸形，正常步态会受到影响，从而进一步迫使踝关节向外翻位代偿。因此，该术式的必要性就在于要将“前足协助后足外翻”的情况转变为“前足引导后足内翻”。

切口可选择向远侧延续踝关节置换时的切口，到达舟楔关节及第一跖跗关节(tarsometatarsal joint, TMT joint)，注意避开血管神经结构，分离并从体部中间自背侧向跖侧截开内侧楔骨，在完全截断楔骨前，应先使第一跖列尽量跖屈，使楔骨背侧裂开4～7mm，然后在裂缝中植骨或置入钛假体(图10-2 E)，用1枚螺钉固定楔骨的远近端。

（六）肌腱转位

如果是因为腓骨短肌挛缩或牵拉使踝关节处于外翻位，那么可切开第五跖骨基底的近侧，切断腓骨短肌腱并将其与腓骨长肌腱做肌腱融合，常用的融合方法是Pulver-Taft编织法。肌腱转位也可以在踝关节水平以上进行。另一种可行的方法是将腓骨短肌转位至胫后肌腱，从而将外侧的拉力向内侧转移。

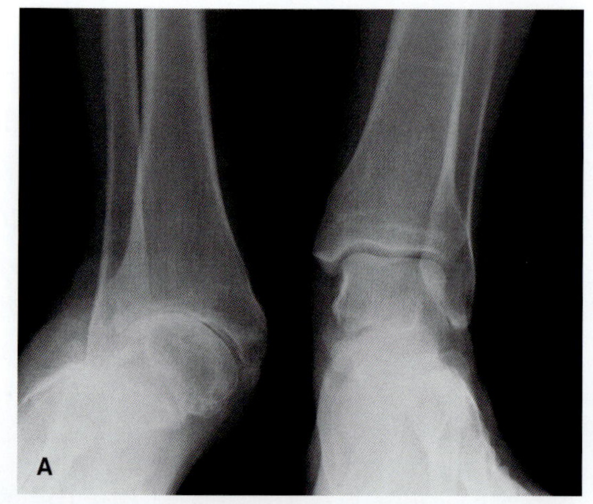

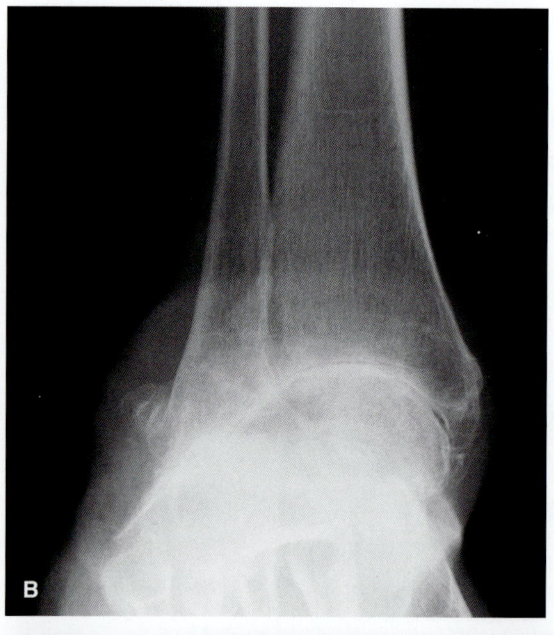

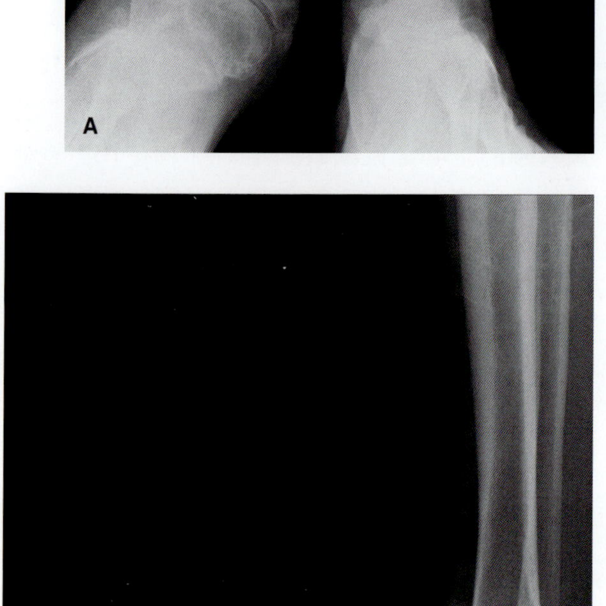

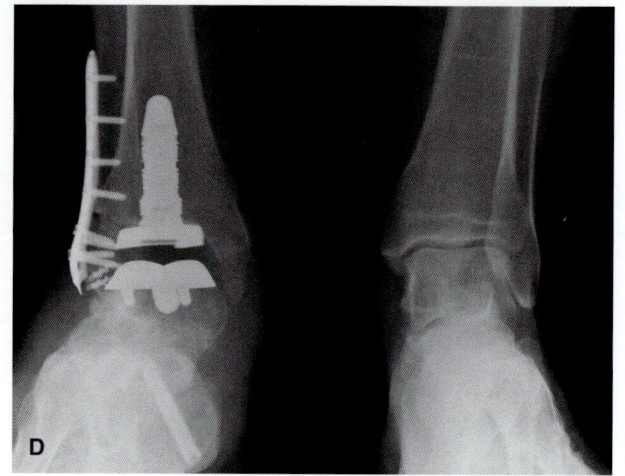

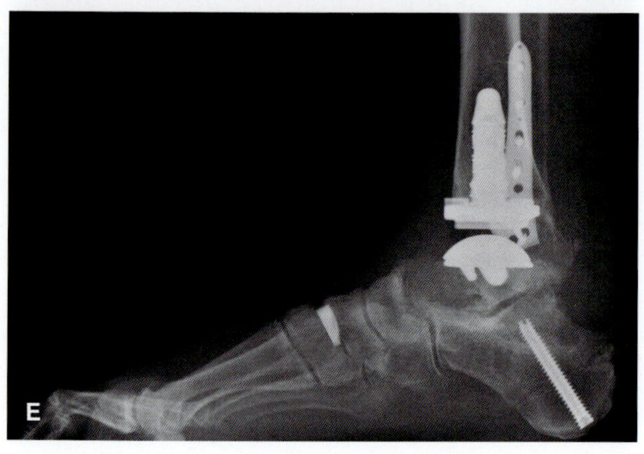

图 10-2 A. 球窝样踝关节畸形，踝关节呈 40°严重外翻。患者是一名 68 岁男性，从小依赖支具行走，高中时曾有严重的踝扭伤病史，因为疼痛，他在过去的 14 年都要穿足踝矫形支具；B. 斜位片示腓骨远端严重磨损；C. 侧位片示距下关节严重半脱位；D. 通过腓骨截骨延长支撑起外踝，以及通过外侧韧带重建、跟骨内移截骨、腓骨短肌将胫后肌转位及楔骨截骨术，恢复踝关节平衡；E. 楔骨截骨及跟骨内移截骨术后侧位 X 线摄片

（七）腓肠肌松解及跟腱延长

一般来说，紧缩的组织需要延长来匹配更长的另一侧结构，在上述病例中，外踝通过截骨延长以匹配内侧结构，然而，在进行一系列的手术后，后方的结构可能会比术前更为紧张，这就是我们往往需要进行跟腱延长的原因了。通常地，无论 Silverskiold 试验结果如何，可先尝试进行腓肠肌松解，使踝关节可背屈至少至 10°。为此，可在小腿近内侧距离跟骨结节约 15cm 处做一 2cm 切口，切开深筋膜，找到跖肌和（或）腓肠肌肌腱内侧缘并用 Kocher 钳将其夹持，牵拉至切口处进行切开，用另一把 Kocher 钳夹住腓肠肌肌腱将腱膜从内侧切到外侧，注意在整个过程中避免损伤腓肠神经，然后缝合皮下组织及皮肤。如果在某些原因下致使松解后仍不能获得足够的跖屈活动度，可行标准的三重半切跟腱延长，在内侧半切 1 次，在外侧半切 2 次。第一次半切一般位于跟骨上方 2cm 处的跟腱外侧，第二次位于第一次半切位置上方 3cm 的跟腱内侧，第三次则在再往上 3cm 的跟腱外侧。需要注意，这里的半切与踝内翻时行跟腱延长有区别，治疗踝内翻时 2 次半切位于内侧及 1 次半切位于外侧。同时亦需小心损伤腓肠神经。

（八）外侧韧带重建

虽然我们讨论的是踝外翻畸形，然而意想不到的是踝关节外翻时需要时刻注意外侧韧带不稳发生的可能。直到恢复了这个最后的结构，才能有时获得最终良好的疗效。若遇到这种情况，可采用之前在踝内翻畸形章节中提及的外侧小切口行 Brostrom 韧带重建术。以图 10-2 中 X 线摄片显示具有 40°严重踝外翻的球窝样踝关节患者为例，患者本人不希望接受关节融合手术，因此，为了确保踝关节置换的疗效，我们通过一系列手术恢复踝关节平衡。他接受了腓骨截骨延长、外侧韧带重建、跟骨内移截骨、内侧楔骨跖屈截骨及 INBONE 假体全踝关节置换。术后他对手术疗效十分满意。

（九）三角韧带修复及第一跖跗关节融合

虽然最后这两种术式极少应用，但还是应该提一提。第一种是三角韧带修复，由于我只是偶尔遇到踝外翻患者可予三角韧带修复的情况而从未使用过该术式，因此我在这部分所提供的只是其他文献上对该术式的描述，但应注意的是由于通过其他术式一般就足以恢复踝关节平衡，因此该术式其实不是必需的。

而另一种术式是第 1 跖跗关节融合，该术式的实际意义可能并没有想象中大，我敢说，如果它真的用得上的话，就不会有对其必要性的争论了。

六、要点与注意事项

治疗踝外翻最重要的注意事项可能是矫正不足。有相当多的患者实际上需要进行腓骨延长，然而术者可能并不情愿行这个有必要的手术。没有成功恢复腓骨长度可使踝关节仍处于外翻位或容易导致畸形复发。当然，幸运的话还是有可能将患者带回来行二次手术延长腓骨。上述情况亦适用于上述所有的矫正踝外翻的辅助性手术，而不同的是如跟骨截骨矫正等手术需要有不同的适用标准。

由于全踝关节置换术后的感染是一种非常严重的并发症，围术期应使用第 4 代抗生素，术中可用抗生素灌洗。如果骨缺损需要进行植骨，需在骨块内放置抗生素（常用万古霉素）。

七、术后管理

术后伤口放置引流管，以防出血渗到石膏或者床单上，引起患者、家属和护士的不安。常规在术后使用石膏固定，但是，这种石膏是一种特殊石膏，使用时需非常小心。首先，使用 2 个 4×8 in^2 的大纱布卷横行置于踝关节水平。与此同时，覆盖石膏，并用几卷 4in 软卷完全覆盖踝和足。最后，3 个 4in 的玻璃纤维卷无张力地将踝关节维持背伸位。为预防压力性溃疡的发生，应将棉垫放置在足跟处，并指导患者在小腿下方放置枕头，但不要放在足跟下，以防足跟溃疡。嘱患者保持“足趾高于鼻子”以预

防深静脉血栓 (deep venous thrombosis, DVT)，白天每 1 小时起来一次。通过这些预防措施，并不需要常规给予抗凝药物。但是，如果患者之前有 DVT 或肺栓塞的病史，则术后需要给予 3 周的低分子肝素抗凝治疗。

患者在术后 3 周应行第一次复诊。通常伤口已愈合，并可以拆线。如果患者的伤口愈合良好，视曾接受的辅助手术来决定是否可以给予可脱式行走靴，并允许淋浴，足轻微负重，睡眠时可以除去靴子。术后 6 周，应复查负重位 X 线摄片，一旦达到愈合标准，可以在靴子保护下完全负重 2 周，然后去除靴子，可以进行血管加压锻炼直至肿胀消退。术后 3 个月再次复诊，此时鼓励患者在可承受范围内增加活动量。术后 6 个月和 12 个月复诊，此后的每年均进行随访。

八、并发症

最常见的并发症是伤口愈合问题，如果有轻度的软组织坏死，通常可以自愈，尽管这种情况很多见，仍然需要小腿石膏固定 6 周。如果伤口情况更坏，尤其是肌腱外露大于 1cm，建议整形外科医师就诊，考虑行更积极的方法进行覆盖，包括前臂游离皮瓣。

另外一个问题是神经问题，可能刺激到或损伤到腓浅或者腓深神经。此外，胫后神经区域感觉减退比纠正踝关节内翻畸形时更少见，但仍然可能会发生。术中时刻谨记胫后神经的位置非常重要。

九、结果

全踝关节置换术在踝外翻畸形治疗中的疗效良好。Valderrabano 等学者认为一旦踝外翻畸形超过 10°，则需要根据位置及外翻程度适当应用辅助性手术加强矫形效果。

而且，目前也认为超过 10°的外翻畸形都可以得到完全矫正，但明显需要进行更多的手术步骤才能达到效果。

（宋卫东　陈炳豪　译）

参考文献

1. Queen RM, Carter JE, Adams SB, et al. Osteoarthritis cartilage. Coronal plane ankle alignment, gait, and end-stage ankle osteoarthritis. *Osteoarthritis Cartilage*. 2011;19(11):1338–1342.
2. Knupp M, Barg A, Bolliger L, et al. Reconstructive surgery for overcorrected clubfoot in adults. *J Bone Joint Surg Am*. 2012;94(15):e1101–e1107.
3. Richardson AF, DeOrio JK, Parekh SG. Arthroscopic debridement: effective treatment for impingement after total ankle arthroplasty. *Curr Rev Musculoskelet Med*. 2012;5:171–175.
4. DeOrio, JK. Total ankle replacement with malaligned ankles: osteotomies performed simultaneous with TAA. *Foot Ankle Int*. 2012;4:344–346.
5. Choi WJ, Kim BS, Lee JW. Preoperative planning and surgical technique: how do I balance my ankle? *Foot Ankle Int*. 2012;33(3):244–249.
6. DeOrio, JK. Total ankle replacement with subtalar arthrodesis: management of combined ankle and subtalar arthritis. *Tech Foot Ankle*. 2010;4:182–189.
7. Kiesau C, LaRose C, Glisson R, DeOrio JK. Talonavicular joint fixation using augmenting naviculocalcaneal screw in combined talonavicular and subtalar arthrodesis. *Foot Ankle Int*. 2011;32(3):244–249.
8. Brooke BT, Harris NJ, Morgan S. Fibula lengthening osteotomy to correct valgus malalignment following total ankle arthroplasty. *Foot Ankle Surg*. 2012;18(2):144–147.
9. Valderrabano V, Frigg A, Leumann A, et al. [Total ankle arthroplasty in valgus ankle osteoarthritis] (German). *Orthopade*. 2011;40(11):971–974, 976–977.
10. Trincat S, Kouyoumdjian P, Asencio G. Total ankle arthroplasty and coronal plane deformities. *Orthop Traumatol Surg Res*. 2012;98(1):75–84.

CHAPTER

11

J. Chris Coetzee

第 11 章　踝关节置换中距骨前脱位的处理

一、简介

越来越多的报道表明踝关节假体组件在任何一个平面的力线不佳都将会导致踝关节置换的临床效果大打折扣。学者 Barg 等对 317 名踝关节病例作了回顾性的分析，结果表明距骨假体组件相对于胫骨假体向前或向后移位的病例中，其功能评分与疼痛缓解效果均较差 (图 11-1)。

Trincat 等的研究表明：尽管踝关节冠状平面的畸形可通过踝关节置换来纠正，但如果术后冠状位的畸形复发，踝关节置换失败的概率将很高。

Espinosa 等的研究有力地证明了踝关节假体组件的力线不佳会使假体接触的应力增加并导致手术的早期失败。

距骨前脱位是一个相当普遍的畸形，并使术中距骨假体置于胫骨假体中心的操作变得困难。为了在手术中得到更好的处理，术者对其发病原理及治疗选择的正确理解是很必要的。

二、距骨前脱位的病因学

导致距前骨脱位的病因可分为骨骼病变与软组织病变，二者通常互为因果。在行踝关节置换术时，通常存在着骨骼与软组织的异常。为得到良好的手术效果，解决所有踝关节畸形及致畸因素是至关重要的。骨骼因素最常见的是胫骨前关节面的破坏或塌陷，通常继发于胫骨天花板骨折 (Pilon 骨折) 或者是踝关节的骨折。部分距骨体的缺血坏死也可导致距骨关节面的塌陷与距骨向前半脱位。

到目前为止，造成距骨向前半脱位最常见的原因是慢性踝关节外侧不稳。其机制如下：失去了距腓前韧带的限制后，距骨会有前旋并脱位至踝关节外的倾向，长期的不稳，导致了距骨外侧与相应胫骨关节面的慢性磨损。久而久之，胫骨对距骨的骨性限制结构也将受损，最终导致距骨前脱位。另外，马蹄内翻足也可导致距骨向前脱位 (图 11-2 A,B)。

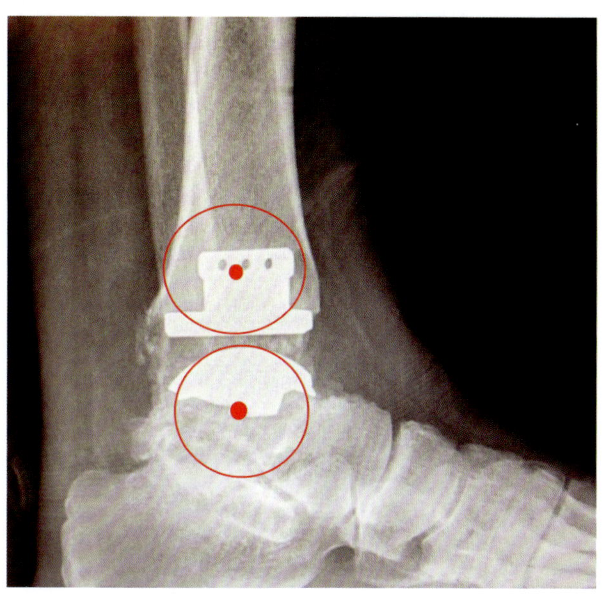

图 11-1　距骨中心与胫骨中心准确地对应在一条力线上，可使踝关节置换的寿命与临床效果达到最佳

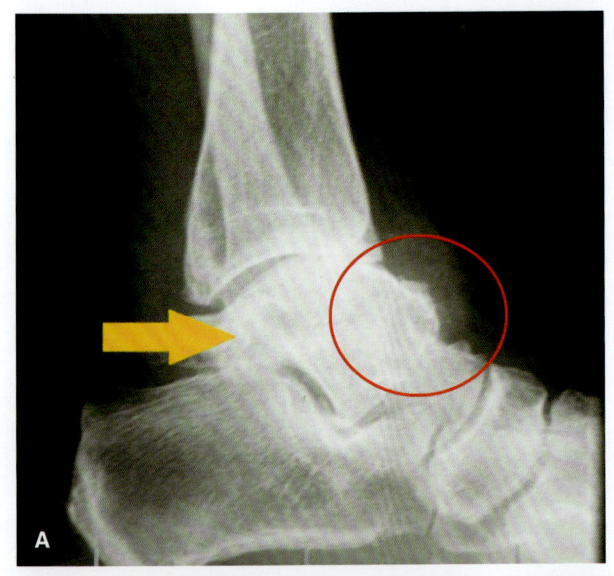

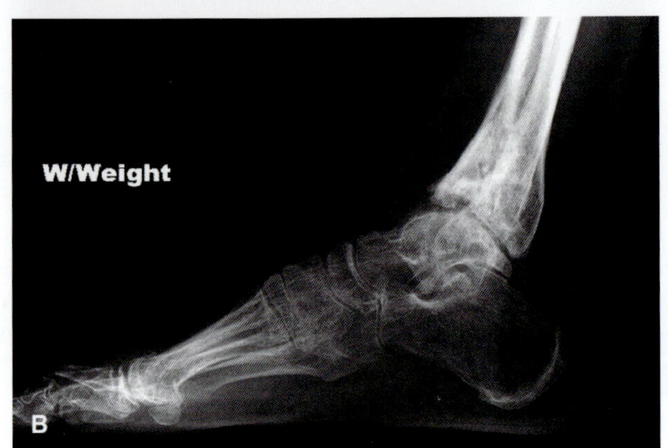

图 11-2 A. 胫骨 Pilon 骨折后 5 年，胫骨远端前关节面的塌陷破坏。缺少了胫骨前方关节面的限制后，距骨向前方突出（圆圈所示），距骨后缘与后踝也发生了相对分离（箭头所示）。术者应该把此类因素考虑在内，胫骨前方截骨应相应减少；B. 慢性踝关节外侧不稳，合并距骨向前脱位。距骨颈前方有明显的异位骨化，术中应予清理，使距骨假体组件得以正确定位

然而，本文对距骨前脱位处理的讨论是有限的，手术的难点与关键是将距骨的中心与胫骨的中心可靠地对应起来，使力线一致。

三、术前准备

如上所述，导致距骨前脱位的因素有两种：骨骼因素与软组织因素，术前规划中应把这两种因素都考虑在内。然而，两种因素常常共存，例如：胫骨前关节面破坏严重时，踝关节韧带也会因反复的过度牵拉而出现损伤。

在体格检查中，检查者应重点检查韧带的稳定性。如果发现踝关节存在明显的不稳，术中就应该解决软组织不平衡的问题。如果存在马蹄内翻足，距骨很有可能将难以复位到正常位置（与胫骨相匹配）。

若存在胫骨前关节面的破坏或创伤后塌陷，三角韧带或外侧韧带复合体将会出现功能性的短缩或挛缩，并阻碍距骨复位。

负重位的 X 线摄片检查对于评估距骨半脱位的程度是必要的。X 线摄片检查不仅仅包括标准的踝关节正侧位与踝穴位，还应包括极度跖屈与极度背屈的侧位片。通过最大极度背屈侧位片，术者可以大概估计术中复位距骨的难易程度，特别是韧带松弛的踝关节（图 11-3 A,B）。

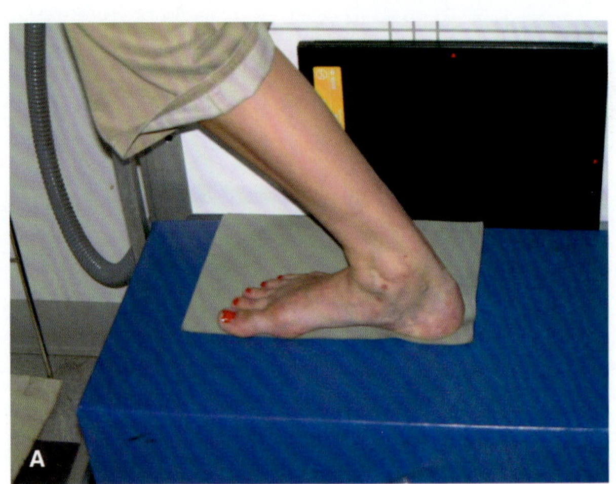

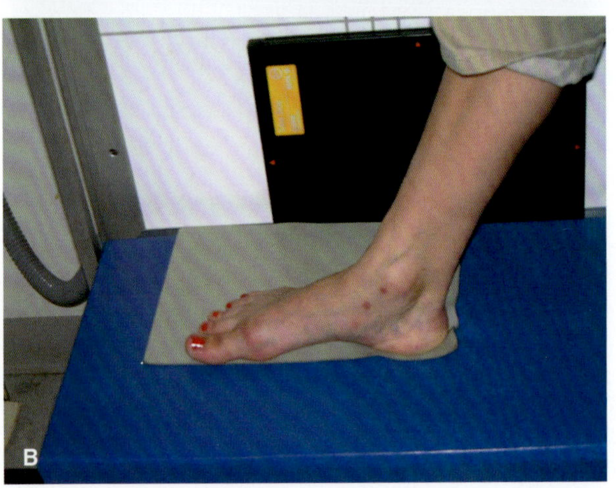

图 11-3 A. 踝关节负重极度背屈侧位拍摄方法（膝关节屈曲）；B. 踝关节负重极度跖屈侧位拍摄方法。这两种踝关节 X 线摄片应该在所有踝关节术前评估中作为常规检查

四、术中要点

1. 用一叠铺巾或其他物品垫高胫骨远端，使距骨可在仰卧位情况下向后移动。因为距骨周围特别在外侧沟的异位骨化堆积相当常见，故对踝关节内外侧沟通常需要足够的清理与松解以使距骨可以顺利旋转并复位。

2. 由于术后马蹄足畸形可使距骨有向前脱位的趋势，故术者应常规考虑做腓肠肌腱膜或跟腱延长术的准备。术后踝关节应松解到最少可达到背屈 10°，以避免距骨向前脱位。

3. 一般来说，骨骼畸形往往比软组织畸形更容易解决。

五、手术步骤与技巧

1. 在小腿后侧垫足够高度的手术铺巾，使踝关节可向后滑动。

(1) 取踝关节标准正中切口；

(2) 一些病例的距骨颈上可见大量异位骨化形成。这不仅使距骨顶的轮廓显露不清，而且会使距骨截骨的导向器（就目前大多数的踝关节置入系统来说）不容易放置到正确的位置上，必须切除之以尽量恢复距骨的轮廓；

(3) 不论应用何种踝关节假体系统，最常见的错误是放置距骨截骨导向器时位置偏前，导致置入的距骨假体位置偏前。为了避免这个问题，必须校正距骨体的解剖轮廓，以使距骨截骨模块正好位于胫骨远端关节的中心下方。在做距骨第一刀截骨时，导向器的位置必须在透视下确认。

2. 踝关节内外侧沟必须充分清理与松解，以确保没有骨赘阻挡距骨的复位。

(1) 校准胫骨截骨线。大部分踝关节置换系统的导向器都是按照踝关节的解剖斜面 (从前往后形成 7°前倾角，与胫骨轴线成 83°夹角) 来进行胫骨截骨的。尽管胫骨倾斜的关节面在解剖上有意义，但却为距骨向前滑移脱位提供了动量，特别是伴有韧带松弛不稳时，更容易导致距骨前脱位。因此，胫骨截骨时胫骨远端选择截骨线前后倾斜度为 0°，这将有助于减少负重时使距骨前脱位的动量。

(2) 通过上抬导向器的近端，可使截骨角度发生相应的变化。理想的胫骨截骨角度应该使截骨面与胫骨轴线成 90°角，甚至是有 1° ~ 2° 的后倾 (成 92°夹角)。

(3) 在创伤后胫骨关节面破坏的病例中，常常出现距骨难以向后复位的问题。在这种情况下，应松解内侧三角韧带和 (或) 外侧韧带。尽管距骨没有内翻畸形，松解挛缩的内侧三角韧带有利于距骨的复位。

(4) 内侧三角韧带的松解应从内踝开始，如剥离衣服的袖套般，首先锐性分离三角韧带深层，根据实际情况再分离浅层，使韧带组织从内踝剥离。分离应从关节内开始，并均匀地向内踝周围扩展，直到内踝后侧得到充分的松解，不妨碍距骨复位。

(5) 用骨剥或骨刀松解踝关节外侧韧带。距腓前与距腓后韧带都要充分地松解。

(6) 在创伤后的距骨前脱位中，内踝与外踝关节面后侧的异位骨化 (或骨质增生) 会使后踝关节空间变窄，导致距骨前脱位难以复位。通常，内外后踝关节面的骨赘需要用电锯或骨刀切除，以免除其对复位前脱位的距骨产生阻挡。

(7) 到此为止，距骨便有足够的活动度，可以向后移动，并得到良好复位 (图 11-4A，B)。

(8) 在韧带松弛的踝关节中，手术的处理与上述步骤稍有不同。

(9) 踝关节内外侧沟的松解，包括踝关节后侧骨赘的处理与上述步骤是相同的。

(10) 在松弛的距关节中，需解决的不是韧带的挛缩，而是韧带的缺如或者是韧带的不平衡。在本章中，我们不讨论内翻或外翻的不平衡，但我们手术的目标是使踝关节内外侧的韧带张力变得大致相等。大部距骨前脱位的患者都合并有踝关节外侧韧带的不稳，比内侧三角韧带的不稳更多。内侧三角韧带大可以如上述步骤进行松解，直到内外侧韧带张力达到平衡。在踝关节不稳的病例中，笔者建议减少胫骨与距骨截骨的厚度。例如在 Salto-Talaris 踝关节置换系统中，胫骨截骨的厚度为 8 ~ 9mm，但对于松弛的踝关节，笔者胫骨截骨的厚度通常从 4mm 开始，并检查放置占位器后韧带的松紧程度，如果发现韧带张力过大，可相应增加截骨的厚度(图11-4A，B)。

(11) 如果踝关节在冠状面方向上已经稳定，但在矢状面方向仍有不稳，通常需要软组织的重建手术。

(12) 在韧带不稳导致踝关节矢状位方向不稳的情况下，有几种软组织重建的手术方式可选。

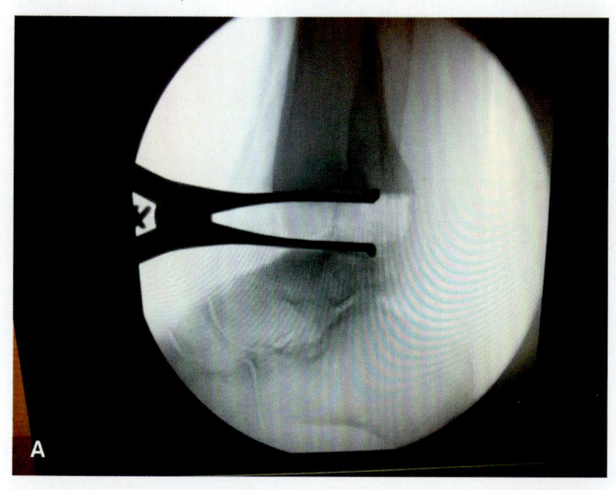

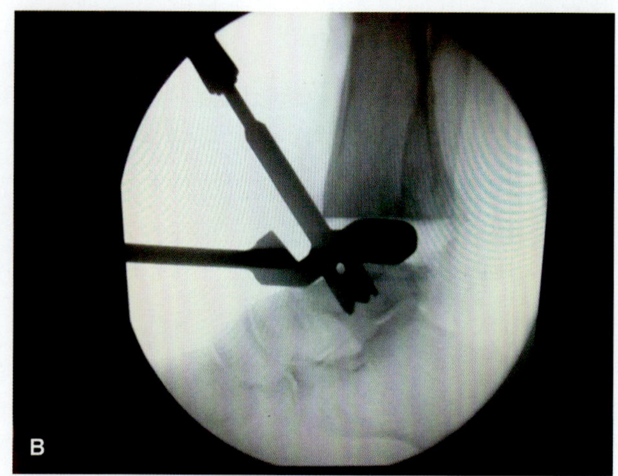

图11-4 A. 插入椎板撑开器，确认踝关节内外侧间隙等宽并且距骨复位于胫骨关节面中心的正下方。同时检查距骨颈骨赘是否充分清理，使距骨截骨模块可以置于正确的位置；B. 距骨斜面截骨导向器水平置放在距骨上，与胫骨面中心对齐。如果截骨模块的位置偏前，应进一步松解内外侧软组织或者清理距骨颈的骨赘，使截骨导向器可以向后移动

3. 改良的Brostrom术可为踝关节提供足够的外侧稳定性，必要时可加上非解剖外侧韧带重建。

(1) 非解剖外侧肌腱制动术(由明尼波利斯的O’Phalen医生所发明并描述，但从未发表)：需要另做一个外侧切口来暴露外踝与腓骨肌腱，用一半或全部腓骨短肌腱重建外侧韧带。当踝关节假体组件全部置入后，便可进行改良的Brostrom术以稳定踝关节外侧。

(2) 原则上，只纵向切取一半的腓骨短肌腱作为重建材料。如果术中发现肌腱已存在病变或者部分撕裂，则采用整条肌腱作为重建材料以确保足够的重建强度。从第五跖骨基底处游离腓骨短肌腱，向近端12～15cm处切断，然后循改良Brostrom修复结构的表面由外踝外侧向前内穿过外踝，固定于胫骨前踝的外侧。确保有足够的张力后，可用U形钉将肌腱游离端固定在胫骨上。这样可以为距骨提供足够的向后牵引力，维持距骨复位于胫骨中心下面(图11-5A，B)。

(3) 亦可将腓骨短肌腱向后穿过胫腓骨骨间膜，然后绕过腓骨，将游离端固定于胫骨上。

(4) 最后，因为此类患者限制距骨前移的内在约束力已有限，如果选择应用非限制活动型(mobile-bearing)的踝关节假体时，应非常谨慎(图11-6A，B)。

六、经验与注意事项

1. 在合并胫骨前关节面破坏的病例中，截骨前应在C形臂透视下确定距骨远端的轮廓。尽管在胫骨前方看来截骨的厚度是很薄，但在胫骨的后方截骨厚度已足够，所以切忌过量截骨。最坏的情况就是截骨太多，尽管使用了厂家所提供最厚的聚乙烯衬垫假体仍无法维持踝关节韧带足够的张力。

2. 创伤后的前关节面破坏通常合并韧带挛缩，然而慢性外侧韧带不稳则合并韧带松弛。熟悉距骨前脱位各种不同踝关节的特点并选择

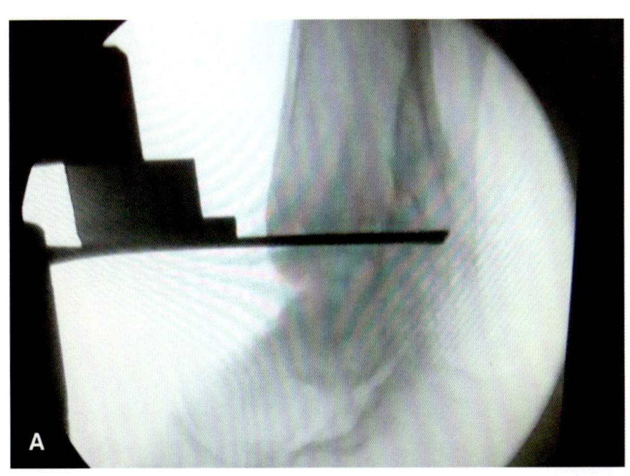
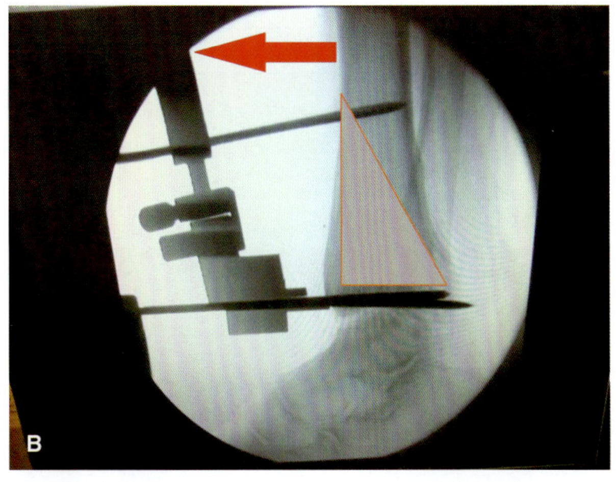

图 11-5 A. 常规的胫骨截骨厚度为 9mm，并且截骨面有 7°的前倾。B. 在踝关节松弛的病例中，截骨面倾斜应为 0°（与胫骨纵轴成 90°）。如红色箭头所示，截骨导向器的近端被上抬，以减少截骨面的前倾

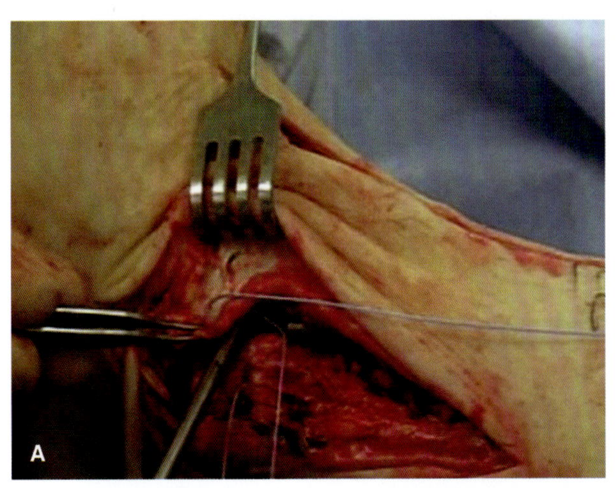
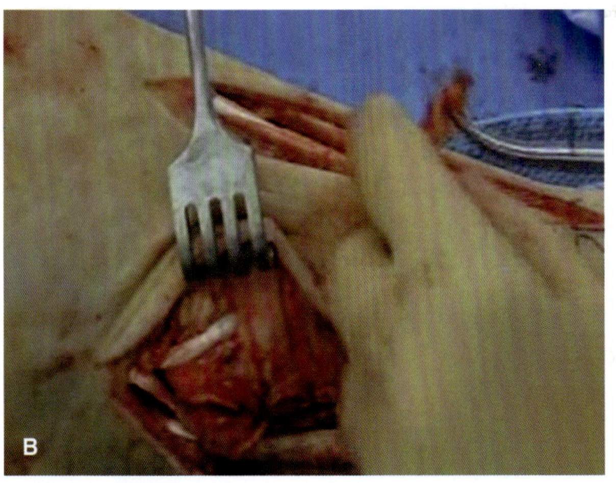

图 11-6 A. 如果存在踝关节不稳，距骨有前脱位倾向，装完假体后便可进行改良的 Brostrom 术。有时，此操作后便可提供足够的关节稳定性，防止距骨前脱位；B. 如果改良的 Brostrom 术不能提供足够的稳定性，可选择将腓骨短肌腱固定于胫骨的外侧制动术加强外侧结构

相应的手术处理方案尤为重要。

3. 不要错过手术的各个步骤，如果距骨没有置于胫骨中央下方，手术效果不容乐观。

4. 若术中发现置换后踝关节背伸受限，应行跟腱延长术或腓肠肌腱膜松解。

5. 在慢性踝关节不稳病例中，术后应用石膏将踝关节固定于背屈位 4 ~ 6 周，直到软组织瘢痕愈合（图 11-7）。

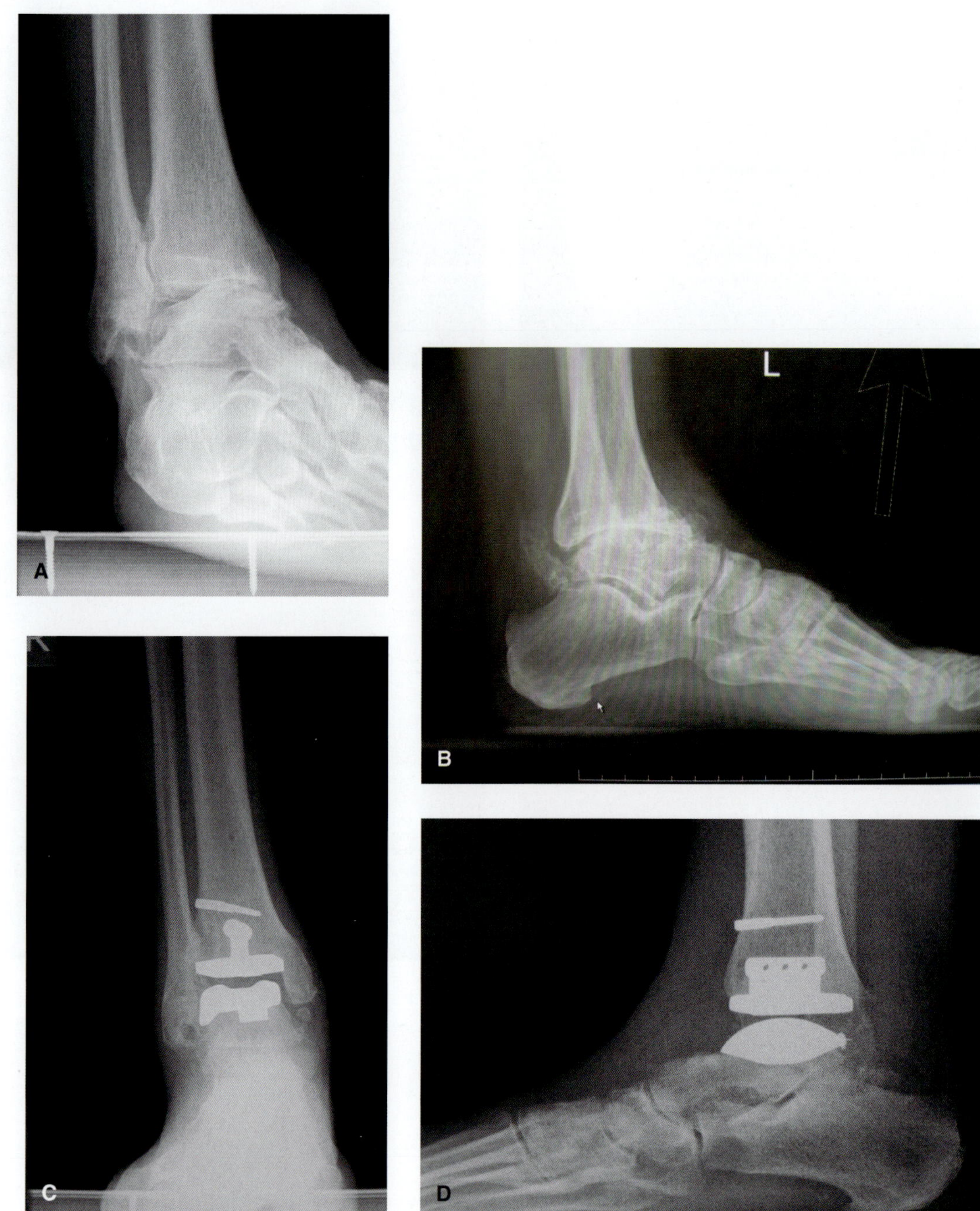

图 11-7 A，B. 一例严重的外侧副韧带不稳，通常都会导致距骨旋出踝穴并向前脱位；C，D. 按照上述步骤完成所有手术操作后，仍需利用腓骨短肌腱转位重建外侧韧带，并利用 U 形钉将其固定于胫骨前外侧，使踝关节复位

七、治疗原则的流程图

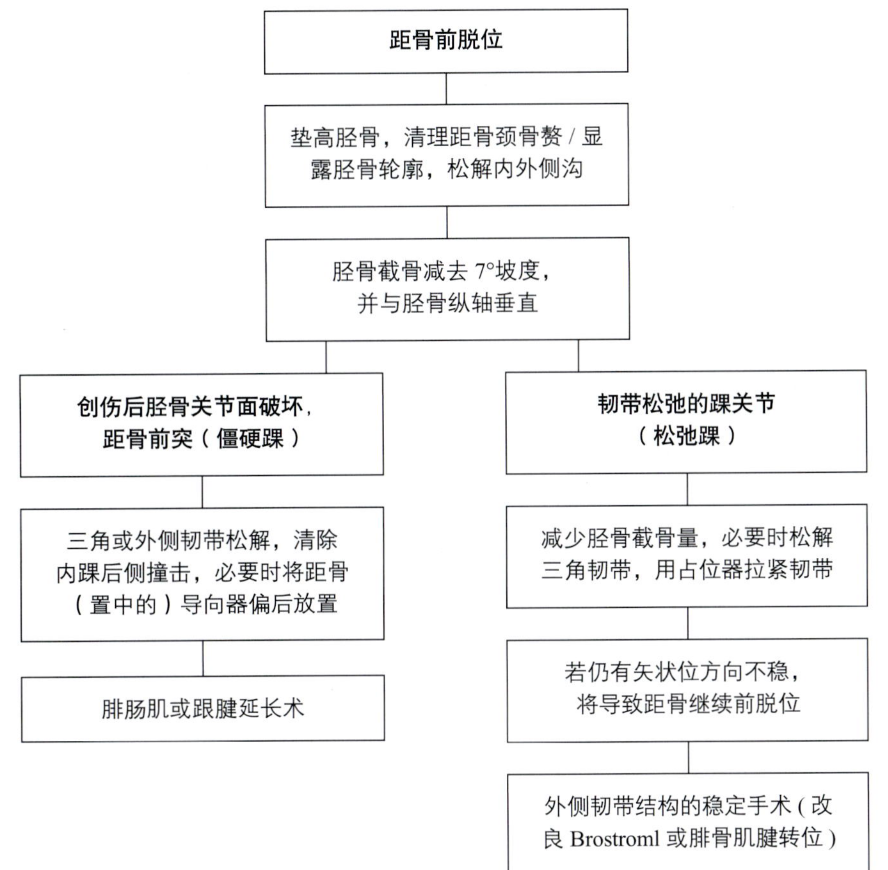

八、术后处理

1. 石膏固定于背屈位 2 周，拆除石膏后再用步行支具固定 4 周。这与通常的踝关节石膏不同，因为通常的石膏固定需要维持于中立位以避免软组织撞击与伤口问题。

2. 限制早期的功能锻炼，一般踝关节置换术后通常在术后 2 周开始进行踝关节屈伸练习，但在距骨前脱位患者中，我们建议将功能锻炼推迟到术后第 6 周。目的是为了避免早期跖屈，导致本应限制距骨前脱位的前外侧软组织受到牵拉而松弛。所以术后早期不应强调恢复踝关节的跖屈功能，避免距骨前脱位的复发。

3. 有需要时可用系带固定到踝上的踝关节支具上固定数月。

九、并发症

尽管术者做到了上述所有技术细节，但术后距骨假体向前脱位的风险仍然存在。如果前脱位是由于技术原因引起的，就应该考虑翻修手术。然而，如果是韧带功能不全引起的，就应该使用 Arizona 支具或者类似的支具去纠正（图 11-8）。

十、结果

Hintermann 及其同事专门研究了假体矢状面位置不良对手术效果的影响。他们的研究包括了 317 个踝关节置换病例，其中 103 例 (32.5%) 存在不同程度的距骨假体前脱位（尽管有些病例只有轻微的脱位）。在随访的各个时间点，前脱位组较置换位置良好（距骨位于胫骨中心下）

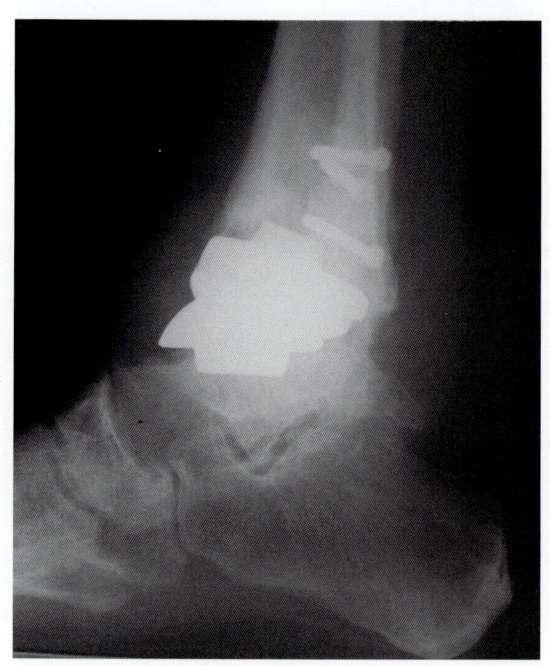

图 11-8 图中可见胫骨假体前部位向胫骨近端下沉，这在距骨假体前脱位的病例中并不常见。由于距骨前脱位使胫骨前方压力增大，导致假体下沉而失败

组更疼痛，而术后功能评分和活动度却比位置良好组的小，并且差异都有统计学意义。

另外一个重要的发现是，假体位置过于偏后的病例，其手术效果与前脱位病例的结果相仿。所以距骨假体位置的安放必须非常精确，否则将带来不好的手术效果。

学者 Spinosa 设计并进行了一个试验，发现了力线不佳的踝关节假体，其假体内的压力分布不均，并降低了假体的寿命。同样地，从 Hintermann 的这个研究也可以推测出，前脱位的距骨假体导致的力线不佳，也会使假体的使用寿命缩短 (图 11-9A-E)。

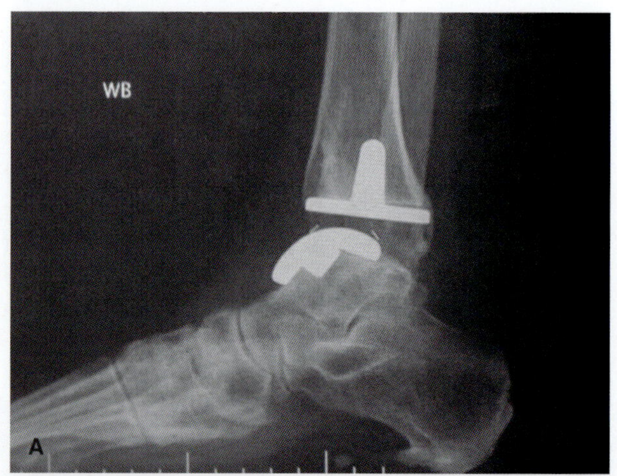

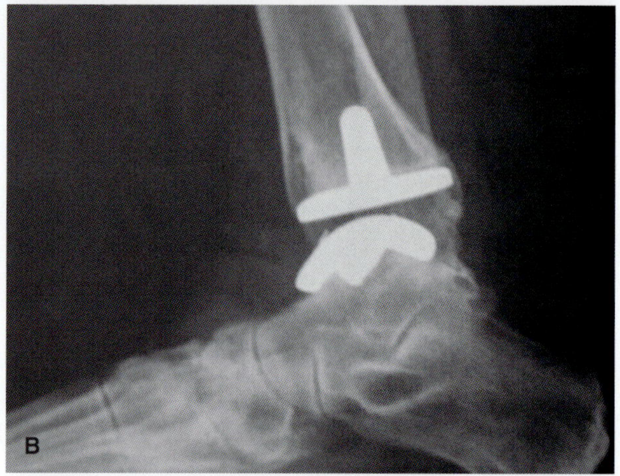

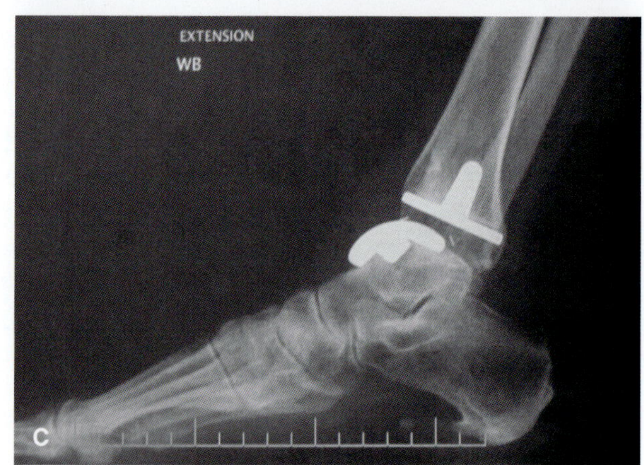

图 11-9 A. 这是一个技术因素导致的距骨假体前脱位。从图中可以看出，胫骨截骨角度为 7°前倾，而不是水平或稍后倾。另外，其距骨颈骨赘也没有充分清理，导致距骨假体位置偏前，距骨前脱位；B，C. 尽管踝关节处于最大背屈位，其距骨假体也不能完全复位。另外，当踝关节处于跖屈位时，距骨假体完全脱出关节，并引起疼痛；D，E. 进行了挽救性的翻修术后，将其胫骨截骨角度改为水平，充分清理距骨颈骨赘，将距骨假体向后移，术后效果满意

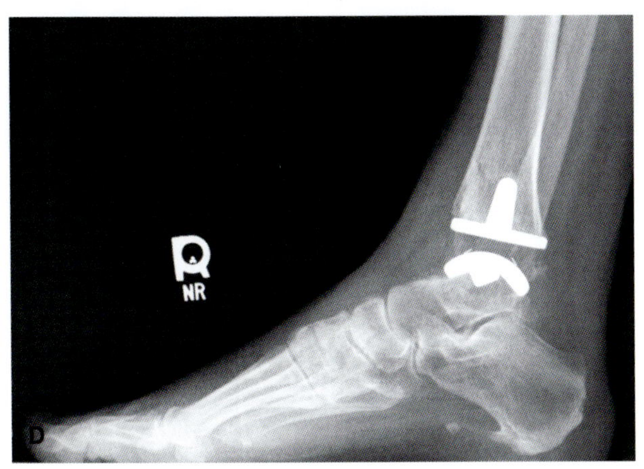

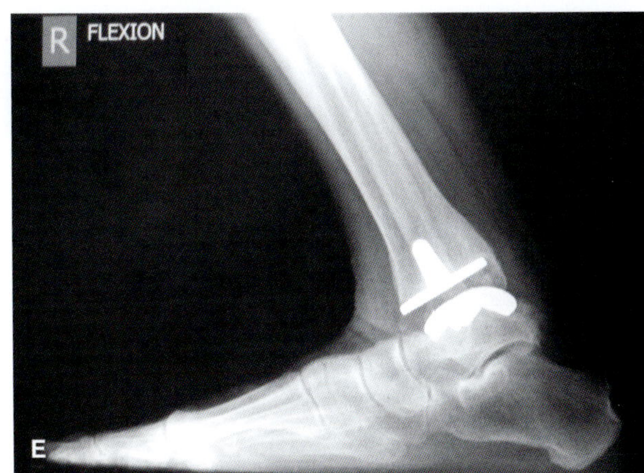

图 11-9 （续）

（刘文宙 宋卫东 译）

参考文献

1. Barg A, Elsner A, Anderson AE, et al. The effect of three-component total ankle replacement malalignment on clinical outcome: pain relief and functional outcome in 317 consecutive patients. *J Bone Joint Surg Am.* 2011;93(21):1969–1978.
2. Trincat S, Kouyoumdjian P, Asencio G. Total ankle arthroplasty and coronal plane deformities. *Orthop Traumatol Surg Res.* 2012;98(1):75–84.
3. Espinosa N, Walti M, Favre P, et al. Misalignment of total ankle components can induce high joint contact pressures. *J Bone Joint Surg Am.* 2010;92:1179–1187.
4. Coetzee JC. Surgical strategies: lateral ligament reconstruction as part of the management of varus ankle deformity with ankle replacement. *Foot Ankle Int.* 2010;31(3):267–274.

Victor Valderrabano
Alexej Barg

CHAPTER 12

第 12 章 全踝关节置换术并发症

一、简介

在过去的几十年里，全踝关节置换术（TAR）在临床上取得了巨大的进展。但是其规范化流程仍然需要不断完善。目前应用的第三代假体设计可以极为明显地缓解术后疼痛，在保留活动度等方面其临床疗效也比较理想。然而目前报道的全踝关节置换术后总的失败率要明显比全髋关节置换术（THR）和全膝关节置换术（TKR）后失败率高。Labek 等针对国家关节资料库及临床报道的关于全踝关节置换术后翻修率的一项系统性的回顾分析得出：全踝关节置换术后翻修率为 3.29%，其明显高于全膝关节置换术 (1.26% 翻修率)、内侧单髁关节置换术 (1.53%) 及全髋关节置换术 (1.29%)。有趣的是，在目前发表的一系列临床研究中，大多数为作者特别设计的基于样本的研究所得出的全踝关节置换术后翻修率尚未达到国家关节资料库所得值的一半。全踝关节置换术后翻修手术最常见的原因包括无菌性松动造成的持续性疼痛、其次是感染性松动、假体植入物的相关问题及技术上的过失 (表 12-1)。

至今，踝关节融合术仍然是踝关节置换术失败后补救措施的金标准。然而，全踝关节置换术翻修手术，即用全踝关节置换翻修系统来进行翻修可以作为全踝关节置换术后行后足融合手术的可替代方案。但是关于翻修术的报道极为有限，而且大多数都是大宗病例队列研究中的个案报道 (表 12-2)。

表 12-1　全踝关节置换术同全髋关节和全膝关节置换术相比较术后导致翻修最常见的原因

导致翻修病因	TAR	THR	TKR
无菌性假体松动	38	55.2	29.8
假体脱位或者不稳定	8.5	11.8	6.2
感染性假体松动	9.8	7.5	14.8
假体周围骨折	2	6	3
病理性磨损	8	4.2	8.2
不明原因疼痛	12	3.7	9.5
内植物断裂	5.3	2.5	4.7
技术失误	4.6	3.8	4.6

注：所有数值为其占各自置换术一年内所有翻修手术的百分比

表 12-2 全踝关节置换术后翻修患者临床治疗效果的相关文献数据分析

文献来源	研究方法	全踝关节置换数	假体类型	随访时间（年）	失败数（率）	失败原因	翻修时间（年）	翻修／补救方式	翻修效果
Ali et al.	回顾、单因素	35	Buechel-Pappas	5（0.3-12.5）	1（3%）	疼痛（1）	3	关节翻修（1）	因复杂性局部疼痛综合征 1 年后行关节融合术
Anders et al.	回顾、单因素	93	AES	3.5（1.1-6.1）	7（8%）	假体松动（1） 感染（2） 关节失稳（2） 假体周围骨折（2）	NA	关节翻修（1） 关节融合（6）	NA
Anderson et al.	回顾、单因素	51	STAR	（3-8）	12	假体松动（7） 聚乙烯衬垫断裂（2） 其他（3）	2.8（0.1-5.3）	关节翻修（5） 关节融合（5） 聚乙烯衬垫更换(2)	3 例翻修后功能佳；1 例翻修后功能良好；1 例死亡
Bonnin et al.	前瞻、单因素	98	Salto	8.9（6.8-11.1）	12（12%）	假体松动（9） 聚乙烯衬垫断裂（5） 假体位置不正（1）	NA	关节翻修（1） 关节融合（6） 聚乙烯衬垫更换(5)	NA
Brunner et al.	前瞻、单因素	77	STAR	12.4（10.8-14.9）	29（38%）	假体松动（9） 假体下沉（11） 进展加重的囊肿（5） 聚乙烯衬垫断裂（1） 关节失稳（2） 感染（1）	8.1（1.8-13.4）	关节翻修（28） 关节融合（1）	NA
Buechel et al.	回顾、单因素	50	Buechel-Pappas	5（2-0）	2（4%）	距骨假体位置不正(1) 距骨假体下沉（1）	NA	关节翻修（2）	NA

（续 表）

文献来源	研究方法	全踝关节置换数	假体类型	随访时间（年）	失败数（率）	失败原因	翻修时间（年）	翻修／补救方式	翻修效果
Carlsson et al.	回顾、单因素	69	Bath and Wessex	NA	12（17%）	疼痛性假体松动（12）	4.3（2.3-8.7）	关节翻修（6） 关节融合（12）	NA
Christ and Hagena.	回顾、单因素	144	STAR	4.8	9（6%）	对线不良（2） 假体松动（1） 撞击（1） 关节失稳（1） 关节周围骨折（1） 深部感染（2）	NA	关节翻修（7） 关节融合（2）	NA
Doets et al.	前瞻、多因素	93	LCS（19） Buechel-Pappas(74）	7.2（0.4-16.3）	15（16%）	无菌性假体松动（6） 对线不良（6） 深部感染（2） 严重的伤口愈合问题（1）	NA	关节翻修（1） 关节融合（14）	翻修的 1 例最后同样行关节融合术
Fevang et al.	回顾、多因素	257	STAR	4（0-2）	27（11%）	无菌性假体松动（13） 关节失稳（3） 对线不良（7） 深部感染（2） 关节周围骨折（1） 疼痛（5） 聚乙烯衬垫磨损或失效(2） 其他（2）	2.3（0.1-8）	关节翻修（17） 聚乙烯衬垫更换(6） 关节融合（6）	NA
Giannini et al.	前瞻、多因素	51	BOX	2.5（2-4）	1（2%）	外侧撞击（1）	2	关节翻修（1）	NA

（续　表）

文献来源	研究方法	全踝关节置换数	假体类型	随访时间（年）	失败数（率）	失败原因	翻修时间（年）	翻修／补救方式	翻修效果
Henricson and Agrenl.	回顾、单因素	193	STAR（109） Buechel-Pappas(62） AES（22）	4.2（1-8）	41（21%）	感染（5） 技术失误（8） 假体松动（11） 疼痛（4） 关节失稳（13）	（1.0-6.6）	关节翻修（23） 关节融合（15） 取出假体但不融合（3）	2例疗效好；19例疗效可；2例效果差，有持续疼痛，用双拐
Hobson et al.	回顾、单因素	123	STAR	4（2-8）	18（15%）	NA	NA	关节翻修（16） 关节融合（2）	NA
Hosman et al.	回顾、多因素	202	Agility（117） STAR（45） Mobility（29） Ramses（11）	2.3（0.6-6.3）	14（7%）	假体松动（10） 内翻对线不良（1） 疼痛（1） 深部感染（2）	1.9（0.1-5.4）	关节翻修（10） 关节融合（3） 膝以下水平截肢（1）	NA
Hurowitz et al.	回顾、单因素	65	Agility	3.3（2.0-5.9）	21（32%）	假体松动（8） 假体下沉（5） 对线不良（3） 感染（3） 骨吸收（1） 后方撞击（1）	NA	关节翻修（17） 关节融合（2） 异体骨移植（1） 膝以下水平截肢（1）	NA
Karantana et al.	回顾、单因素	52	STAR	6.7（5.0-9.2）	8（15%）	应力骨折（2） 关节僵硬（2） 聚乙烯衬垫断裂（2） 距骨组件下沉（1） 假体松动（1）	NA	关节翻修（6） 关节融合（2）	NA

（续　表）

文献来源	研究方法	全踝关节置换数	假体类型	随访时间（年）	失败数（率）	失败原因	翻修时间（年）	翻修／补救方式	翻修效果
Kitaoka and Patzer	回顾、单因素	160	Mayo	9（2-7）	57（36%）	持续性疼痛及假体松动（全部）	4.4（0.1-13.1）	关节翻修（10） 关节融合（45） 膝以下水平截骨（2）	NA
Knecht et al.	回顾、单因素	132	Agility	7.2（2-4）	14（11%）	假体组件断裂（2） 假体松动（4） 深部感染（1） 距骨塌陷（2） 内翻错位（1） 假体下沉或移位（3） 其他（1）	5.8（0.5-11.3）	关节翻修（7） 关节融合（7）	NA
Kofoed and Sørensen	前瞻、单因素	52	STAR	9（6-4）	11（21%）	假体松动（10） 深部感染（1）	4.5（0.8-8.8）	关节翻修（5） 关节融合（6）	NA
Kopp et al.	回顾、单因素	43	Agility	3.7（2.2-5.3）	1（2%）	假体无菌性松动（1）	NA	关节翻修（1）	NA
Kumar and Dhar	回顾、单因素	50	STAR	3（1.5-5）	3（6%）	对线不良（2） 疼痛（1）	NA	关节翻修（3）	2 例效果良好，1 例使用环形外固定架融合
Mendolia and Talus Group	回顾、单因素	69	Ramses	12（0-4）	12（10%）	对线不良（4） 假体松动（3） 关节失稳（5）	NA	关节翻修（5） 关节融合（7）	NA
Morgan et al.	回顾、单因素	45	AES	4.8（4.0-6.7）	2（4%）	假体松动（2）	NA	关节翻修（1） 关节融合（1）	NA

（续　表）

文献来源	研究方法	全踝关节置换数	假体类型	随访时间（年）	失败数（率）	失败原因	翻修时间（年）	翻修／补救方式	翻修效果
Murnaghan et al.	回顾、单因素	22	STAR	2.2（0.7-3.8）	2（9%）	对线不良（2）	NA	关节翻修（2）	效果良好
Nishikawa et al.	回顾、单因素	21	TNK	6.0（1.3-1.41）	3（14%）	假体松动（3）	NA	关节翻修（1） 关节融合（2）	翻修后的病例因再次假体松动2年后行关节融合术
Reuver et al.	回顾、多因素	59	Salto	3.0（1.0-5.4）	7（12%）	假体松动（5） 深部感染（2）	NA	关节翻修（3） 关节融合（4）	NA
Rodriguez et al.	回顾、单因素	18	AES	3.3（1.7-5.1）	1	假体松动并囊肿形成（1）	NA	关节翻修（1）	NA
Rudiger et al.	回顾、多因素	117	ESKA	（0-0）	8（7%）	深部感染（4） 距骨坏死（1） 假体断裂（1） 假体对线不良（1） 假体松动并囊肿形成（1）	NA	关节翻修（4） 关节融合（4）	NA
Schutte and Louwerens	前瞻、单因素	49	STAR	2.3（1.0-5.6）	4（8%）	假体周围感染并松动（2） 假体无菌性松动（2）	NA	关节翻修（1） 关节融合（3）	NA
Spirt et al.	回顾、单因素	306	DePuy Agility TAR	2.8（0.3-6.3）	33（10.8%）	NA	NA	关节翻修（24） 膝以下水平截骨（8） 关节融合（1）	NA

（续　表）

文献来源	研究方法	全踝关节置换数	假体类型	随访时间（年）	失败数（率）	失败原因	翻修时间（年）	翻修／补救方式	翻修效果
Sproule et al.	前瞻、多因素	88	Mobility	3.3（2.5-5）	10（11.4%）	无菌性松动（6） 距骨脱位（1） 感染（1） 内翻成角边缘过载（1） 复杂性局部疼痛综合征（1）	1-4	关节翻修（8） 关节融合（1） 膝以下水平截骨（1）	NA
Vienne and Nothdurft	回顾、单因素	66	Agility	2.4（1.5-3.6）	2（3%）	NA	NA	关节翻修（1） 关节融合（1）	NA
Wood and Deakin	前瞻、单因素	200	STAR	3.8（2.0-8.4）	14（7%）	NA	NA	关节翻修（3） 关节融合（11）	NA
Wood et al.	前瞻、单因素	200	STAR	7.3（5-3）	24（12%）	伤口愈合迟缓（1） 术中骨折（1） 术后骨折（2） 假体无菌性松动（14） 假体边缘过载（5） 聚乙烯衬垫断裂（1）	NA	关节翻修（4） 关节融合（20）	1例翻修患者效果不佳，五年后重新实施关节融合
Wood et al.	前瞻、单因素	100	Mobility	3.6（0.3-5.3）	5（5%）	聚乙烯衬垫脱位（1） 假体松动（1） 距骨组件下沉（1） 疼痛（1） 内翻畸形（1）	2.6（0.5-3.8）	关节翻修（1） 关节融合（2） 聚乙烯衬垫更换（2）	NA

注：NA. 数据不可用或无确切数据

本章节讲述导致全踝关节置换术失败最常见的原因，以及针对置换失败的患者其各自特定的失败原因而采取的治疗策略。

二、无菌性假体松动及下沉

无菌性假体松动及下沉是全踝关节置换术后翻修的最主要原因。Haddad 等发表的一篇关于全踝关节置换术和踝关节融合术的中远期疗效的综述中，系统分析了包含 852 例全踝关节置换的 10 项临床研究，认为导致翻修最常见的原因为假体松动和（或）下沉 (28%)。2010 年 Gougoulias 等发表的一篇包括 13 项 IV 级循证医学证据的临床研究共 1105 例全踝关节置换的 meta 分析中，TAR 术后 5 年的失败率大约为 10%（0 ~ 32%）。此系统综述中的 10 项临床研究中都评估了假体周围透亮带和假体下沉的发生。其中 2 项临床研究评估了 Agility 假体的临床和影像学结果，得出在所有的全踝关节置换的患者中，存在假体周围透亮带的患者占到 86%。

无菌性假体松动和下沉存在不同的原因，包括骨质长入不足 (骨和假体交界接触面)、剩余骨质量的下降、关节置换后的负重异常 (比如技术上失误造成的假体置入的位置异常) 及关节内剪切力的增加 (比如患者术后活动量较大或者肥胖)。在假体和骨质接触面之间合适的骨质长入很重要的一点为假体涂层的成分。添加特定的生物学材料可以增强假体的骨质结合力，从而避免无菌性假体松动。某些假体设计 (比如早期设计的 STAR 假体，Hintegra 的第一代假体) 在最初制造的时候仅在光滑的底层上使用单层的羟基磷灰石涂层，其目前也被认为是可能导致假体无菌性松动的一项危险因素。Carlsson 的一项关于单层涂层和双层涂层 (羟基磷灰石包裹于喷涂钛层的表面) 假体松动率的区别临床研究中，分析了 109 例接受 STAR 假体全踝关节置换的患者，接受单层涂层假体的 51 例患者中由于无菌性假体松动导致翻修的为 15 例，而接受双层涂层假体的 58 例患者中仅有 1 例患者需要翻修。最近，Brunner 等分析了 STAR 假体的远期临床疗效，在 77 例踝关节中有 29 例需要翻修至少 1 个假体部件，其中翻修的 29 例中有 25 例是由于骨折和假体接触交界面的问题。所有的患者均使用的是第一代的 STAR 假体。国家关节资料库也观察到同样的结果。Barg 等分析了 684 例接受 Hintegra 假体的全踝关节置换术患者其生存率问题，得出总体的 5 年和 10 年的生存率分别为 94% 和 84%。其中导致翻修最常见的原因包括：假体的无菌性松动 (42 例)、囊性变 (7 例) 及疼痛性纤维化 (5 例)。而引起假体置换术失败风险的显著独立因素包括：年轻 (OR，3.84)、原发性骨关节炎 (OR，7.19)、创伤后骨关节炎 (OR，6.20)，以及单层羟基磷灰石涂层的第一代假体的使用 (OR，15.04)。

在制定翻修手术方案时剩余骨块的情况需要仔细地进行术前分析。首先，患者需要拍摄标准的三平面的负重位平片和 Saltzman 后足力线位平片来评估后足力线。我们建议针对假体部件松动造成的剩余骨块的缺损常规行 CT 或者 SPECT 来进行有效的评估。对于目前很多正在使用的内植物来说，使用传统的影像学平片来评估距骨假体之下的距骨部分作用是极为有限的。CT 或者 SPECT 可以来评估邻近关节的骨性撞击和退行性变。我们的治疗策略是基于整个剩余骨块的缺损总量的 (表 12-3)。一般来讲，全踝关节置换术后的翻修手术有 2 个选择：一期治疗和分期治疗。对于移除松动的假体部件和仔细的清理之后存在剩余骨块的患者，可以进行一期翻修治疗 (图 12-1)。视情况需要可以对胫骨假体进行翻修 (增厚的胫骨部件可以恢复到正常关节间隙水平) 和（或）在距骨假体翻修 (水平截骨距骨部件)。另外一种手术方式为结合植骨的分期治疗 (图 12-2)。但是在剩余的距骨上固定置入的松质骨较为困难。因此在距下关节存在明显的退行性变的患者，应该同时进行距下关节融合，此时所植的骨可以借助较长的可同时固定至跟骨的螺钉固定。

表 12-3 全踝关节置换失败后翻修手术的临床决策制定策略

胫骨侧骨缺损		
Ⅰ型：<10mm 标准假体	Ⅱ型：10 ~ 15mm 翻修假体 (8mm)	Ⅲ型：>15mm 翻修假体 (12mm) 或者分期翻修治疗： (1) 减少缺损面积 (2) 翻修手术
距骨侧骨缺损		
Ⅰ型：<17mm 标准假体	Ⅱ型：17 ~ 25mm 翻修假体	Ⅲ型：>25mm 分期翻修治疗：(1) 减少缺损面积 (2) 翻修手术

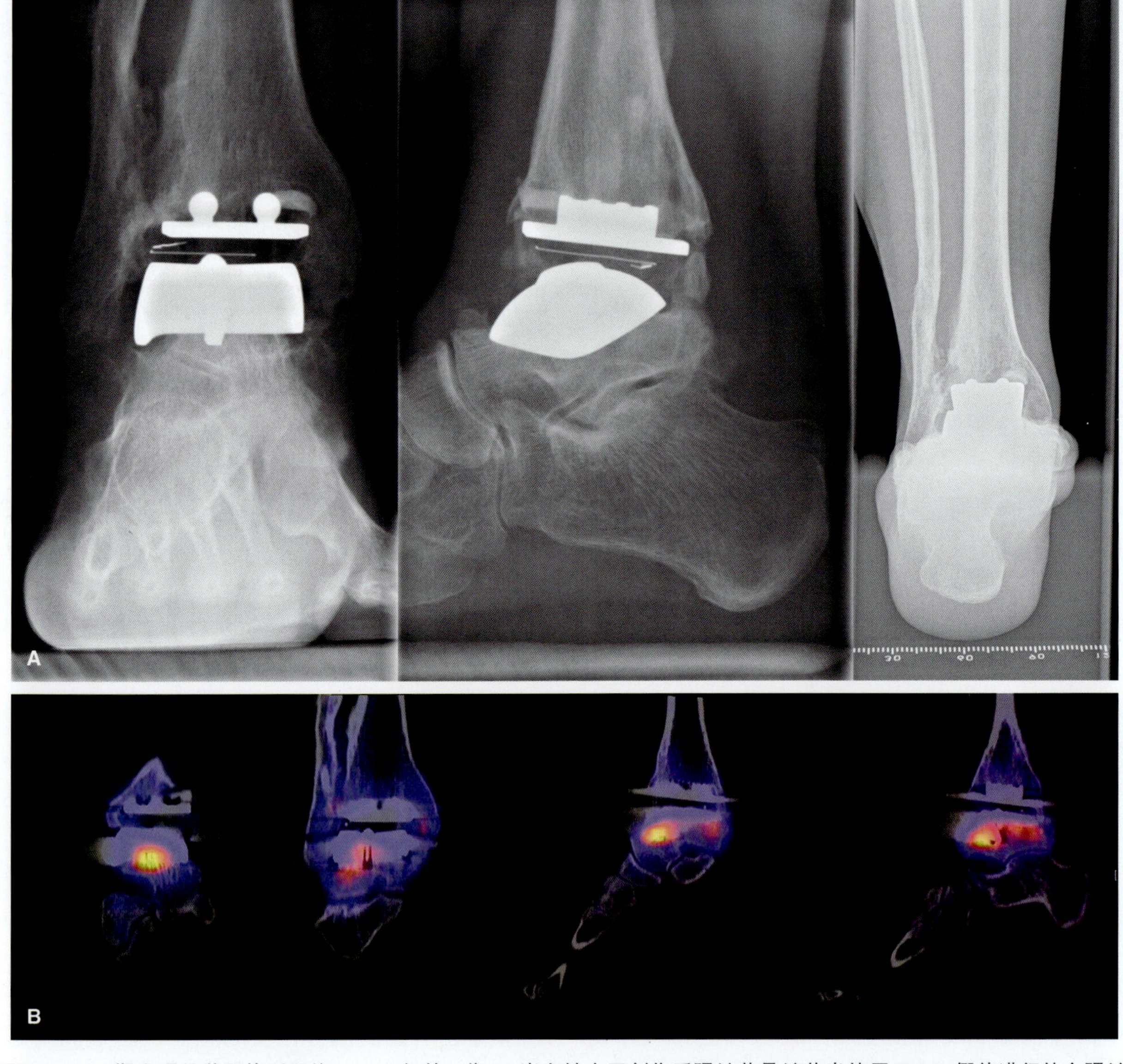

图 12-1 一期全踝关节置换后翻修。A.10 年前一位 43 岁女性由于创伤后踝关节骨关节炎使用 STAR 假体进行的全踝关节置换术。初期和中期术后处理无特殊，12 个月前，此患者主诉置换关节处出现进展性疼痛和僵硬。常规负重位平片提示胫骨侧假体松动和距骨假体的下沉。Saltzman 后足力线位提示轻度的后足外翻畸形；B.SPECT-CT 提示两个假体部件均存在明显松动伴核素影像摄取增加；C. 在假体部件均移除后，其骨表面进行仔细地清理，然后进行一期翻修手术：胫骨侧翻修 (增厚部件使之达到正常关节间隙水平) 及距骨侧翻修 (水平截骨距骨部件)；D. 术后 6 个月随访负重 X 线片提示翻修后假体位置及力线均正常

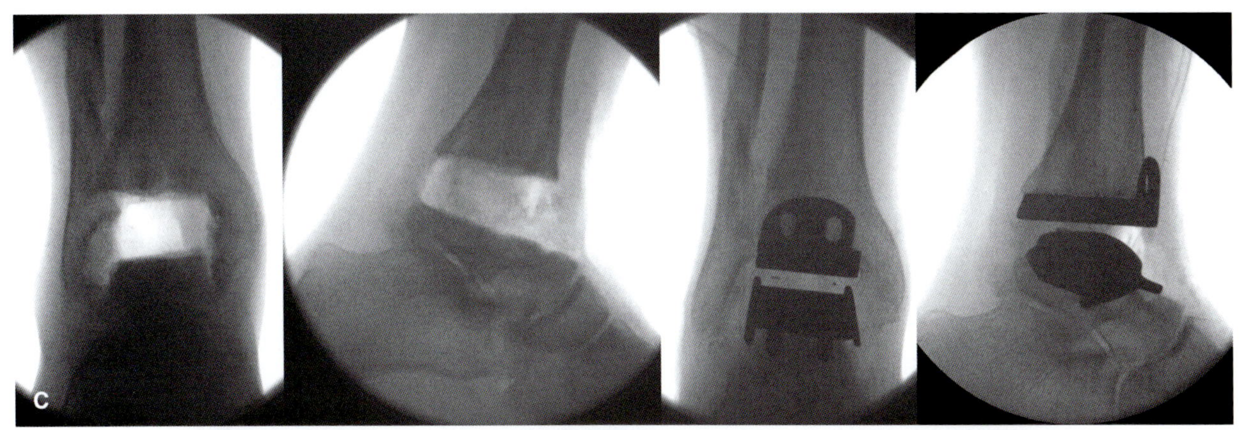

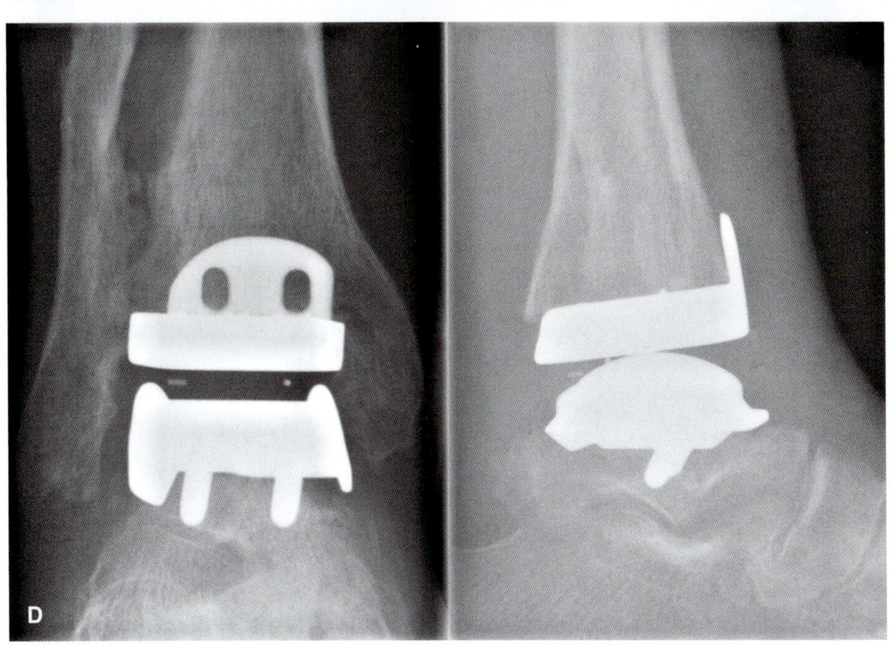

图 12-1 （续）

三、假体进展性不稳定或者假体部件脱位

终末期踝关节骨性关节炎最常见的病因为合并下肢骨折病史的创伤后性或者反复韧带损伤造成。因此，几乎一半的终末期踝关节炎患者会伴随有后足明显的内翻或者外翻畸形。所有伴随的畸形和不稳定在术前应该进行仔细地评估。因此，传统的负重位平片和 Saltzman 位后足力线片对于评估和量化伴随畸形是不可缺少的。Frigg 等报道了 Saltzman 位后足力线片的相关实用性研究，得出使用 Saltzman 位评估力线比临床评估明显更为准确。必要的话所有的伴随问题都应该进行充分地考虑，例如在进行合适的截骨或者韧带重建的时候。Saltzman 在 2000 年发表了一篇关于全踝关节置换术现状的综述。作者表述在进行假体置入的时候对于术前存在的内翻或者外翻畸形不进行手术干预可能会导致负重的异常病理状态及聚乙烯衬垫的病理性过度磨损。在当前的文章中，对于术前哪种程度的后足畸形是全踝关节置换的相对或者绝对禁忌证仍然存在争论。一些文章中讨论到的全踝关节置换的绝对禁忌证的分界点包括：10°，15°，20°。然而 Kofoed 描述了一种特殊的距骨截骨技术可以术中纠正大于 45°的内翻或者外翻畸形。Kim 等比较了 23 例术前中度到重度内翻畸形 (大于 10°) 的患者和 22 例术前后足力线正常的患者置换术后的临床疗效，结果为两

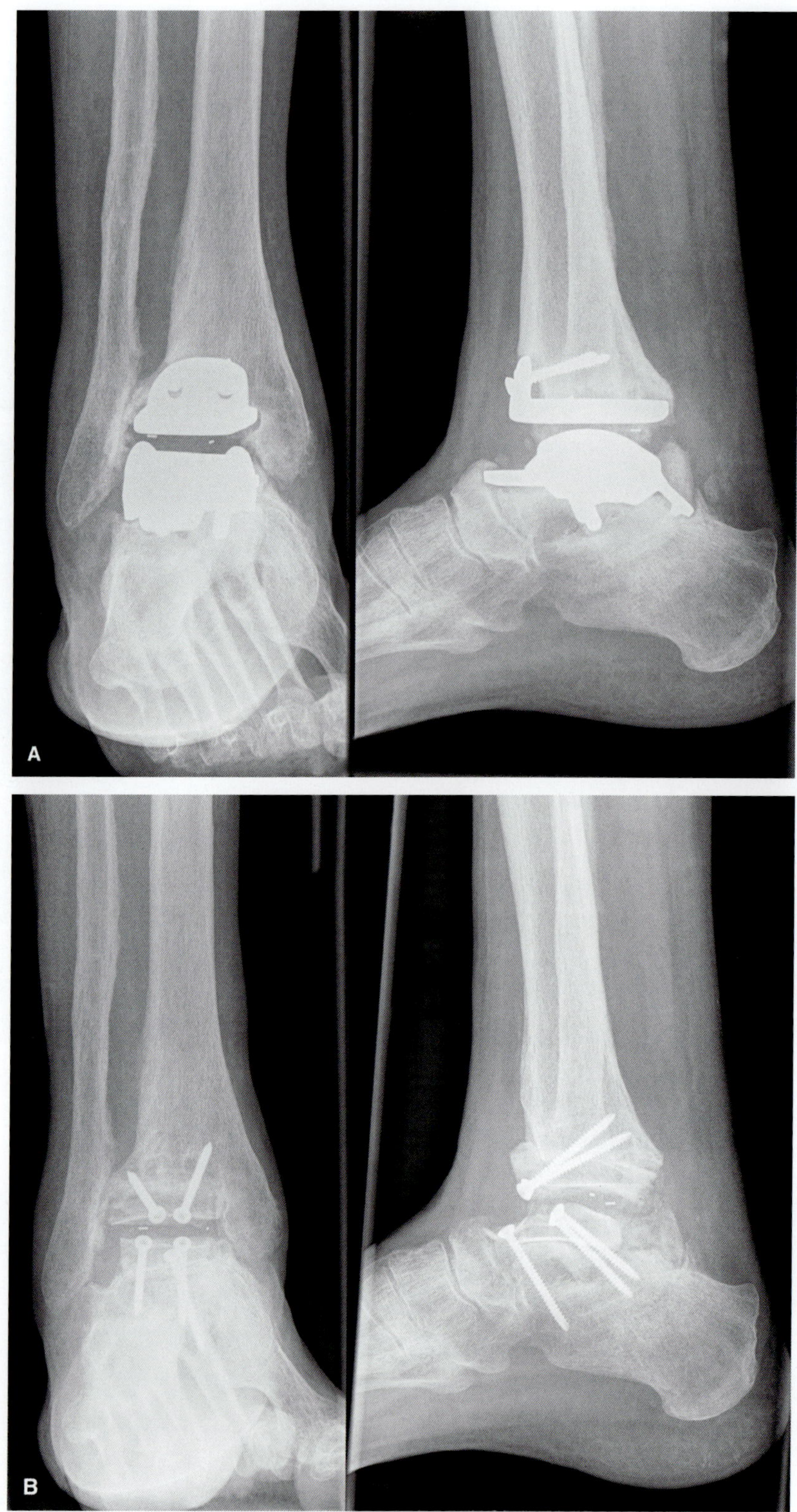

图 12-2 全踝置换翻修的分期手术方式。A. 一位 64 岁女性在 15 年前使用 STAR 假体进行的全踝关节置换术。七年后由于无菌性双侧假体部件松动再次接受特别设计的 Hintegra 假体进行的翻修手术。初期和中期的术后处理无特殊。8 个月前，患者主诉置换踝关节处进展性疼痛。常规负重位平片提示双侧假体部件透光带形成及距骨侧部件的下沉；B. 在假体移除后进行仔细的清理，再进行自体同侧髂骨松质骨植骨，使用螺钉固定于胫骨和距骨侧；C. 术后 3 个月随访 CT 提示胫骨和距骨侧均为牢固的骨性结合；D. 移除植骨固定螺钉后进行翻修手术。术后 18 个月随访的负重位平片提示双侧假体部件的位置均正常，未发现假体松动征象

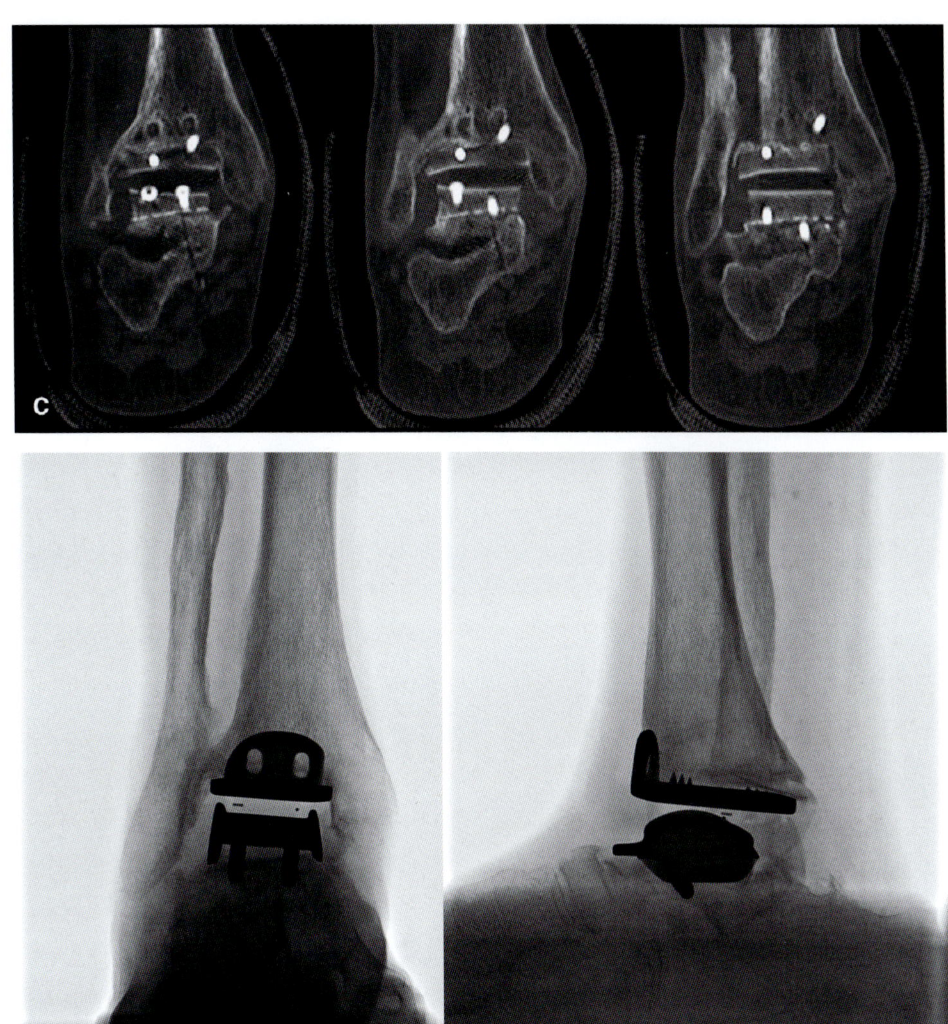

图 12-2 （续）

组的临床疗效和失败率均有显著差异，并且作者强调指出了术中针对伴随畸形进行合适纠正处理的必要性。

对于合并术后进展性畸形的患者，建议行踝上和（或）踝下水平适当的截骨。例如合并进展性外翻畸形时，应当进行内侧踝上闭合楔形截骨。一般来说，建议截骨时轻度地过度纠正 2°～4°。必要的话同时也进行腓骨的纠正性截骨。剩余的踝下水平的外翻畸形可以通过跟骨的内移截骨来纠正，当存在前足和中足临床外展畸形时，可行跟骨外侧柱延长截骨来纠正。而当合并进展性内翻畸形时，可行内侧踝上开放楔形截骨或者外侧闭合楔形截骨。当畸形角度大于 10°时，外侧入路是首选。踝下水平内翻畸形可以通过跟骨 Dwyer 截骨或者 Z 型截骨来纠正。

当临床及影像学均提示假体松动且同时存在无法处理的畸形和（或）韧带不稳定时，踝关节融合术是最为可靠的替代治疗方案 (图 12-3)。

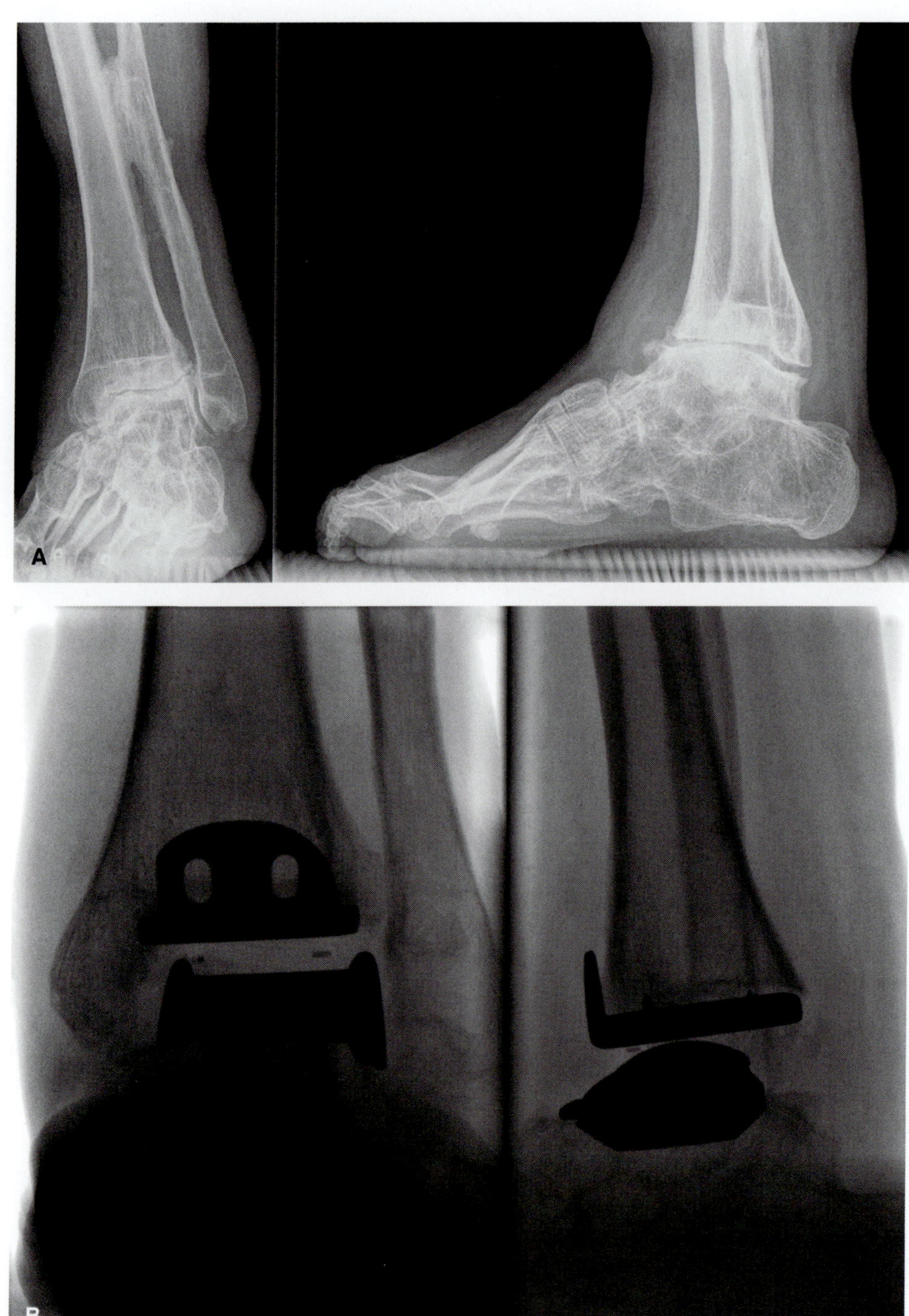

图 12-3 全踝置换术失败后改为行踝关节融合术。A. 一位 39 岁女性 3 年前由于创伤后骨关节炎接受 Hintegra 假体的全踝关节置换术。术后初期和中期处理无特殊；B. 6 个月前外侧持续不稳定并发现假体脱位；C. 假体移除后使用后足髓内针进行胫距跟关节融合术并行腓骨加固术；D. 术后 6 个月随访的负重位平片提示融合部位的骨性愈合及内植物位置正常，未观察到任何松动或者下沉的征象

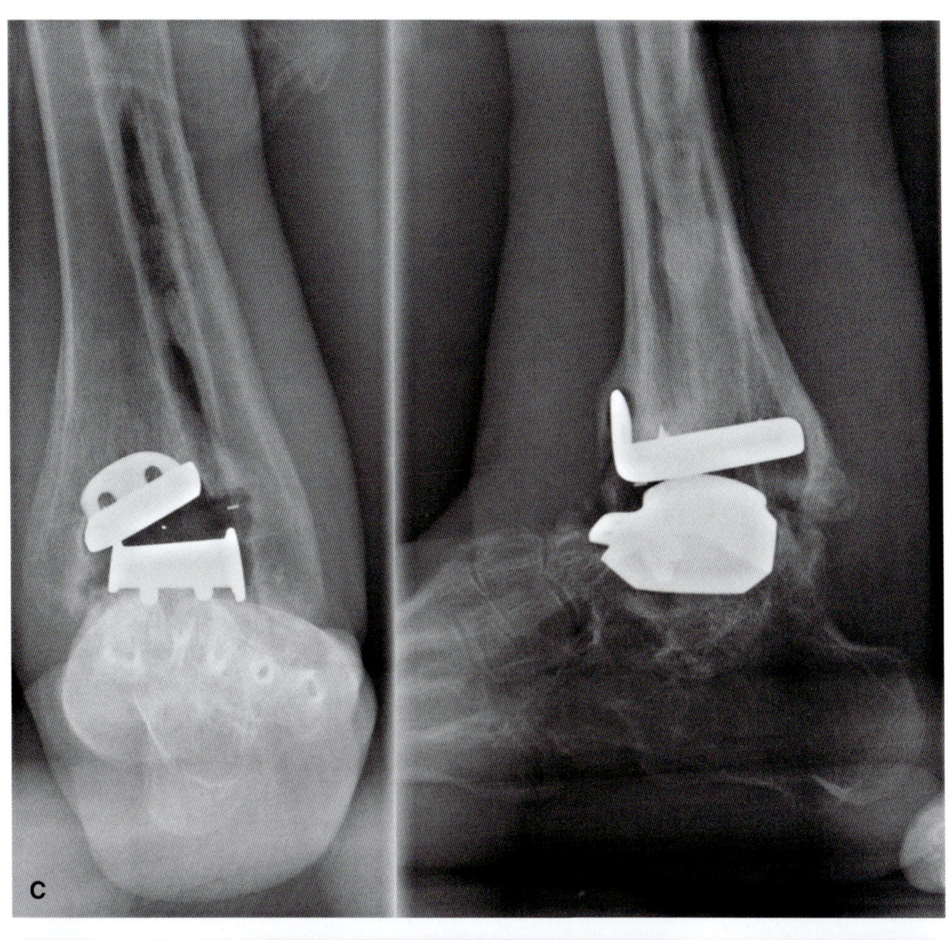

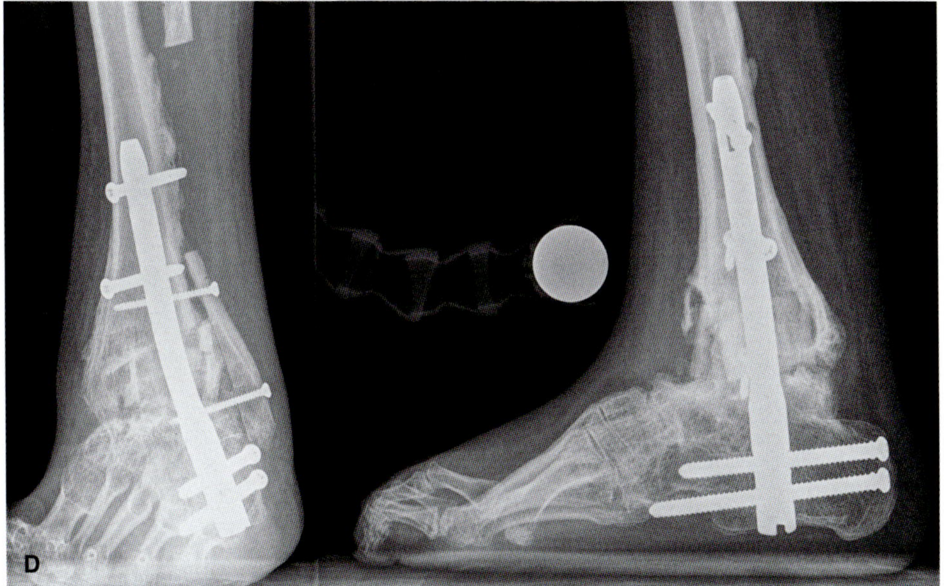

图 12-3 （续）

四、聚乙烯衬垫磨损或者失效

对于两部件及三部件全踝关节置换术，聚乙烯衬垫病理性过度磨损或者失效均可以导致手术翻修。研究表明踝关节假体产生的磨损颗粒和膝关节假体产生的相同。类似于全髋关节置换，全踝置换后聚乙烯衬垫病理性过度磨损后可以因为异物反应导致假体周围骨质溶解。Harris 等发表的一篇个案报道描述了一位 65 岁患者接受 STAR 术后由于磨损碎片导致巨大囊肿形成。在接受三部件全踝关节置换的患者中其衬垫断裂发生率可达 14%。Scott 和 Nunley 报道一系列病例包括 3 例接受 STAR 置换术后衬垫断裂的患者。在所有的 3 例患者中，当衬垫的厚度小于 8mm 时即发生断裂。此结果同另外一篇 Anderson 等的报道相似。最近，Brunner 等报道了 72 例接受 STAR 术后患者的远期疗效，其中 11 例 (14%) 患者发生衬垫断裂。

在力线正常的踝关节中，翻修手术包括替换受损或者断裂的衬垫、清理囊性病变及必要时进行自体或者异体植骨。当患者合并显著的假体周围骨溶解时，术中应该检查假体稳定性，必要时行翻修手术 (详见“假体无菌性松动和下沉”章节)。如果由于力线异常造成假体部件之间应力的不平衡，最终导致衬垫的病理性过度磨损和失效，那么纠正力线的手术是必需的，否则的话上述问题会复发 (详见“假体进展性不稳定或者假体部件脱位”章节)。

五、假体周围感染

涉及全踝关节置换术后切口愈合问题和感染的发病率的报道较少。当前报道的深部感染的发病率从为 0 ~ 7.1%。而为了明确导致置换术后伤口愈合问题的显著危险因素，Raikin 等进行了一项涉及 106 例踝关节置换 (Agility 假体) 的回顾性研究。所有的伤口愈合相关问题主要可以分为 2 组：次要并发症 (需要局部伤口护理或者局部抗生素应用) 和主要并发症 (需要手术清创冲洗)。次要伤口并发症在合并有糖尿病的患者中较常见，而主要并发症组的相关危险因素为女性，合并炎性结缔组织病及长期应用皮质类固醇激素。Kessler 等报道了一项配对病例对照研究，包括 26 例假体周围踝关节感染的患者和 2 个对照组，每个对照组包括 52 例患者。假体周围踝关节感染流行率合计为 4.7%，其中大部分病例 (85%) 为外源性。从完成全踝关节置换术到诊断为假体周围感染的时间从 10 天到超过 10 年，其中位数为 193 天。最常见的病原体为金黄色葡萄球菌，其次为凝固酶阴性链球菌，分别占 35% 和 31%。以下患者常常认为存在假体周围感染的风险：之前踝关节手术史、术前 AOFAS 评分较低及手术时间较长。

总体来说，假体周围踝关节感染治疗同全髋关节或者全膝关节置换术后假体周围感染的治疗相似。对于合并早期浅表伤口愈合问题的患者，局部的处理措施包括常规的更换敷料，以及预防性口服抗生素可以有效解决。对于持续性伤口流脓，手术切开及清创是必须的。若需要术中组织活检，术前和术中应该避免抗生素使用。对于接受三部件假体设计的全踝关节置换的患者，其衬垫应该进行更换，同时其生物膜应该使用声波降解法处理。如果一期由于软组织或者皮肤缺损无法关闭窗口，局部皮瓣覆盖是一个很好的选择 (支持带翻转皮瓣 turndown retinacular flap)。合并有晚期深部感染的患者，应该进行分期治疗。首先，所有的假体部件应当移除，感染的组织进行严格的清创，之后置入抗生素骨水泥。一期的翻修术后，抗生素治疗继续进行直到定期复查感染指标确保假体周围感染得到根治。当感染不存在之后，二期再进行踝关节融合术，可以应用髓内针、前方双钢板系统、后方钢板、外固定架或者多种固定方式组合应用。

六、技术失误

尽管近几年全踝关节置换的数量在明显地增加，但其仍然是一项较为需要技巧的术式。至今有大量的临床研究表明全踝关节置换术需要较长的学习曲线。全踝关节置换术中最关键的步骤除了胫骨部件正确的定位置入之外就是距骨部件正确的置入。Tochigi 等通过在尸体骨上应用其自主改进的 STAR 假体来研究距骨部件在矢状面的位置改变对于活动度的影响，得出偏前的距骨部件可以导致跖屈活动的减少，而偏后的距骨部件可以导致背屈活动度减少。而且偏前及偏后位距骨部件往往合并衬垫的脱位。同时，Espinosa 等在其研究中使用 Agility 和 Mobility 假体两种不同的有限元模型，得出距骨部件在矢状位的置入位置偏差可以导致生物力学方面的不良后果，包括置入物接触面应力峰值及平均值的改变。此体外的生物力学的结论同时也被一项包括使用三部件假体进行全踝置换的 317 例患者的临床研究所证实，在此研究中，距骨部件置入合适的位置可以使术后疼痛缓解程度及包括术后关节活动在内的各项关节功能改善均得到更好的临床结果。

另外，术中较为严重的失误可以导致灾难性的后果。Goldberg 等报道了 2 例由于假体部件置入位置不正导致置换早期即失败的临床病例。2 例均使用 Mobility 假体，其距骨假体部件置入位置前后颠倒，随之的衬垫也置入颠倒，从而导致 2 例患者术后严重疼痛和关节活动受限。

七、假体周围骨折

目前关于膝关节和髋关节置换术后出现假体周围骨折的发病率和治疗策略的讨论较多，而关于全踝关节置换术后出现假体周围骨折的报道较少，其中大多数关于全踝关节置换后假体周围骨折的治疗仍是个案报道，或者在大宗病例全踝关节置换病例报道中缺乏具体注释说明。最近 Manegold 等提出一个针对全踝关节置换术后假体周围骨折的分型，同时基于其 503 例全踝关节置换的数据基础提出了各自治疗策略（表 12-4）。我们认为较为合适和一致的描述假体周围骨折包括以下几个方面。

1. 骨折时间：术中、早期术后、远期术后；

2. 骨折原因：医源性（术中）、应力性骨折，或者创伤性骨折（少见）；

3. 骨折位置：内踝、外踝，或者胫骨远端，包括（或不包括）胫骨远端骨干骨折；

4. 假体稳定性：假体稳定、假体不稳定，包括（或不包括）假体脱位或者下沉。

目前报道过的术中假体周围踝骨折的发病率从 10% 到 38%。随着临床医师手术技术改善和经验的增长，术中踝骨折的总体发生率会逐渐下降。术中骨折最常见的原因包括：存在暴露不足时截骨锯的过度和不精确使用、器械使用不合适、假体部件的规格不合适。大多数情况下一旦发生术中假体周围骨折，一期即行解剖复位稳定内固定术（图 12-4)。术中内踝骨折可使用空心钉或者钢板进行固定，外踝腓骨侧的骨折可以使用钢板固定。部分无移位应力性骨折（特别是骨膜完整）可以非手术治疗，其对于远期疗效无明显影响。一些临床研究建议可以术中预防性使用克氏针临时固定来预防骨折，但是往往即使已经预防性使用克氏针固定后仍然会出现假体周围骨折。

对于接受全踝关节置换的患者，假体周围骨折的并发症也可以在术后早期发生，主要是内踝骨折。术中内侧不精确的截骨会明显减弱内踝的稳定从而导致内踝骨折。当内踝骨折不存在明显的移位时，通过借助稳定助行器延长制动时间（如前所述）进行非手术治疗可以作为首选。当合并明显移位时，建议行解剖复位稳定内固定术。如果术后几个月内由于应力性原因发生骨折，需要考虑是因为后足力线不正导致置换关节间病理性应力增加导致，此类病

表 12-4 Manegold 等提出的全踝关节置换术后假体周围骨折分型系统

骨折类型	骨折部位	假体稳定性
术中	内踝	稳定
术后，创伤性	外踝	不稳定
术后，应力性	胫骨 距骨	

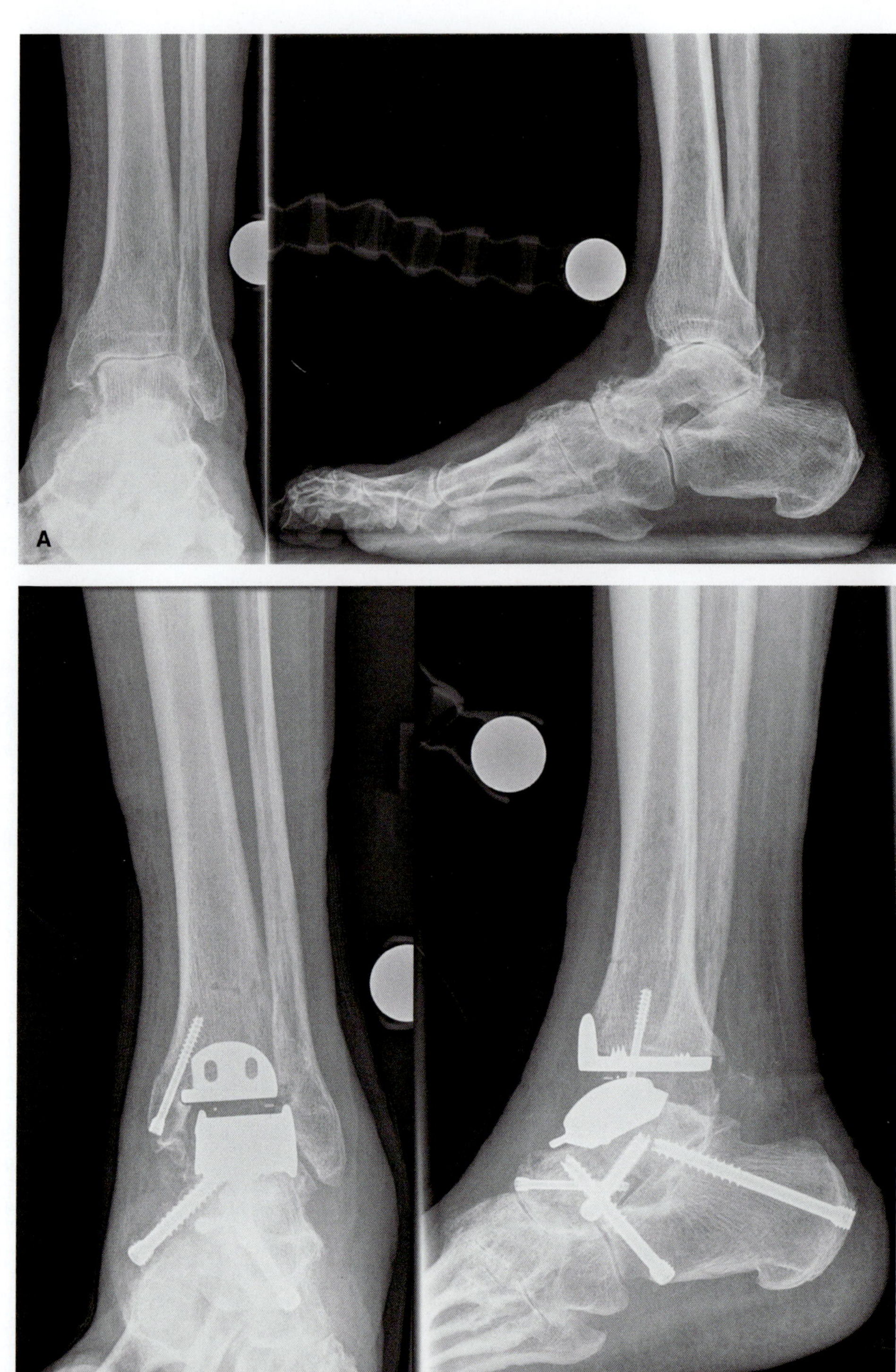

图 12-4 术中内踝的假体周围骨折。A. 一位 79 岁男性继发性 (由于遗传性血色素沉着病) 终末期踝关节骨关节炎患者；B. 使用三部件假体进行的全踝关节置换术及双侧后足融合术。术中内侧 Hohman 拉钩应力导致内踝骨折，并使用空心钉进行解剖复位内固定术

例需要临床和影像学两方面均详细分析后足力线情况，假体的稳定性评估需要借助 CT 或者 SPECT。合并此种情况的患者，单纯假体翻修手术和骨折的固定对于获得好的远期临床结果是不够的，此时伴随的后足的畸形同时需要正确的跟骨和（或）踝上截骨来纠正。

创伤性假体周围骨折较少见。对于此类患者，首先需要通过临床和影像学的详细评估来确定假体的稳定性及是否存在感染的证据。对于不合并假体松动及不稳定的患者，应该遵循 AO 骨折治疗原则对骨折进行复位和稳定固定。

八、结论

毫无疑问，对于终末期踝关节骨关节炎的患者，全踝关节置换作为极为有价值的一种治疗选择正在得到越来越多的认可。也就是说对于此类患者踝关节融合术已经不再是治疗的唯一金标准了。在过去的几十年里，全踝关节置换术在假体设计和手术技术方面都有极为关键的改进。目前上市的踝关节假体设计更加符合解剖及后足的生物力学特性。骨水泥固定的淘汰和生物学表面涂层的尝试（例如 1990 年前后羟基磷灰石涂层的问世）有效地改善了第一代踝关节假体灾难性的失败率。然而随着其适应证越来越广泛，全踝关节置换对患者来说并不仅仅是作为一个终生解决办法来施行的，而且相比较于膝关节和髋关节置换，全踝关节置换的生存率明显较低，因此即使是对于最严格的适应证患者在中远期仍然可能需要翻修。

全踝关节置换术中和术后并发症多种多样，经常需要详细评估其潜在问题并制定个性化的治疗。本章我们描述了全踝关节置换术后最常见的并发症，并提供了其各自可能的治疗策略。对于许多失败的病例，可以通过全踝关节置换的翻修手术进行补救，如此可以有效避免或者推迟全踝关节置换术后进行踝关节融合术的时机。

（武 勇 译）

参考文献

1. Gougoulias N, Khanna A, Maffulli N. How successful are current ankle replacements? A systematic review of the literature. *Clin Orthop Relat Res*. 2010;468:199–208.
2. Labek G, Thaler M, Janda W, et al. Revision rates after total joint replacement: cumulative results from worldwide joint register datasets. *J Bone Joint Surg Br*. 2011;93:293–297.
3. Labek G, Klaus H, Schlichtherle R, et al. Revision rates after total ankle arthroplasty in sample-based clinical studies and national registries. *Foot Ankle Int*. 2011;32:740–745.
4. Sadoghi P, Liebensteiner M, Agreiter M, et al. Revision surgery after total joint arthroplasty: a complication-based analysis using worldwide arthroplasty registers. *J Arthroplasty*. 2013;28:1329–1332.
5. Culpan P, Le SV, Piriou P, et al. Arthrodesis after failed total ankle replacement. *J Bone Joint Surg Br*. 2007;89:1178–1183.
6. Hopgood P, Kumar R, Wood PL. Ankle arthrodesis for failed total ankle replacement. *J Bone Joint Surg Br*. 2006;88:1032–1038.
7. Kotnis R, Pasapula C, Anwar F, et al. The management of failed ankle replacement. *J Bone Joint Surg Br*. 2006;88:1039–1047.
8. Thomason K, Eyres KS. A technique of fusion for failed total replacement of the ankle: tibio-allograft-calcaneal fusion with a locked retrograde intramedullary nail. *J Bone Joint Surg Br*. 2008;90:885–888.
9. Ali MS, Higgins GA, Mohamed M. Intermediate results of Buechel Pappas unconstrained uncemented total ankle replacement for osteoarthritis. *J Foot Ankle Surg*. 2007;46:16–20.
10. Anders H, Kaj K, Johan J, et al. The AES total ankle replacement: a mid-term analysis of 93 cases. *Foot Ankle Surg*. 2010;16:61–64.
11. Anderson T, Montgomery F, Carlsson A. Uncemented STAR total ankle prostheses. Three to eight-year follow-up of fifty-one consecutive ankles. *J Bone Joint Surg Am*. 2003;85-A:1321–1329.
12. Bonnin M, Gaudot F, Laurent JR, et al. The Salto total ankle arthroplasty: survivorship and analysis of failures at 7 to 11 years. *Clin Orthop Relat Res*. 2010;468:199–208.
13. Brunner S, Barg A, Knupp M, et al. The Scandinavian total ankle replacement: long-term, eleven to fifteen-year, survivorship analysis of the prosthesis in seventy-two consecutive patients. *J Bone Joint Surg Am*. 2013;95:711–718.
14. Buechel FF Sr, Buechel FF Jr, Pappas MJ. Ten-year evaluation of cementless Buechel-Pappas meniscal bearing total ankle replacement. *Foot Ankle Int*. 2003;24:462–472.
15. Carlsson AS, Henricson A, Linder L, et al. A 10-year analysis of 69 Bath and Wessex ankle replacements. *Foot Ankle Surg*. 2001;7:39–44.
16. Christ RM, Hagena FW. Komplikationen und Revisionseingriffe nach OSG-Totalendoprothesen. *Fuss Sprungg*. 2005;3:112–121.
17. Doets HC, Brand R, Nelissen RG. Total ankle arthroplasty in inflammatory joint disease with use of two mobile-bearing designs. *J Bone Joint Surg Am*. 2006;88:1272–1284.
18. Fevang BT, Lie SA, Havelin LI, et al. 257 ankle arthroplasties performed in Norway between 1994 and 2005. *Acta Orthop*. 2007;78:575–583.
19. Giannini S, Romagnoli M, O'Connor JJ, et al. Total ankle replacement compatible with ligament function produces mobility, good clinical scores, and low complication rates: an early clinical assessment. *Clin Orthop Relat Res*. 2010;468:2746–2753.
20. Henricson A, Agren PH. Secondary surgery after total ankle replacement. The influence of preoperative hindfoot alignment. *Foot Ankle Surg*. 2007;13:41–44.
21. Hobson SA, Karantana A, Dhar S. Total ankle replacement in patients with significant preoperative deformity of the hindfoot. *J Bone Joint Surg Br*. 2009;91:481–486.
22. Hosman AH, Mason RB, Hobbs T, et al. A New Zealand national joint registry review of 202 total ankle replacements followed for up to 6 years. *Acta Orthop*. 2007;78:584–591.
23. Hurowitz EJ, Gould JS, Fleisig GS, et al. Outcome analysis of agility total ankle replacement with prior adjunctive procedures: two to six year followup. *Foot Ankle Int*. 2007;28:308–312.
24. Karantana A, Hobson S, Dhar S. The Scandinavian total ankle replacement: survivorship at 5 and 8 years comparable to other series. *Clin Orthop Relat Res*. 2010;468:951–957.
25. Kitaoka HB, Patzer GL. Clinical results of the Mayo total ankle arthroplasty. *J Bone Joint Surg Am*. 1996;78:1658–1664.
26. Knecht SI, Estin M, Callaghan JJ, et al. The Agility total ankle arthroplasty. Seven to sixteen-year follow-up. *J Bone Joint Surg Am*. 2004;86-A:1161–1171.
27. Kofoed H, Sorensen TS. Ankle arthroplasty for rheumatoid arthritis and osteoarthritis: prospective long-term study of cemented replacements. *J Bone Joint Surg Br*. 1998;80:328–332.
28. Kopp FJ, Patel MM, Deland JT, et al. Total ankle arthroplasty with the agility prosthesis: clinical and radiographic evaluation. *Foot Ankle Int*. 2006;27:97–103.
29. Kumar A, Dhar S. Total ankle replacement: early results during learning periods. *Foot Ankle Surg*. 2007;13:19–23.
30. Mendolia G, Talus Group. The Ramses ankle replacement: design-surgical technique result, results in first 38 cases. *French Orthop Web J*. 2007. www.matrise-orthop.com.
31. Morgan SS, Brooke B, Harris NJ. Total ankle replacement by the ankle evolution system: medium-term outcome. *J Bone Joint Surg Br*. 2010;92:61–65.
32. Murnaghan JM, Warnock DS, Henderson SA. Total ankle replacement. Early experiences with STAR prosthesis. *Ulster Med J*. 2005;74:9–13.
33. Nishikawa M, Tomita T, Fujii M, et al. Total ankle replacement in rheumatoid arthritis. *Int Orthop*. 2004;28:123–126.
34. Rodriguez D, Bevernage BD, Maldague P, et al. Medium term follow-up of the AES ankle prosthesis: high rate of asymptomatic osteolysis. *Foot Ankle Surg*. 2010;16:54–60.
35. Rudigier J, Menzinger F, Grundei H. 14 Jahre Erfahrungen mit der zementfreien ESKA-Sprunggelenksendoprothese. *Fuss Sprungg*. 2004;2:65–75.
36. Schutte BG, Louwerens JW. Short-term results of our first 49 Scandinavian total ankle replacements (STAR). *Foot Ankle Int*. 2008;29:124–127.
37. Spirt AA, Assal M, Hansen ST Jr. Complications and failure after total ankle arthroplasty. *J Bone Joint Surg Am*. 2004;86-A:1172–1178.
38. Sproule JA, Chin T, Amin A, et al. Clinical and radiographic outcomes of the mobility total ankle arthroplasty system: early results from a prospective multicenter study. *Foot Ankle Int*. 2013;34:491–497.
39. Vienne P, Nothdurft P. OSG-Totalendoprothese Agility: Indikationen, Operationstechnik und Ergebnisse. *Fuss Sprungg*. 2004;2:17–28.

40. Wood PL, Deakin S. Total ankle replacement. The results in 200 ankles. *J Bone Joint Surg Br.* 2003;85:334–341.
41. Wood PL, Prem H, Sutton C. Total ankle replacement: medium-term results in 200 Scandinavian total ankle replacements. *J Bone Joint Surg Br.* 2008;90:605–609.
42. Wood PL, Karski MT, Watmough P. Total ankle replacement: the results of 100 mobility total ankle replacements. *J Bone Joint Surg Br.* 2010;92:958–962.
43. Barg A, Saltzman CL. Ankle replacement. In: Coughlin M, Saltzman CL, Anderson R, et al., eds. *Surgery of the Foot and Ankle.* Philadelphia, PA: Elsevier; 2014,1078–1162.
44. Haddad SL, Coetzee JC, Estok R, et al. Intermediate and long-term outcomes of total ankle arthroplasty and ankle arthrodesis. A systematic review of the literature. *J Bone Joint Surg Am.* 2007;89:1899–1905.
45. Carlsson A. [Single- and double-coated star total ankle replacements: a clinical and radiographic follow-up study of 109 cases]. *Orthopade.* 2006;35:527–532.
46. Henricson A, Skoog A, Carlsson A. The Swedish ankle arthroplasty register: an analysis of 531 arthroplasties between 1993 and 2005. *Acta Orthop.* 2007;78:569–574.
47. Barg A, Zwicky L, Knupp M, et al. HINTEGRA three-component total ankle replacement: survivorship analysis in 684 patients. *J Bone Joint Surg Am.* 2013;95:1175–1183.
48. Saltzman CL, el Khoury GY. The hindfoot alignment view. *Foot Ankle Int.* 1995;16:572–576.
49. Pagenstert GI, Barg A, Leumann AG, et al. SPECT-CT imaging in degenerative joint disease of the foot and ankle. *J Bone Joint Surg Br.* 2009;91:1191–1196.
50. Saltzman CL, Salamon ML, Blanchard GM, et al. Epidemiology of ankle arthritis: report of a consecutive series of 639 patients from a tertiary orthopaedic center. *Iowa Orthop J.* 2005;25:44–46.
51. Valderrabano V, Horisberger M, Russell I, et al. Etiology of ankle osteoarthritis. *Clin Orthop Relat Res.* 2009;467:1800–1806.
52. Horisberger M, Hintermann B, Valderrabano V. Alterations of plantar pressure distribution in posttraumatic end-stage ankle osteoarthritis. *Clin Biomech (Bristol, Avon.)* 2009;24:303–307.
53. Horisberger M, Valderrabano V, Hintermann B. Posttraumatic ankle osteoarthritis after ankle-related fractures. *J Orthop Trauma.* 2009;23:60–67.
54. Valderrabano V, Hintermann B, Horisberger M, et al. Ligamentous posttraumatic ankle osteoarthritis. *Am J Sports Med.* 2006;34:612–620.
55. Knupp M, Stufkens SA, Bolliger L, et al. Classification and treatment of supramalleolar deformities. *Foot Ankle Int.* 2011;32:1023–1031.
56. Barg A, Harris MD, Henninger HB, et al. Medial distal tibial angle: comparison between weightbearing mortise view and hindfoot alignment view. *Foot Ankle Int.* 2012;33:655–661.
57. Frigg A, Nigg B, Davis E, et al. Does alignment in the hindfoot radiograph influence dynamic foot-floor pressures in ankle and tibiotalocalcaneal fusion? *Clin Orthop Relat Res.* 2010;468:3362–3370.
58. Frigg A, Nigg B, Hinz L, et al. Clinical relevance of hindfoot alignment view in total ankle replacement. *Foot Ankle Int.* 2010;31:871–879.
59. Knupp M, Stufkens SA, Bolliger L, et al. Total ankle replacement and supramalleolar osteotomies for malaligned osteoarthritis ankle. *Tech Foot Ankle.* 2010;9:175–181.
60. Valderrabano V, Wiewiorski M, Frigg A, et al. [Direct anatomic repair of the lateral ankle ligaments in chronic lateral ankle instability]. *Unfallchirurg.* 2007;110:701–704.
61. Valderrabano V, Wiewiorski M, Frigg A, et al. [Chronic ankle instability]. *Unfallchirurg.* 2007;110:691–699.
62. Valderrabano V, Hintermann B. [Diagnostics and therapy of medial ankle instability]. *Arthroskopie.* 2005;18:112–118.
63. Barg A, Paul J, Pagenstert GI, Leumann A, Horisberger M, Henninger HB, Valderrabano V. Supramalleolar osteotomies for ankle osteoarthritis. *Tech Foot Ankle.* 2013;12:138–146.
64. Saltzman CL. Perspective on total ankle replacement. *Foot Ankle Clin.* 2000;5:761–775.
65. Conti SF, Wong YS. Complications of total ankle replacement. *Clin Orthop Relat Res.* 2001;391:105–114.
66. Conti SF, Wong YS. Complications of total ankle replacement. *Foot Ankle Clin.* 2002;7:791–807.
67. Bluman EM, Chiodo CP. Valgus ankle deformity and arthritis. *Foot Ankle Clin.* 2008;13:443–470.
68. Coetzee JC. Management of varus or valgus ankle deformity with ankle replacement. *Foot Ankle Clin.* 2008;13:509–520.
69. Takakura Y, Tanaka Y, Sugimoto K, et al. Ankle arthroplasty. A comparative study of cemented metal and uncemented ceramic prostheses. *Clin Orthop Relat Res.* 1990;252:209–216.
70. Tanaka Y, Takakura Y. [The TNK ankle: short- and mid-term results]. *Orthopade.* 2006;35:546–551.
71. Wood PL, Clough TM, Smith R. The present state of ankle arthroplasty. *Foot Ankle Surg.* 2008;14:115–119.
72. Newton SE. An artificial ankle joint. *Clin Orthop Relat Res.* 1979;142:141–145.
73. Newton SE III. An artificial ankle joint. *Clin Orthop Relat Res.* 2004;424:3–5.
74. Stauffer RN, Segal NM. Total ankle arthroplasty: four years' experience. *Clin Orthop Relat Res.* 1981;160:217–221.
75. Kofoed H. Scandinavian total ankle replacement (STAR). *Clin Orthop Relat Res.* 2004;424:73–79.
76. Kim BS, Choi WJ, Kim YS, et al. Total ankle replacement in moderate to severe varus deformity of the ankle. *J Bone Joint Surg Br.* 2009;91:1183–1190.
77. Hintermann B, Knupp M, Barg A. Korrekturosteotomie am distalen Unterschenkel und Rückfuss. *Orthopäde.* 2008;37:212–223.
78. Pagenstert G, Knupp M, Valderrabano V, et al. Realignment surgery for valgus ankle osteoarthritis. *Oper Orthop Traumatol.* 2009;21:77–87.
79. Pagenstert GI, Hintermann B, Barg A, et al. Realignment surgery as alternative treatment of varus and valgus ankle osteoarthritis. *Clin Orthop Relat Res.* 2007;462:156–168.
80. Hintermann B, Barg A, Knupp M. Corrective supramalleolar osteotomy for malunited pronation-external rotation fractures of the ankle. *J Bone Joint Surg Br.* 2011;93:1367–1372.
81. Reidsma II, Nolte PA, Marti RK, et al. Treatment of malunited fractures of the ankle: a long-term follow-up of reconstructive surgery. *J Bone Joint Surg Br.* 2010;92:66–70.
82. Stufkens SA, Knupp M, Hintermann B. Medial displacement calcaneal osteotomy. *Tech Foot Ankle.* 2009;8:85–90.
83. Hintermann B, Valderrabano V, Kundert HP. Anteriore Kalkaneusverlängerungsosteotomie und mediale Weichteilrekonstruktion zur Behandlung der schweren Tibialis posterior-Sehnendysfunktion. Technik und präliminäre Resultate. *Orthopade.* 1999;28:760–769.
84. Hintermann B, Valderrabano V. Lateral column lengthening by calcaneal osteotomy. *Tech Foot Ankle.* 2003;2:84–90.
85. Hintermann B, Valderrabano V, Kundert HP. Lengthening of the lateral column and reconstruction of the medial soft tissue for treatment of acquired flatfoot deformity associated with insufficiency of the posterior tibial tendon. *Foot Ankle Int.* 1999;20:622–629.
86. Knupp M, Pagenstert G, Valderrabano V, et al. Osteotomien zur Entlastung der Varusarthrose im oberen Sprunggelenk. *Oper Orthop Traumatol.* 2008;20:262–273.
87. Knupp M, Stufkens SA, Pagenstert G, et al. Supramalleolar osteotomy for tibiotalar varus malalignment. *Tech Foot Ankle.* 2009;8:17–23.
88. Weseley MS, Barenfeld PA. Mechanism of the Dwyer calcaneal osteotomy. *Clin Orthop Relat Res.* 1970;70:137–140.
89. Knupp M, Horisberger M, Hintermann B. A new z-shaped calcaneal osteotomy for 3-plane correction of severe varus deformity of the hindfoot. *Tech Foot Ankle.* 2008;7:90–95.
90. Kobayashi A, Minoda Y, Kadoya Y, et al. Ankle arthroplasties generate wear particles similar to knee arthroplasties. *Clin Orthop Relat Res.* 2004;424:69–72.
91. Koivu H, Kohonen I, Sipola E, et al. Severe periprosthetic osteolytic lesions after the ankle evolutive system total ankle replacement. *J Bone Joint Surg Br.* 2009;91:907–914.
92. Holt G, Murnaghan C, Reilly J, et al. The biology of aseptic osteolysis. *Clin Orthop Relat Res.* 2007;460:240–252.
93. Harris NJ, Brooke BT, Sturdee S. A wear debris cyst following S.T.A.R. total ankle replacement—surgical management. *Foot Ankle Surg.* 2009;15:43–45.
94. Scott AT, Nunley JA. Polyethylene fracture following STAR ankle arthroplasty: a report of three cases. *Foot Ankle Int.* 2009;30:375–379.
95. Anderson T, Montgomery F, Carlsson A. Uncemented STAR total ankle prostheses. *J Bone Joint Surg Am.* 2004;86-A(suppl 1):103–111.
96. Hintermann B, Barg A, Knupp M. [Revision arthroplasty of the ankle joint]. *Orthopade.* 2011;40:1000–1007.
97. Hintermann B, Zwicky L, Knupp M, et al. HINTEGRA revision arthroplasty for failed total ankle prostheses. *J Bone Joint Surg Am.* 2013;95:1166–1174.
98. Raikin SM, Kane J, Ciminiello ME. Risk factors for incision-healing complications following total ankle arthroplasty. *J Bone Joint Surg Am.* 2010;92:2150–2155.
99. Kessler B, Sendi P, Graber P, et al. Risk factors for periprosthetic ankle joint infection: a case-control study. *J Bone Joint Surg Am.* 2012;94:1871–1876.
100. Zimmerli W, Trampuz A, Ochsner PE. Prosthetic-joint infections. *N Engl J Med.* 2004;351:1645–1654.
101. Trampuz A, Piper KE, Jacobson MJ, et al. Sonication of removed hip and knee prostheses for diagnosis of infection. *N Engl J Med.* 2007;357:654–663.
102. Fukui A, Tanaka Y, Inada Y, et al. Turndown retinacular flap for closure of skin fistula after total ankle replacement. *Foot Ankle Int.* 2008;29:624–626.
103. Espinosa N, Wirth SH, Jankauskas L. Ankle fusion after failed total ankle replacement. *Tech Foot Ankle.* 2010;9:199–204.
104. Espinosa N, Wirth SH. [Ankle arthrodesis after failed total ankle replacement]. *Orthopade.* 2011;40:1008, 1010–1008, 1017.
105. Plaass C, Knupp M, Barg A, et al. Anterior double plating for rigid fixation of isolated tibiotalar arthrodesis. *Foot Ankle Int.* 2009;30:631–639.
106. Ritter M, Nickisch F, DiGiovanni C. Technique tip: posterior blade plate for salvage of failed total ankle arthroplasty. *Foot Ankle Int.* 2006;27:303–304.
107. Bruggeman NB, Kitaoka HB. Arthrodesis after failed total ankle arthroplasty. *Tech Foot Ankle.* 2002;1:60–68.
108. McCoy TH, Goldman V, Fragomen AT, et al. Circular external fixator-assisted ankle arthrodesis following failed total ankle arthroplasty. *Foot Ankle Int.* 2012;33:947–955.
109. Berkowitz MJ, Clare MP, Walling AK, et al. Salvage of failed total ankle arthroplasty with fusion using structural allograft and internal fixation. *Foot Ankle Int.* 2011;32:S493–S502.
110. Lee KB, Cho SG, Hur CI, et al. Perioperative complications of HINTEGRA total ankle replacement: our initial 50 cases. *Foot Ankle Int.* 2008;29:978–984.
111. Schuberth JM, Patel S, Zarutsky E. Perioperative complications of the agility total ankle replacement in 50 initial, consecutive cases. *J Foot Ankle Surg.* 2006;45:139–146.
112. Tochigi Y, Rudert MJ, Brown TD, et al. The effect of accuracy of implantation on range of movement of the Scandinavian total ankle replacement. *J Bone Joint Surg Br.* 2005;87:736–740.
113. Espinosa N, Walti M, Favre P, et al. Misalignment of total ankle components can induce high joint contact pressures. *J Bone Joint Surg Am.* 2010;92:1179–1187.
114. Barg A, Elsner A, Anderson AE, et al. The effect of three-component total ankle replacement malalignment on clinical outcome: pain relief and functional outcome in 317 consecutive patients. *J Bone Joint Surg Am.* 2011;93:1969–1978.
115. Goldberg AJ, Sharp B, Cooke P. Early failure in total ankle replacements due to component malposition: a report of two cases. *Foot Ankle Int.* 2009;30:783–787.
116. Meek RM, Norwood T, Smith R, et al. The risk of peri-prosthetic fracture after primary and revision total hip and knee replacement. *J Bone Joint Surg Br.* 2011;93:96–101.
117. Haendlmayer KT, Fazly FM, Harris NJ. Periprosthetic fracture after total ankle replacement: surgical technique. *Foot Ankle Int.* 2009;30:1233–1234.
118. McGarvey WC, Clanton TO, Lunz D. Malleolar fracture after total ankle arthroplasty: a comparison of two designs. *Clin Orthop Relat Res.* 2004;424:104–110.
119. Yang JH, Kim HJ, Yoon JR, et al. Minimally invasive plate osteosynthesis (MIPO) for periprosthetic fracture after total ankle arthroplasty: a case report. *Foot Ankle Int.* 2011;32:200–204.
120. Barg A, Hintermann B. Distal tibia. In: Schuetz M, Perka C, eds. *AOT Manual of Fracture Management: Periprosthetic Fractures.* AO Education; 2014, Thieme Stuttgart New York.
121. Manegold S, Haas NP, Tsitsilonis S, et al. Periprosthetic fractures in total ankle replacement: classification system and treatment algorithm. *J Bone Joint Surg Am.* 2013;95:815–820.
122. Saltzman CL, Amendola A, Anderson R, et al. Surgeon training and complications in total ankle arthroplasty. *Foot Ankle Int.* 2003;24:514–518.
123. Myerson MS, Mroczek K. Perioperative complications of total ankle arthroplasty. *Foot Ankle Int.* 2003;24:17–21.
124. Lee KT, Lee YK, Young KW, et al. Perioperative complications and learning curve of the mobility total ankle system. *Foot Ankle Int.* 2013;34:210–214.
125. Haskell A, Mann RA. Perioperative complication rate of total ankle replacement is reduced by surgeon experience. *Foot Ankle Int.* 2004;25:283–289.
126. Deorio JK, Easley ME. Total ankle arthroplasty. *Instr Course Lect.* 2008;57:383–413.
127. Hintermann B, Valderrabano V. Total ankle replacement. *Foot Ankle Clin.* 2003;8:375–405.
128. Wood PL, Crawford LA, Suneja R, et al. Total ankle replacement for rheumatoid ankle

arthritis. *Foot Ankle Clin.* 2007;12:497–508.

129. Kurup HV, Taylor GR. Medial impingement after ankle replacement. *Int Orthop.* 2008;32: 243–246.

130. San Giovanni TP, Keblish DJ, Thomas WH, et al. Eight-year results of a minimally constrained total ankle arthroplasty. *Foot Ankle Int.* 2006;27:418–426.

131. Reuver JM, Dayerizadeh N, Burger B, Elmans L, Hoelen M, Tulp N. Total ankle replacement outcome in low volume centers: short-term followup. *Foot Ankle Int.* 2010;31:1064–1068.

132. Barg A, Pagenstert GI, Horisberger M, Paul J, Gloyer M, Henninger HB, Valderrabano V. Supramalleolar osteotomies for degenerative joint disease of the ankle joint: indication, technique and reslts. *Int Orthop.* 2013;37:1683–1695.

Murray J. Penner
Sulaiman A. Almousa
Lee Kolla

CHAPTER 13

第 13 章　假体的无菌性松动

一、简介

全踝关节置换 (total ankle arthroplasty, TAA) 手术失败及后期翻修的主要原因是假体的无菌性松动。由于文献报道中的定义及诊断方法各异，无菌性松动的概念较难界定。

通常来讲，无菌性 (即非感染性) 松动是指发生在骨与假体界面之间固定的失败，导致假体相对于固定骨面之间产生微动或较大幅度的活动。其诊断的困难之处在于这种假体与骨面之间的相对活动，尤其是较为细微的毫米级别之下的移动，很难发现与测定。因而考虑采用间接的测量方法，如放射学检查中假体周围的透光带或骨扫描所示假体周围核素浓聚，均是用于确定假体是否松动的常用方法。但是，这些方法的准确性及不同测量者之间的一致性尚不明确。

假体松动可在术后早期由于骨长入失败或骨水泥固定方法不当引起。或者，术中固定可靠的假体也可能在术后几个月或几年由于机械负荷、生理性骨吸收，或在骨－假体界面同时存在上述两个因素而引起。其临床表现多样，包括无痛、置换术后立即开始的持续性疼痛，或术后早期无症状但数月或数年后出现的疼痛。

更为棘手的问题是对于假体部分松动的认识。如近年来 CT 研究所示，关节融合术后很多情况下仅在部分关节面之间发生了骨与骨的融合， 这种情况也见于关节置换术后，可能仅在部分骨－假体界面之间发生了骨长入。由于骨长入的部位及程度不同，可能假体的一大部分未能得以与骨面发生固定，因而会产生一种类似于跳板的悬臂效应，即假体的一侧是稳定的，但另一侧存在着轻微的松动。

上述各种复杂因素增加了对假体无菌性松动理解的困难。本章节的目的在于在各种争议存在的情况下对全踝关节置换后假体无菌性松动的病因、流行病学、分类及诊断方法进行概述。

二、流行病学

伴或不伴有假体下沉的假体松动是造成全踝关节置换手术失败的首要原因。值得注意的是，有些作者将假体松动和假体下沉归为两类问题，而另一些作者则不然。由于对于这两类问题尚无通用的界定标准，故易于引起困惑或争议。通常来讲，假体下沉是指假体相对于骨面的大幅度活动，其发生表示假体明确存在松动。而无菌性松动则意味着松动幅度不大。因此，两个概念均用于描述假体松动，而本章的内容同时涉及了上述两种现象。

Glazebrook 等对于全踝关节置换术的并发症及失败原因进行了系统的文献回顾。该研究纳入了所有样本量在 25 人以上且随访至少 2 年的队列研究。据其对 2386 例全踝关节置换病例的回顾，发现术后 64 个月手术失败率平均为

12.4%(范围为 1.3%~32.3%)。假体无菌性松动及下沉 (即大幅度松动) 是最常见的并发症，其发生率共计达 19.4%(分别为 10.7% 和 8.7%)。无菌性松动发生率占假体失败率的 70.2%。有鉴于此，他们将无菌性松动与深部感染及假体置入失败一起归类为一种高发的并发症。

Haddad 等对 10 个有关全踝关节置换术后中、长期效果的研究进行了荟萃分析，这 10 个研究共纳入 852 例病例。其荟萃分析结果显示，术后平均 4.7 年的随访时间内翻修率仅为 7%(95% 置信区间，3.5% ~ 10.9%)，翻修的首要原因是假体松动和（或）下沉。但这些研究中假体的 5 年生存率却只有 78%。

Brunner 等在其新近公布的一项有关现有的各种踝关节假体术后长期随访研究显示，术后随访时间达 10.8 年以上的 62 例行 STAR 踝关节假体 (Scandinavian total ankle replacemeng) 置换的病例中，有 20 例 (32%) 因假体无菌性松动与下沉而后期需要行翻修手术。且行一期踝关节置换术时患者年龄越年轻，其假体松动的发生率越高。

几项早期在北美进行的有关现有各种全踝关节假体置换术的研究中，Pyevich 等的一项研究报道，85 例行 Agility 假体置换的病例中 21 例发生了假体移位 (即大幅度松动)，尽管其中仅有 2 例接受了翻修手术。放射学检查显示，26% 的病例其胫骨端假体组件周围骨 - 假体界面处存在小于（或等于）2mm 的透光带。作者注意到，这些透光带常在置换术后 2 年内出现，这提示一期骨长入的失败。

总之，无菌性松动是全踝关节置换术后最常见的主要并发症，通常需要行翻修手术。假体松动可出现在踝关节置换术后早期，这可能与早期固定失败有关，或者出现在术后较长时间，距一期置换手术时间越久，发生假体松动的概率越高。不同研究报道的假体松动发生率相差较大，从 5% ~ 30% 不等，且其与假体种类或其他因素之间是否存在明确相关性目前尚不清楚。但是，研究明确显示，一期置换时患者年龄越年轻及置换术后时间越久，其发生假体松动的概率越高。

三、病因学

有关全踝关节置换术后假体松动的病因学报道几乎没有。但是，长期以来无菌性松动一直被公认为全髋关节置换术 (THA) 及全膝关节置换术 (TKA) 的主要并发症。目前有关全踝关节置换术后假体松动的所有认识均来自全髋关节置换术及全膝关节置换术的相关文献。尽管有关这种推断演绎的有效性尚存在争议，但是，诸多 (尽管不是全部) 来自全髋关节置换和全膝关节置换的有益经验在某种程度上的确适用于全踝关节置换术。故本章节的理论也主要来自于全髋关节置换术和全膝关节置换术的经验，当然在可能的情况下会加入全踝关节置换的相关资料。

在关节假体置换技术应用于临床之后的不长时间，假体周围的骨丢失 (骨溶解) 和最终的假体组件松动即被发现是引起置换失败的主要原因。目前有关这一问题存在很多假说。最初，假体松动被归因于轻度菌血症引起的慢性骨炎，或机体对于假体产生的高度过敏反应，又称作“骨水泥病”。而今认为，由假体磨损碎屑引起的生物学反应是引起多种关节假体周围骨溶解和假体无菌性松动的主要原因。总之，无菌性松动可以由机械性和生物性因素共同引起，导致假体与宿主骨之间骨连接失败。这些危害因素可以被分为以下 6 种：①机体对于假体磨损碎屑产生的生物学反应；②关节液的压力；③假体设计问题；④患者自身的因素；⑤隐匿的不明感染；⑥遗传因素。

(一) 假体磨损碎屑引起的生物学反应

自从 1977 年 Willert 与 Semlitsch 认识到假体磨损产生的微粒状碎屑可引起假体周围骨丢失之后，这一问题得到了广泛的研究关注。磨损微粒引起的生物学反应目前被认为是髋关节置换和膝关节置换术后引起假体周围骨溶解和无菌性松动的主要原因。聚乙烯衬垫、金属组件及骨水泥都可在磨损后产生微小的碎屑。其中，聚乙烯微粒最容易引起骨溶解。磨损微粒的类型、大小和数量影响着宿主生物学反应的程度。Green 等提出了一个“关键尺寸”范围 (0.3 ～ 10.0μm)，即磨损微粒的大小需在上述尺寸范围内才能诱发巨噬细胞诱导的炎症反应。大小在这一范围内的磨损微粒被巨噬细胞吞噬，诱发细胞内级联反应，促进炎症介质的生成，如肿瘤坏死因子 (TNF)-α、白介素 (IL-1、IL-6) 和巨噬细胞集落刺激因子 (M-CSF)。TNF-α 诱导成纤维细胞增生、组织纤维化和破骨细胞的活化，进而引起广泛的假体周围骨质吸收。同时，磨损碎屑也有直接抑制成骨细胞形成的作用。

Schmalzried 等提出有效关节间隙的概念。有效的关节间隙是指关节假体周围的间隙，包括关节滑液可流动并携带假体磨损碎屑到达的所有的假体 - 骨表面。这一概念解释了为何假体碎屑可以到达远离关节面的部位。

（二）关节内液体的压力

假体碎屑引起的炎性反应和（或）既往被关节面软骨覆盖的骨质暴露于关节内，均可刺激滑膜分泌更多的滑液，进而增加了关节内液体的压力，这些均可能引起骨坏死、骨细胞死亡和骨溶解。这些假说都已经在动物实验中得到证实。Robertsson 等报道在 18 例髋关节置换后发生假体无菌性松动的病例中，其髋关节内压力要高于术后稳定的未发生松动的关节。

（三）假体设计

假体置入后早期即刻稳定性的保证对于后期在骨 – 假体表面获得坚强的骨长入非常重要，骨长入失败可能引起假体置入后早期产生无菌性松动。Younger 等证明， Agility 全踝关节假体置入后即刻观察到的微动显著高于 STAR 假体，作者认为这可以解释为何在 Agility 假体置换的病例中无菌性松动引起的关节翻修率要显著高于 STAR 假体。该研究结果也可以解释 Pyevich 等报道的 Agility 假体置换术后早期高达 26% 的病例在放射学检查中观察到假体周围存在透光带的现象，可能是由于假体早期稳定性较差导致骨长入失败而引起。

假体设计中许多因素可以影响假体固定后的早期稳定性。如假体组件上龙骨形和柄的设计可增加固定的表面积，进而提高固定的稳定性，减少发生在骨 - 假体结合表面上的微动和机械应力，进而增加骨长入的成功率。Ries 等回顾性比较了标准型和短龙骨的 TKA 假体，发现短龙骨 TKA 假体中无菌性松动的发生概率增加。

而在带柄的假体中，柄的弹性增加可能引起其周围的骨长入能力降低，纤维组织长入增加，以及假体松动的风险增加。另一方面，柄的硬度增加可能导致更多的应力遮挡效应和假体周围骨丢失。

在假体表面增加一层多孔的或者带羟基磷灰石涂层的表面将有助于封闭假体 – 骨界面，从而可以预防假体磨损的碎屑进入假体周围有效的关节腔内，以减少后者引起的假体周围骨溶解。而未完全利用的钉道孔也为磨损碎屑进入周围骨质提供了通道，增加了骨溶解及后续引发的假体松动的风险。

（四）患者自身的因素

患者的个体差异也在一定程度上影响假体无菌性松动的发生率。体力活动量较高的年轻患者相对于体力活动量低的年老患者其假体关节承受的应力较高，因而其假体磨损率和后续发生无菌性松动的风险更高。一项病例对照研究比较了 725 例全髋关节置换术后发生无菌性松动的病例与 4310 例对照病例发现，年长女性，以及活动能力受限的患者其发生假体无菌性松动的概率要低。作者将这一现象归因于患者活动量的降低。其他作者也有类似的研究结果报道。

理论上，吸烟及使用非甾体抗炎药物等因素可能影响早期的骨长入。然而，研究并未发现这些因素和假体松动之间存在任何统计学差异。其他医学因素，如遗传性血色素沉着患者其发生无菌性假体松动的风险可能较高。

（五）隐匿的感染

尽管无菌性松动指不伴有关节深部感染的假体松动，但仍有观点认为一部分无菌性松动病例可能继发于隐匿的低度未被认识的感染。感染的关节假体表面形成一层多糖 - 蛋白质复合生物膜，遮蔽了导致感染的病原体，使得细菌培养很难得到阳性结果。

很多研究报道在因假体无菌性松动而行翻修手术所取的组织样本中检测到细菌DNA。据一项新近开展的多中心研究报道，为检测是否存在隐匿性感染，对175例行全髋关节置换后因假体松动而行翻修手术的病例进行细菌培养及rRNA聚合酶链反应检测，按照既定的分类系统分析结果，其中7例被归为感染病例，而另15例被归为疑似感染病例。作者得出结论认为，翻修术前诊断为无菌性松动的患者，其中4% ~ 13%的病例的确存在感染。

Parvizi等回顾性分析了2组行全髋关节置换术后因假体松动行翻修手术的患者：1组存在明确的感染或术中取样细菌培养阳性，另1组无感染征象。结果发现，C反应蛋白异常率在第一组中为48%，而在第二组中为27%。于是作者得出结论认为一部分发生假体无菌性松动的患者其血清学参数异常，这提示存在假体关节的感染，但这一感染可能或被漏诊，或未能得到足够的重视。

（六）遗传因素

遗传易感性一直被认为是可能增加某些患者发生假体无菌性松动风险的因素之一。遗传编码的多样性影响某些蛋白的转录，并继而增加个体罹患某些疾病的易感性。这种多样性被称为“遗传多样性”，Godoy-Santos等比较了27例行非骨水泥型全髋关节假体置换后产生早期假体无菌性松动征象的病例与31例对照病例，观察两组病例中基质金属蛋白酶(MMP-1)基因多样性的发生频率，这种金属蛋白酶的作用是引起细胞外基质胶原的降解。该研究发现，等位基因2G(对应的胶原酶活性更高)在对照组病例中的出现率为20.97%，而在无菌性松动组中的出现率为83.33% ($P < 0.001$)。

Malik等开展了一项病例对照研究分析了在行骨水泥型全髋关节假体置换术的患者中骨保护素(OPG)和RANK基因的基因多态性发生率。研究纳入了一组91例发生无菌性松动的患者，一组71例发生深部感染的患者和一组150例对照患者。他们发现OPG-163 SNP等位基因A ($P< 0.001$)及基因型A/A ($P< 0.001$)、RANK +575 (C/T SNP) T等位基因 ($P = 0.004$)及T/T基因型 ($P = 0.008$)与无菌性松动引起的假体失败之间存在相关性。尽管这一领域内的研究仍处于初期，且目前其研究结果的临床应用也很有限，但基因研究日后将最终有助于筛选发生假体无菌性松动的高危患者。

总之，多种因素可能引起假体无菌性松动。由于与全髋关节置换及全膝关节置换假体相比，全踝关节假体的应用及研究尚处于早期初级阶段，因此尚不能确定这些因素中的哪些因素最为重要。但是，全踝关节置换患者中相对较高的早期假体松动率和囊性骨溶解的发生率提示假体设计和一期手术假体置放的稳定性，以及机体对于假体磨损碎屑的生物学反应可能是较为重要的因素。

四、分类

尽管大量研究报道无菌性松动是一种引起全踝关节置换术失败的常见并发症，但有关无菌性松动却尚无有效的常用分类标准。

缺乏相应分类标准的原因在于目前对于“松动”这一概念缺乏有效的公认的标准。通常，如果在直视下、关节镜下或者X线透视下发现假体相对于骨面发生了可察觉的移动，则可以将这种移动定义为“松动”。然而，除了上述显而易见的表现，很难清晰地界定那些隐匿的假体组件松动。更为复杂的是，Easley等指出并非所有影像学上可见的假体位置改变或透光带征象均意味着置换手术的失败及需要翻修。因此，即便明确存在松动的征象，而如果患者没有临床学症状，该假体是否能真正被定义为“松动”仍旧存在争议。

在一些文献中，许多作者对全踝关节置换术后与假体松动类似的“下沉”问题，以及假体周围的放射学透亮带的分类进行了定义。但Hanna等的研究明确证明普通X线片对于全踝关节置换后发生的骨溶解漏诊率达35%，且与CT扫描相比其对骨溶解部位大小的分辨率较低。Kohonen等近期也报道了类似的研究发现。

因此，今后任何有关假体松动或假体周围放射学透光带的影像分类标准均应将 CT 扫描结果纳入。

五、无菌性松动的诊断方法

全踝关节假体无菌性松动的诊断通常为排除诊断法。患者常在行踝关节置换术后一段时间出现持续性或新发的踝关节疼痛。因而无菌性松动的诊断方法实际上与全踝关节置换术后疼痛的评价方法相同。

（一）临床评价

需行系统的临床病史回顾以排除其他可能引起踝关节置换术后疼痛的因素。最重要的是确定在行关节置换之前或之后的任何时间是否有踝关节感染的病史。全踝关节置换后切口愈合较慢的现象较为常见，且其可增加发生深部感染的可能性。现病史中任何皮肤变红、明显肿胀，或发热均应引起有关感染的疑诊。

踝关节疼痛的特点及位置也非常重要，尽管可能无法区分疼痛是继发于骨性因素、软组织撞击还是假体松动。假体松动引起的疼痛通常可由活动诱发，而感染引起的疼痛与活动的相关性较小。

尽管假体松动引起的疼痛没有明确的特征，难以将其与其他原因引起的踝关节疼痛相鉴别，但在诊断中临床查体仍然十分重要。临床学评价的最终目的在于帮助排除踝关节感染的可能性，以及确定患者病情的严重程度。只有明确患者疼痛的具体情况，才能确定进一步检查方法及手术治疗。

（二）实验室检查

由于所有存在疼痛的踝关节置换病例均存在低度感染的可能性，故对每一例有疼痛的踝关节置换术后患者均应遵照美国骨科医师学会的临床诊疗指南行 C 反应蛋白 (CRP) 和血沉检查。如果 CRP 和（或）ESR 水平不正常，则应抽取踝关节液行细菌培养和细胞计数检查。

（三）影像学检查

需要行标准的踝关节前后位 (AP)、踝穴位及侧位 X 线片检查，且最好能与既往的 X 线片检查结果对比。寻找任何假体位置改变的征象或检查是否存在假体周围放射学透亮带。此外，应检查是否存在其他可能引起踝关节疼痛的影像学征象，如内侧或外侧踝沟内的骨性撞击、明显的假体力线不良、异位骨化、距下关节或距舟关节关节炎等。

建议行 CT 扫描以更好地评价关节周围放射学透亮带存在与否及其大小，并进一步明确是否存在撞击因素。但仅 CT 扫描结果本身并不能用来作为明确存在假体松动的诊断依据。

（四）核医学检查

骨扫描检查常用于踝关节置换后疼痛病例的诊断。尽管骨扫描的敏感性很高，但其结果不具有特异性，且可能误导诊断 (图 13-1)。

近年来，将高分辨率骨扫描与 CT 扫描相结合的新技术，单光子发射计算机扫描 (single-photon emission computed tomography，SPECT–CT) 技术被用于临床。该技术提高了检测假体周围骨代谢活动增强部位的准确性，且能够区分病变是否与假体相关 (图 13-1，图 13-2)。

如 SPECT-CT 示邻近胫骨或距骨端假体组件的局限性核素浓聚，则高度怀疑存在假体松动 (图 13-3)。尽管 SPECT-CT 用于检查全踝关节置换术后存在无菌性松动的敏感性和特异性仍未知，但据笔者的临床经验，该检查方法目前仍旧为最有价值的诊断工具。

（五）踝关节镜检查

文献中近来有关于全踝关节置换术后使用踝关节镜处理撞击的报道。本文笔者也使用过关节镜处理踝关节置换术后的撞击，同时在 6 例患者中还使用踝关节镜评价假体是否存在松动。所有这几个病例均未探及假体松动，但其中 2 例最终行翻修手术，术中证实的确存在假体松动。因为存在假阴性情况，笔者不再将关节镜列入无菌性假体松动的诊断流程。

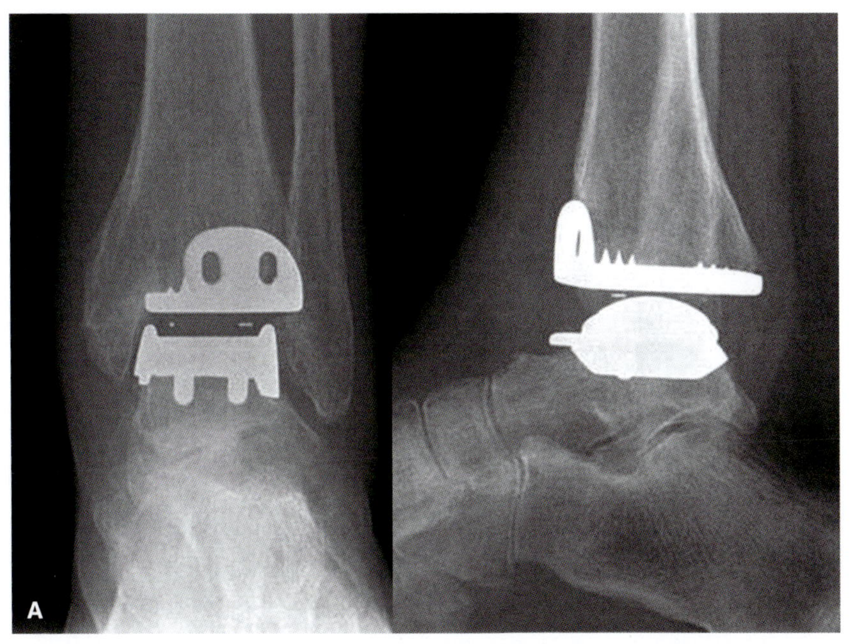

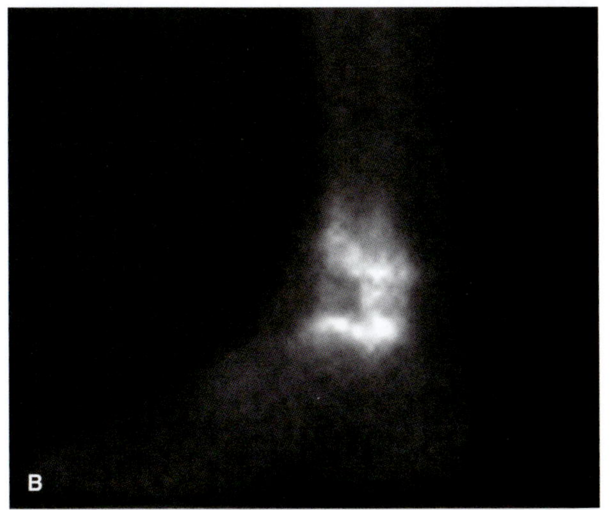

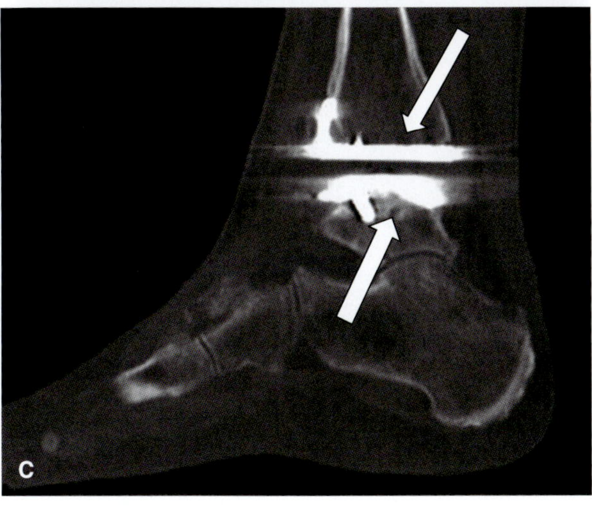

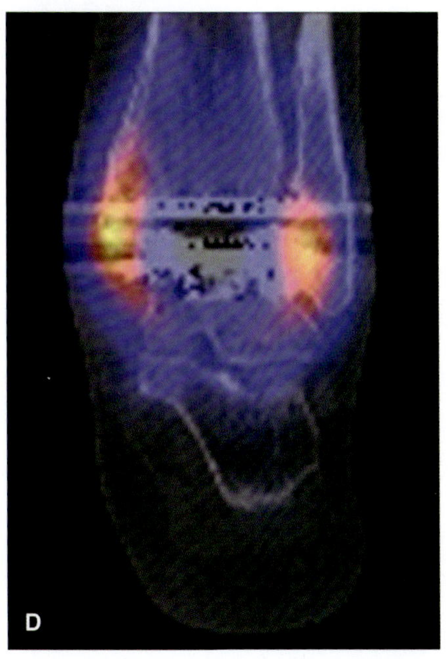

图 13-1 示骨扫描用于踝关节置换术后疼痛的病例。73 岁老年女性患者行全踝关节置换术后 4 年，伴有加重的弥漫性踝关节疼痛。A.X 线检查未见异常；B. 骨扫描示关节胫骨侧及距骨侧骨质内均存在核素浓聚；C.CT 检查示胫骨及距骨侧假体组件均与周围骨质契合良好 (箭头所示)，无松动征象；D. 进一步用于鉴别诊断的 SPECT–CT 示踝沟内存在撞击，且为“半关节假体周围疼痛”，骨 - 假体界面之间无松动征象

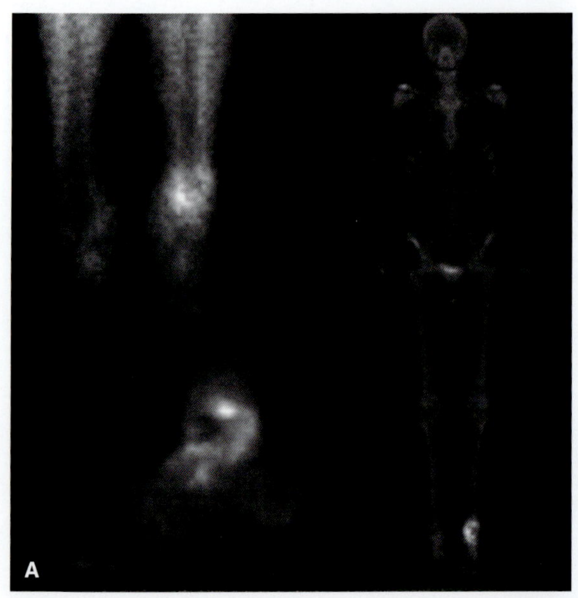
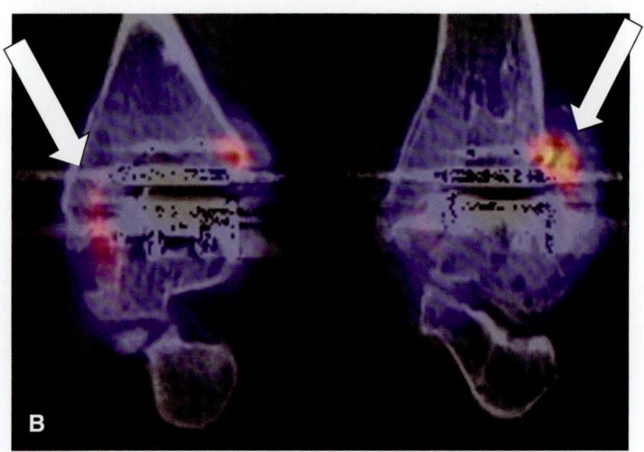

图 13-2 使用 SPECT-CT 扫描来排除假体松动引起的踝关节疼痛。57 岁女性患者行全踝关节置换术后 2 年，内外踝持续疼痛。A. 骨扫描示胫骨和距骨端骨质内弥散性核素浓聚，疑为假体松动；B. SPECT-CT 清晰地显示下胫腓联合处退行性变及内踝沟内存在撞击（箭头所示）。假体附近无放射性核素浓聚，故可排除假体松动

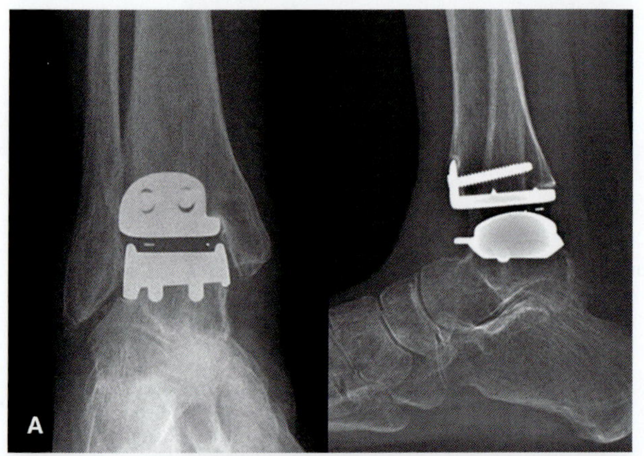
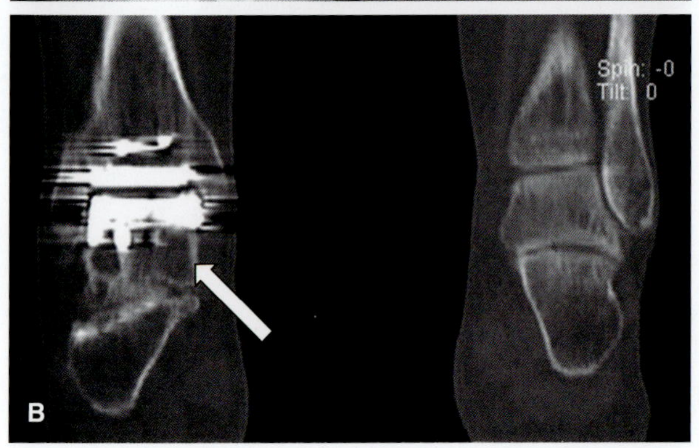

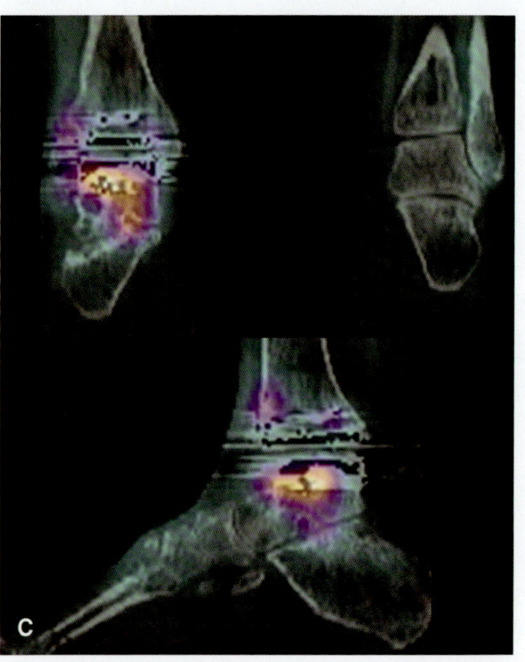

图 13-3 使用 SPECT-CT 帮助发现细微的假体松动。69 岁老年女性患者有类风湿病史，行全踝关节置换术后 5 年，一直存在难于定位的持续性踝关节疼痛。A. X 线检查示假体位置好、力线满意，无松动迹象；B. CT 扫描示在胫骨假体下方存在骨溶解形成的囊性变（箭头所示），但没有可证明存在假体松动的确凿证据；C. SPECT-CT 示距骨骨 - 假体界面上存在局限性高密度核素浓聚，胫骨囊性变内无核素信号，强烈提示距骨端假体组件的松动是引起患者踝关节疼痛的主要原因，而非骨囊肿。术中照片显示假体探查未见明显异常，但是使用骨膜剥离器即可轻轻将距骨端假体组件从下方的距骨上撬起，可见下方为纤维化的骨 - 假体界面

六、翻修手术的手术指征

因无菌性松动行翻修手术的主要手术指征在于存在影响功能的踝关节疼痛。但是，如果疼痛并不严重或局限，但存在或高度怀疑存在假体松动，则应采取更个体化的治疗。这种情况下通常将翻修手术向后推迟，但是仍须定期复查以确认不存在进行性骨丢失，因为后者的存在会妨碍日后行翻修术。

笔者目前的临床工作经验认为，如果患者临床检查提示过去或目前不存在感染征象，且CRP和ESR在正常范围内，即可考虑排除深部感染，进而需寻找引起疼痛的无菌性因素。如果放射学和SPECT-CT扫描均未见明显撞击、对线不良、邻近关节的关节炎，或异位骨化现象，则应怀疑是否存在无菌性松动。如果SPECT-CT显示在胫骨或距骨假体部分的骨-假体界面存在核素浓聚，则应高度怀疑存在无菌性松动，并考虑行翻修手术。但是，应认识到无菌性松动可能与其他引起踝关节疼痛的因素并存，且可能无法将其互相鉴别。

当发现存在引起踝关节疼痛的多种可能因素，且SPECT-CT示骨-假体界面存在低浓度的核素摄入时，则较难处理。此时如果考虑手术处理这种疼痛，术前计划应包括能够解决所有潜在的、术前引起疼痛的病因。其中包括如果术中探查发现1个或2个假体组件均存在松动时需对其进行翻修。全踝关节置换后翻修手术成功的要点将在后续章节中讨论。

七、总结

无菌性松动是引起全踝关节置换失败及翻修的主要原因。其病因目前仍在研究之中，类似于引起全髋关节假体及全膝关节假体产生无菌性松动的因素。无菌性松动的诊断通常为排除性诊断，尽管SPECT-CT的使用提高了诊断能力，临床上诊断假体的无菌性松动仍具有挑战性。除外感染后，应当考虑到其他可引起踝关节疼痛的无菌性原因，并确认或高度怀疑存在无菌性松动后，即可行翻修手术。

（李淑媛 张建中 译）

参考文献

1. Glazebrook MA, Arsenault K, Dunbar M. Evidence-based classification of complications in total ankle arthroplasty. *Foot Ankle Int.* 2009;30(10):945–949.
2. Jones CP, Coughlin MJ, Shurnas PS. Prospective CT scan evaluation of hindfoot nonunions treated with revision surgery and low-intensity ultrasound stimulation. *Foot Ankle Int.* 2006;27(4):229–235.
3. Krause FG, Windolf M, Bora B, et al. Impact of complications in total ankle replacement and ankle arthrodesis analyzed with a validated outcome measurement. *J Bone Joint Surg.* 2011;93(9):830–839.
4. Haddad SL, Coetzee JC, Estok R, et al. Intermediate and long-term outcomes of total ankle arthroplasty and ankle arthrodesis. A systematic review of the literature. *J Bone Joint Surg Am.* 2007;89(9):1899–1905.
5. Brunner S, Barg A, Knupp M, et al. The Scandinavian total ankle replacement: long-term, eleven to fifteen-year, survivorship analysis of the prosthesis in seventy-two consecutive patients. *J Bone Joint Surg.* 2013;95(8):711–718.
6. Pyevich MT, Saltzman CL, Callaghan JJ, et al. Total ankle arthroplasty: a unique design. Two to twelve-year follow-up. *J Bone Joint Surg Am.* 1998;80(10):1410–1420.
7. Charnley J, Follacci FM, Hammond BT. The long-term reaction of bone to self-curing acrylic cement. *J Bone Joint Surg Br.* 1968;50(4):822–829.
8. Jones LC, Hungerford DS. Cement disease. *Clin Orthop Relat Res.* 1987;(225):192–206.
9. Haddad FS, Levell NJ, Dowd PM, et al. Cement hypersensitivity: a cause of aseptic loosening? *J Bone Joint Surg Br.* 1995;77(2):329–330.
10. Sundfeldt M, Carlsson LV, Johansson CB, et al. Aseptic loosening, not only a question of wear: a review of different theories. *Acta Orthop.* 2006;77(2):177–197.
11. Willert HG, Semlitsch M. Reactions of the articular capsule to wear products of artificial joint prostheses. *J Biomed Mater Res.* 1977;11(2):157–164.
12. Green TR, Fisher J, Stone M, et al. Polyethylene particles of a "critical size" are necessary for the induction of cytokines by macrophages in vitro. *Biomaterials.* 1998;19(24):2297–2302.
13. Wilkinson JM, Hamer AJ, Stockley I, et al. Polyethylene wear rate and osteolysis: critical threshold versus continuous dose-response relationship. *J Orthop Res [Internet].* 2006;23(3):520–525. Available from: http://eutils.ncbi.nlm.nih.gov/entrez/eutils/elink.fcgi?dbfrom=pubmed&id=15885470&retmode=ref&cmd=prlinks
14. Schwarz EM, Lu AP, Goater JJ, et al. Tumor necrosis factor-alpha/nuclear transcription factor-kappaB signaling in periprosthetic osteolysis. *J Orthop Res.* 2000;18(3):472–480.
15. Zaidi M, Blair HC, Moonga BS, et al. Osteoclastogenesis, bone resorption, and osteoclast-based therapeutics. *J Bone Miner Res.* 2003;18(4):599–609.
16. Dean DD, Schwartz Z, Blanchard CR, et al. Ultrahigh molecular weight polyethylene particles have direct effects on proliferation, differentiation, and local factor production of MG63 osteoblast-like cells. *J Orthop Res.* 1999;17(1):9–17.
17. Schmalzried TP, Jasty M, Harris WH. Periprosthetic bone loss in total hip arthroplasty. Polyethylene wear debris and the concept of the effective joint space. *J Bone Joint Surg Am.* 1992;74(6):849–863.
18. Aspenberg P, van der Vis H. Fluid pressure may cause periprosthetic osteolysis. Particles are not the only thing. *Acta Orthop Scand.* 1998;69(1):1–4.
19. van der Vis H, Aspenberg P, de Kleine R, et al. Short periods of oscillating fluid pressure directed at a titanium-bone interface in rabbits lead to bone lysis. *Acta Orthop Scand.* 1998;69(1):5–10.
20. Robertsson O, Wingstrand H, Kesteris U, et al. Intracapsular pressure and loosening of hip prostheses. Preoperative measurements in 18 hips. *Acta Orthop Scand.* 1997;68(3):231–234.
21. Kärrholm J, Borssén B, Löwenhielm G, et al. Does early micromotion of femoral stem prostheses matter? 4-7-year stereoradiographic follow-up of 84 cemented prostheses. *J Bone Joint Surgery Br.* 1994;76(6):912–917.
22. Younger ASE, Penner MJ, Daniels TR, et al. Initial implant stability affects revision rates for aseptic loosening after total ankle arthroplasty. Annual Meeting of the Canadian Orthopaedic Association. Winnipeg; 2013:1.
23. Lewis JL, Askew MJ, Jaycox DP. A comparative evaluation of tibial component designs of total knee prostheses. *J Bone Joint Surg Am.* 1982;64(1):129–135.
24. Walker PS, Greene D, Reilly D, et al. Fixation of tibial components of knee prostheses. *J Bone Joint Surg Am.* 1981;63(2):258–267.
25. Ries C, Heinichen M, Dietrich F, et al. Short-keeled cemented tibial components show an increased risk for aseptic loosening. *Clin Orthop Relat Res.* 2013;471(3):1008–1013.
26. Harvey EJ, Bobyn JD, Tanzer M, et al. Effect of flexibility of the femoral stem on bone-remodeling and fixation of the stem in a canine total hip arthroplasty model without cement. *J Bone Joint Surg Am.* 1999;81(1):93–107.
27. Oh I, Harris WH. Proximal strain distribution in the loaded femur. An in vitro comparison of the distributions in the intact femur and after insertion of different hip-replacement femoral components. *J Bone Joint Surg Am.* 1978;60(1):75–85.
28. Wan Z, Dorr LD, Woodsome T, et al. Effect of stem stiffness and bone stiffness on bone remodeling in cemented total hip replacement. *J Arthroplasty.* 1999;14(2):149–158.
29. Bobyn JD, Jacobs JJ, Tanzer M, et al. The susceptibility of smooth implant surfaces to periimplant fibrosis and migration of polyethylene wear debris. *Clin Orthop Relat Res.* 1995;(311):21–39.
30. Rahbek O, Overgaard S, Lind M, et al. Sealing effect of hydroxyapatite coating on peri-implant migration of particles. An experimental study in dogs. *J Bone Joint Surg Br.* 2001;83(3):441–447.
31. Schmalzried TP, Maloney WJ, Jasty M, et al. Autopsy studies of the bone-cement interface in well-fixed cemented total hip arthroplasties. *J Arthroplasty.* 1993;8(2):179–188.
32. Emerson RH, Sanders SB, Head WC, et al. Effect of circumferential plasma-spray porous coating on the rate of femoral osteolysis after total hip arthroplasty. *J Bone Joint Surg Am.* 1999;81(9):1291–1298.
33. Hirakawa K, Jacobs JJ, Urban R, et al. Mechanisms of failure of total hip replacements: lessons learned from retrieval studies. *Clin Orthop Relat Res.* 2004;(420):10–17.
34. Münger P, Röder C, Ackermann-Liebrich U, et al. Patient-related risk factors leading to aseptic stem loosening in total hip arthroplasty: a case-control study of 5,035 patients. *Acta Orthop.* 2006;77(4):567–574.
35. Gallo J, Havranek V, Zapletalova J, et al. Male gender, Charnley class C, and severity of bone defects predict the risk for aseptic loosening in the cup of ABG I hip arthroplasty. *BMC Musculoskelet Disord.* 2010;11:243.

36. Santaguida PL, Hawker GA, Hudak PL, et al. Patient characteristics affecting the prognosis of total hip and knee joint arthroplasty: a systematic review. *Can J Surg*. 2008;51(6):428–436.
37. Malik MHA, Gray J, Kay PR. Early aseptic loosening of cemented total hip arthroplasty: the influence of non-steroidal anti-inflammatory drugs and smoking. *Int Orthop*. 2004;28(4):211–213.
38. Lunn JV, Gallagher PM, Hegarty S, et al. The role of hereditary hemochromatosis in aseptic loosening following primary total hip arthroplasty. *J Orthop Res*. 2005;23(3):542–548.
39. Nelson CL, McLaren AC, McLaren SG, et al. Is aseptic loosening truly aseptic? *Clin Orthop Relat Res*. 2005;(437):25–30.
40. Clarke MT, Roberts CP, Lee PTH, et al. Polymerase chain reaction can detect bacterial DNA in aseptically loose total hip arthroplasties. *Clin Orthop Relat Res*. 2004;(427):132–137.
41. Tunney MM, Patrick S, Curran MD, et al. Detection of prosthetic hip infection at revision arthroplasty by immunofluorescence microscopy and PCR amplification of the bacterial 16S rRNA gene. *J Clin Microbiol*. 1999;37(10):3281–3290.
42. Mariani BD, Martin DS, Levine MJ, et al. The Coventry Award. Polymerase chain reaction detection of bacterial infection in total knee arthroplasty. *Clin Orthop Relat Res*. 1996;(331):11–22.
43. Moojen DJF, van Hellemondt G, Vogely HC, et al. Incidence of low-grade infection in aseptic loosening of total hip arthroplasty. *Acta Orthop*. 2010;81(6):667–673.
44. Parvizi J, Suh D-H, Jafari SM, et al. Aseptic loosening of total hip arthroplasty: infection always should be ruled out. *Clin Orthop Relat Res*. 2011;469(5):1401–1405.
45. Del Buono A, Denaro V, Maffulli N. Genetic susceptibility to aseptic loosening following total hip arthroplasty: a systematic review. *Br Med Bull*. 2012;101:39–55.
46. Godoy-Santos AL, D'Elia CO, Teixeira WJ, et al. Aseptic loosening of total hip arthroplasty: preliminary genetic investigation. *J Arthroplasty*. 2009;24(2):297–302.
47. Malik MHA, Bayat A, Jury F, et al. Genetic susceptibility to hip arthroplasty failure—association with the RANK/OPG pathway. *Int Orthop*. 2006;30(3):177–181.
48. Koivu H, Kohonen I, Sipola E, et al. Severe periprosthetic osteolytic lesions after the Ankle Evolutive System total ankle replacement. *J Bone Joint Surg Br*. 2009;91(7):907–914.
49. SooHoo NF, Zingmond DS, Ko CY. Comparison of reoperation rates following ankle arthrodesis and total ankle arthroplasty. *J Bone Joint Surg Am*. 2007;89(10):2143–2149.
50. Gougoulias N, Khanna A, Maffulli N. How successful are current ankle replacements?: a systematic review of the literature. *Clin Orthop Relat Res*. 2010;468(1):199–208.
51. Stengel D, Bauwens K, Ekkernkamp A, et al. Efficacy of total ankle replacement with meniscal-bearing devices: a systematic review and meta-analysis. *Arch Orthop Trauma Surg*. 2005;125(2):109–119.
52. Easley ME, Adams SB, Hembree WC, et al. Results of total ankle arthroplasty. *J Bone Joint Surg*. 2011;93(15):1455–1468.
53. Doets HC, Brand R, Nelissen RGHH. Total ankle arthroplasty in inflammatory joint disease with use of two mobile-bearing designs. *J Bone Joint Surg Am*. 2006;88(6):1272–1284.
54. Knecht SI, Estin M, Callaghan JJ, et al. The Agility total ankle arthroplasty. Seven to sixteen-year follow-up. *J Bone Joint Surg Am*. 2004;86-A(6):1161–1171.
55. Besse J-L, Brito N, Lienhart C. Clinical evaluation and radiographic assessment of bone lysis of the AES total ankle replacement. *Foot Ankle Int*. 2009;30(10):964–975.
56. Kohonen I, Koivu H, Pudas T, et al. Does computed tomography add information on radiographic analysis in detecting periprosthetic osteolysis after total ankle arthroplasty? *Foot Ankle Int*. 2013;34(2):180–188.
57. Della VC, Parvizi J, Bauer TW, et al. *AAOS Clinical Practice Guideline*. Rosemont, IL: American Academy of Orthopaedic Surgeons; 2011:1–3.
58. Schuberth JM, Babu NS, Richey JM, et al. Gutter impingement after total ankle arthroplasty. *Foot Ankle Int*. 2013;34(3):329–337.
59. Richardson AB, Deorio JK, Parekh SG. Arthroscopic debridement: effective treatment for impingement after total ankle arthroplasty. *Curr Rev Musculoskelet Med*. 2012;5(2):171–175.

CHAPTER 14

Sameh A. Labib
Mark E. Magill

第 14 章　全踝关节置换术的翻修

一、简介

踝关节是高度限制性的关节，其关节面积为膝关节和髋关节的 1/3，软骨也比较薄。因此，同全膝关节置换和全髋关节置换相比，全踝关节置换需要承担较高的压力，这就可以解释为什么其假体使用寿命相对较短。

第一代踝关节置换假体是骨水泥型，限制性的两部分假体系统，而非组配型假体。在 20 世纪 70 年代，全踝关节置换术几乎被舍弃，因为其 10 年的失败率高达 72%。然而，随着第二代和第三代踝关节假体采用了现代的设计，拥有更多的假体型号，改进了固定方式及手术器械，医师又开始进行全踝关节置换术。Gougoulias 等对 2003 年至 2008 年关于全踝关节置换术所有可获得的文献进行了系统性回顾。不幸的是，仅获得了Ⅳ级证据的文献，说明需要前瞻性的研究。在他们的研究中，创伤后关节炎是全踝关节置换最主要的适应证 (34%)。5 年的总体失败率为 10%。并发症很常见，包括浅表伤口的并发症 (14.7%)，深部感染 (4.6%) 及残余疼痛 (60%)。邻近的关节，如距舟关节和距下关节关节炎的发生率分别为 15% 和 19%。随着全踝关节置换术的不断开展，对其失败的病例进行翻修的需求也在增加。在他们的回顾中，62% 的失败病例可以进行翻修术。

二、适应证和禁忌证

了解踝关节置换术失败的病因对于决定合适的治疗方法是至关重要的。Glazebrook 等将并发症分为 3 级：高级、中级和低级。高级并发症包括假体失效、无菌性松动和深部感染。中级并发症包括手术技术的错误、假体的沉降和骨折。低级并发症并不总是和失败相关，但包括伤口愈合问题和术中骨折。

也可以依照失效的解剖结构对并发症进行分类。Haddad 依其经验对解剖结构的失效进行了很好的概括。包括早期和晚期的踝关节骨折，下胫腓不愈合，胫骨或距骨假体的沉降，韧带断裂，伸肌腱瘢痕化导致的跖屈丢失，前方伤口的并发症，感染及骨髓炎。一旦出现成角畸形和不稳定，通常会导致边缘磨损、骨溶解、假体沉降和假体失效。

术前冠状位成角畸形超过 10°至 15°是手术失败的高危因素。原因是假体边缘的过度负重导致假体早期的失效。邻近的关节炎也同假体失效相关。对于合并距下关节炎或距舟关节炎的患者，持续的疼痛可能会导致关节融合，反过来会引起假体应力过大，最终导致假体失败。

最近，Lee 等对 80 例首例进行踝关节置换的患者进行了一项前瞻性研究。他们发现有 10% 的患者出现了有症状的异位骨化，通常出现在后踝。

三、临床病史和诊断检查

Kotnis 等发表了一篇关于踝关节置换术翻修的有价值的综述，是基于其临床经验。他们发现踝关节置换术失败的患者通常表现为持续性疼痛；然而，医师需要仔细询问患者任何和感染相关的症状。初次的评价应当包括踝关节正位片、侧位片和斜位片；如果在邻近的关节存在疼痛，还应进行足部的 X 线摄片检查。应当仔细阅片观察假体周围的透亮线和假体可能的沉降。在无菌条件下进行诊断性注射有助于弄清楚关节疼痛的原因。所有的患者应该进行基本的实验室检查，包括血细胞计数和分类，血沉以及 C 反应蛋白 (CRP)。如果这些检查结果是模棱两可的，可在透视下进行穿刺组织活检。

四、术前准备、计划和概念

在术后早期，假体周围骨折、骨囊肿、撞击症和关节粘连可能会导致持续的疼痛和功能障碍。假体周围骨折是富有挑战性的，因为可以实现骨愈合的对合面很少且骨质量可能很差。非手术治疗是采用石膏固定及长时间的非负重，风险是关节活动范围的丢失。切开复位内固定是一种治疗选择，进行治疗时应遵循标准的 AO 技术。骨囊肿可能和关节炎相关，应当在初次治疗时加以重视。迟发的骨囊肿通常和聚乙烯的异物反应相关，应当行刮除植骨。踝穴撞击和关节僵硬可以通过关节镜下的关节松解术来改善。

对于没有感染的全踝关节置换术应考虑进行翻修术而不是关节融合。是否行翻修术应综合考虑骨的质量、骨丢失、软组织被覆、患者合并症，最为重要的是患者的需求。软组织缺损或不平衡可以通过侧副韧带修复或采用自体肌腱或同种异体肌腱进行重建。对于合并内翻畸形的患者通常需要将三角韧带从内踝松解下来，一般结果较好。后足外翻和平足症处理起来更具有挑战性，可能需要多次手术，包括三关节融合及韧带修复。通过局部的外侧入路进行距下关节融合，或者通过内镜辅助以减少进一步的距骨缺血。

骨缺损的治疗通常可能在胫骨侧，可以使用带柄的假体并进行植骨。然而，自发性骨缺损是翻修术的禁忌证，特别是在距骨侧。医生应当警惕距骨缺血性坏死和邻近关节炎的任何表现，因为可能会导致翻修失败。使用有柄的距骨假体的同时是否需行距下关节融合术仍有争议，需要进一步的研究。

全踝关节置换术后感染一般应当进行二期翻修手术，最后行关节融合术。膝关节和髋关节置换术后急性感染 (4 周以内) 可考虑进行一期翻修；但是，根据我们的了解，没有研究证实这种一期翻修是全踝关节置换术的选择。Kotnis 等推荐仔细地清创后放置含庆大霉素的填充物并静脉使用细菌敏感的抗生素最少 6 周。而后检查炎症标志物 (红细胞沉降率，CRP) 以确认患者治疗有效。然后，移去填充物并进行踝关节融合。然而，如果这些治疗失败，需要考虑进行膝下截肢。

五、作者的阶梯式技术、要点和误区

J.C.Coetzee(2013 年 1 月)(图 14-1) 提出了针对全踝关节置换术后失败的治疗流程图。全踝关节置换术后深部感染进行二期手术，包括灌洗和清创、抗生素填充物和合理使用抗生素 6 周。一旦感染消失，就可以使用逆行髓内钉进行融合，并将同种异体的股骨头结合自体骨植

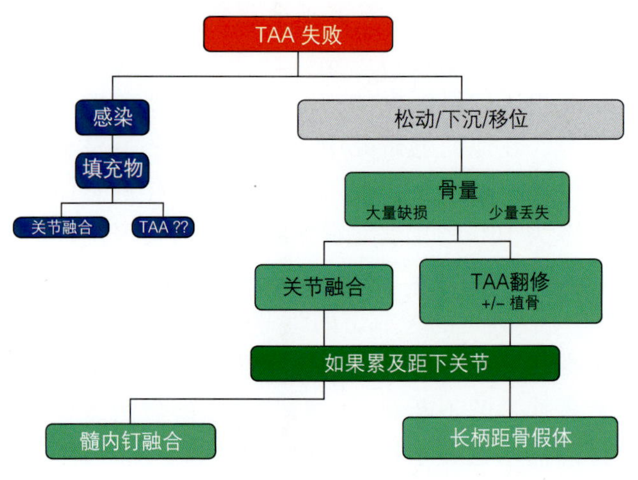

图 14-1 Coetzee 的治疗流程图

骨(图 14-2)，如果软组织被覆完整可以使用原有的前方入路。然而，如果前方的软组织条件较差，也可以使用跟腱劈开入路。最后，严重的距骨塌陷或缺血坏死也可能妨碍翻修术(图 14-3)。

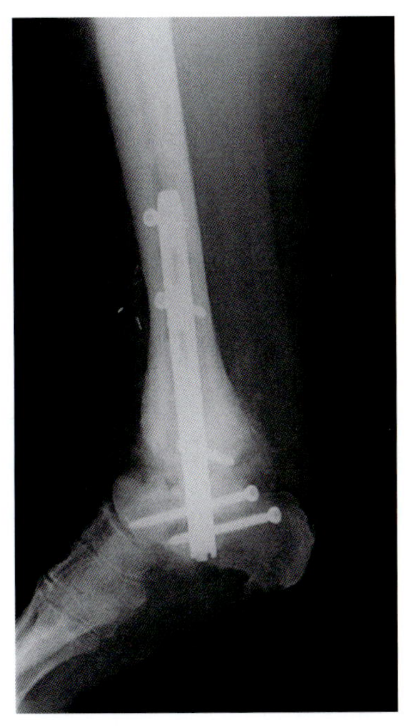

图 14-2 翻修髓内钉

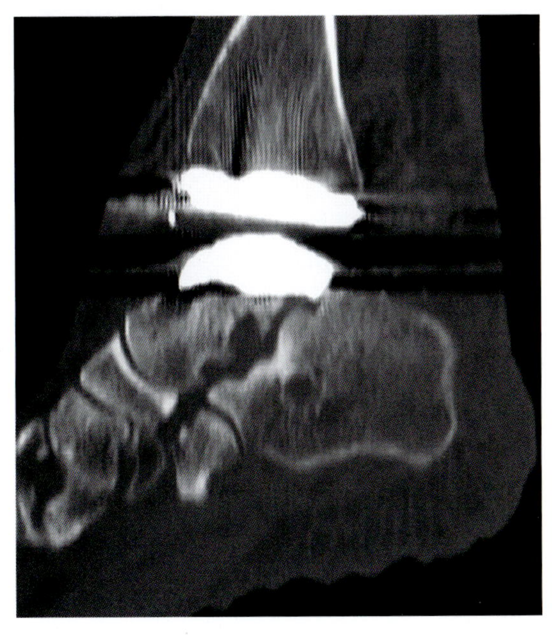

图 14-3 CT 扫描显示距骨塌陷和可能的缺血坏死

如果距骨骨量足够，翻修手术可以使用更大的假体及聚乙烯内衬，还可以进行骨囊肿的植骨，通常可以获得成功。可以使用长柄的胫骨和距骨假体系统来获得稳定的固定和软组织平衡(图 14-4A,B)。一些学者还使用个体化的胫骨或距骨假体。

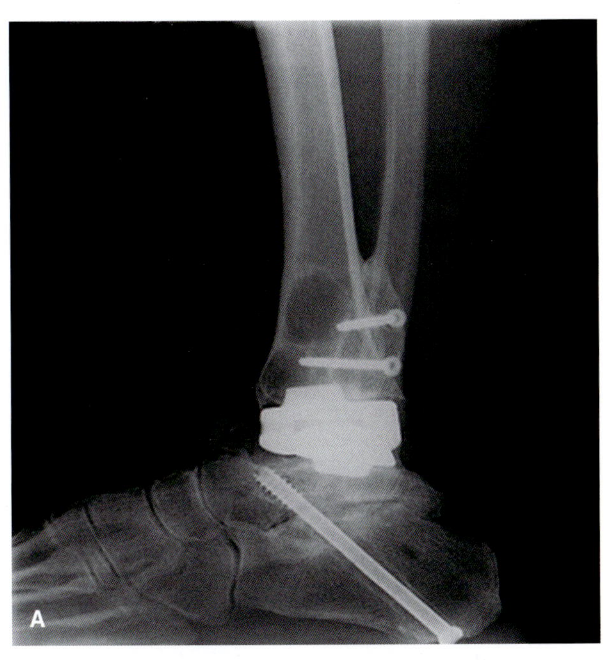

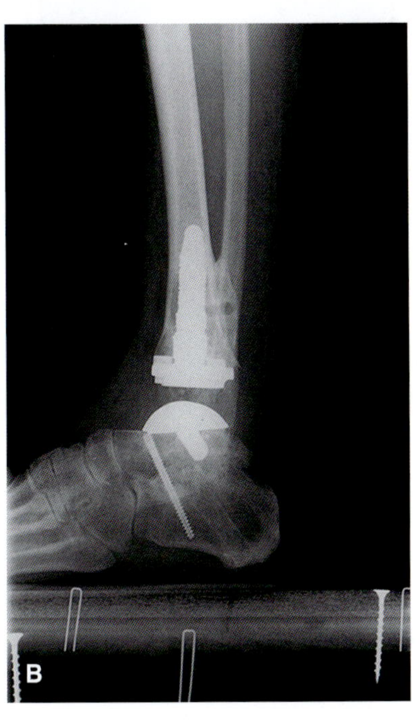

图 14-4 A. 距下关节融合术后的全踝关节置换术失败，距骨骨量足够；B. 翻修术使用带柄的胫骨假体和植骨，在融合的距下关节上方进行距骨侧的翻修

在图 14-5A，对一名摔伤引起的距骨假体创伤性下沉的全踝关节置换术患者进行翻修术。采用外侧的跗骨窦入路，显露距骨假体后将其抬起，打压植骨以实现距下关节融合。将距骨假体采用骨水泥固定，如图 14-5B 所示。最近一次的随访为术后 23 个月，疼痛明显缓解而且假体没有进一步下沉的表现。相反，对于距骨骨量严重丢失的病例，我们使用上文提到的逆行髓内钉进行踝关节融合。

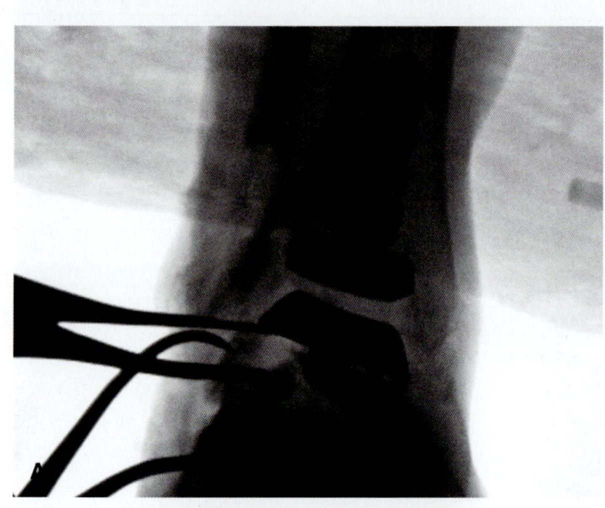

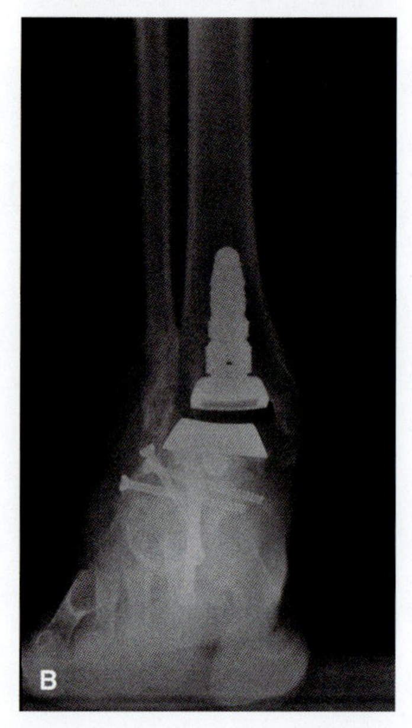

图 14-5 A,B. 距下的创伤性下沉，采用打压植骨和距下关节融合。B 图是术后 12 个月

六、术后治疗

成功的全踝关节置换翻修术的手术目的是获得稳定且对线良好的假体及足够且平衡的软组织覆盖。一旦实现这一目的，我们推荐的术后康复治疗同初次踝关节置换术类似。我们通常对全踝关节置换术的患者使用衬垫良好的后方支具固定 3 周，然后拆线，使用可脱掉的石膏靴固定，在之后的 4 至 6 周逐渐恢复负重。多数患者可以在术后 12 周穿普通鞋子完全负重。建议患者永远避免高强度的活动。

七、结果、并发症和展望

目前的文献局限于全踝关节置换翻修术的中长期结果。对于比较陈旧的假体系统通常采用融合的方法进行治疗，这常常会导致肢体短缩和严重异常的步态。即使是进行了翻修术，在 Kotnis 等的研究中 3/5 的患者术后存在持续性疼痛，1/5 的患者进行了融合。

本文作者之一也有类似的经验，在过去的 3 年内进行了 4 例翻修术。4 例患者中有 2 例需要使用逆行髓内钉进行踝关节融合。通过使用同种异体的股骨填充物并结合自体骨植骨将肢体短缩对步态造成的负面影响降低到了最小。另外 2 名患者的疼痛和功能中度改善，最近的随访美国足踝外科学会 (AOFAS) 评分为 82 分和 76 分。

需要进一步的研究和全踝关节置换术登记以提高我们对于失败的全踝关节置换术失败原因和治疗的认识。

（徐海林　译）

参考文献

1. Kimizuka M, Kurosawa H, Fukubayashi T. Load-bearing pattern of the ankle joint. Contact area and pressure distribution. *Arch Orthop Trauma Surg.* 1980;96(1):45–49.
2. Gougoulias NE, Khanna A, Maffulli N. History and evolution in total ankle arthroplasty. *Br Med Bull.* 2009;89:111–151.
3. Gougoulias N, Khanna A, Maffulli N. How successful are current ankle replacements?: a systematic review of the literature. *Clin Orthop Relat Res.* 2010;468(1):199–208.
4. Glazebrook MA, Arsenault K, Dunbar M. Evidence-based classification of complications in total ankle arthroplasty. *Foot Ankle Int.* 2009;30(10):945–949.
5. Haddad, S. L., J. C. Coetzee, R. Estok, K. Fahrbach, D. Banel, and L. Nalysnyk. "Intermediate and long-term outcomes of total ankle arthroplasty and ankle arthrodesis: A systematic review of the literature." *The Journal of Bone & Joint Surgery.* 2007;89(9):1899–1905.
6. Easley ME, Adams SB, Hembree WC, et al. Results of total ankle arthroplasty. *J Bone Joint Surg Am.* 2011;93(15):1455–1468.
7. Lee KB, Cho YJ, Park JK, et al. Heterotopic ossification after primary total ankle arthroplasty. *J Bone Joint Surg Am.* 2011;93(8):751–758.
8. Kotnis R, Pasapula C, Anwar F, et al. The management of failed ankle replacement. *J Bone Joint Surg Br.* 2006;88(8):1039–1047.
9. DeVries JG, Scott RT, Berlet GC, et al. Agility to INBONE: anterior and posterior approaches to the difficult revision total ankle replacement. *Clin Podiatr Med Surg.* 2013;30(1):81–96.
10. Ketz J, Myerson M, Sanders R. The salvage of complex hindfoot problems with use of a custom talar total ankle prosthesis. *J Bone Joint Surg Am.* 2012;94(13):1194–1200.
11. Myerson MS, Won HY. Primary and revision total ankle replacement using custom-designed prostheses. *Foot Ankle Clin.* 2008;13(3):521–538.

CHAPTER 15

Christopher E. Gross
Selene G. Parekh

第 15 章　置换术失败后的关节融合

一、简介

踝关节融合一直是踝关节炎保守治疗无效后外科治疗的“金标准”。踝关节融合在恢复踝关节功能及减轻疼痛方面疗效确切并且手术可重复性强，与第一代人工全踝关节置换术 (Total ankle replacement，TAR) 相比踝关节融合术后踝关节恢复稳定且并发症少，因此得到认可。但踝关节融合也有不足的地方，踝关节融合造成胫距关节活动缺失，后足关节及跗骨间关节进行代偿活动会增加磨损，进而容易发生退行性关节炎。

第三代人工全踝关节置换系统在生物力学及材料设计方面有了明显的进步，包括更少截骨、更好保护韧带支持结构及更符合解剖力学平衡，技术的成熟让人工全踝关节置换的适应证进一步扩大。

并发症和危险因素

随着人工全踝关节置换的广泛开展及内置物使用增多，一系列术后并发症及手术失败的问题也摆在外科医师面前。人工全踝关节置换的并发症从轻微到严重都有。Glazebrook 等对 2386 例 TAR 患者进行了系统回顾，结果提示 TAR 术后短中期失败率为 1.3% ~ 32.3%，术后 64 个月平均失败率为 12.4%。根据术后并发症与手术失败的关系将 TAR 术后并发症分为三级：①深部感染、无菌性松动和内固定失败为重度并发症，导致手术失败概率大于 50%；②内固定下沉、技术失误及术后假体断裂为中度并发症，导致手术失败的概率小于 50%；③术中假体断裂、伤口愈合不良等为轻度并发症，基本不会导致手术失败。术后并发症还包括力线异常、假体型号不匹配、假体组件错位、韧带损伤、踝关节撞击、特发性疼痛和软组织覆盖不全等。

患者本人因素对人工全踝关节置换术后并发症的发生率也有重要影响。糖尿病、肾衰、类风湿关节炎 (RA)、肥胖、肿瘤、服用免疫调节药物及血友病等因素会使患者更容易并发深部感染。值得注意的是关于患者因素对术后并发症发生影响的结论多来自于对全髋和全膝关节置换术的研究。患者的生活习惯，例如吸烟，也可能对关节置换产生不利影响。TAR 失败的原因中，肥胖并不被认为是一个独立的因素。Barg 等回顾了 123 名最小体重指数 (BMI) 为 30 kg/m^2 的 TAR 手术患者的术后情况，在 68 个月的随访中，与认为体质指数正常的患者相比，两者术后功能评价并无统计学差异。

在寻找人工全踝关节置换术失败的原因时，还有两个因素值得注意：内置物的设计和手术医师的经验。现在人工全踝关节置换的假体种类繁多，有些需要骨水泥固定，另一些则依靠生物固定。假体的表面材料可能是无菌性松动的潜在源头。假体表面的包被材料 (金属小梁、喷砂、羟基磷灰石) 可能会影响两者的整合。另外，截骨量及骨与假体的接合面也会对结果产生影响。目前尚没有研究报道植入物被覆材料会影响手术结果。手术医师的经验对 TAR 并发症的发生有重要的影响。Henricson 等回顾研究了从 1993 年至 2005 年期间共 531 例行假体置入的病例，结果提示一名外科医师的手术成功率在前 30 例手术之后明显提高 (0.78 vs. 0.86)。Clement 等观察了一名使用第三代人工全踝关节置换系统进行手术的外科医师的经历，发现术中骨折及力线异常的发生率随着时间推移而下降，而其他并发症 (如：伤口并发症) 没有这种变化。其他能影响手术结果的技术因素包括解剖技巧，冠状面、轴状面、矢状面的准确对位，软组织的保护，大小合适的假体及术前对足内、外翻畸形的正确评估。

二、术前评估

(一) 体格检查

TAR 术失败后最常见的症状是疼痛。全踝关节置换术后患者出现疼痛，仔细的病史询问和体格检查对明确疼痛原因十分重要。关节置换失败后的疼痛经常被表述为由静止到活动时疼痛或与劳累有关。患者疼痛的性质及部位必须明确，与对侧正常肢体进行比较以判断疼痛是否来自于距下关节。若距下关节发生炎症，被动活动检查能够帮助发现疼痛及活动受限的范围。超声引导下往距下关节腔内注入皮质类固醇激素 (氢化可的松) 与局部麻醉药物有助于明确疼痛来源，同时也是一种治疗。其他重要的体格检查还包括患足力线及步态的观察，通过从动态、静态及前后两面评估患足内、外翻畸形情况。

全面的血管检查应该包括足背动脉和胫后动脉的触诊，评估有无静脉淤滞及血管病变的表现。动脉搏动不良预示可能发生术后伤口并发症。同时要注意前次手术切口或伤口位置，这对此次手术入路的选择很重要。

同时必须警惕深部组织感染的迹象及症状。医师需要问明患者是否有前次伤口愈合不良、伤口窦道、近期感染、踝关节疼痛加重及其他全身性疾病的问题。标准的明确有无感染的检查流程包括白细胞计数和红细胞沉降率的检查。若其中有一项指标升高，则有必要在无菌条件下进行关节抽液，并将抽出液送检进行细胞计数、培养和相关生化分析。

(二) 影像学检查

所有的患者需要拍摄负重状态下的足踝部正侧位片，以及后足的力线位片或轴位片。这些检查可以帮助了解邻近关节的退变或对线不良，在进行手术计划时这些都应考虑在内。假体周围骨溶解、假体植入失败、假体下沉及与假体松动有关的透亮线条都会在影像学上得到显示 (图 15-1)。大多数假体松动能轻易地发现，但对于轻微的不稳及松动，需要与之前的影像检查对比。距骨的骨质情况需要特别注意，这会决定将来手术是否需要固定及骨移植。医生也应同时考虑踝关节撞击和软组织张力的问题。

普通的影像学检查通常会低估骨丢失量。多排螺旋 CT 于是被常规用于评估距下关节、踝关节力线、是否有囊肿及其位置和大小。所有的这些信息对于手术入路、手术技术和手术方法的选择非常重要。

(三) 术前计划

如果患者需要行翻修手术，有三类手术可供选择：踝关节置换翻修、胫距关节或胫距跟关节 (TTC) 融合或者截肢。理想状态下，外科医师尝试进行另一次 TAR 术来保留踝关节的活动度及防止邻近关节炎症。但当外科医师面临严重的假体置入失败、下沉、松动或关节感染时，TAR 翻修术就不再适用。需要为患者制定个体化手术方案，即应用自体或同种异体植骨融合踝关节或截肢。对关节置换术后存在严重骨溶解、假体下沉、软组织损害、感染或骨缺损的标准治疗方法是一期或分期关节融合。

最终选择关节融合手术时，手术医师需要考虑的问题包括引起关节置换失败的可能原因、患者踝关节骨质情况、植入物如何取出、皮肤条件和手术入路。手术技术上需要考虑的是如何取出植入物、距下关节是否要融合、是原位融合还是根据存在的畸形调整融合方式。为了

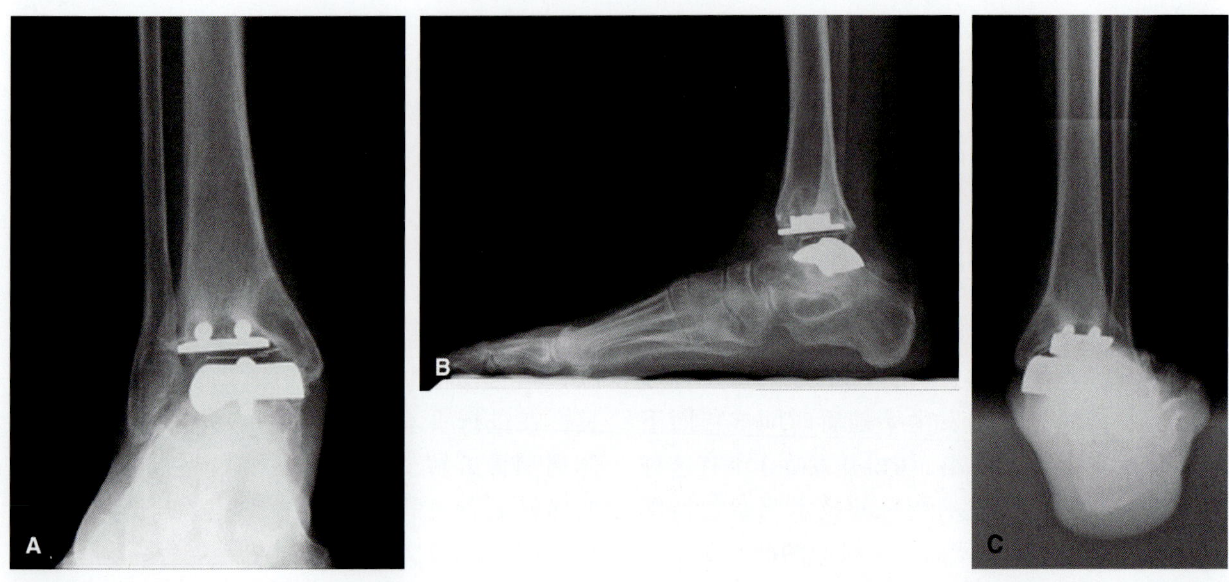

图 15-1 A. 正位片；B. 侧位片；C. 踝关节置换术失败后长轴位片。提示：假体明显松动，假体周围透亮线，踝关节囊肿形成及不稳定

能够成功融合，手术医师需要借助刮匙、骨刀或者是髋臼锉等工具去掉关节软骨而建立一个广泛平整的松质骨面。手术医师面临的两个主要问题是：关节置换翻修融合时如何填补较大的骨缺损，以及选择最佳的固定方式。

（四）距下关节融合

手术医师必须先考虑距下关节是否需要融合。理想的状态是在保留合适后足活动度、最少并发症、最佳术后功能的前提下融合较少的关节。由于术前影像学检查通常会低估骨量丢失，当手术取出假体后发现骨缺损较大或距骨坏死较多时，手术医生应该选择融合距下关节。对于存在距下关节炎有疼痛、距骨骨缺损较大、假体下沉的病例，建议行胫距跟关节融合。

（五）植骨

踝关节炎的外科治疗过程中有许多环节会导致骨量丢失。踝关节置换时，需要从胫骨和距骨去除骨质置入假体。骨溶解和假体塌陷会造成大量骨质流失。每次翻修手术骨质都会进一步丢失，关节融合术时关节面的处理会再次导致骨质丢失。外科分期治疗慢性踝关节感染性关节炎时，在最大限度利用每次机会清除感染的同时也导致了大量的骨质流失。

Berkowitz 等针对距骨小于 2cm 的骨缺损推荐了不同的植骨方法。具体方法是在去除假体、死骨及处理好将要融合的关节面后，就应立刻评估距骨残留骨量，如果是骨缺损 <2cm，没有显著肢体长度短缩，可以直接行胫距关节融合，植骨可以是来源于局部或髂嵴的自体骨或同种异体骨。此外要注意存在踝关节撞击，因为它会妨碍畸形的矫正，而且也是术后疼痛的原因之一。

距骨良好的骨量在踝关节置换失败后融合治疗中是非常重要的，如果发生骨不连这种可能会引发剧烈疼痛及功能受限的并发症就需要再次融合，如果距骨血供不良部分坏死、距骨塌陷或是距骨缺失会使内固定失败，则需要使用结构植骨的方法来弥补距骨骨量不足。植骨可以使融合稳定，恢复下肢长度，并使踝关节周围的肌肉和肌腱在最佳的位置工作。常见的结构植骨包括自体髂骨移植，自体腓骨移植，异体远端胫骨、髂骨、股骨头移植。异体的远端胫骨移植可经过准确的塑形填补胫骨、距骨之间的缺损。但需要足够的时间、技巧和耐心来使植骨满意。我们倾向于使用大块骨的移植，如异体股骨头移植，它可以填补大块骨缺损。

髋臼锉可用于植骨处的准备。我们的方法将在本章的后面进行描述。

生物因子如成骨蛋白 (BMP) 已被用于辅助增强的关节融合，骨髓浓缩物 (BMAC) 和骨刺激器也能使融合机会增加，但这些结论仅被为数不多的研究证实。

（六）固定方式的选择

可用于融合踝关节或胫距跟关节的内固定方式有多种。对于独立的胫距关节炎融合治疗，可尝试使用前侧、外侧或后侧的钢板或螺钉进行原位融合 (图 15-2)。若需行异体植骨时，要认真考虑，因为异体骨需要在稳定的固定下缓慢地被自体新生骨爬行替代而最终实现融合。一

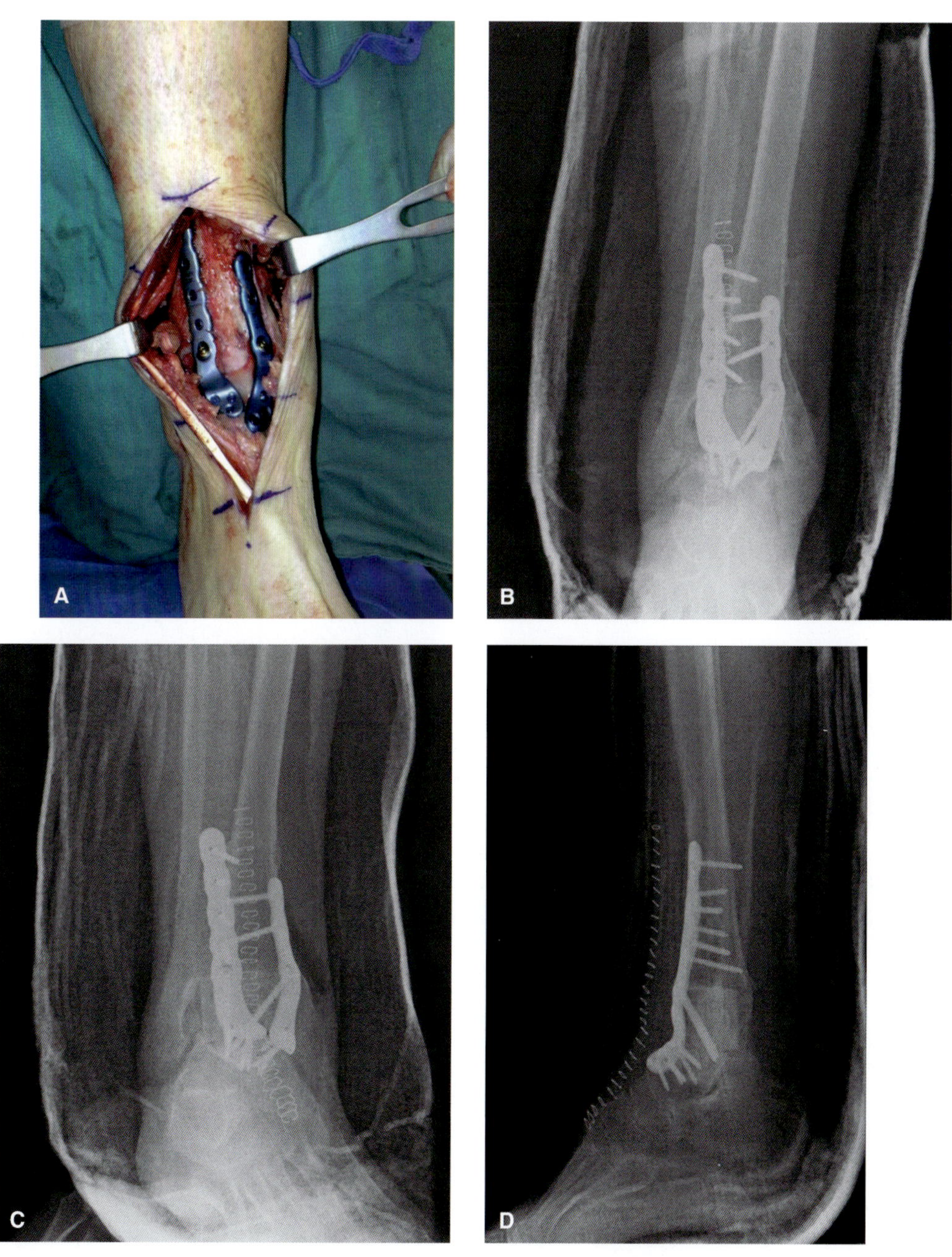

图 15-2 A. 前侧双钢板技术的术中照片；B. 正位片；C. 踝穴位片；D. 前侧双钢板技术术后踝关节侧位片

些外科医生从相反的方向置入2颗平行的拉力螺钉并应用自体松质骨植骨来完成固定，也有医师使用1或2块有限接触动力加压板(LCDC)联合螺钉完成固定。通常这些固定还会补充使用一种线型或环型的外固定架，外固定架可以在融合处加压并通过牵伸成骨来平衡肢体长度差异。不足的是这些患者需要长时间佩戴外固定架(6～38周)，并且外固定架针孔处经常会引发疼痛与感染。

融合胫距跟关节时，最常使用的固定器械是踝关节融合钉(图15-3)，此外，也有使用钢板融合的报道。在使用踝关节融合钉时，可以在前或后方附加一块钢板或螺钉或小梁金属融合器。由于融合钉设计上的缺陷，后方的螺钉可以提供必要的加压作用。当然，在前方、侧方或后方使用钢板而不用融合钉也可以实现融合。但不管使用何种技术，距下关节都非常容易发生骨不连，为了能够成功融合，必须小心处理需要融合的关节面并提供足够的加压作用。

(七)软组织条件及手术入路

在考虑合适的手术入路时，患者软组织条件必须全面评估，包括(图15-4)：①前次创伤的瘢痕；②红斑、皮温高、引流窦道；③血管充盈不足及皮肤溃疡。仔细地选择切口位置，不要使肌腱处于皮肤切口边缘，可以避免皮肤坏死。在手术切开的同时需要注意皮神经的保护，并采用全层皮瓣切开剥离的方法以使手术视野得到最好的显露。皮神经经常出现在非解剖位置，因此在显露关节时有可能被损伤。这样看似手术成功了，但术后患者仍有可能抱怨手术部位顽固性的疼痛及局部皮肤感觉的丧失。采用全层皮瓣切开可以减少皮肤剥离、伤口更容易关闭、保证伤口没有过大的张力。

踝关节置换失败行融合手术时手术入路可以选择前侧、前外侧、侧方或者后方入路。然而之前手术的入路方式往往会决定此次手术入路。前侧入路在患者术中需要矫正内外翻或旋转畸形时非常有用，缺点是在保留距骨的情况下无法显露后踝或距下关节后关节面，前次的创伤或手术可能会使踝关节前侧皮肤条件差而不能够使用前侧或前外侧入路，这时可以选择侧方或经腓骨入路，两者可以更好地显露后方，但腓骨必须锯断才行。后方入路可以直视踝关节后方和距下关节，因此对胫距跟关节融合十分有用。

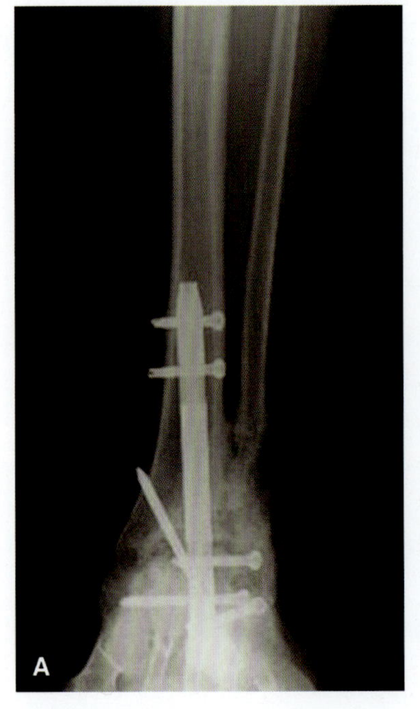

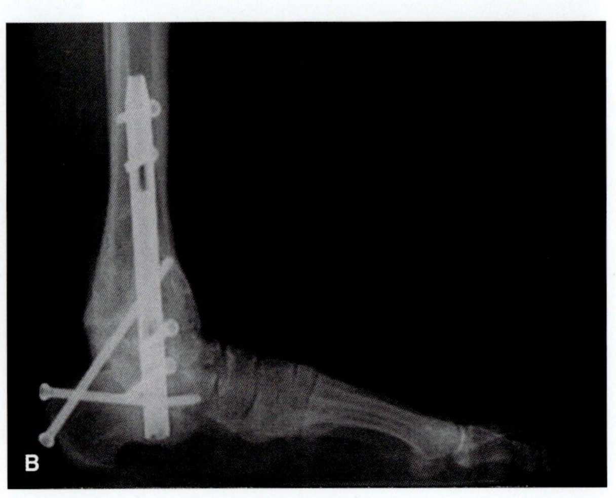

图15-3 A.正位片；B.使用踝关节融合钉联合螺钉融合术后踝关节侧位片

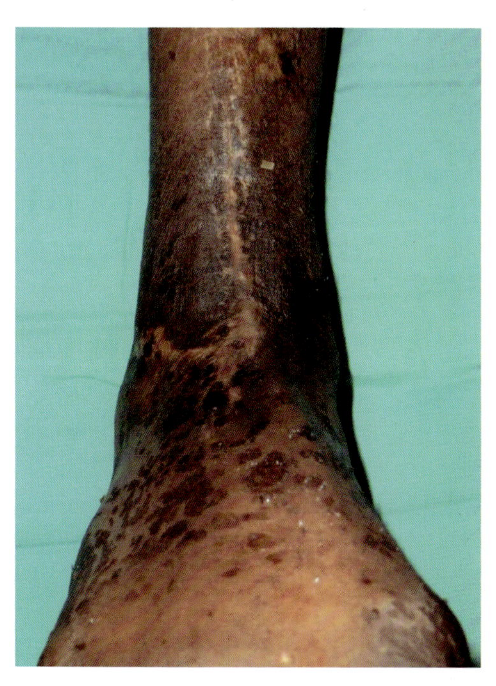

图 15-4 在考虑手术入路时必须考虑软组织问题，注意到图中足背前次手术的瘢痕及血供不良的表现

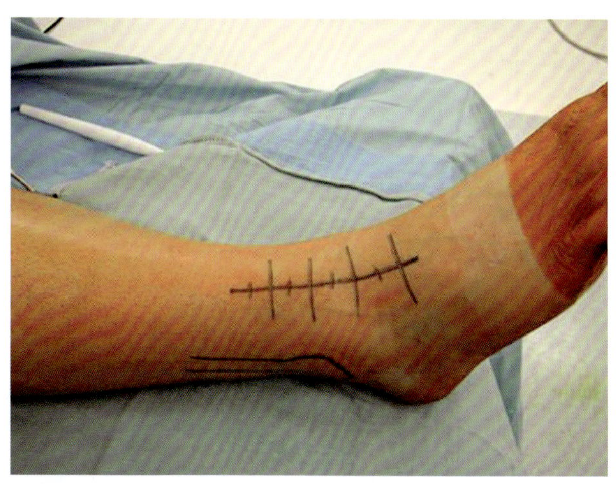

图 15-5 前侧入路切口在前胫骨嵴外侧一指宽处，经过内外踝连线中点

1. *前方入路手术方法* 患者仰卧位平躺于手术台上，在患侧大腿下放置小体位垫以使踝关节处于中立位，在胫骨前嵴外侧 1 指宽处做纵行切口，切口经过内外踝连线中点，约需要 10cm 长的切口，踝关节近端约占 2/3，远端占 1/3(图 15-5)。此切口应注意位置表浅的腓浅神经内侧支和足背的血管神经束。切开筋膜显露出跗长伸肌 (EHL) 和胫前肌腱 (ATT)。在切口远端找出位于浅层的跗长伸肌腱，将其从腱鞘中剥离并牵向外侧，血管神经束位于跗长伸肌腱内侧，找出后根据患者解剖将其小心与下层结构分离并向内侧或外侧牵开。胫前肌腱保留于腱鞘内并向内侧牵开，切除其余软组织显露踝关节囊，锐性切开关节囊显露踝关节。

这时可以取出置入的人工踝关节，根据结构的稳定性，可以使用骨刀和摆锯帮助取出内植物，在取踝关节假体时很少需要在胫骨远端作骨窗。假体取出后需要去除所有的死骨，但尽量保留距骨骨质，因为距骨的完整性对最终地融合很重要。

如果有严重的骨质缺损时，做异体股骨头植骨对填补这种大的缺损非常有用，假体取出后，对胫骨和距骨关节面进行处理使接触面平整，并保留取下的小骨块留待植骨。然后可以进行异体植骨以维持下肢长度、对位力线，并使关节融合在一个合适的位置。常规在移植骨与自体骨接触面之间填充同种异体骨、骨髓浓缩物或骨形态发生蛋白以使二者表面充分接触。接着使用内固定或外固方式固定，距下关节在必要时也一起融合。

2. *外侧入路手术方法* 患者仰卧位平躺于可透射线手术台上，在患侧大腿下放置小体位垫使踝关节处于轻度内旋位。沿着腓骨后缘至其远端做一约 10cm 长切口，切口在腓骨远端转向前方经过跗骨窦上方朝向第 4 跖骨基底 (图 15-6)。此切口应注意保护腓肠神经前支。切开深筋膜，掀起骨膜瓣，在 Senn 牵引器的保护下，于胫距关节面近端 2cm 处自近端外侧至远端内侧进行截骨，截下来的腓骨可以修整用作骨移植或者保存留待后面嵌插植骨用，如果需要可以另做切口做内踝截骨，但我们没有这样做。

接下来取出踝关节假体，根据假体的牢固性，可以使用骨凿、摆锯及骨钩来帮助取出假体。同样，在去除死骨的同时应注意保留距骨骨质。

下面我们利用髋臼锉来制造一个可以放置异体股骨头的凹骨面。根据患者的体型，常使用 38mm 的磨钻，对着远端胫骨磨出一个圆形、同心渗血的凹面，使异体股骨头与凹面紧密接

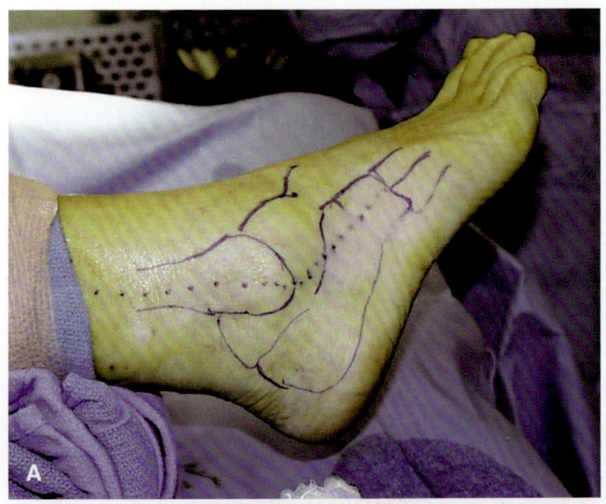

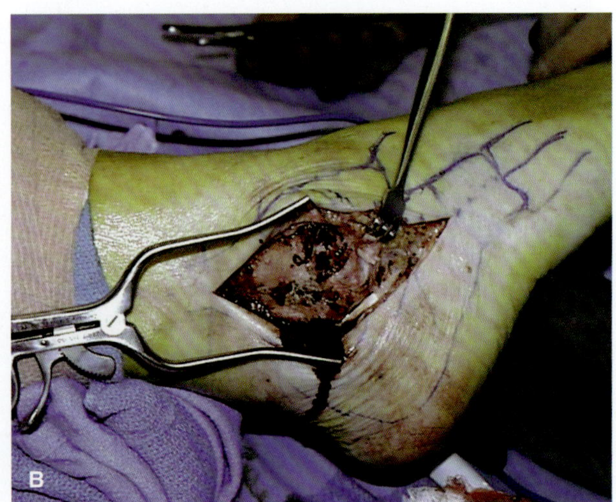

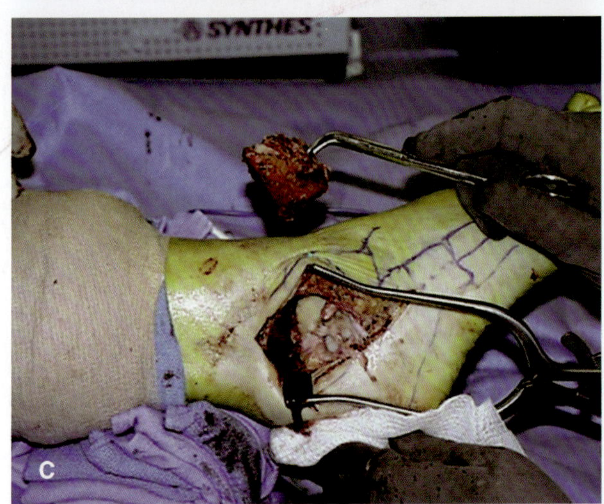

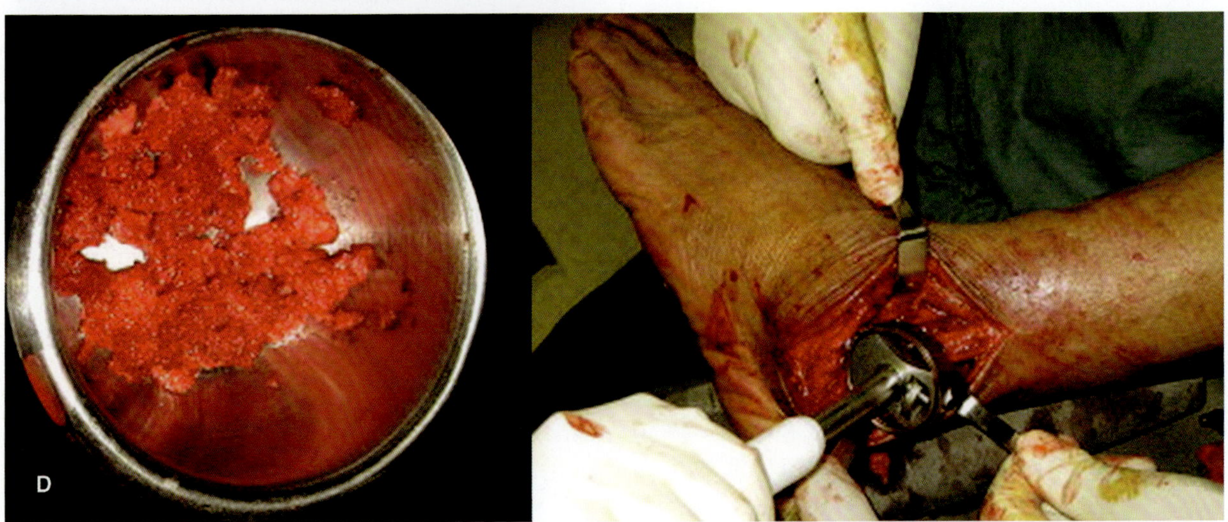

图 15-6 A. 外侧入路沿着腓骨后缘至其远端做切口，在腓骨远端转向前方经过跗骨窦上方朝向第 4 跖骨基底；B. 切开深筋膜，掀起骨膜瓣；C. 在腓骨远端进行截骨，截下来的腓骨可以用作嵌插植骨用；D. 髋臼锉来制造一个圆形、同心的凹面以放置植骨

合。接下来踝关节及后足被摆置于合适的位置，使用合适的内固定或外固定方式固定，如果需要，同时融合距下关节。

3. *后方入路的手术方法* 患者俯卧于可透视射线手术床上，在对侧髂骨前上棘处置一体位垫以使踝关节处于中立位，在跟腱正中做切口，肌腱于跟骨附着处近端至足跟部皮肤光滑处做一约 6 ~ 8cm 切口 (图 15-7)，全层切开皮瓣，直至显露跟腱时再使用拉钩，纵向显露跟腱，纵向切开跟后滑囊及深部的深筋膜显露踇长屈肌肌腹，该肌腹紧贴跟腱远端，向远端进入跟骨的骨性纤维鞘，小心切开纤维鞘，将踇长屈肌腱向内侧牵拉，后方关节囊便暴露出来了，此时可以取出假体，随后按照常规方法操作并固定。必要时可以同时融合距下关节。

(八) 术后护理

每个患者术后都应放置引流，患者均需使用 Jones 夹板固定，患足不能负重，手术当天夜间需要加用镇痛药物控制疼痛。术后一天拔除引流管，住院期间患者需接受步态训练和物理治疗，并充分控制疼痛。

(九) 术后康复

术后 21 天拆除缝线并应用短腿管型石膏固定患肢，6 周后 X 线摄片复查，去掉石膏并改穿 CAM 助行鞋，允许在可以忍受的情况下适当负重，12 周再次 X 线摄片复查，如果融合处显示有完整骨痂形成，患者可以改穿普通鞋，通常会穿着弧底鞋。

三、并发症

许多源于踝关节置换失败而行关节融合治疗的并发症都可以通过合适的手术技术及正确处理软组织来避免。感染是一种严重的并发症，不过可以通过充分的抗感染治疗和细心处理软组织问题来解决。手术入路时小心保护可减少神经损伤，全层皮瓣切开、失活组织的去除、避免血肿形成能够有效减少伤口并发症的发生。尽管在胫距跟融合手术中，骨不连很常见，但良好的对融合关节面的处理，稳定的固定可以降低骨不连的发生。水平面、冠状面、矢状面的影像学评估可以减少力线异常的发生。

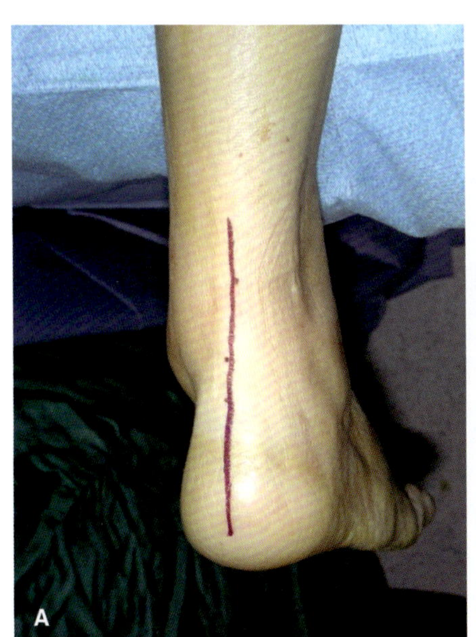

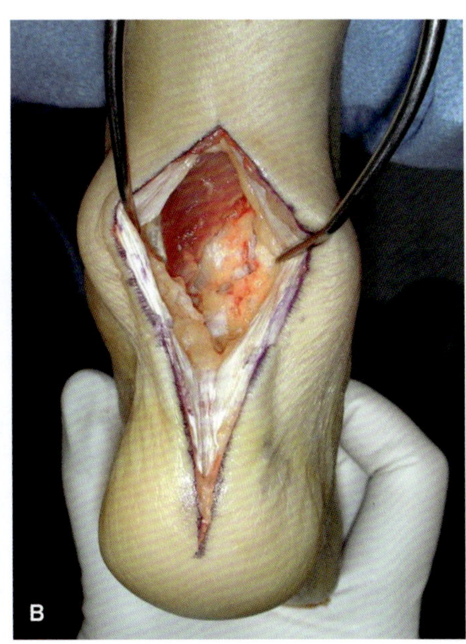

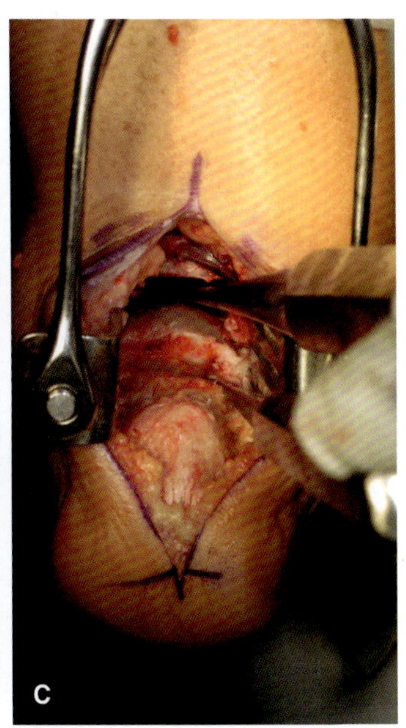

图 15-7 后侧入路切口在跟腱正中 (A)，切口始于跟腱于跟骨附着处近端至足跟部皮肤光滑处，长约 6 ~ 8cm。显露跟腱后，切开深筋膜显露踇长屈肌肌腹，并将其牵向内侧 (B)，切开后方关节囊，取出假体 (C)

四、临床结果

关于踝关节置换失败而行关节融合治疗的研究报道很少，在多篇关于全踝关节置换失败行关节融合治疗的病例报道中，仅有2篇文章报道的病例数多于20例。大致地讲，固定的技术有很多。包括用于胫距跟融合的逆行髓内钉，各种需要植骨的内固定器(螺钉、钢板，或联用二者)、外固定器械，或结合使用内外固定、金属笼、小梁金属融合器及接骨板等。

(一)小梁金属融合器或金属笼融合结果

Carlsson报道了3例应用钛金属笼来平衡患肢短缩的胫跟骨融合失败的病例，3例患者的距骨缺损处放置装有自体骨的钛金属笼固定融合，但3例均没有获得融合，最终取出后发现金属笼里面只是一些坏死骨。当使用逆向髓内钉再次尝试融合时，只有1例患者获得融合，另1例患者在第三次尝试融合时才获得成功，还有1例患者始终没有获得融合。

另一篇文章报道2例应用踝关节融合钉并同样在距骨缺损处放置内置自体颗粒骨金属笼融合踝关节的病例，1例患者术后发生骨不连，在使用外固定架并植骨进行二次融合后获得融合，但患者术后遗留有后足慢性疼痛。

Henricson和Rydholm曾随访追踪了13例使用逆行髓内钉和一个胫骨小梁金属融合器固定融合治疗的病例，在随访过程中，7例患者无明显疼痛，5例患者有轻度疼痛但对手术基本满意，1例患者在行走及日常生活中均感到疼痛不适而对手术不满意，移植物与骨的接触面并没有显示骨不连。

(二)逆行髓内钉融合结果

实行胫距跟融合手术时，许多外科医师会选择逆行髓内钉，Anderson等观察了16例合并类风湿关节炎使用逆行髓内钉行胫距跟融合的患者，69%的患者一期获得融合，另外2例在第二次手术后也获得融合。2例患者术后并发深部感染，但最终也获得融合。在这些患者中，81%的患者对结果满意或基本满意，术后AOFAS评分达到了56.2，其中疼痛比分占到了40分。值得注意的是在去除屈伸(8分)、内外翻(6分)两个指标后，患者术后AOFAS评分最高达到了86分。

Schill报道了15例并发假体无菌性松动的病例，使用逆向髓内钉并结合自体腓骨嵌入植骨行胫距跟融合，患者术后AOFAS评分平均为57.9分(35～81分)，1例患者发生了骨不连需要二次手术治疗，另1例患者出现了伤口延迟愈合及皮肤坏死，需要皮瓣移植治疗。

Thomason和Eyres论述了3例踝关节置换术后因假体无菌性松动造成手术失败而使用踝关节融合钉结合异体股骨头融合胫距跟关节的病例。3例患者平均在术后3个月融合成功，并且对手术表示满意。

Berkowitz等在一篇系统回顾中报道了12例因踝关节置换失败而行单独融合踝关节治疗，另外12例则行踝关节-后足融合治疗。单独踝关节融合的患者固定方式使用前置钢板和螺钉固定，术后92%的患者提示融合成功(1例术后发生骨不连)，83%患者使用了植骨，这些患者AOFAS评分从术前的43±1分提高至术后的67±12分，踝-后足融合的患者用前置钢板及螺钉、髓内钉或者联合固定方式结合异体骨移植固定，只有58%(7/12)的患者一期获得融合，余下没有融合成功的5例中，距下骨不连占80%。值得注意的是这组手术是通过前侧入路完成的。术后AOFAS评分并没有明显的改善。两组之间骨不连的发生率差异显著。对于距下关节也要融合的病例，文章作者建议单独使用一个切口显露并处理距下关节面。

(三)内固定技术融合结果

Culpan等回顾了16例人工全踝关节置换术失败实施单独踝关节融合的患者。手术使用螺钉或在螺钉前侧置一块钢板，结合自体髂骨移植完成固定。术后93%的病例获得一期融合，1例患有类风湿关节炎、距骨严重骨缺损的患者术后出现骨不连。Jehan和Hill回顾了4例通过使用螺钉(从对侧置入螺钉)结合自体松质骨移植固定融合的病例，4例患者在术后平均14.8

周获得融合（影像学提示融合成功）。1 例患者术后发生距下关节炎，在等待实施距下关节融合治疗。Zwipp 和 Grass 也观察了 4 例通过使用一到两块动力加压钢板结合自体髂骨移植完成固定融合的病例。2 例因为感染原因而选择手术治疗的患者没有获得一期融合，还有 1 例没获得融合的患者最终通过使用踝关节融合钉结合自体骨移植技术在术后第 6 个月实现融合。

Plaas 等使用坚强内固定融合胫距关节的方法治疗了 29 例患者，其中有 9 例患者因为全踝关节置换术后失败而选择融合治疗。手术需要异体腓骨移植填补 12 ～ 35mm 宽的骨缺损。所有患者术后平均 16.2 周 (10 ～ 36 周) 后获得融合，术后需要固定时间 10.2 周 (6 ～ 16) 周。AOFAS 评分较之术前的 31.4 分提高到术后 56.9 分。

（四）外固定技术融合结果

部分学者试图通过使用外固定来实现踝关节融合。Carlsson 等回顾了 1974 ～ 1994 年他们治疗中心收治的 100 例踝关节融合病例。21 例患者因为感染或无菌性炎症的原因而进行融合治疗，大部分患者通过使用 Hoffman 外固定架结合自体和异体的结构、松质骨多种骨移植方法进行固定。81% 的患者最终获得了融合，但只有 13 例患者一期获得了融合。在融合失败的病例中 76% 的患者合并类风湿关节炎，15 例最终融合的患者（其中 2 例在随访中死亡），13 例患者术后 Maxurt 和 Kofoed 评分为好或中等。

McCoy 等回顾了 7 例通过环形外固定架牵引成骨融合踝关节的病例，4 例胫距关节融合，其他 3 例患者术后需要切除距骨而完成胫跟融合，7 例患者均没有进行结构植骨。术后下肢平均缩短 2.2cm。外固定架术后平均需要佩戴 28 周，4 例患者选择了胫骨牵引延长术，术后患肢平均延长 4.6cm。术后 6 例患者 ASAMI 评分为优，仅有 1 例患者评分为中等。

Stauffer 回顾了 17 例使用 Mayo 方法进行踝关节置换失败后选择踝关节融合治疗的病例，使用 Roger Anderson 外固定加压装置结合自体髂骨移植固定，术后 8 周外固定架去除，其中 16 例患者术后疼痛得到缓解。

（五）内外固定器械结合的融合技术融合结果

Doets 和 Zurcher 为 18 例患者实行了踝关节融合治疗，7 例胫距关节融合，11 例胫距跟关节融合，其中 6 例胫距关节和 1 例胫距跟关节融合使用了接骨板，这其中有 4 例患者患有类风湿关节炎，术后均获得了融合，而使用其他方法治疗的 11 例合并类风湿关节炎的患者，有 7 例患者术后发生骨不连。基于此，作者对于类风湿关节炎患者推荐使用接骨板进行融合手术。

Kitaoka 和 Romness 报道了使用四种融合方法治疗 38 足的病例（踝上截肢术，改良 Chuinard 嵌插植骨术，改良坎贝尔嵌插植骨术和后胫跟融合技术）。其中 36 例患者使用了外固定架，2 例使用了内固定技术。33 例获得了融合 (89%)，80% 的患者术后仅有轻微的疼痛或没有疼痛。Chuinard 技术即自体髂骨水平嵌插移植，可用于任何骨缺损的修补，应用外固定架装置加压装置完成固定。改良坎贝尔技术将在本章之后的内容讨论。

Hopgood 等报道了 23 例全踝关节置换术后失败使用螺钉或骨针固定胫距跟关节的病例，所有病例均获得了融合，没有使用任何骨移植技术，患肢术后仅有轻微的短缩，8 例使用加压螺钉的患者术后发生了踝关节骨关节炎，5 例合并严重骨缺损的患者使用了加压螺钉融合胫距跟关节。80% 的患者患有类风湿关节炎，合并类风湿的患者，术后均并发骨不连。但最终所有患者中有 74% 的患者获得了融合。

在一篇关于通过自体结构骨移植结合接骨板或逆行髓内钉进行胫距跟关节融合的病例报道中，13 例患者中有 5 例 (38%) 使用骨块移植融合胫距跟关节以解决因感染造成踝关节置换后失败的问题，但只有 1 例获得融合。

（六）不使用内外固定器械的融合技术融合结果

Groth and Fitch 观察了 71 例踝关节置换术病例，其中术后需要进行踝关节融合术的有 11 例，他们使用改良坎贝尔技术进行融合，术中采用双层皮质髂骨移植填补骨缺损，依靠植骨撑开提供压力，所有患者均获得了融合，他们报道称 9 例患者疼痛和功能较之术前获得了明显的缓解，1 例效果一般，1 例效果较差，表现为患者术后患足有剧烈的疼痛和功能的严重缺失。

（七）距下关节骨不连的解决方案

Kitaka 等回顾了 10 例在踝关节置换失败实施踝关节融合手术后并发骨不连的患者，解决方式为 7 例患者实行外固定治疗，1 例患者使用内固定和嵌插骨移植，1 例实行斯坦曼牵引针固定治疗，1 例使用石膏固定。融合手术的实施平均在踝关节置换手术后 3.1 年，而术后骨不连的翻修平均在关节融合术后 2 年，9 例患者获得随访，1 例患者最终实施了膝下截肢术，余下的 78% 实现了融合 (1 例患者失去随访)，9 名患者中有 4 例患者结果为优良，6 例患者对手术满意，而且他们中有 3 位患者重返工作岗位。

五、结论

随着踝关节置换手术广泛开展，足踝外科医师面临术后并发症的挑战也明显增多。当面对踝关节置换术后疼痛但影像学表现正常的患者时，要认真对待以明确是否并发假体无菌性松动或感染。当下有许多固定及植骨方式可供选择，但在具体哪一种方式为最佳的解决方案上并没有达成共识，因此，有必要开展更多的前瞻性研究来比较不同固定方法和植骨方式的优缺点。

（桂鉴超 译）

参考文献

1. Chou LB, Coughlin MT, Hansen S Jr, et al. Osteoarthritis of the ankle: the role of arthroplasty. *J Am Acad Orthop Surg.* 2008;16:249–259.
2. Buchner M, Sabo D. Ankle fusion attributable to posttraumatic arthrosis: a long-term followup of 48 patients. *Clin Orthop Relat Res.* 2003;406:155–164.
3. Fuchs S, Sandmann C, Skwara A, et al. Quality of life 20 years after arthrodesis of the ankle. A study of adjacent joints. *J Bone Joint Surg Br.* 2003;85:994–998.
4. Glazebrook MA, Arsenault K, Dunbar M. Evidence-based classification of complications in total ankle arthroplasty. *Foot Ankle Int.* 2009;30:945–949.
5. Dowsey MM, Choong PF. Obese diabetic patients are at substantial risk for deep infection after primary TKA. *Clin Orthop Relat Res.* 2009;467:1577–1581.
6. Lentino JR. Prosthetic joint infections: bane of orthopedists, challenge for infectious disease specialists. *Clin Infect Dis.* 2003;36:1157–1161.
7. Lubbeke A, Moons KG, Garavaglia G, et al. Outcomes of obese and nonobese patients undergoing revision total hip arthroplasty. *Arthritis Rheum.* 2008;59:738–745.
8. Namba RS, Paxton L, Fithian DC, et al. Obesity and perioperative morbidity in total hip and total knee arthroplasty patients. *J Arthroplasty.* 2005;20:46–50.
9. Pietsch M, Wenisch C, Hofmann S. [Treatment of infected total knee arthroplasty. 2-5-year results following two-stage reimplantation]. *Der Orthopade.* 2009;38:348–354.
10. Barg A, Knupp M, Anderson AE, et al. Total ankle replacement in obese patients: component stability, weight change, and functional outcome in 118 consecutive patients. *Foot Ankle Int.* 2011;32:925–232.
11. Jonck JH, Myerson MS. Revision total ankle replacement. *Foot Ankle Clin.* 2012;17:687–706.
12. Myerson MS, Mroczek K. Perioperative complications of total ankle arthroplasty. *Foot Ankle Int.* 2003;24:17–21.
13. Henricson A, Skoog A, Carlsson A. The Swedish ankle arthroplasty register: an analysis of 531 arthroplasties between 1993 and 2005. *Acta Orthop.* 2007;78:569–574.
14. Clement RC, Krynetskiy E, Parekh SG. The total ankle arthroplasty learning curve with third-generation implants: a single surgeon's experience. *Foot Ankle Spec.* 2013;6:263–270.
15. Groth HE, Fitch HF. Salvage procedures for complications of total ankle arthroplasty. *Clin Orthop Relat Res.* 1987;224:244–250.
16. Newton SE III. Total ankle arthroplasty. Clinical study of fifty cases. *J Bone Joint Surg Am.* 1982;64:104–111.
17. Stauffer RN. Salvage of painful total ankle arthroplasty. *Clin Orthop Relat Res.* 1982;170: 184–188.
18. Berkowitz MJ, Clare MP, Walling AK, et al. Salvage of failed total ankle arthroplasty with fusion using structural allograft and internal fixation. *Foot Ankle Int.* 2011;32:S493–S502.
19. Culpan P, Le Strat V, Piriou P, et al. Arthrodesis after failed total ankle replacement. *J Bone Joint Surg Br.* 2007;89:1178–1183.
20. Kile TA, Donnelly RE, Gehrke JC, et al. Tibiotalocalcaneal arthrodesis with an intramedullary device. *Foot Ankle Int.* 1994;15:669–673.
21. Mann RA, Chou LB. Tibiocalcaneal arthrodesis. *Foot Ankle Int.* 1995;16:401–405.
22. Russotti GM, Johnson KA, Cass JR. Tibiotalocalcaneal arthrodesis for arthritis and deformity of the hind part of the foot. *J Bone Joint Surg Am.* 1988;70:1304–1307.
23. Berkowitz MJ, Sanders RW, Walling AK. Salvage arthrodesis after failed ankle replacement: surgical decision making. *Foot Ankle Clin.* 2012;17:725–740.
24. Kitaoka HB. Fusion techniques for failed total ankle arthroplasty. *Semin Arthroplasty.* 1992;3:51–57.
25. Bruggerman NB, Kitaoka HB. Arthrodesis after failed total ankle arthroplasty. *Tech Foot Ankle Surg.* 2002;1:60–68.
26. Campbell CJ, Rinehart WT, Kalenak A. Arthrodesis of the ankle. Deep autogenous inlay grafts with maximum cancellous-bone apposition. *J Bone Joint Surg Am.* 1974;56:63–70.
27. Schill S. [Ankle arthrodesis with interposition graft as a salvage procedure after failed total ankle replacement]. *Oper Orthop Traumatol.* 2007;19:547–560.
28. Campbell P. Arthrodesis of the ankle with modified distraction-compression and bone-grafting. *J Bone Joint Surg Am.* 1990;72:552–556.
29. McCoy TH, Goldman V, Fragomen AT, et al. Circular external fixator-assisted ankle arthrodesis following failed total ankle arthroplasty. *Foot Ankle Int.* 2012;33:947–955.
30. Myerson MS, Neufeld SK, Uribe J. Fresh-frozen structural allografts in the foot and ankle. *J Bone Joint Surg Am.* 2005;87:113–120.
31. Pelker RR, Friedlaender GE, Markham TC. Biomechanical properties of bone allografts. *Clin Orthop Relat Res.* 1983;174:54–57.
32. Jehan S, Hill SO. Operative technique of two parallel compression screws and autologous bone graft for ankle arthrodesis after failed total ankle replacement. *Foot Ankle Int.* 2012;33: 767–771.
33. Zwipp H, Grass R. [Ankle arthrodesis after failed joint replacement]. *Oper Orthop Traumatol.* 2005;17:518–533.
34. Carlsson AS, Montgomery F, Besjakov J. Arthrodesis of the ankle secondary to replacement. *Foot Ankle Int.* 1998;19:240–245.
35. Anderson T, Rydholm U, Besjakov J, et al. Tibiotalocalcaneal fusion using retrograde intramedullary nails as salvage procedure for failed total ankle prosthesis in rheumatoid arthritis: a report of sixteen cases. *Foot Ankle Surg.* 2005;11:143–147.
36. Thomason K, Eyres KS. A technique of fusion for failed total replacement of the ankle: tibio-allograft-calcaneal fusion with a locked retrograde intramedullary nail. *J Bone Joint Surg Br.* 2008;90:885–888.
37. Doets HC, Zurcher AW. Salvage arthrodesis for failed total ankle arthroplasty. *Acta Orthop.* 2010;81:142–147.
38. Henricson A, Rydholm U. Use of a trabecular metal implant in ankle arthrodesis after failed total ankle replacement. *Acta Orthop.* 2010;81:745–747.
39. Bullens P, de Waal Malefijt M, Louwerens JW. Conversion of failed ankle arthroplasty to an arthrodesis. Technique using an arthrodesis nail and a cage filled with morsellized bone graft. *Foot Ankle Surg.* 2010;16:101–104.
40. Carlsson A. Unsuccessful use of a titanium mesh cage in ankle arthrodesis: a report on three cases operated on due to a failed ankle replacement. *J Foot Ankle Surg.* 2008;47:337–342.
41. Kitaoka HB. Salvage of nonunion following ankle arthrodesis for failed total ankle arthroplasty. *Clin Orthop Relat Res.* 1991;268:37–43.
42. Hopgood P, Kumar R, Wood PL. Ankle arthrodesis for failed total ankle replacement. *J Bone Joint Surg Br.* 2006;88:1032–1038.
43. Kitaoka HB, Romness DW. Arthrodesis for failed ankle arthroplasty. *J Arthroplasty.* 1992;7: 277–284.
44. Plaass C, Knupp M, Barg A, et al. Anterior double plating for rigid fixation of isolated tibiotalar arthrodesis. *Foot Ankle Int.* 2009;30:631–639.
45. Jeng CL, Campbell JT, Tang EY, et al. Tibiotalocalcaneal arthrodesis with bulk femoral head allograft for salvage of large defects in the ankle. *Foot Ankle Int.* 2013;34:1256–1266.

CHAPTER

16

Mark E. Easley
Manuel J. Pellegrini

第 16 章　踝关节融合术后疼痛患者的全踝关节置换术

一、简介

踝关节融合术后出现疼痛行全踝关节置换术仍存有争议。尽管在近期发表的骨科文献中，踝关节融合术后疼痛时行全踝关节置换术的疗效满意，但并非所有能够行全踝关节置换术的足踝外科医师都支持这种治疗方案。而且，目前 FDA 提议“既往行踝关节融合术”是全踝关节置换术的禁忌证之一。但是，使用全踝关节置换术治疗踝关节融合术后疼痛的足踝外科专家的数量正在增加。

通常踝关节融合术的结果良好，文献上报道：中期随访显示成功的踝关节融合术与全踝关节置换术的功能结果相似。在短期的追踪随访中“踝关节融合术后疼痛”一般表示踝关节融合术后骨不连或者畸形愈合引起的疼痛。踝关节融合翻修术或者截骨矫形术（附加或者不附加后足融合）是比较满意的挽救手术，但并不总能获得良好的结果。在某些踝关节融合术后骨不连的患者，采用全踝关节置换术可能会成功。对于踝关节融合术成功的患者，经更长期的随访后出现疼痛，使用踝关节融合术后疼痛可能用词不当，因为症状是由后足邻近关节炎引起（图 16-1)。

我们认为，许多足踝外科专家的治疗理念发生了变化：过去，全踝关节置换术是踝关节融合术的备选方法之一，但随着全踝关节置换术的效果越来越好，目前，踝关节融合术成了踝关节置换的备选方法之一。实际上，由于医师处理踝关节融合术后疼痛比较困难，因此，在骨科足踝领域，采取了全踝关节置换术进行治疗。最近，我们报道了在同侧踝关节融合术后，进行距下关节融合的骨不连发生率高，与之前发表的一篇案例较少的报道结果相似。尽管最近的文献报道了同时进行踝关节和后足关节融

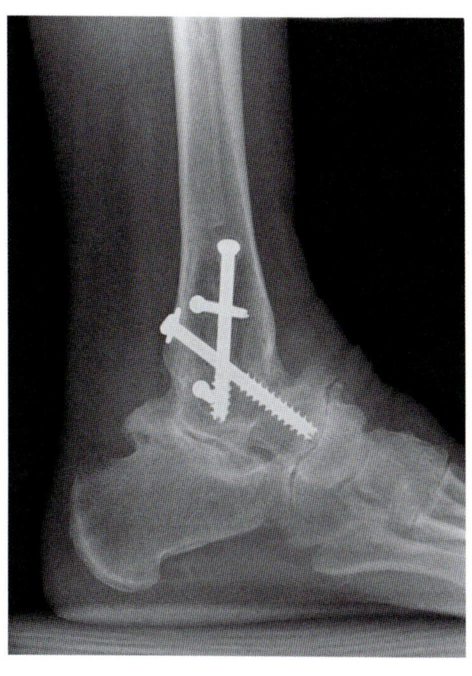

图 16-1　患者 48 岁，踝关节已经成功融合，发生邻近后足关节炎，存在症状，无力，在踝关节融合术后与发生后足关节炎相关疼痛前的 6 年时间无疼痛

合的疗效满意，但这些结果来自对复杂的踝、后足畸形的患者进行的治疗。通过适当的宣教后，胫距跟关节融合（TTC）患者对术后功能的期望值比单纯踝关节重建（包括全踝关节置换术）患者要低一些。而且许多手术医师的经验是胫距跟关节融合通常不能获得良好的功能结果。已经有人提出踝关节融合术后再行全踝关节置换术（同时进行或者不进行后足融合）用于治疗伴有症状的邻近后足关节炎的踝关节融合术患者，与单纯加行后足关节融合相比可能会改善功能。在本章，我们分享我们机构的踝关节融合术后疼痛时行全踝关节置换术的经验。

二、适应证

根据我们及其他一些采用踝关节融合术后全踝关节置换术的足踝外科专家的经验，此种术式的适应证包括：①踝关节融合术后骨不连引起的疼痛（图 16-2）；②踝关节融合术后伴有症状的邻近后足关节炎（图 16-1）。治疗踝关节融合术后疼痛，全踝关节置换术可作为截肢术的替代疗法之一。

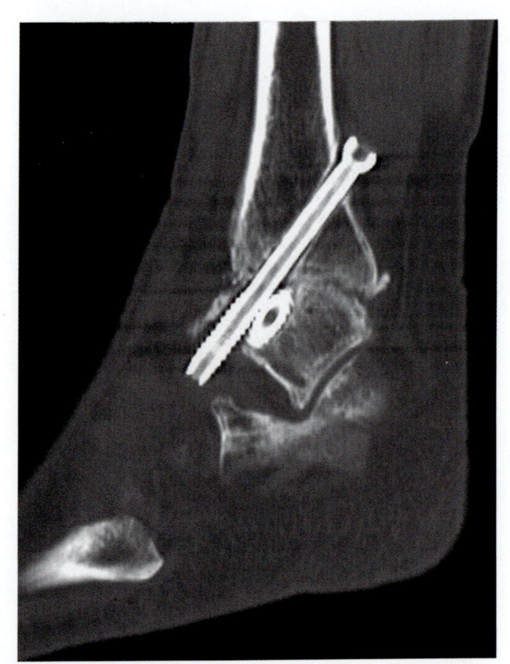

图 16-2 CT 证实踝关节融合术后骨不连。有时在平片上表现轻微，CT 通常证实不完全愈合。如果有内植物，建议使用金属抑制的 CT 检查

三、禁忌证

我们认为，踝关节融合术后全踝关节置换术的禁忌证包括全踝关节置换术的所有禁忌证，如下：①活动性感染；②缺血性坏死；③严重畸形，全踝关节置换术后对线可能不良；④神经肌肉疾病，缺乏踝关节周围适当的肌肉功能，特别是背伸功能；⑤周围血管疾病；⑥踝关节周围皮肤和软组织条件差；⑦周围神经病变或神经性关节病；⑧骨量不足以支撑内植物。

骨量不足以支撑内植物的情况，不应该考虑改行全踝关节置换术，包括之前行踝关节融合术的一组特殊类型的患者：他们曾经采取腓骨入路切除腓骨远端行踝关节融合术，尤其残留外翻畸形（图 16-3）。与之前对踝关节融合术后全踝关节置换术的报道大体相同，我们认为由于将失去对内植物的外侧支撑，这一组患者的情况是行全踝关节置换术的禁忌证；然而，对某些患者，可以重建腓骨以保证全踝关节置换术的成功。踝关节融合术后需行全踝关节置换术的可能性，是目前采用前侧入路并保留踝关节的解剖结构（包括内、外踝）的前提下行踝关节融合术的主要影响因素。实际上，许多足踝外科专家认为经腓骨入路的踝关节融合术是全踝关节置换术的禁忌，尤其腓骨远端被切除的情况。以我们的经验保留腓骨作为外侧支撑的经腓骨入路的踝关节融合术不是全踝关节置换术的禁忌证，因为保留了外侧骨性结构（图 16-4）。甚至，我们认为采用前侧入路保留内、外踝的踝关节融合术能更好地进行全踝关节置换术，并应该被推荐，特别是对于若干年后可能需进行踝关节置换的年轻患者。

四、术前准备、计划和理念

如果符合踝关节融合术后全踝关节置换术的指征，那么术前准备和计划与一期行全踝关节置换术没什么不同，一期全踝关节置换术植入物可以用于大多数的融合术后全踝关节置换。由于全踝关节置换术是再次手术，尤其是前次手术采用的是前侧手术切口，因此一定要谨慎地计划此次手术入路。对于目前大多数可以使用的全踝关节置换术内植物，需要采用标准的

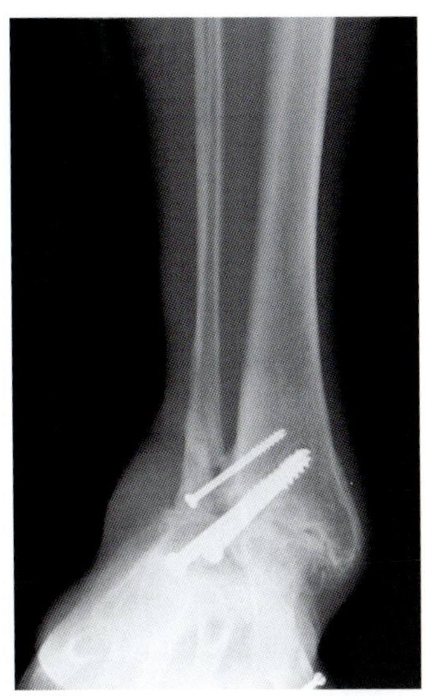

图 16-3 经腓骨入路切除腓骨远端行右踝关节融合术后骨不连。除非能够重建腓骨，否则踝关节融合术后疼痛是全踝关节置换术的禁忌证，尤其同时存在残留的如图所示的外翻畸形

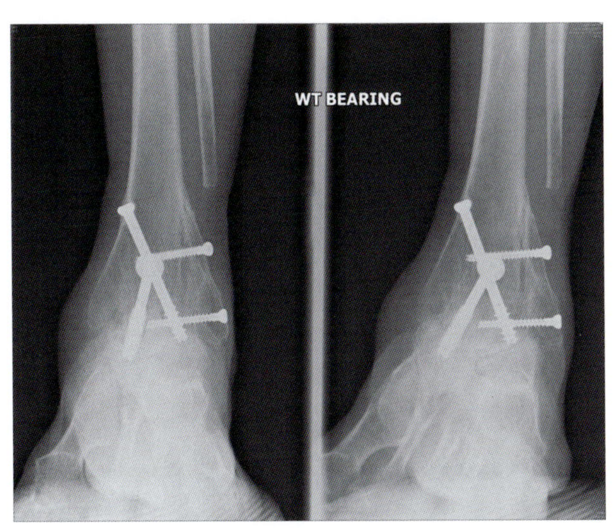

图 16-4 经腓骨入路保留腓骨远端的“L”踝关节融合正位和斜位 X 线摄片，使用了支撑植骨技术。在本例中，保留了腓骨远端且未出现外翻畸形，即使使用了“支撑植骨或取腓骨植骨”，仍然可以进行全踝关节置换术

前侧纵行入路。踝关节融合术后全踝关节置换术与一期踝关节置换的一个主要的不同点是：取出融合处跨踝关节的内植物，常会在胫骨远端和距骨顶留有大量的骨缺损，一定注意要有足够的骨性结构支撑内植物 (图 16-5)。考虑到这点，如果将来可能需要行全踝关节置换术，足踝外科医师应选择前侧入路使用接骨板进行踝关节融合术 (图 16-6)。将采用接骨板通过前路进行的踝关节融合转换为踝关节置换相对简单，使用相同的前侧入路，直接显露内植物。此外，采用跨融合处的接骨板而不是螺钉行关节融合，对支撑全踝关节置换术内植物的骨面影响较小。对使用多个大直径跨关节的螺钉的踝关节融合术后的病例，应考虑取出内植物并植骨，在此几周至几个月后分期进行全踝关节置换术，以期在全踝关节置换术前，骨缺损处有骨形成。在全踝关节置换术前，术前 CT 可能有助于：①发现降低内植物支撑的胫骨远端或者距骨缺损；②确定 X 线摄片不确定的影像或者胫距骨不连；③评估后足关节炎的范围和程度。当存在内植物时，我们建议采用金属抑制的 CT 扫描。

踝关节融合术后患者的“踝关节线”很难确定，踝关节已经融合的患者更是如此。相反，对于骨不连和关节镜下骨切除较少的踝关节融合术，其生理性踝关节线相对容易重建 (图 16-7)。为了术中重建生理性踝关节线，术前应仔细分析 X 线摄片 (图 16-8)。以我们和其他一些研究者的经验来看：尽管重建生理性踝关节线存在一些误差，但可以通过调整聚乙烯的厚度弥补，将内植物放置在接近踝关节生理性位置，优化内植物的功能，获得最佳的骨性支撑、满意的残留韧带 (或瘢痕) 平衡及动态的踝关节功能。

重建踝关节的踝部间隙可能是最重要的。尽管有些没有准备踝部间隙的踝关节获得了融合，但大多数融合不仅包括轴向的负重面，也包括距骨内、外侧关节面与内、外踝关节面 (图 16-9)。需要仔细重建这些间隙。而且，由于踝关节融合术的内、外踝存在应力屏蔽，因此有很大的骨折风险。在重建踝关节，尤其在重建踝部间隙时，我们常规在内、外踝打入螺钉防止它们发生骨折 (图 16-10)。当我们术前试模或试图判断置入踝部内植物的大小时，我们通常选择比胫骨内植物小一个尺寸的距骨内植物，保证能够充分准备踝部间隙。我们的经验是在识别和重建出生理性关节间隙后，所有的患者都需要进行充分的关节间隙清理，保证距骨内植物比胫骨内植物小一号。我们联合使用动力小摆据、窄骨刀和有角度的小刮匙重建踝关节间隙，这些工具都要准备好 (图 16-11A-C)。

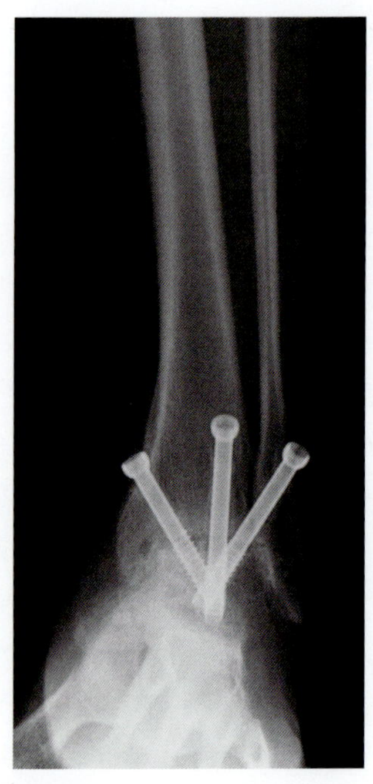

图 16-5 使用粗螺钉打入距骨体的右踝关节融合术。全踝关节置换术是可行的，但是距骨的缺损可能会影响对距骨内植物的支撑，因此要谨慎。准备距骨顶以适应距骨内植物(柄)的固定，在某些患者，依靠髓内参考对线导向器，也会造成进一步的缺损

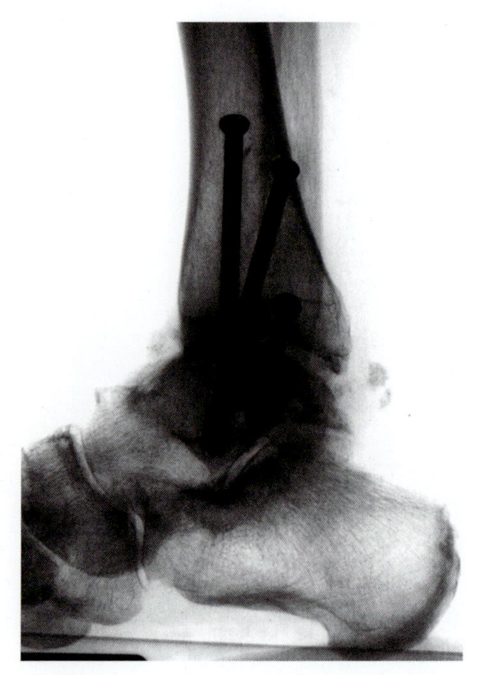

图 16-7 关节镜下踝关节融合术后骨不连。前次手术骨切除很少，有利于全踝关节置换术时辨认关节线

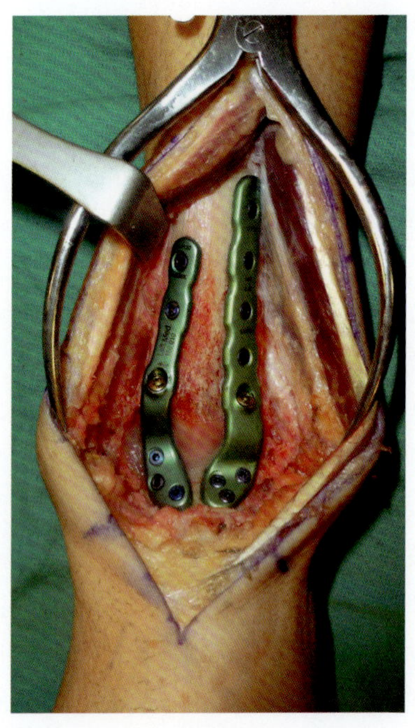

图 16-6 使用前侧接骨板的踝关节融合术有以下潜在优点：(1) 距骨体缺损程度比使用多根粗螺钉的轻；(2) 前侧入路与全踝关节置换术入路相同；(3) 容易保留内、外踝

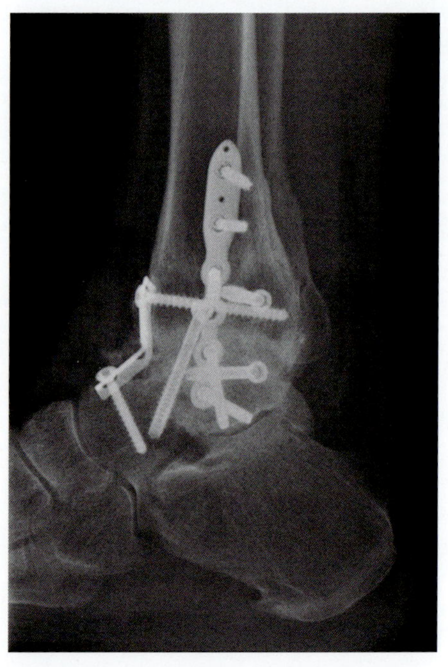

图 16-8 使用接骨板、螺钉固定和植骨的踝关节融合术。尽管可以辨认生理性关节线，但很难保证满意的支撑距骨内植物的残留骨。这名患者可能需要切除更多的骨质创造满意的结构支撑距骨内植物

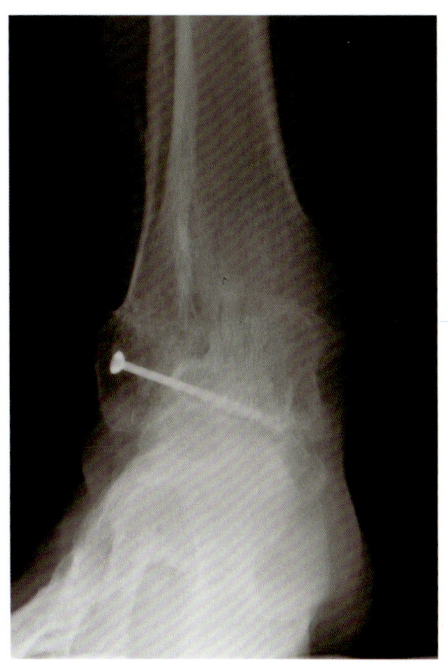

图 16-9　此例右踝关节融合术，距骨体与内、外踝的关节已经融合在一起。成功的全踝关节置换术需要重建内、外侧间隙

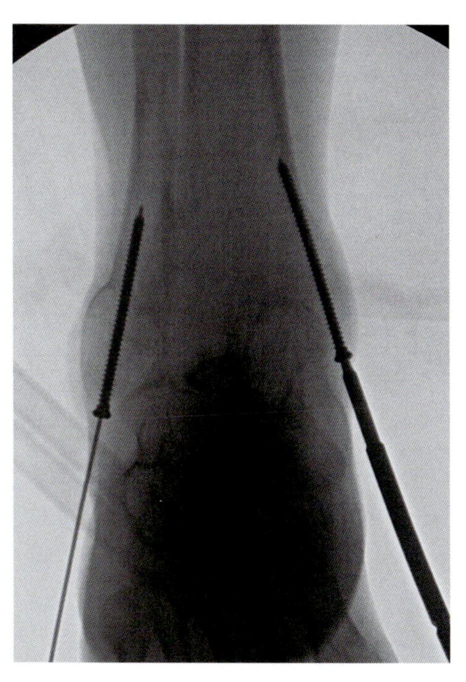

图 16-10　与图 16-9 为同一踝关节，为减少内、外踝骨折的风险，我们在重建踝关节之前打入保护螺钉

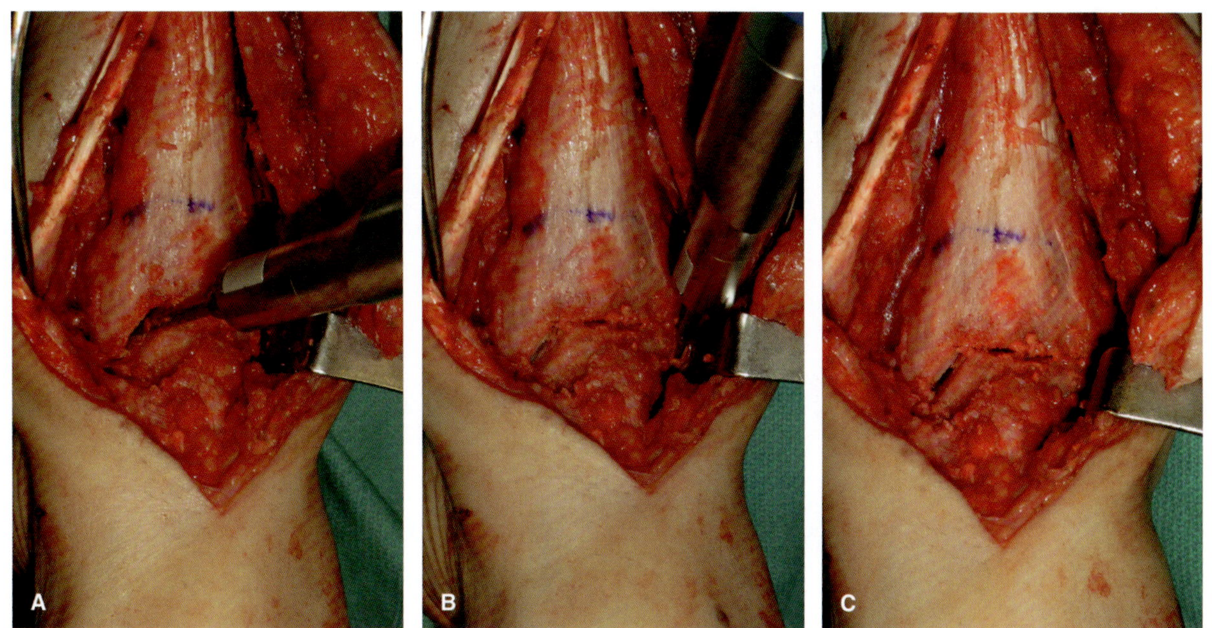

图 16-11　重建踝关节。A. 使用小摆锯重建内侧间隙；B. 保护外侧软组织，使用同一摆锯重建外侧间隙；C. 踝关节融合术后重建踝关节

骨切除、关节重建和间隙的准备，部分取决于全踝置换系统器具。有些系统器具使用独立的胫骨和距骨导向器，另一些系统器具通过整体截骨导向器进行关节准备。另外，有些系统重塑距骨顶使之与帽状距骨内植物相匹配，另一些系统在距骨内植物放置处行简单的平面截骨。不管用哪种系统，胫骨和距骨（特别是踝部间隙）都要进行仔细地准备，保留内、外踝的解剖结构和足够的距骨顶以支撑距骨假体。重建正常的踝关节线是最理想的，但是初始截骨一定要保留足够的距骨以支撑距骨内植物。对于某些患者，需要将初始截骨的位置稍移向生理性关节线的近侧（图 16-12）。为保留更多的距骨，将胫骨内植物放置偏向近侧的位置，由于靠生理性关节线近侧几厘米处胫骨明显变窄，因此向近侧移动胫骨内植物时一定要非常小心。如果胫骨截骨过多，内踝发生应力骨折的风险会明显增加，而且使用的胫骨内植物的型号也会受限制（图 16-13）。

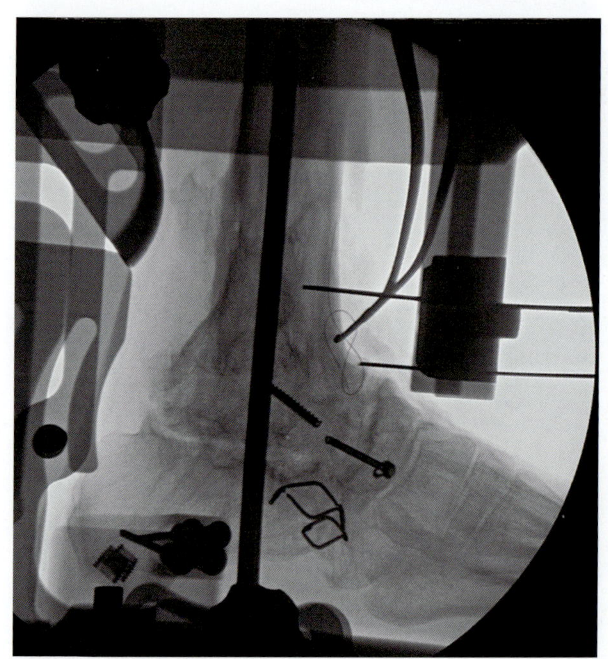

图 16-12　复杂的踝 - 后足问题。患者踝关节获得成功融合，但是 2 处后足关节融合失败。在全踝关节置换术时，我们尽可能多地保留距骨顶，为了 (1) 优化对距骨内植物的支撑，(2) 后足融合时保留足够的距骨固定空间

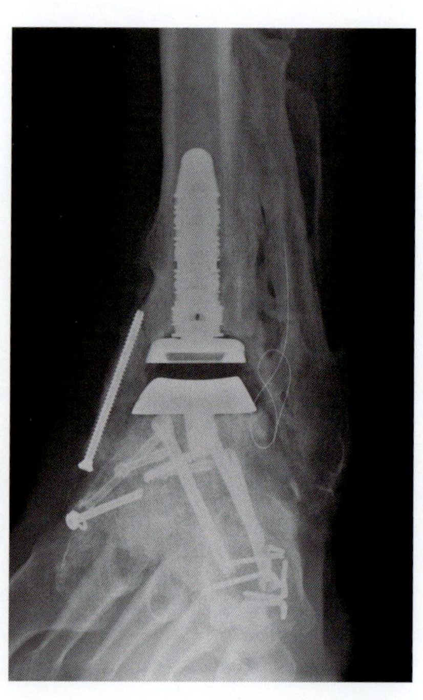

图 16-13　与图 16-12 为同一踝关节。尽可能多地保留距骨，关节线偏向近端胫骨变窄处。尽管胫骨内植物放置在胫骨髓腔内最佳的位置，但是在保护螺钉近端，剩余薄弱的胫骨远端内侧皮质发生了应力骨折。此患者使用整体截骨导向器；因为距骨截骨移向近端，整体模块需要切除更多的近侧胫骨，如果不能牵开踝关节，很难进行全踝关节置换术

当行踝关节融合术后全踝关节置换术时，可能很难获得最佳矢状斜坡面，即胫骨和距骨内植物的初始准备或许很难完成。根据矢状面上胫骨干的力线准备胫骨和距骨，对于马蹄位的踝关节融合，尤其在使用整体截骨导向器时，处理起来相当困难（图 16-14A）。具体来讲，对于马蹄位的踝关节融合，将整体截骨导向器放置在矢状面上最佳位置，与胫骨干轴线一致，残留的距骨位于后部，导致过度去除的风险。这可能留下非常少的骨质支撑初期距骨内植物（图 16-14B, C）。在这些情况下，首先需要进行胫骨截骨，准备间隙，然后将踝关节背伸于中立位进行最佳的距骨准备。

此外，还应该考虑一些与踝关节融合术后全踝关节置换术同时实施的附加手术，并且在知情同意过程中告知。与一期全踝关节置换术一样，一定要达到平衡的跖行足位置，因此需要将软组织重新平衡和（或）足重新排列。许多

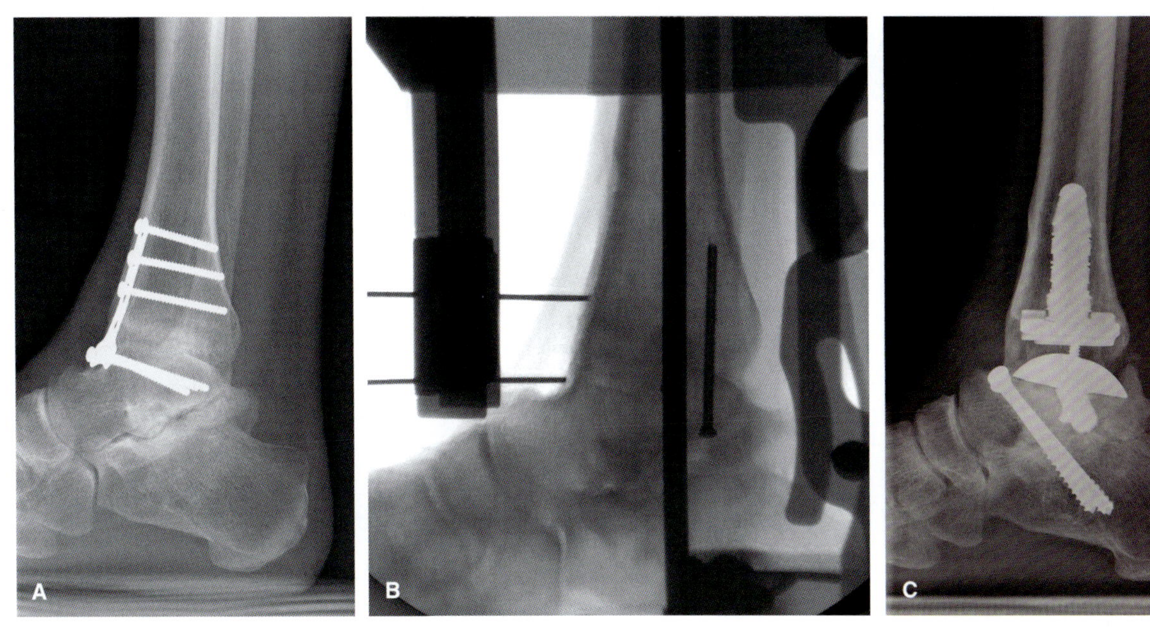

图 16-14 A. 患者轻微马蹄位的踝关节融合，痛性后足关节炎；B. 如果根据胫骨干矢状轴，特别是使用整体截骨导向器，进行胫骨和距骨的准备，距骨体后部有过度切除的风险，对初期距骨内植物的支撑减少；C. 同一患者术后 2 年随访。同时行距下关节融合，通过髓内导向器进行距骨钻孔，对距骨体的血供造成负面影响，我们认为过多地切除距骨后部将造成距骨体后部对距骨内植物支撑的丢失

患者（并非所有患者），在踝关节融合术后可能发生跟腱挛缩；然而，术前计划应该包括可能的跟腱延长或者腓肠肌松解作为融合术后全踝关节置换术的附加手术。肌肉功能通常是保留的，可能由于踝关节处的主要肌 - 腱单位不仅跨过踝关节也跨过其他关节，因此可能保留功能和一定程度的弹性。截骨术也必须计划在内，以使足重新排列为跖行位；可与全踝关节置换术同时或者分期进行。

许多全踝关节置换术用于治疗有症状的邻近后足关节炎，可以考虑在行全踝关节置换术同时行后足关节融合。从我们的经验来看，同时行全踝关节置换术和后足关节融合一定要谨慎，甚至需要分期处理，即使一期全踝关节置换术也如此。广泛地进行距骨准备，特别是广泛的内、外侧间隙清理，联合显露后足，关节融合准备，可能造成距骨体血管损伤，缺血性坏死，距骨内植物的骨性支撑丢失。这些问题凸显在使用从跟骨经距骨进入胫骨远端逆向导针髓内对线的全踝关节置换术系统时 (图 16-14B, C)。我们建议如果行全踝关节置换术的患者一定需要进行后足融合，无论是同期或分期，一定要保留距骨颈下方的血供，即距下关节融合应仅限于后关节面 (图 16-15A, B)。

术前准备时，对患者宣教可能最重要。一定要使患者理解手术的复杂性，且并不保证手术结果一定成功。实际上，如果术中发现诸如骨量少或内植物难以稳定或对线不合适的问题，应放弃行全踝关节置换术，而进行踝关节融合翻修术，同时进行或者不进行后足融合。

五、手术技术

图 16-16A-E 所示患者为在外院行踝关节融合术后的中年女性；临床大体照片显示后足内翻。CT 扫描证实胫距关节骨不连，存在轻度的后足关节炎；也可见距骨体相对于胫骨轴线轻度内翻 (图 16-17A, B)。在前次创伤和手术后，踝关节前侧软组织留有无活动度的瘢痕。因此我们请教了一位整形外科医师，为前侧伤口的处理提供建议和(或)帮助。对于前次创伤和(或)手术造成前侧皮肤条件差的患者，在一期全踝关节置换术、全踝关节置换术翻修或踝关节融

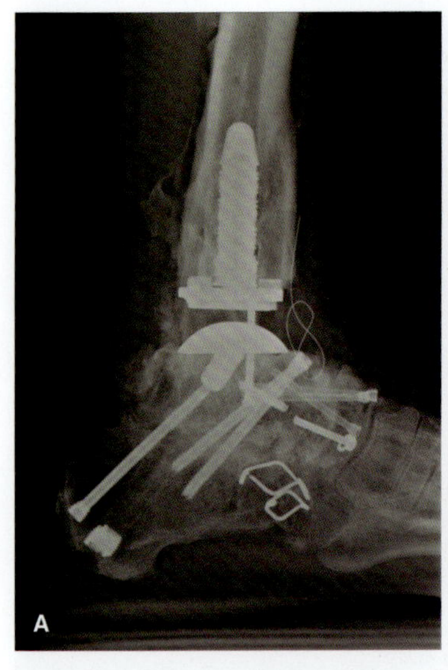

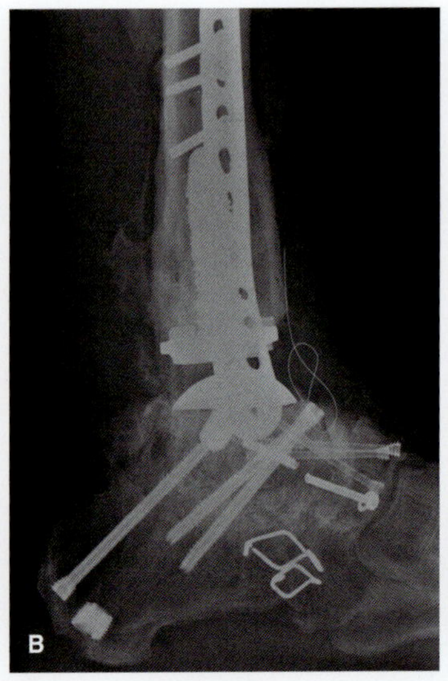

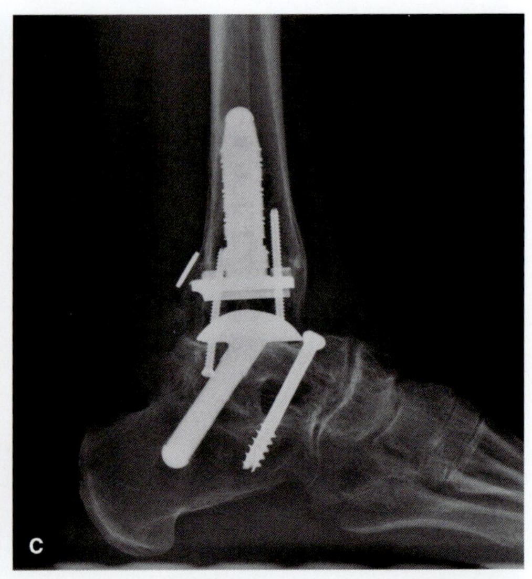

图 16-15 同时行全踝关节置换术和后足关节融合的病例。A. 图 16-12 显示患者三关节融合翻修后再行全踝关节置换术，术后 1 年随访未发生胫骨内侧应力骨折；B. 与 (A) 为同一患者，使用接骨板治疗胫骨内侧应力骨折术后 2 年随访，无疼痛，功能好，但可以看到距骨体有一些因同时行大范围的踝关节和后足手术造成的血供问题；C. 与图 16-1 和 16-5 为同一患者，同时行全踝关节置换术和距下关节融合术后 5 年。尽管存在一些距舟关节炎，但无疼痛。这种加长的距骨柄目前不被 FDA 批准

合术后全踝关节置换术前，我们与整形外科团队合作进行前侧游离皮瓣移植，改善前侧伤口的闭合 (图 16-18)。还需要从前面评估患者站立时足内翻的情况 (图 16-19)。

患者体位与一期全踝关节置换术的体位一样，仰卧位于手术台，垫高同侧髋部使足与手术台垂直。在我们机构，麻醉师使用区域阻滞麻醉并联合全身麻醉或镇静。我们麻醉团队常规行腘窝置管,因此我们对术肢进行消毒铺巾时，需至膝关节，使用弹力绷带缠绕肢体直至膝关节铺巾上方，大腿止血带充气。对于使用螺钉进行的踝关节融合，我们会在止血带充气前移除螺钉 (图 16-20)；对于使用前侧接骨板进行的踝关节融合，我们在行前侧切口前进行止血带充气。

由于在踝关节融合术后，内、外踝常处于应力屏蔽区，我们赞成在内、外踝各使用一枚保护螺钉 (图 16-21)。我们尽可能在接近皮质处打入螺钉，在前侧切开前经皮打入，以保证止血带的时间。

当优先考虑前侧切口时，我们常规采取前侧入路行踝关节融合术后全踝关节置换术；到目前为止，我们仅使用能从前侧入路置入的内植物。显露踝关节与一期全踝关节置换术一样，保护腓浅神经、深部的神经血管束和伸肌腱，然后取出前侧接骨板或者内植物。

有些患者重建胫距关节相对容易，而有些患者比较困难。如果胫距关节解剖结构被很好地保留，例如在关节镜下进行踝关节融合术后，特别是在术后骨不连时，确定生理性踝关节线更加容易（图 16-22)。临床上可以画出关节线，并通过透视确认；透视确认关节线时可打入细克氏针作为参照。对于单独进行胫骨和距骨准备的内植物，与一期全踝关节置换术一样，我们选择合适的截骨水平、旋转度和斜坡进行初步胫骨准备，打入外部胫骨对线导向器。根据使用内植物的类型，一般通过外部胫骨对线导向器或者髓内参照导向器的合适位置，创建最佳的胫骨远端斜面 (图 16-23)。使用与一期全踝关节置换术相同的截骨模块，进行初步的胫骨准备，使用截骨导向器保护内、外踝 (图 16-24A)。由于手术施于此踝关节，因此已经看不见标记；另外，后面的软组织可能与后面的骨发生粘连。必须使用侧位透视确保锯片没有超

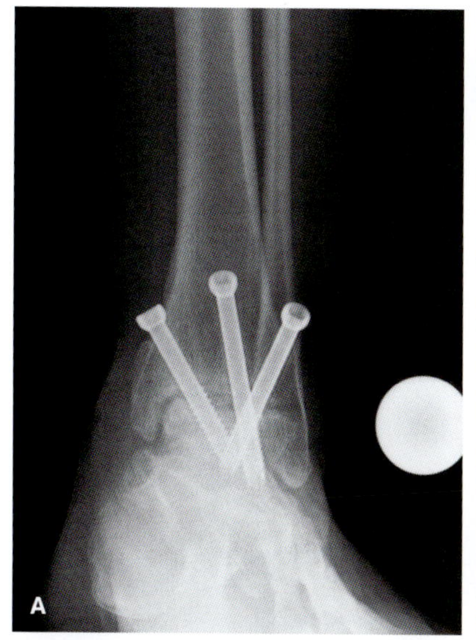
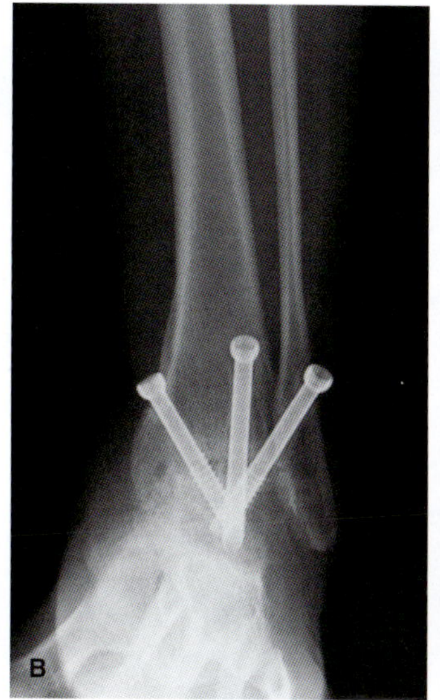
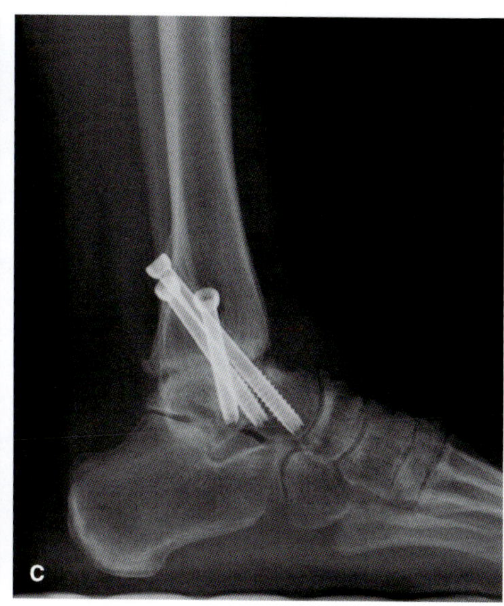
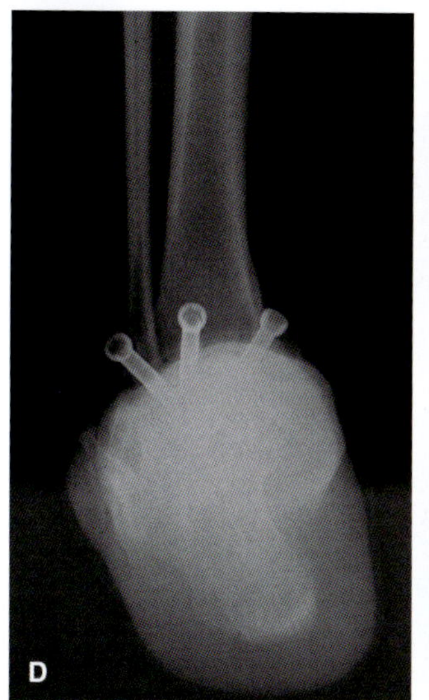
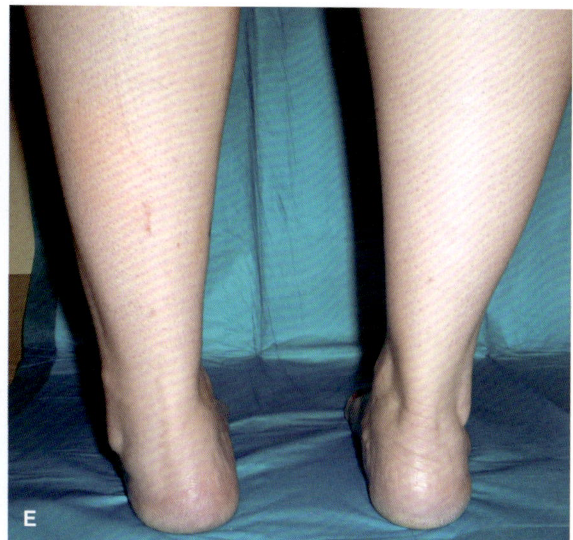

图 16-16 负重评估左踝关节融合术后伴有踝关节或后足疼痛的 58 岁女性患者。A. 踝关节正位 X 线摄片；B. 踝关节斜位 X 线摄片；C. 踝关节侧位 X 线摄片；D. 后足力线位 X 线摄片；E. 大体照片显示患者左侧后足内翻

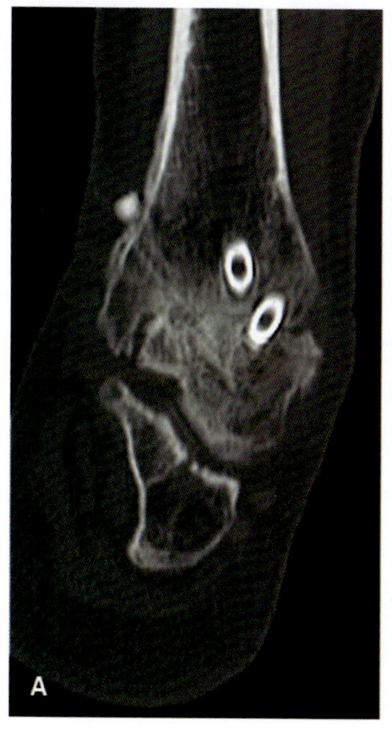
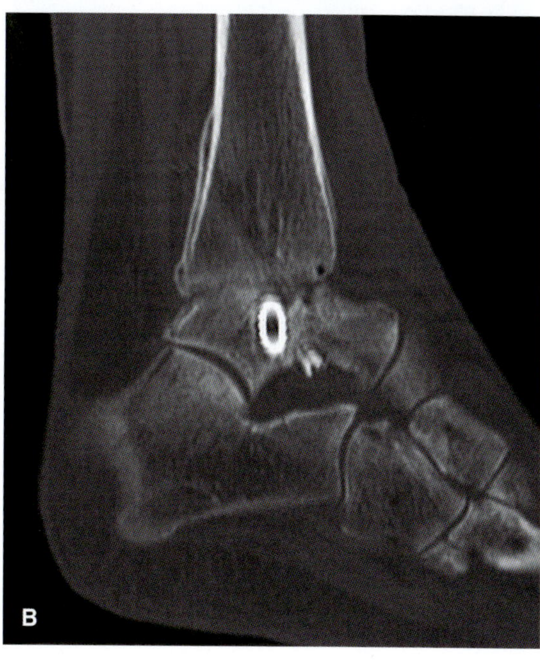

图 16-17 CT 扫描显示骨不连。A. 冠状面显示踝关节骨不连，距骨体相对胫骨内翻；B. 矢状面显示踝关节骨不连，可见早期后足关节炎

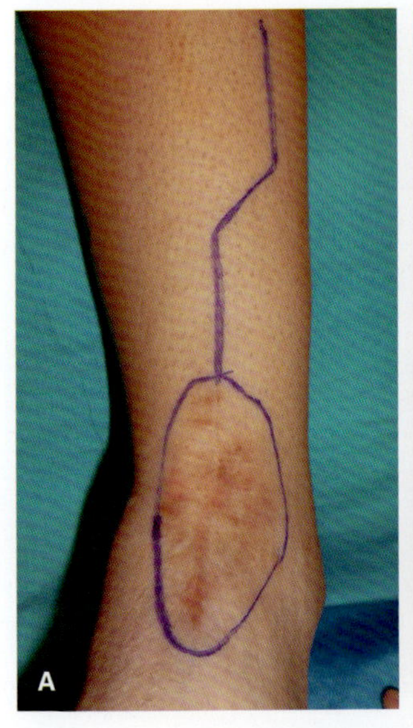

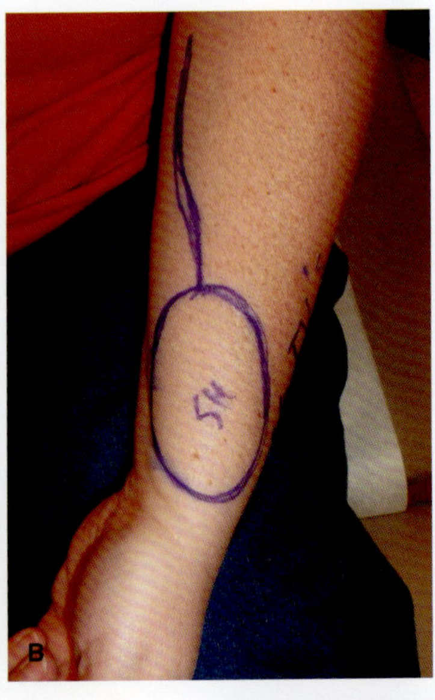

图 16-18 大体照片。A. 前侧伤口延迟愈合和引流瘢痕，拟行游离组织移植整形手术；B. 同侧前臂桡侧皮瓣

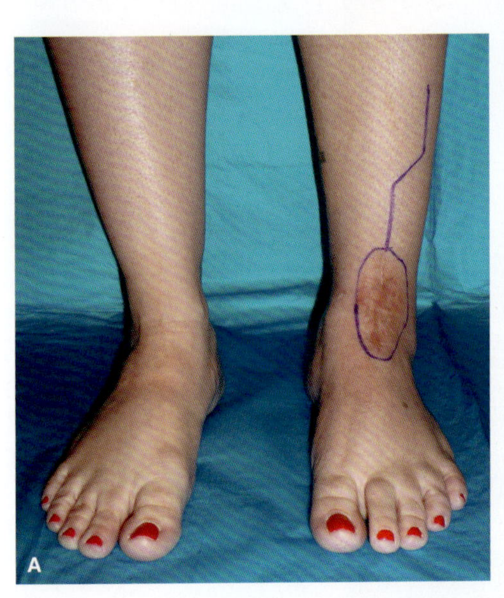

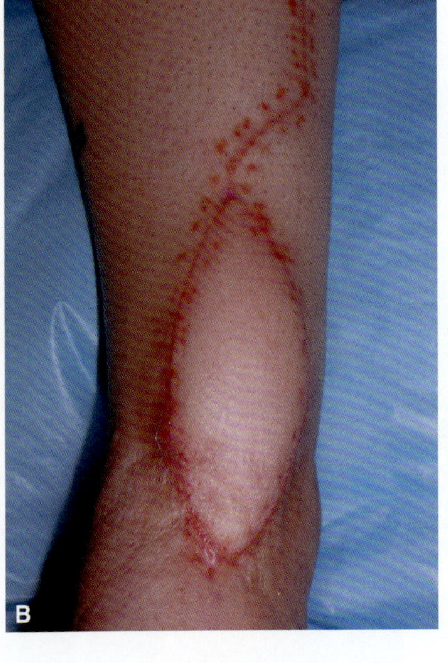

图 16-19 A. 大体照片显示左后足内翻，从前面可观察到左足跟内侧；B. 大体照片显示桡侧前臂皮瓣成功转移到踝关节前部，为在踝关节融合术后全踝关节置换术前改善软组织状况

过胫骨后缘 (图 16-24B)。切除的骨质从关节内取出 (图 16-24C)。

以我们的经验来看：初步准备距骨获得最佳的距骨斜面很困难，马蹄位的踝关节融合尤其困难。常规使用专用的器械进行初步的胫骨准备，使用单独的导向器进行初步的距骨准备，避免距骨后部的斜面过大；在使用整体截骨导向器系统准备胫骨和距骨时尤其重要。另一种选择，在进行初步的胫骨准备以后，可以使用摆锯重建关节间隙，允许轻微背伸踝关节，以求在进行初步距骨准备时获得佳的距骨位置。无论采用何种技术，一定要保留足够的骨量以支撑内植物，保护内、外踝，在初步距骨准备时避免产生后侧斜面 (图 16-25)。

对于某些踝关节融合术，很难确定内、外踝与距骨体之间的内、外侧关节，要花时间确保初步的锯切不会损伤内、外踝或者不要切除太多的距骨顶 (图 16-24A, B)。根据术前计划和临床观察，在预期的关节间隙切除水平打入细克氏针，并透视确认。有些内植物的操作使用整体模块进行骨准备，即使用一个截骨模块进行胫骨、距骨和关节间隙的准备，使用整体模

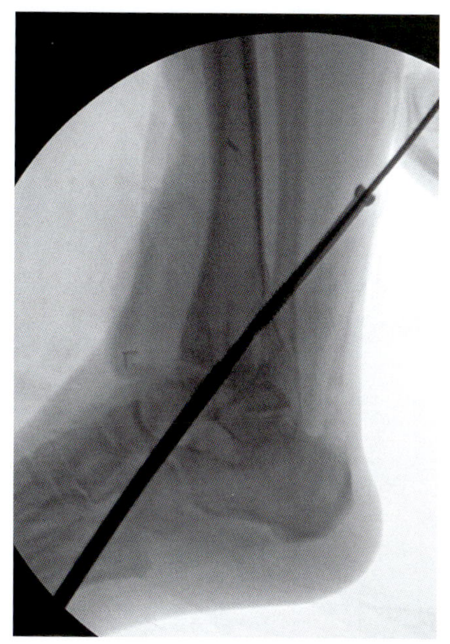

图 16-20 内植物取出的透视影像。通常取出从后向前打入的螺钉技术要求很高。对于这名患者，导针从后向前穿过螺钉，小心地从前中足穿出，并在穿出处切开，沿导针插入螺丝刀，对螺钉远端施加压力，有利于取出螺钉。我们在这一过程中不使用止血带，为全踝关节置换术保留止血带的时间

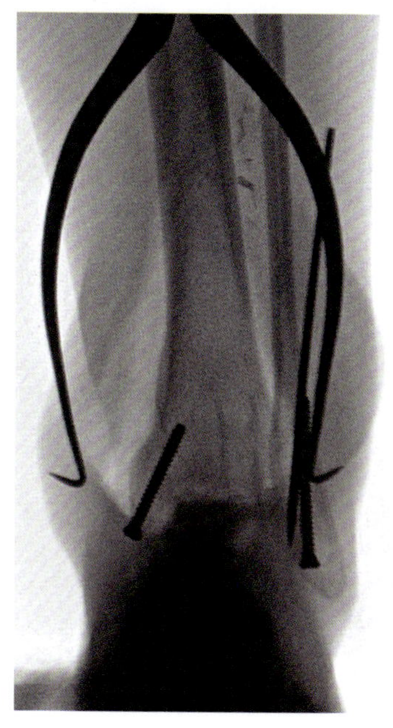

图 16-21 在止血带充气之前，打入内、外踝的保护螺钉，为全踝关节置换术保留止血带的时间

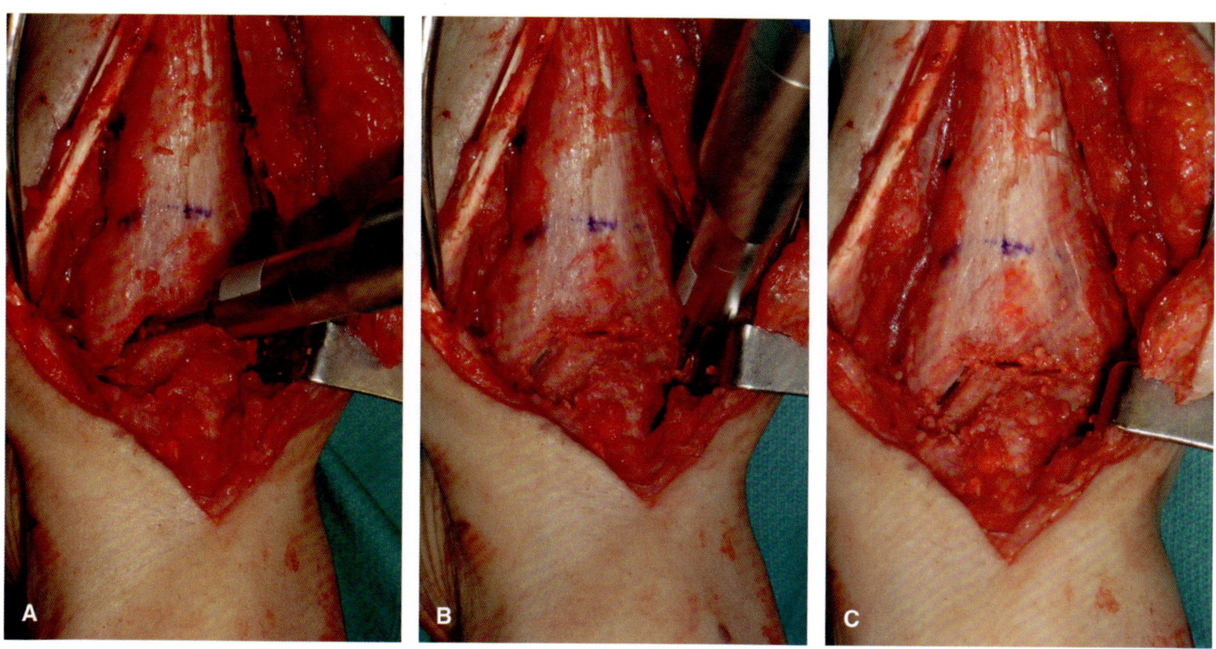

图 16-22 重建踝关节。A. 使用小摆锯重建内侧间隙；B. 保护外侧软组织，使用同一把摆锯重建外侧间隙；C. 踝关节融合术后重建踝关节

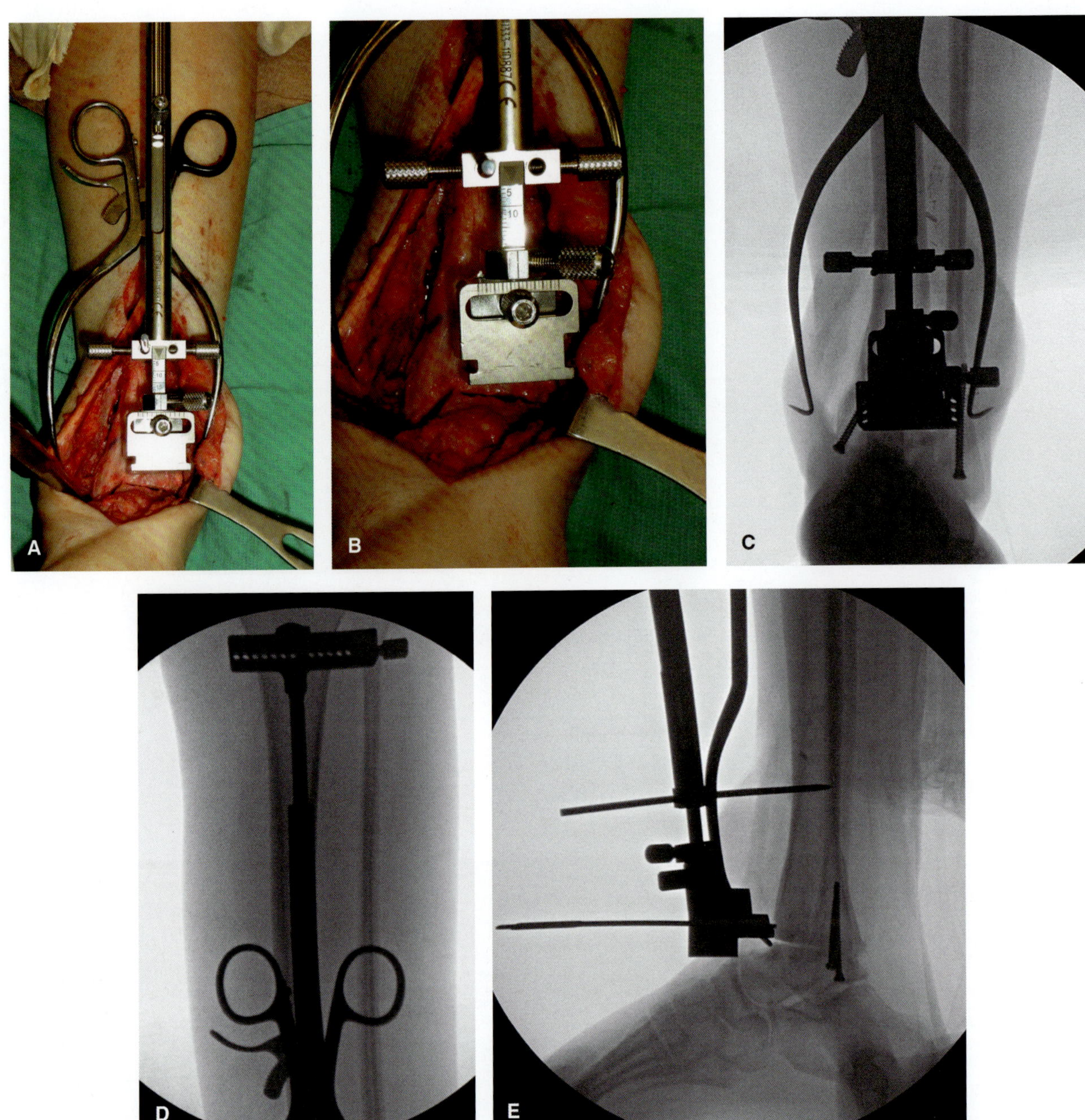

图 16-23 胫骨对线导向器。A. 胫骨对线导向器大体照片，按照胫骨干轴线，而不是重建的胫骨远端关节面的冠状面，术前评估患者踝穴内距骨位置异常，内翻；B. 胫骨对线导向器特写照片，从切除水平将导向器移向近端；C. 透视确定胫骨导向器对线情况；D. 胫骨导向器与胫骨干生理性轴线一致；E. 透视确定胫骨切除和斜面

块很难评估内、外踝和残留的距骨顶。当使用整体模块进行截骨时，我们赞成使用比术中观察和透视提示小一点的整体模块重建关节间隙。利用髓内参照，我们使用整体模块的内植物系统，因此将参照钻置于胫骨远端内最佳的位置很关键，便于放置整体截骨导向器。

无论使用单独的胫骨和距骨截骨导向器或者整体截骨导向器，完成了初期胫骨远端和距骨背侧的截骨以后，一定要使踝关节保持稳定的位置直到完成关节间隙的重建；否则，在活动或者牵引踝关节时会造成内、外踝骨折。我们一般使用小摆锯重建关节间隙 (图 16-26)。关节间隙清理并不是对各关节间隙的单一截骨，实际情况是切除 2 ～ 3mm 以重建间隙。假如有

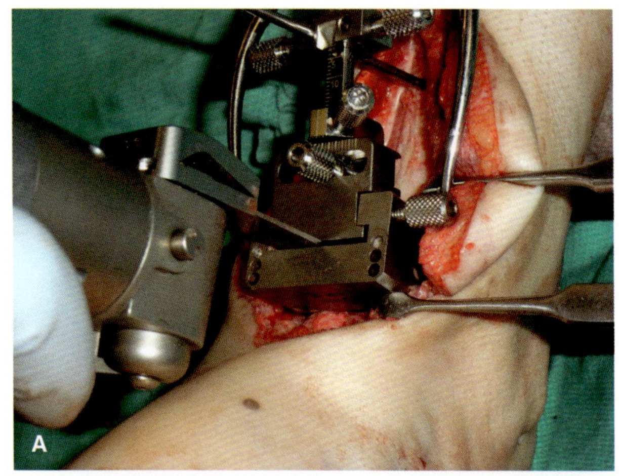

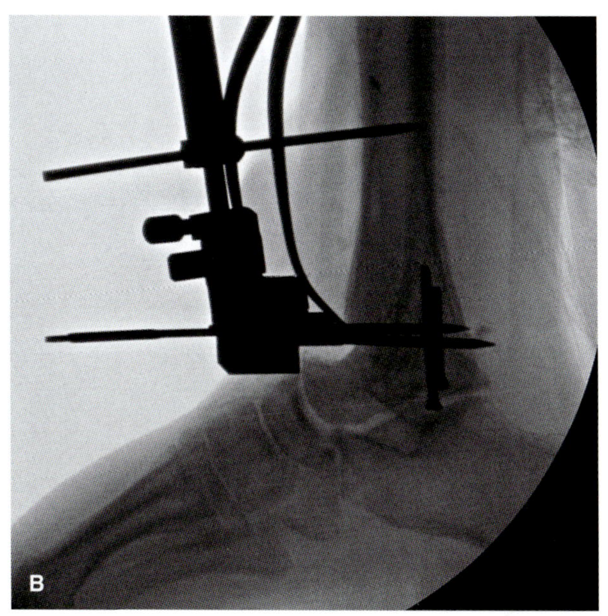

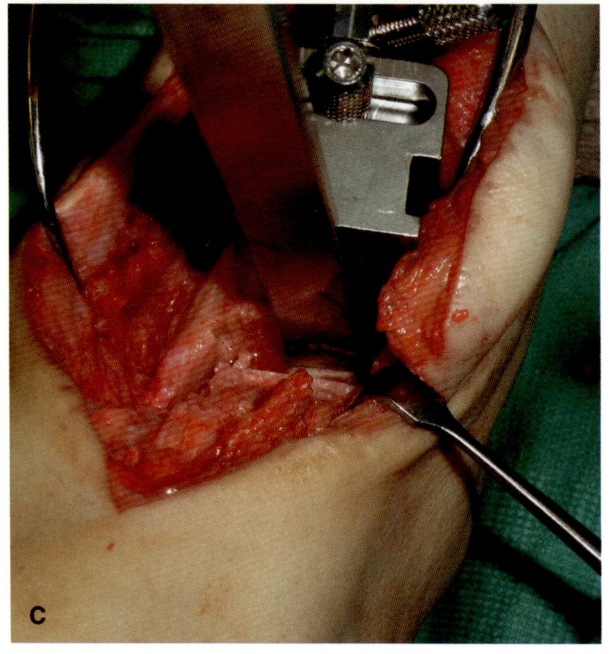

图 16-24 初期胫骨准备。A. 使用截骨导向器保护内、外踝，使用摆锯进行初期胫骨切除；B. 由于踝关节已经进行过手术，因此后侧软组织可能与后侧骨质粘连，术中透视锯片的位置；C. 从关节内取出切除的骨质

足够的内、外踝骨质，我喜欢切除稍多一点的内、外踝骨质，而不是距骨顶，以保证足够的距骨顶骨质支撑距骨内植物。有些内植物需要切除更多的距骨顶外侧和(或)内侧骨质，因此应该避免过多切除距骨。经过小心地切除骨质完成胫骨和距骨的截骨和关节间隙的重建，我们一般在踝关节后部和间隙使用剥离器，松解可能限制踝关节活动和(或)造成应力性踝骨折的瘢痕组织。

只有在置入踝保护螺钉，并且完成了胫骨、距骨和关节间隙准备和瘢痕组织松解以后，我们才尝试活动踝关节。如果踝关节活动仍然受限，那么需要进一步松解软组织。这时可以牵引踝关节，判断是否有足够的关节间隙容纳内植物；有时需要切除更多的骨质，与一些一期全踝关节置换术的情况类似。通常我们使用小摆锯修整骨面。

完成初期的胫骨和距骨准备后，除了一些由于在取出内植物的位置留下的胫骨远端、内、外踝和距骨顶的骨缺损以外，踝关节融合术后全踝关节置换术与一期全踝关节置换术的技术很相似。所有的骨缺损均应该植骨以防止后期囊肿形成或者骨强度降低。我们采用一期全踝关节融合术常规步骤。尽管初步骨准备和瘢痕

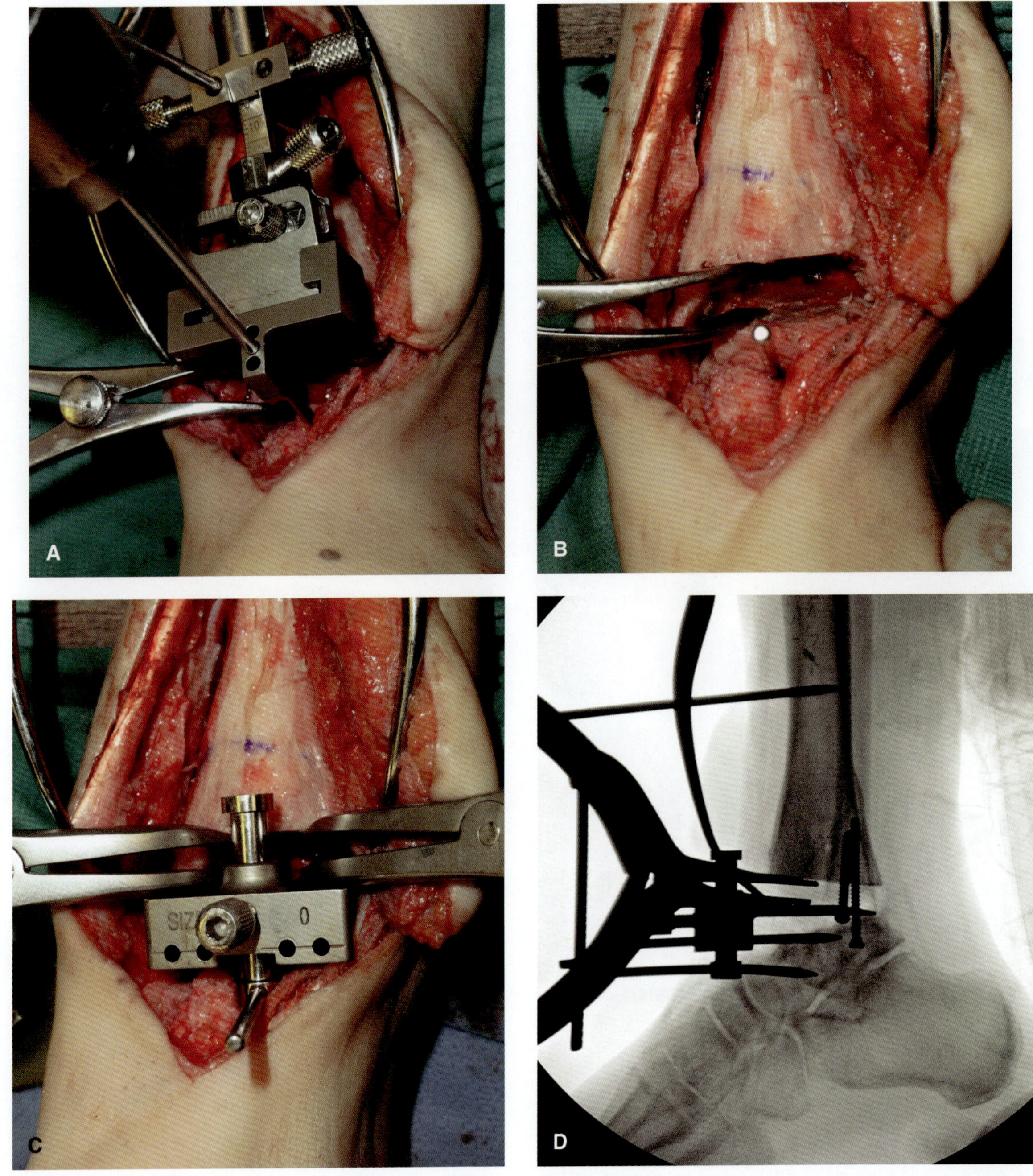

图 16-25 初期距骨准备。A. 打入导针，在这个装置系统中，该导针是距骨后方凹槽的参照；其他系统中的初期距骨准备则是距骨穹窿的水平截骨；B. 留置参考导针，取掉外部胫骨对线导向器；C. 放置后部凹槽导向器，使用专用的板状撑开器保护；D. 术中透视显示残余距骨顶后部凹槽切得过于靠前，需要切除更多的后部骨质；E. 我们徒手准备后部凹槽，优化距骨内植物的位置。有时，最初的踝关节器具在进行踝关节融合术后全踝关节置换术时并不理想，它的功能依赖于骨质残留；F. 术中透视后侧斜面准备

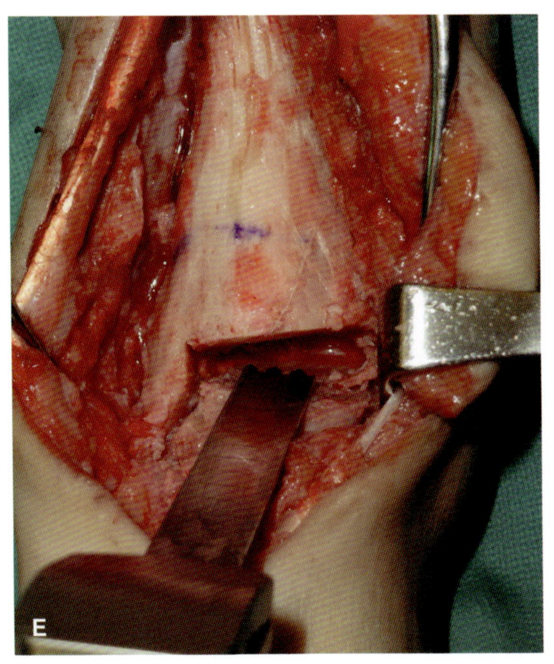

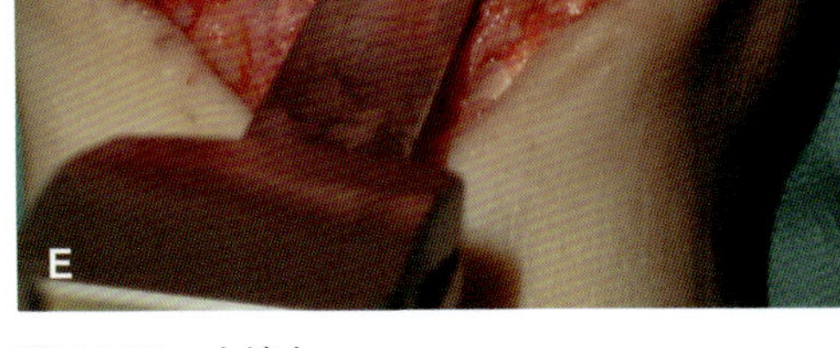
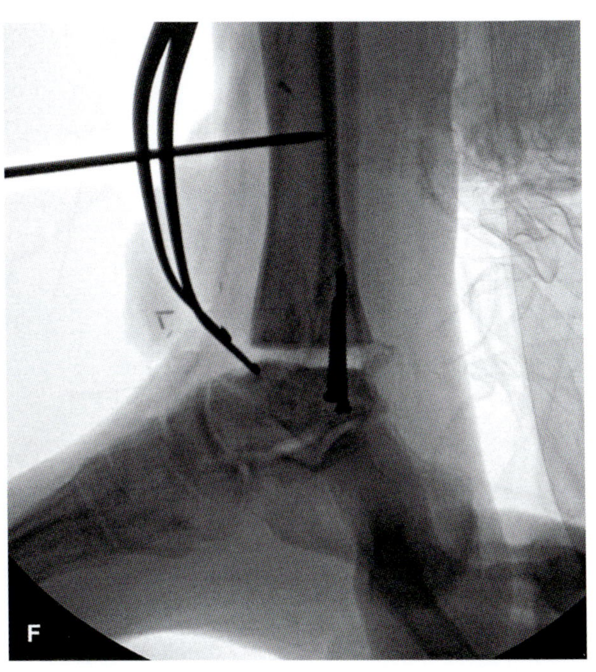

图 16-25 （续）

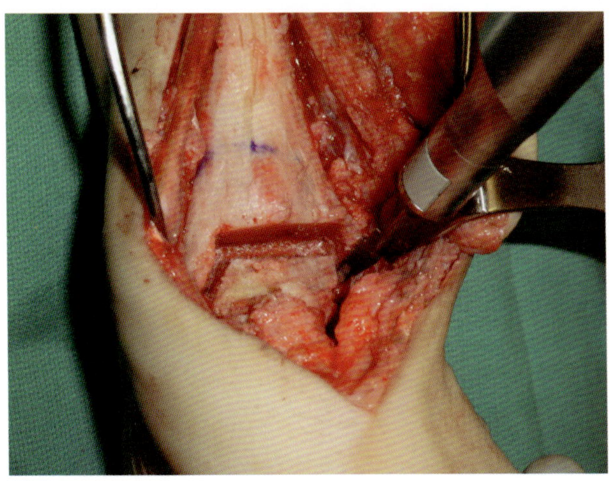

图 16-26 内、外侧间隙的准备。内、外侧间隙不是简单的重切，而是必须重建。重建胫距间隙一般需要切除 2 ~ 3cm。如果内、外踝有足够的骨质，我们倾向于从内、外踝切除骨质，而不是从距骨切除骨质。小摆锯是达到这个目的的理想工具

组织松解很充分，解除踝关节融合术后，踝关节活动可能仍受限制，与一期全踝关节置换术时相比，进入关节后侧更为困难。在水平截骨距骨的系统中这种限制较少，有时使用后侧凹槽准备系统更加困难。同时，有些全踝关节系统，初期距骨准备是造成后侧凹槽；由于没有生理性距骨顶的参照，因此造成后侧凹槽一定要小心（图 16-25）。

我们进行距骨准备与一期全踝关节置换术相同，常忽略取出踝关节融合术的固定物后留下的骨缺损，在最终置入距骨内植物前计划植骨。打磨前侧距骨凹槽，取出前次内植物后的距骨顶外侧缺损很明显（图 16-27）。这套全踝置换系统的距骨柄，位于距骨顶内侧，距骨准备包括造成外侧凹槽，对于这名患者，我们在术前计划中考虑了此步骤；但在外侧凹槽准备时由融合螺钉造成的缺损没有完全切除，使用骨准备时的自体骨屑进行植骨（图 16-28）。

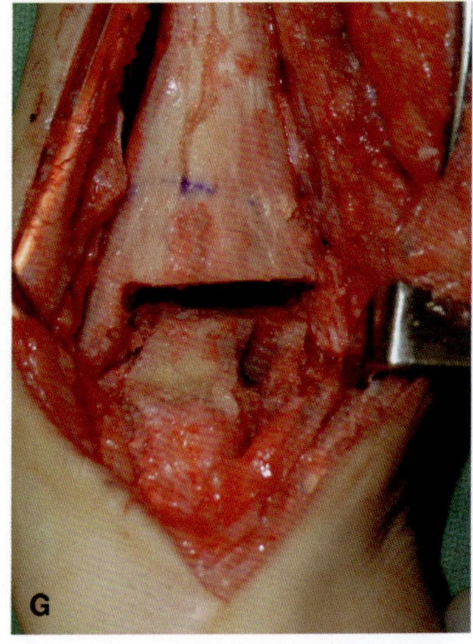

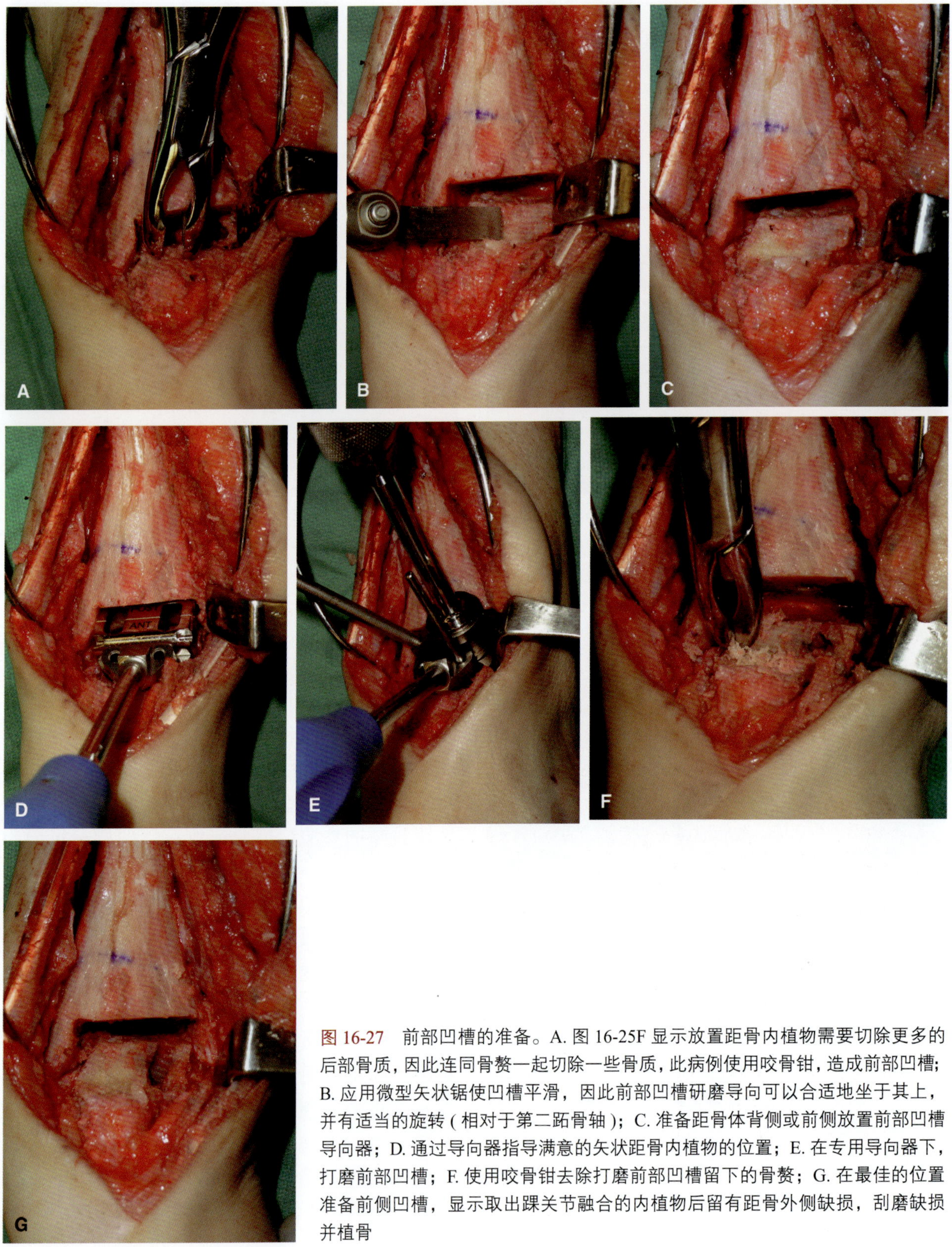

图 16-27 前部凹槽的准备。A. 图 16-25F 显示放置距骨内植物需要切除更多的后部骨质，因此连同骨赘一起切除一些骨质，此病例使用咬骨钳，造成前部凹槽；B. 应用微型矢状锯使凹槽平滑，因此前部凹槽研磨导向可以合适地坐于其上，并有适当的旋转 (相对于第二跖骨轴)；C. 准备距骨体背侧或前侧放置前部凹槽导向器；D. 通过导向器指导满意的矢状距骨内植物的位置；E. 在专用导向器下，打磨前部凹槽；F. 使用咬骨钳去除打磨前部凹槽留下的骨赘；G. 在最佳的位置准备前侧凹槽，显示取出踝关节融合的内植物后留有距骨外侧缺损，刮磨缺损并植骨

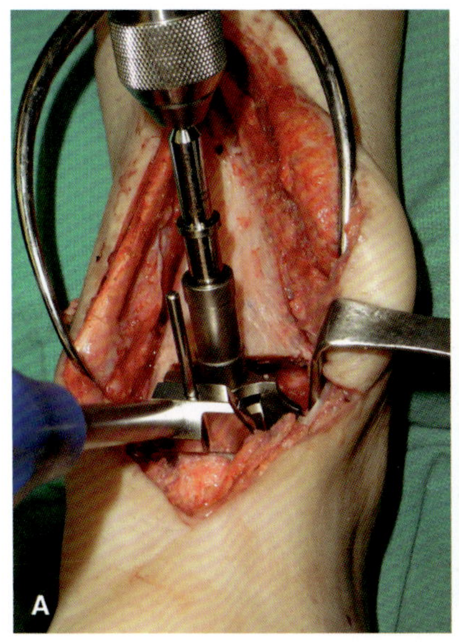

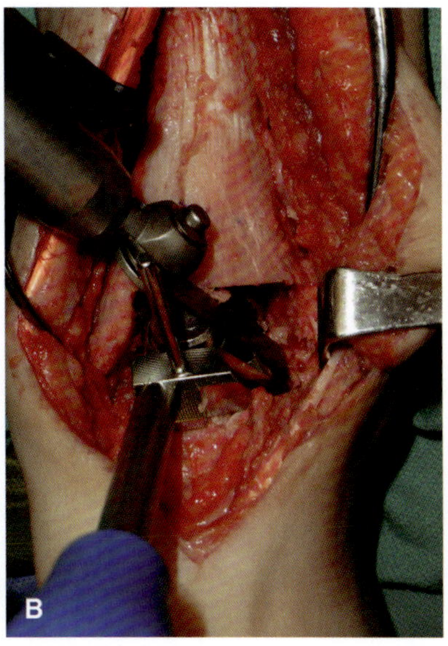

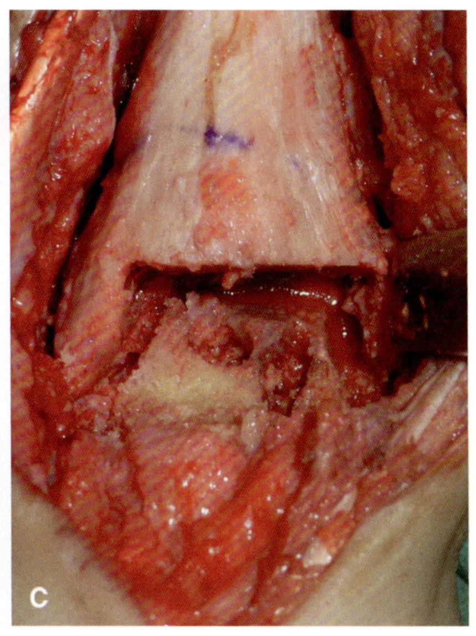

图 16-28 外侧沟槽的准备。这种特殊的装置系统包括外侧凹槽准备和内侧基底柄。A. 使用外侧凹槽导向器固定平放于距骨并处于满意的旋转位，钻柄部孔道；B. 保护外侧软组织，进行外侧凹槽准备；C. 距骨已经准备好，对于残留的距骨顶骨缺损使用植骨。我们认为尽管骨支撑与一期全踝关节置换术相比不牢靠，但残留的骨性支撑足以进行全踝关节置换术。后侧关节囊很容易进入，我们使用剥离器松解后侧关节囊，同时保护神经血管结构和内、外踝

这时候，可以很容易地进入后侧关节囊。我们常规使用剥离器松解后侧关节囊，同时保护神经血管结构和内、外踝。

我们准备距骨的方法与一期全踝关节置换术的方法一样。从我们的经验来看：对由取出前次内植物造成的骨缺损植骨，胫骨处没有距骨处重要，但是有时要在最终置入胫骨内植物前对较大的缺损处进行植骨。通常，我们计划使用的距骨内植物的型号比胫骨内植物小 1 号。这样可以彻底地进行关节间隙的清理，并弥补了一些因解除踝关节融合术后产生的距骨顶缺损。一般不需要减小胫骨内植物的型号，除非患者踝关节相对较小，胫骨远端与内踝连接处有发生应力骨折的风险。对于这名患者的踝关节，我们使胫骨内植物和距骨内植物的型号相匹配；尽管从冠状面上看有足够的空间加大胫骨内植物的型号，但矢状面上不允许使用较大型号的胫骨内植物(图 16-29)。与全踝关节置换术一样，我们评估踝关节稳定性、踝关节活动范围和足部排列。如果我们可以安全地行附加手术，那么将与全踝关节置换术一样，在同一次手术过程中进行。然而，由于存在损伤距骨顶血供的风险，我们一般分期进行后足关节融合和踝关节融合术后再行全踝关节置换术。对于这名患者，我们计划对术前评估的后足内翻行后足外翻截骨；然而，我们根据术中评估，如果通过单独的踝关节矫正能够重新排列踝关节和后足，那么不需要进行附加手术（图 16-30）。

六、要点与注意事项

1. 踝关节融合术时，应该考虑到将来行全踝关节置换术的可能，需要尽量保留踝关节的解剖结构。经腓骨的踝关节融合术，切除了腓骨远端，造成了全踝关节置换术时对内植物的支撑不足。

2. 对马蹄位的踝关节融合进行全踝关节置换一定要当心，避免切除过多的后部距骨，从而造成对距骨内植物的后部支撑不足。

3. 保留腓骨的踝关节融合术后骨不连是全踝关节置换术的合理指征。

4. 同时行踝关节融合术后全踝关节置换术和后足关节融合，增加了距骨体缺血坏死的风险；需要考虑分期进行这两种术式，并确保仅融合距下关节后关节面。

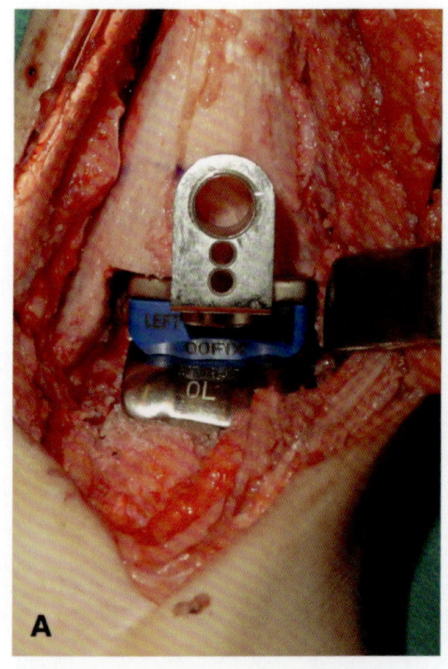
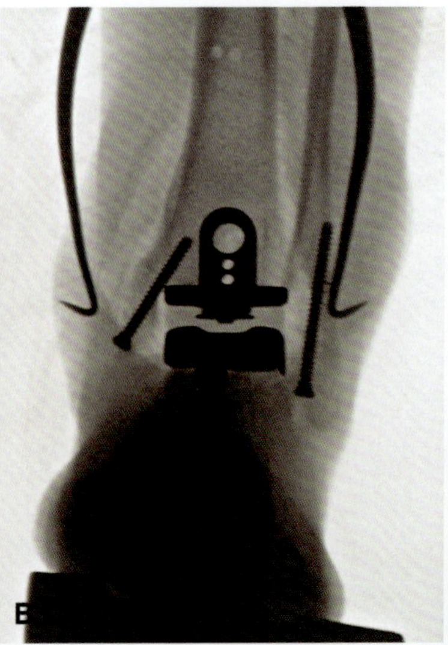
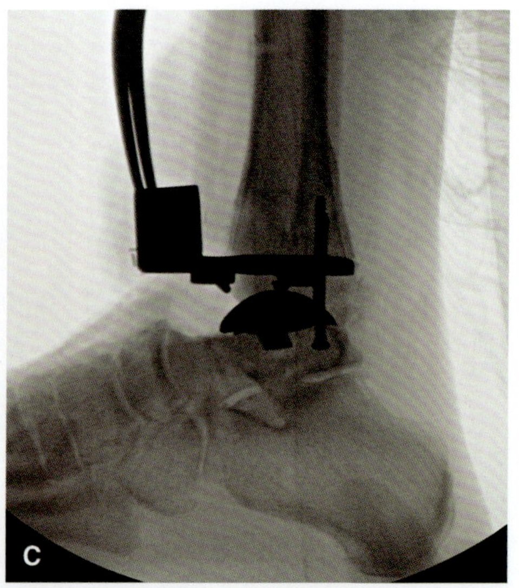

图 16-29 试模。A. 试模在位，对线满意。虽然没有图片，但后足矫正到生理性外翻位，内、外翻时踝关节稳定。虽然没有达到生理性的踝关节活动范围，但背伸达到 5°～8°，跖屈达到 20°；B. 冠状面透视见对线满意，无应力骨折；C. 矢状面透视见内植物位置满意。然而 (A) 提示可以使用较大的胫骨内植物，但矢状面透视影像提示加大胫骨内植物可能造成后部突出，可能有潜在的软组织撞击症状

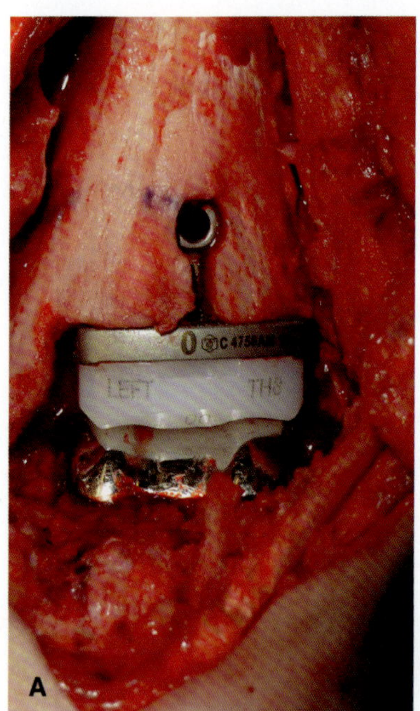
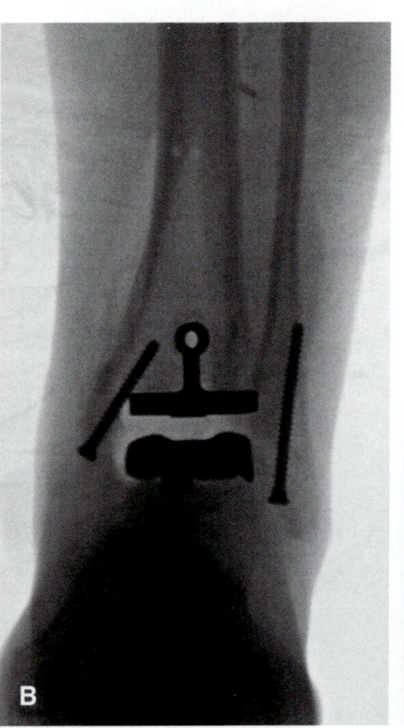
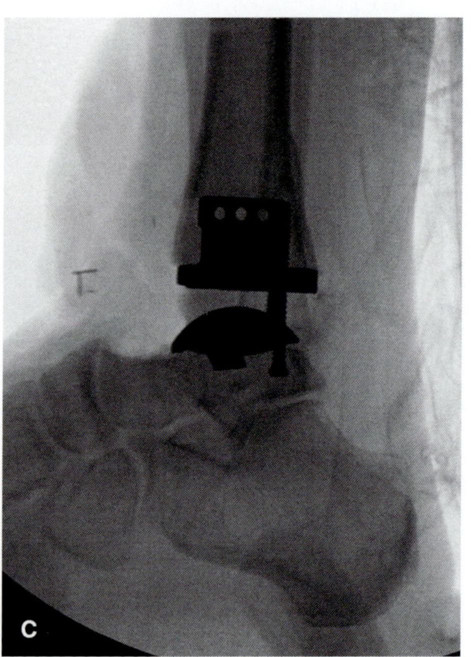

图 16-30 最终内植物。A. 全踝关节置换术装置置入后的术中照片；B. 冠状面透视示保护螺钉；C. 矢状面透视见对线满意，未见胫骨内植物后侧突出；D. 随访踝关节正位 X 线摄片提示内翻矫正的对线满意，可以看到前期游离皮瓣的血管夹；E. 踝关节中立位的矢状面 X 线摄片；F. 重建背伸

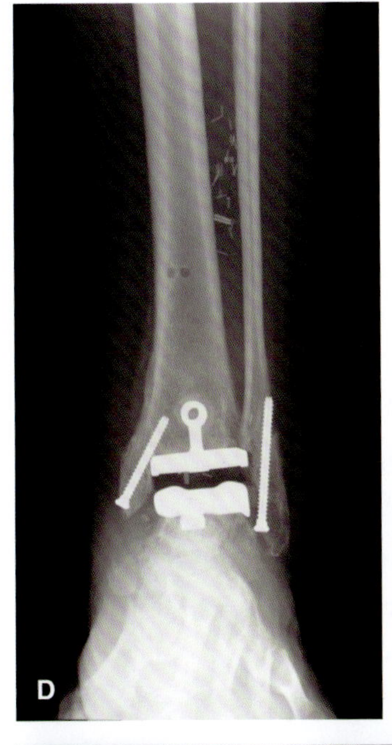

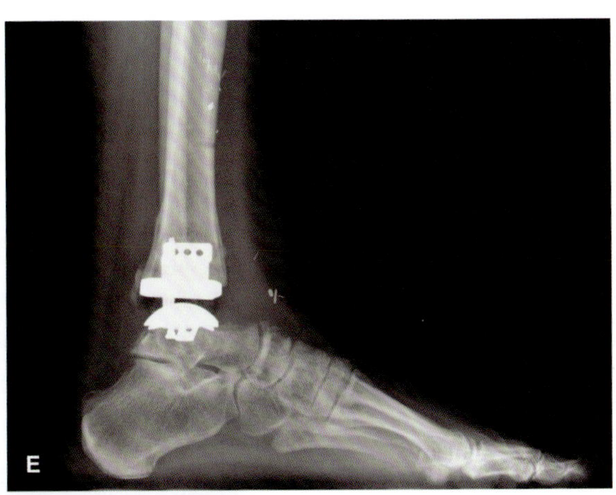

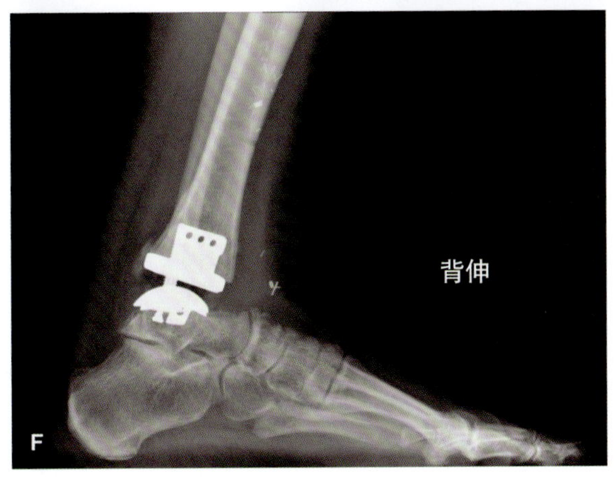

图 16-30 （续）

5. 打入保护螺钉保护内、外踝，防止应力骨折。踝关节融合术后，内、外踝处于应力屏蔽区，因此增加了发生应力骨折的风险。通常使用 3.5mm 全螺纹空心螺钉。

6. 为了降低内、外踝应力骨折的风险，在完成以下步骤后，才尝试活动踝关节，(a) 初步胫骨和距骨准备，(b) 关节间隙的重建和清理，(c) 松解重建关节周围的瘢痕组织或者残留的关节囊。

7. 通常减小距骨内植物的型号以取得满意的对距骨内植物的骨性支撑，并且获得足够的关节间隙，可以保留内、外踝，避免出现撞击。

七、术后处理

从我们的经验来看：踝关节融合术后疼痛进行全踝关节置换术的术后处理与一期全踝关节置换术的相似。然而，由于取出前次内植物存在骨缺损，因此常需要植骨，全部骨长入延迟，我们倾向在常规一期全踝关节置换术后 6 周完全负重的基础上增加 2 周。

八、并发症

1. 踝关节应力骨折：在尝试背伸和（或）跖屈踝关节之前，通过打入踝保护螺钉或接骨板并且确保踝关节完全准备好或松解好来避免这种情况的发生。

2. 距骨下沉：通过以下方式避免，(1) 保留足够的距骨以支撑距骨内植物；(2) 分期进行全踝关节置换术和同侧的后足关节融合，特别是在使用髓内参照系统时。

3. 过大的距骨后侧斜面：通过仔细的术前计划和初期的距骨准备避免，特别是马蹄位的踝关节融合。

4. 损伤屈拇长肌腱和后内侧神经血管束：通过仔细的胫骨和距骨准备和术中侧位透视监视锯片的深度进行避免。考虑行小的后内侧切口，在胫距关节 / 融合处的后方与软组织之间放置牵开器。

5. 伤口并发症：通过以下方法避免，仔细的软组织处理，维持深部牵开，避免在皮缘直接施加张力，缝合伸肌支持带避免下面伸肌腱引起的皮肤张力，延迟术后活动直到软组织情况稳定后再进行活动。

6. 对线不佳和内植物错位：通过以下方法避免，仔细的术前计划，使用一期全踝关节置换术对线和参照导向器，在切除前行术中透视。

九、结果

Greisberg 等报道了以踝关节融合术后全踝关节置换术作为截肢术备选术式的一组回顾性病例研究。在 22 名患者的 23 例踝关节中，经过平均 39 个月的随访，评估了 18 名患者的 19 例踝关节。18 名患者中的 3 名患者由于继续疼痛进行了截肢，余下 15 名患者的 16 例踝关节作为评估全踝关节置换术的结果。AOFAS 后足 - 踝评分平均从 42 分改善到 68 分。作者注意到能够确定疼痛原因的患者取得结果良好，在行全踝关节置换术前不确定病因的患者结果较差。另外，在踝关节融合术时行外踝切除的患者比腓骨完整的患者，全踝关节置换术后并发症的发生率高。

Hintermann 等报道了行踝关节融合术后全踝关节置换术的 27 名患者的 29 例踝关节，平均随访 55 个月。AOFAS 后足 - 踝评分平均从 34 分改善到 71 分，83% 的患者对结果满意。最后随访，3 名患者仍然疼痛，21 名患者有残留痛，5 名患者无疼痛。X 线检查提示 4 例距骨内植物下沉，其中 2 名患者有症状。在文章发表时，由于距骨内植物松动和继续疼痛对 1 例踝关节进行了胫距跟关节融合术。

最近，对我们机构行踝关节融合术后全踝关节置换术的结果进行了回顾。在 2007 ～ 2013 年期间，我们对 23 名痛性胫距关节融合的患者进行了全踝关节置换术。患者行全踝关节置换术时的平均年龄 59 岁 (41 ～ 80 岁)。16 名女性和 7 名男性。平均随访 30 个月。进行全踝关节置换术的最常见原因是踝关节融合术后骨不连 (9 名)，畸形愈合 (7 名)，邻近骨关节炎 (5 名)。18 名 (78%) 患者进行了同期附加手术。10 名 (43%) 患者存在小的并发症，不需要取出全踝置换内植物，3 名 (13%) 患者行距骨翻修，其中 1 名患者最后取出了全部的踝关节置换内植物并进行了胫距跟关节融合。2 名失败的全踝关节置换术患者为在初次的踝关节融合术时切除了腓骨远端，因此致使全踝关节置换术在外翻应力下不稳定。我们的全踝关节置换术内植物存留率为 87%。踝关节平均主动活动范围背伸 2° +2.9°，跖屈 19° +9°。5 名 (23%) 患者无疼痛 (VAS=0)。在最近的随访中，术前平均 VAS 明显下降 (P=0.002)，SF-36 总分从 34.5±18.6 改善到 47.7±23(P=0.073)，AOFAS 总分从 15.8±6.1 改善到 40.5± 8.8(P<0.001)。

根据现存的文献来看，一期全踝关节置换术的结果，踝关节活动范围仅增加 4° ～ 14°。同样，踝关节融合术后全踝关节置换术并没有重建生理性踝关节活动范围。然而，Hintermann 等报道踝关节融合术后全踝关节置换术后踝关节活动范围平均为 24°或达到对侧活动范围的 55%，Greisberg 等报道了术中踝关节活动范围平均为 28°。从我们的经验来看：大多数患者都能得到明显的功能改善，有些患者活动范围得到明显恢复 (图 16-31)。另外，我们认为对一些踝关节融合术后疼痛的患者，至少重建一些踝关节的活动，可以减小踝关节和后足的应力，从而缓解疼痛 (图 16-32)。

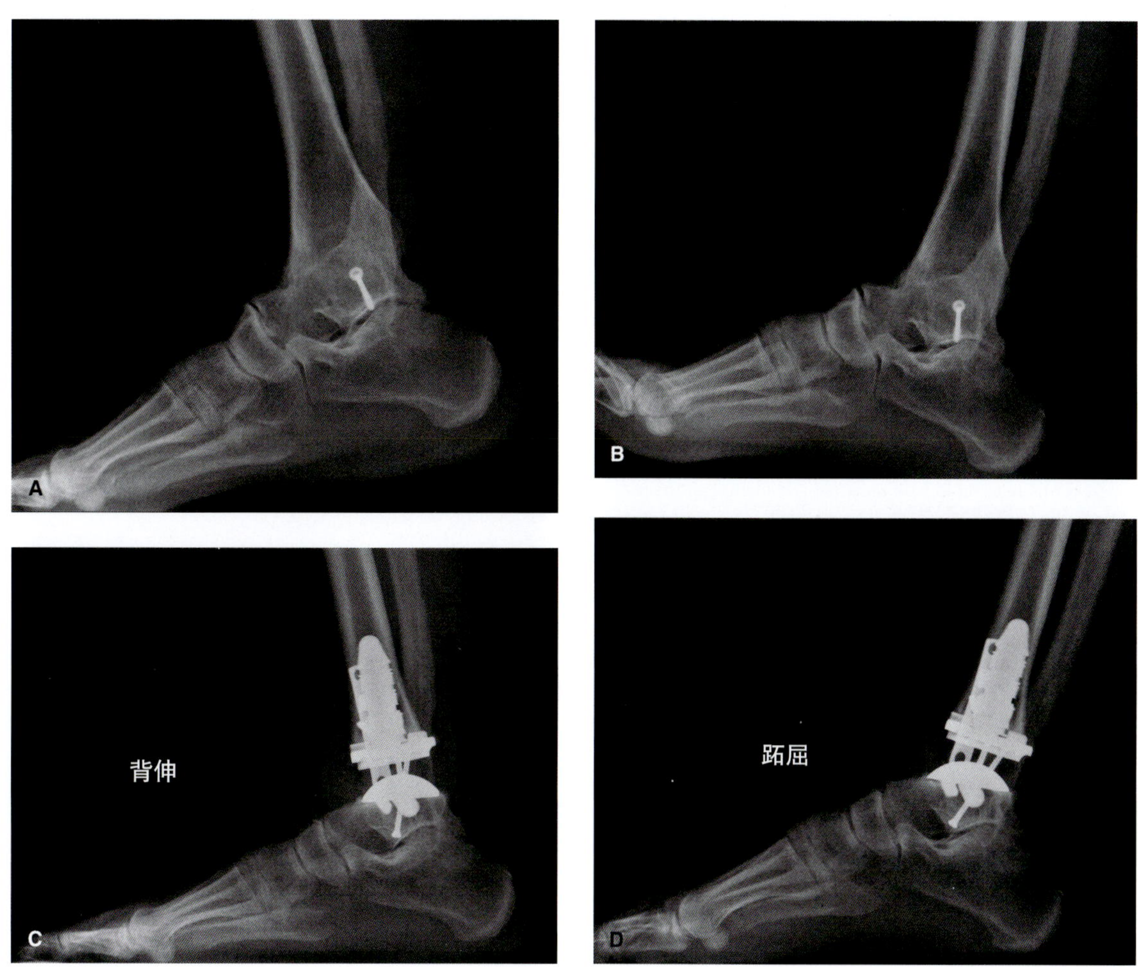

图 16-31　患者右踝关节融合术后 8 年，踝关节严重僵硬和疼痛，行全踝关节置换术。A. 全踝关节置换术前背伸情况；B. 全踝关节置换术前跖屈情况；C. 全踝关节置换术后背伸情况；D. 全踝关节置换术后跖屈情况。尽管在全踝关节置换术后未重建生理性的活动度，但在我们选择的踝关节持续性疼痛患者，踝关节持续疼痛的缓解和活动度的改善，降低了足和踝关节的应力，从而提高踝关节功能

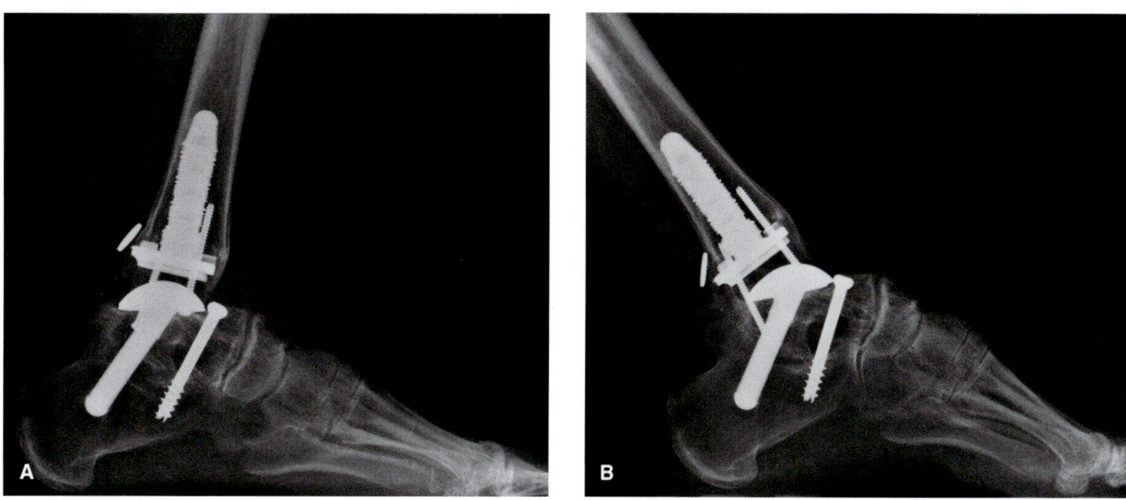

图 16-32　与图 16-15C 为同一患者。患者 50 岁，目前无疼痛，5 年前行全踝关节置换术和同期的距下关节融合术。我们认为重建踝关节活动度能够减轻距舟关节的应力。延长的距骨柄，目前不被 FDA 批准。A. 背伸位 X 线摄片；B. 跖屈位 X 线摄片

（俞光荣　译）

参考文献

1. Greisberg J, Assal M, Flueckiger G, et al. Takedown of ankle fusion and conversion to total ankle replacement. *Clin Orthop Relat Res.* 2004;424:80–88.
2. Hintermann B, Barg A, Knupp M, et al. Conversion of painful ankle arthrodesis to total ankle arthroplasty. *J Bone Joint Surg Am.* 2009;91(4):850–858.
3. STAR ADFr. *Scandinavian Total Ankle Replacement (STAR): Information for Prescribers.* Washington, DC: STAR ADFr; http://www.fda.gov/MedicalDevices/ProductsandMedicalProcedures/DeviceApprovalsandClearances/Recently-ApprovedDevices/ucm254830.htm 2008.
4. Ajis A, Tan KJ, Myerson MS. Ankle arthrodesis vs TTC arthrodesis: patient outcomes, satisfaction, and return to activity. *Foot Ankle Int.* 2013;34(5):657–665.
5. Haddad SL, Coetzee JC, Estok R, et al. Intermediate and long-term outcomes of total ankle arthroplasty and ankle arthrodesis. A systematic review of the literature [Comparative Study Meta-Analysis Review]. *J Bone Joint Surg Am.* 2007;89(9):1899–1905.
6. Hendrickx RP, Stufkens SA, de Bruijn EE, et al. Medium- to long-term outcome of ankle arthrodesis. *Foot Ankle Int.* 2011;32(10):940–947.
7. Plaass C, Knupp M, Barg A, et al. Anterior double plating for rigid fixation of isolated tibiotalar arthrodesis. *Foot Ankle Int.* 2009;30(7):631–639.
8. Saltzman CL, Mann RA, Ahrens JE, et al. Prospective controlled trial of STAR total ankle replacement versus ankle fusion: initial results [Controlled Clinical Trial Multicenter Study]. *Foot Ankle Int.* 2009;30(7):579–596.
9. Easley ME, Montijo HE, Wilson JB, et al. Revision tibiotalar arthrodesis. *J Bone Joint Surg Am.* 2008;90(6):1212–1223.
10. Katsenis D, Bhave A, Paley D, et al. Treatment of malunion and nonunion at the site of an ankle fusion with the Ilizarov apparatus. *J Bone Joint Surg Am.* 2005;87(2):302–309.
11. Levine SE, Myerson MS, Lucas P, et al. Salvage of pseudoarthrosis after tibiotalar arthrodesis. *Foot Ankle Int.* 1997;18(9):580–585.
12. Coester LM, Saltzman CL, Leupold J, et al. Long-term results following ankle arthrodesis for post-traumatic arthritis. *J Bone Joint Surg Am.* 2001;83-A(2):219–228.
13. Fuchs S, Sandmann C, Skwara A, et al. Quality of life 20 years after arthrodesis of the ankle. A study of adjacent joints. *J Bone Joint Surg Br.* 2003;85(7):994–998.
14. Zanolli D EM, Nunley J. Subtalar arthrodesis in patients with previous ankle fusion. American Orthopaedic Foot and Ankle Society Annual Meeting; July 20–23, 2012; San Diego, CA.
15. Easley ME, Trnka HJ, Schon LC, et al. Isolated subtalar arthrodesis. *J Bone Joint Surg Am.* 2000;82(5):613–624.
16. Rammelt S, Pyrc J, Agren PH, et al. Tibiotalocalcaneal fusion using the hindfoot arthrodesis nail: a multicenter study. *Foot Ankle Int.* 2013;34:1245–1255.
17. Jeng CL, Campbell JT, Tang EY, et al. Tibiotalocalcaneal arthrodesis with bulk femoral head allograft for salvage of large defects in the ankle. *Foot Ankle Int.* 2013;34:1256–1266.
18. Hintermann B, Barg A, Knupp M, et al. Conversion of painful ankle arthrodesis to total ankle arthroplasty. Surgical technique [Research Support, Non-U.S. Gov't]. *J Bone Joint Surg Am.* 2010;92(suppl 1, pt 1):55–66.
19. Easley ME, Adams SB Jr, Hembree WC, et al. Results of total ankle arthroplasty [review]. *J Bone Joint Surg Am.* 2011;93(15):1455–1468.

CHAPTER 17

Samuel B. Adams Jr
Mark E. Easley

第 17 章　现代踝关节置换术的疗效

一、简介

踝关节置换术 (Total ankle arthroplasty, TAA) 逐渐成为一种代替踝关节融合术的方法，用于治疗晚期踝关节骨关节炎。早期踝关节假体因为临床效果不佳而被弃用，但是现代假体的临床疗效和使用期限有明显提高。此外，踝关节置换术后的疼痛评分和功能方面与踝关节融合术的相同或更好，而且费用比踝关节融合术低。

本章节将总结现代踝关节置换术的结果，注重患者的特殊因素和假体设计。由于有超过 40 种不同的假体设计和不同的评价指标，因此对报道中生存率的直接比较是困难的。此外，混杂有其他因素，如外科医师对踝关节置换术的学习曲线长，假体设计和手术方法的改进，导致了很难分析手术失败或成功的原因。同时，“失败”这个词使用并不普遍。一般来说，失败被认为是去除一个或两个组件的踝关节翻修术或踝关节融合术。在一些生存率的分析中，更换聚乙烯衬垫和其他的再次手术也定义为失败。然而，踝关节置换中再次手术并不意味着失败。可预见的是再次手术以减轻撞击、改善力线、骨囊性变骨移植、更换聚乙烯组件能延长假体生存率。

二、Meta 分析和系统回顾

大量的踝关节置换研究是对单一假体的病例系统报道。然而，这样就限制了 Meta 分析的病例数，影响对不同假体置换结果的评价。大部分踝关节置换的 Meta 分析无法实现方法的标准化，缺乏关键数据，因此在手术操作、评价方法和结果报告中存在不同。

Gougoulias 等总结了 13 个符合要求的研究，包括有 801 例活动轴和 304 例固定轴。研究中只包含现代踝关节假体，作者注意到所有研究中功能评分的改善，没有哪一款假体明显优于其他假体。在这项研究中凸显出一个重要的方面就是，踝关节置换术后残留的疼痛普遍存在，为 27%~60%，即使临床上和影像学上均可接受的患者仍然存在慢性疼痛，甚至有时需要进行融合术。

Stengel 等总结了 18 个符合要求的研究，对活动轴踝关节假体置换的患者进行了平均 44.2 个月 (范围 35.9~52.6 个月) 的随访。对 100 分制的结果进行汇总，表明踝关节置换术后评分平均提高了 45.2 分。12.5% 的患者进行了二次手术，6.3% 的患者需要行踝关节融合术。他们报道 5 年生存率为 90.6%(基于仅有的 6 个报道生存率的研究数据)。大量的报道是针对一种特殊设计的假体，而作者评价时并未明确该假体设计与其他假体的区别。

Haddad 等对踝关节置换术和踝关节融合术进行了系统的回顾分析，病例选自包含 852 例踝关节置换术 (活动轴和固定轴均有) 的 10 项研究和包含1262例踝关节融合术的39项研究。采用美国足踝外科协会(AOFAS)评分系统，踝关节置换术和踝关节融合术后评分分别为78.2和75.6分，踝关节置换术后疼痛、功能和力线分项分别为34.5、37.4和9.4分。对有患者评分的研究进行Meta分析，优、良、中、差分别为38%、30.5%、5.5%和24%。采用各项结果的病例数除以总的病例数计算百分率，其中优48/92(52.2%)、良28/92(30.4%)、中4/92(4.3%)、差12/92(13.0%)。在缺乏详细分类的研究中，优秀388/482(80.5%)、差94/482(19.5%)。至于患者满意率低的研究，对固定轴、两组件假体结果的分析，远远低于大部分踝关节置换的研究，包括了对同一假体在其他方面的研究。同样地，他们报道的生存率比其他Meta分析研究低。有两项研究报道的生存率为第二低，其中一项是Anderson等的研究，报道了STAR假体的5年生存率为70%。作者认为学习曲线较长和早期病例中距骨假体型号不足，对结果和生存率产生了消极的影响。此外，所使用的假体未采用钛合金喷涂，近期在活动轴假体中使用了。同样地，Kofoed和Lundberg-Jensen的对比研究中，包含了已被摒弃的早期骨水泥假体和非骨水泥型活动轴假体。

Zhao等对可收集的关于STAR假体的文献进行了系统性回顾分析，16项研究中包含有2088的病例，平均随访时间为52个月。其中AOFAS和Kofoed评分平均为77.8和76.4分，5年生存率和10年生存率分别为85.9%和71.1%。这项系统性回顾研究也包含了Anderson等的研究，他报道的5年生存率为70%，10年生存率为60.4%。导致置换失败的前三项因素为无菌性松动(5.2%)、力线改变(1.7%)、深部感染(1.0%)。

三、关节注册中心

关节注册中心在结果分析中的优势包括：对大样本的手术过程的分析，对大量不同水平的外科医师结果的分析，对外科医师、医院和地区特点的研究，使用统一的评价方法进行比较。

2007年来自18个医院的18名外科医师报道了他们从新英格兰国家关节注册中心得到的结果，只有2名外科医师完成了超过25例踝关节置换术。新英格兰关节注册中心报道了对183例患者进行了202个踝关节置换，平均随访28个月后有7%的失败。只使用了两种假体，一种为两组件的固定轴假体(58%)，另一种为三组件的活动轴假体(22%)。5年生存率为86%，绝大部分失败的原因为无菌性松动。

瑞典的大样本注册中心报道自1993年到2005年间使用了531个活动轴踝关节假体(492例患者)，73%的置换手术由3名外科医师在4家医院完成。报道的翻修率为19%，呈现出学习曲线过程，完成最多的前三名外科医师在假体生存率方面显示有提高，最初90例和后续132例踝关节置换的生存率分别为70%和86%。大部分翻修原因是较多的技术失误和无菌性松动，几乎全部的无菌性松动病例与使用早期设计STAR假体有关。

瑞典踝关节注册中心的随访研究中，Henricson等对1993年～2010年间的780例置换病例进行了报道，5年生存率为81%，10年生存率为69%。有趣的是，假体10年生存率中类风湿关节炎(RA)为72%，骨性关节炎(OA)为68%，创伤性关节炎为66%。1993年至1999年间因使用单一涂层STAR假体，生存率明显降低。而其他假体[包括Ankle Evolutive System (AES), Buechel–Pappas, CCI, Hintegra，活动性、双涂层STAR假体]的生存率无明显差别。翻修最常见的原因仍是无菌性松动，这也是单涂层STAR假体的主要问题。

挪威关节置换注册中心报道245例病例(平均年龄58岁)行257个初次踝关节置换术，平均随访时间为4年。数据库中主要数据是关于STAR活动轴假体的早期（1996年～2002年）和现代(2000年～2005年)设计的研究。其他研究者注意到，现代假体置换后因胫骨侧假体无菌性松动导致的翻修比早期设计假体少。研究中报道5年及10年的假体生存率为89%(现代)和76%(早期)，包括有现在已经不再使用的骨水泥型、两组件活动轴假体。216例使用活动轴假体的患者中有21例进行了翻修，其中6例为无菌性松动，包括5例使用了早期设计的假体，1例使用现代型假体。他们将翻修定义为再次手术，并非只有取出金属组件或转为关节融合术才是分析整体生存率的终点，这在其他研究中也经常有报道。重新计算这个注册中心的生存率，不包括6例更换聚乙烯衬垫和3例再次手术但未取出金属组件的病例，则生存率与其他使用现代踝关节假体的研究一致。

2010年芬兰关节置换注册中心报道了采用现代活动轴踝关节假体进行初次置换的515例病例结果，其中有3个中心每个完成有100例以上的踝关节置换，完成10到50例的中心有4个，少于10例的中心有10个。关于5年生存率，将任何原因导致的翻修手术作为终点为83%，无菌性松动作为终点为95%。他们的分析结果不能显示大型医院和小型医院的假体生存率的差别。芬兰地区的报道中，韧带不稳的发生率要比北欧国家关节注册中心的高。尽管多数的金属假体能很好地固定在骨结构上，但部分踝关节置换后出现了韧带的不稳，作者归因于踝关节置换的学习曲线和继发于术前畸形的韧带功能持续性减弱。

四、基于患者因素的踝关节置换的结果

（一）踝关节炎的病因

踝关节炎的病因较多，大多数为创伤后造成的。创伤性关节炎包括了两种情况，即踝关节骨折和非骨折型创伤因素如踝关节的反复扭伤。研究表明51%～80%的踝关节置换病例的初始病因为踝关节炎。其他常见的病因有炎性改变如类风湿关节炎和退变性关节炎，并非是创伤引起的。对于痛风性关节炎和继发于血色素沉着病引起关节破坏的患者，踝关节置换很少见，但证明有效。踝关节置换中，根据病因分析的结果是多样的。踝关节炎的创伤后病因、少部分的类风湿关节炎和初发的骨关节炎是影响因素。

同一研究者中创伤性关节炎患者踝关节置换的疗效比骨关节炎和炎性关节炎的差，并发症要多。Henricson等对瑞典踝关节注册中心的780例置换者进行了10年随访，认为类风湿关节炎患者的假体生存率要比骨关节炎和创伤性关节炎的高，但无显著统计学意义。Rippstein等研究了233例踝关节置换病例，其中123例为创伤性关节炎，36例为类风湿关节炎；类风湿关节炎患者术后并发症和再次手术率明显低于创伤性关节炎的患者。此外，类风湿关节炎患者在AOFAS评分提高和疼痛减轻方面优于创伤关节炎患者。而Giannini等研究了一个小样本158例踝关节置换，其中创伤性关节炎有127例，类风湿关节炎10例，发现两组术后AOFAS评分提高无统计学意义。而一项回顾性研究报道，末次随访时骨关节炎和创伤性关节炎患者与类风湿关节炎患者相比，AOFAS踝-后足评分稍有提高，但有统计学意义。这些研究中类风湿关节炎患者的样本量小，影响了研究的结论。Bai等比较研究了37例创伤性关节炎、30例骨关节炎患者行踝关节置换的结果，随访38个月后两组AOFAS踝-后足评分、活动范围(ROM)和影像学检查无明显差异。出现这种结果的可能原因是创伤性关节炎行踝关节置换的患者一般较为年轻而且患者之前有过踝关节手术治疗。另有一个关节注册中心和一项Meta分析认为炎性关节病患者的假体生存率较骨关节炎患者低。

（二）年龄

接受踝关节置换的患者平均年龄均在50—60岁，多个关于踝关节置换的研究发现，年轻患者的假体生存率及功能都较差。Spirt等对303例患者进行了303个踝关节置换，小于54岁和大于54岁患者的5年假体生存率分别为74%、89%。研究者同时总结了年龄为54岁和小于54岁患者的再次手术率是年龄大于54岁的1.45倍，假体置换失败的风险为2.65倍。尽管如此，在一项包括有早期骨水泥型和非骨水泥型的活动轴假体的研究中，Kofoed和Lundberg-Jensen认为小于50岁和大于50岁患者的假体生存率是类似的。一个踝关节置换注册中心报道踝关节置换的患者年龄相对年轻与翻修增加有关。瑞典踝关节注册中心780例患者的数据表明骨关节炎或创伤性关节炎的女性患者中，年龄低于

60 岁患者的翻修风险大于 60 岁以上患者。

（三）体重

一些研究报道和分析了患者的体重因素。一项研究报道了 90 例患者的体质指数 (BMI)，发现术后 6 个月、1 年、2 年及 5 年踝关节骨关节炎量表评分和 SF-36 身体质量量表评分有明显提高，但 BMI 平均值无明显变化。作者没有将手术时的BMI值与结果分数或并发症进行关联。

（四）术前的畸形

踝关节置换的一个目标是恢复踝关节的生理结构，踝关节置换能纠正的畸形程度是不明确的。一般来说，冠状位上的畸形超过 10°~15°是踝关节置换的相对禁忌证。Doets 等报道术前冠状位上的畸形超过 10°，失败的风险增加。而 Hobson 等比较了术前冠状位畸形小于 10°和 11°~30°的患者，术后活动范围 (ROM)、并发症和生存率无明显差异。矢状位的畸形如距骨相对于胫骨前移，术后可出现畸形、半脱位、聚乙烯垫边缘磨损、骨溶解及早期置换失败。

（五）距下关节

踝关节置换的病例选择是必要的，但距下关节融合术可降低年轻的、要求较高的患者的假体生存率。虽然疼痛评分相同，但踝关节置换同时行距下关节融合术的患者的疗效差于单纯踝关节置换者，这是因为踝关节的疗效包括了后足的活动范围。

（六）双侧同时置换

有少量双侧踝关节同时置换的报道。Barg 等报道了 23 例因双侧严重的症状同时进行踝关节置换的病例，并将这组结果与年龄、性别和 BMI 值相似的 26 例单侧行踝关节置换的病例进行了比较，认为双侧踝关节同时置换患者的住院时间明显延长，术后恢复慢，而随访 2 年后疼痛、AOFAS 踝 - 后足评分和 SF-36 评分改善程度无明显差异。作者推断双侧踝关节同时置换者与单侧置换者在疼痛缓解和功能改善方面无差异。Barg 等对这些患者及另外的 3 例行双侧踝关节置换的病例进行了平均 5 年的随访研究 (范围 2 ～ 10 年)，术中未出现并发症。采用 Kaplan-Meier 生存曲线分析 5 年生存率为 91%，8 年生存率为 78%，AOFAS 踝 - 后足评分、SF-36 和 VAS 疼痛评分无明显差异，没有因为双侧置换而出现并发症。

（七）假体设计

假体设计的改进提高了踝关节置换的疗效，包括非骨水泥型假体、钛合金等离子喷涂、金属组件底面羟基磷灰石涂层及活动轴设计，另一种踝关节假体的设计由浅沟转变为深沟，三组件活动轴假体增加了羟基磷灰石涂层，增加假体型号，术中使用 X 线透视改善关节力线。另一些研究采用双面、单涂层、多空隙设计促进骨长入，以增强稳定性。踝关节置换仪器的改进能提高置换中的精度和可重复性，而研究中很少提及。

五、基于假体的踝关节置换疗效

只有少部分研究直接比较了各种踝关节假体的设计。大多数的报道是关于同一种假体、等级Ⅳ级的病例系列报告，多由假体设计者报道。这些病例研究采用不同的方法、结果评价及生存率分析，因此直接比较假体的疗效很困难。作者根据大量研究或一个大体有助于文章的研究，总结个别假体疗效。

（一）踝关节假体的演化系统

AES (Transystem，法国) 是一款三组件的、活动轴、非骨水泥型假体。该假体在 2005 年之前为钴铬合金，有多孔的羟基磷灰石涂层。2005 年后假体组件为钛合金及羟基磷灰石的多孔涂层。

Morgan 等对该假体的疗效进行了早期报道，45 例患者平均随访时间为 57.8 个月，假体生存率分析表明 6 年生存率为 94.7%，只有 2 例患者需要翻修：1 例因为胫骨侧假体松动，1 例因为距骨压缩性骨折行距下关节融合术。术后 AOFAS 评分为 88.1 分。9 例患者的影像学检查发现有骨溶解的现象，其中 2 例距骨侧假体下沉。

因为患者没有表现出症状，均没有做特殊处理。所有患者末次随访时除 1 例患者发生踝关节内翻 10°，其余的踝关节力线尚可。然而，9 例患者在末次随访之前因为边缘载荷而进行调整。同样地，一项关于 93 例 AES 踝关节假体的研究中，5 年生存率为 90%， 7 例因为假体下沉、感染及骨折进行了翻修。

虽然该假体的功能评分结果与其他假体相似，但是界面骨囊性变的发生率较高。Besse 等对 50 例 AES 假体置换病例进行了前瞻性的影像学评价，最短随访时间为 2 年，报道胫骨侧假体界面囊性变 (超过 5mm) 的发生率为 62%，距骨侧假体界面囊性变的发生率为 43%，推荐通过骨移植来预防下沉。Kokkonen 等报道了 38 例 AES 假体置换，平均随访时间为 28 个月，有 50% 病例在假体与骨界面间发生骨溶解，2 年生存率为 79%。一项关于 130 例 AES 假体置换研究中，影像学检查显示有 37% 的病例出现骨溶解。一项针对两种不同涂层假体的生存率分析中，采用钛合金和羟基磷灰石双涂层的假体发生骨溶解的风险是单纯采用羟基磷灰石涂层的 3.1 倍。2012 年 7 月英国药品和健康产品管理局 (MHRA) 发布召回该假体。

（二）Agility

Agility 踝关节假体系统 (DePuy, Warsaw, IN) 是一款半限制性的两组件假体，2005 年之前该假体是唯一一款被 FDA 批准的假体，该假体的特点是需要对下胫腓进行融合。Pyevich 等报道了 86 例病例的早期疗效，平均随访时间为 4.8 年 (2.3~12.3 年)。末次随访时有 37% 的病例存在延长愈合或下胫腓不愈合。下胫腓不愈合与胫骨侧假体的移位有关，有 12 例胫骨侧和 9 例距骨侧假体出现移位。直至报道时只有 5 例 (6%) 患者进行了翻修。

Criswell 等对 42 例采用 Agility 踝关节假体置换进行了回顾性分析，平均随访时间 8 年 (0.5~11 年)，翻修率为 39% ，再次手术发生率达 68%。Kaplan–Meier 分析将失败作为终点，9 年累计翻修率达 62%。VAS 评分针对患者的疼痛进行 1~10 分评价，置换后平均 VAS 评分为 4 分。该组病例的足踝能力测量 (FAAM) 结果不理想。作者的结论认为踝关节置换的翻修率和再次手术率高，而保留假体的患者只有有限的疼痛缓解和功能。然而，这些结论说明了针对多种假体的大样本研究是重要的。

（三）Bologna-Oxford

Bologna-Oxford(BOX, Finsbury Orthopaedics Ltd, Leatherhead, UK) 是一款三组件假体，金属材料为钴铬钼合金，中间有聚乙烯半月板衬垫。

Giannini 等报道了 51 例 BOX 踝关节假体置换的早期疗效，平均随访时间为 29.7 个月，发现运动轴的变化与术后踝关节背伸及跖屈的改善有关。最近的随访中 AOFAS 踝 - 后足评分有明显改善。只有 1 例患者失败，为腓骨肌萎缩症患者，进行了踝关节融合术。另一项研究中，Bianchi 等报道了 62 例 BOX 踝关节假体置换病例，平均随访时间为 42.5 个月 (24~71 个月)，末次随访时 AOFAS 评分和 VAS 评分均有明显提高，5 年假体生存率达 91.9%。

Giannini 等报道了 158 例 BOX 踝关节假体置换病例，平均随访时间为 17.7 个月 (6~48 个月)，术后 12、24、36 和 48 个月时 AOFAS 踝 - 后足评分明显改善。有 2 例分别在术后 2 年、3 年时翻修了金属组件。研究中虽然没有完整的生存率分析，但随访超过 4 年后，仍有 96.1% 的病例功能很好。

（四）Hintegra 踝关节假体

Hintegra 踝关节假体 (Newdeal, Lyon, France/ Integra, Plainsboro, NJ) 是一款活动轴、三组件假体系统。

Hintermann 等报道 122 例 HINTEGRA 踝关节假体置换，平均随访时间为 18.9 个月 (1~3 年)。末次随访时有 83 例 (68%) 疼痛缓解，102 例 (83.6%) 对手术满意。8 例 (6.6%) 进行了翻修，原因是有一个组件下沉 (4 例)、撞击 (1 例)、半月板衬垫移位 (1 例)、疼痛及僵硬 (1 例)，未进行完整的生存率分析。

Barg 等对 317 例 Hintegra 踝关节假体置换病例进行了回顾性研究，随访时间为 53.2±18.4

月，末次随访时疼痛、AOFAS 踝 - 后足评分、踝关节活动度方面改善明显。通过影像学方法分析了距骨侧组件中心与胫骨长轴力线的排列关系，没有分析生存率及并发症。值得注意的是患者的距骨中心与胫骨长轴力线一致，则术后疼痛改善、AOFAS 踝 - 后足评分、踝关节活动度改善将优于距骨中心相对距骨长轴前移或后移的患者。

（五）Mobility 踝关节假体置换

Mobility 踝关节假体 (DePuy International, Leeds, UK) 是一款非限制性三组件假体系统。胫骨及距骨侧假体的底面有钛合金多孔涂层设计，有利于压配式置入后骨的长入。

Rippstein 等对 233 例 Mobility 踝关节置换病例进行了平均 32.8 个月的随访 (12~63 个月)，随访 1 年表明 AOFAS 踝 - 后足评分及 VAS 疼痛评分有明显提高。如前所述类风湿关节炎患者的 AOFAS 评分及 VAS 疼痛评分改善比创伤性关节炎的明显。有 5 例患者术后平均 27 个月后因金属组件失败，其中 1 例在感染冲洗和清除的同时进行了更换聚乙烯衬垫。末次随访时根据功能及影像学检查认为踝关节背伸、跖屈及全踝活动范围增加明显。

一项对 58 例 Mobility 踝关节假体置换的研究表明术后 4 年胫骨或距骨侧假体的生存率达 84%。如果更换聚乙烯衬垫也计算在内，则 4 年假体生存率为 79%。另一项 30 例踝关节置换的研究中，5 年假体生存率为 87.6%。

近期报道了一项 88 例 Mobility 踝关节假体置换的前瞻性、多中心、独立的、发明者未参与的研究，平均随访时间为40个月 (30~60个月)，AOFAS 踝 - 后足评分由术前平均 38.2 分提高到术后 74.8 分，但研究者没有报道有无统计学差异。Kaplan-Meier 生存分析显示 3 年假体生存率为 89.6%，4 年生存率为 88.4%。数据显示有 10 例失败，1 例因假体组件移位及边缘磨损转为行踝关节融合，1 例因慢性疼痛综合征进行截肢；8 例患者进行翻修，6 例因胫骨侧假体界面下沉，1 例因距骨侧假体移位，1 例为深部感染。置换后骨 - 假体界面异常者有 33 例 (33%)。作者的结论是以上结果与设计假体的医师的研究结果不一致，但能精确地反映假体生存率。

（六）Salto 踝关节假体

Salto 踝关节假体设计有活动轴、钛合金及羟基磷灰石涂层。

Bonnin 等报道了 93 例 Salto 踝关节假体置换，平均随访时间为 35 个月 (24~68 个月)，其中有 2 例 Salto 踝关节假体置换在研究期间因疼痛而去除假体，但没有出现假体下沉。研究中报道了术后 68 个月假体生存率为 98%(有利情况) 和 94.9%(不利情况)，未进行 Kaplan-Meier 生存率分析。

Bonnin 等报道对 85 例患者进行的 87 个 Salto 踝关节假体置换，平均随访时间为 8.9 年，其中 6 例去除假体行融合术，5 例更换聚乙烯衬垫 (1 例还翻修了胫骨侧组件)，所有更换的病例均采用 3mm 聚乙烯衬垫。8 例患者因出现有症状的骨囊性变而再次手术。影像学检查发现有 1 例胫骨侧假体和 2 例距骨侧假体下沉，但不需要进行手术治疗。末次随访时 AOFAS 踝 - 后足评分改善明显。

Schenk 等对 218 例病例进行了总结，最短随访时间为 2 年，平均随访时间为 42.3 个月，研究中没有说明 218 例患者使用的 Salto 踝关节假体有无不同。报道认为患者疼痛及 AOFAS 踝 - 后足评分改善明显，末次随访时 86% 的患者非常满意或满意，24% 的病例进行了翻修，12 例 (5.5%) 行踝关节融合术。在定义去除或更换假体为终点事件情况下，Kaplan–Meier 生存分析表明 5 年生存率达 86.6%。

（七）Scandinavian 踝关节假体（STAR 假体）

STAR 假体 (Small Bone Innovations, Inc., Morrisville, PA) 是一款活动轴、三组件设计假体。该假体应用广泛，为目前美国唯一一款活动轴设计的假体。它是假体里报道最多的，因此讨论局限于大样本量及较长随访时间。

一项关于 16 个报道有 2088 例 STAR 踝关节假体置换的研究，平均随访时间为 52 个月。

收集的数据表明术后5年总体生存率达85.9%，10年生存率为71.1%。总体失败率为11.1%，研究者认为假体下沉、力线偏移、深部感染为失败的主要原因。

一项关于200例STAR踝关节假体置换的中期结果研究，平均随访时间为88个月(60~156个月)。24例进行了翻修但没有说明原因。生存率分析表明5年、10年生存率分别为93.33%、80.3%。

Mann等报道了84例STAR踝关节假体置换，平均随访时间为9.1年(2.6~11年)。AOFAS踝-后足评分由术前42.7分提高到术后81.9分，其中2例出现无菌性松动，3例出现下沉，需要行融合术。另外有4例因植入物失效进行了翻修。5年、10年生存率分别为96%和90%。

Brunner等报道了STAR假体置换后长期随访的结果，有77例采用单纯羟基磷灰石涂层的STAR假体，其中有62例可进行评价。生存率和翻修率分析中包括了所有病例(*n*=77)，至少对一个金属组件进行翻修的患者有29例(38%)。病例中只对距骨侧组件翻修的有25例，1例行融合术。Kaplan-Meier生存率分析表明10年、14年生存率分别为70.7%和45.6%。翻修的主要原因是无菌性松动、距骨侧假体下沉、骨囊性变。研究中经历了翻修的患者年龄比未翻修的年轻。踝关节炎的病因、性别和翻修无明显关联。大部分失败是因为骨-假体界面出现的问题，研究中推测单纯羟基磷灰石涂层可随时间发生部分吸收，减轻界面反应。33例术后平均随访时间12.4年(10.8~14.9年)，没有患者行翻修。AOFAS评分改善明显，有26例患者(27个置换)为满意或非常满意。

六、踝关节置换的评价方法

绝大部分踝关节置换的研究结果根据翻修率和生存率分析，而其他方面的结果可能是评价踝关节置换成功的重要因素。

(一) 活动水平和体育运动

大多数踝关节置换研究采用AOFAS踝-后足评分报道结果，该评分对疼痛加权(40%的分数)，并不是评价踝关节置换术后功能改善的最佳方法。其他方法可以更好地评价踝关节置换术后的功能活动水平，包括行为评定量表、FAAM、足功能指数、国际体力活动问卷、UCLA活动评分。

Valderrabano等对152例采用活动轴踝关节假体置换进行临床评价，随访早期采用问卷调查的方式。76%的踝关节置换病例为踝关节创伤性关节炎，有83%的结果为优良，AOFAS踝-后足评分由36分提高到84分。术前积极体育锻炼的患者踝关节置换术后仍可积极参加体育锻炼，最多的是徒步旅行、骑自行车和游泳。

一项155例踝关节置换采用了UCLA活动评分和行为评定量表进行研究，对采用两种活动轴假体的病例完成早中期的随访。踝关节置换术后有65%的患者在体育运动方面主观上改善明显；然而客观上术前、术后无区别，这包括体育运动种类、每周活动频率方面。最常见的体育运动包括骑自行车、游泳、适当的力量训练。采用国际体力活动问卷评价，有79%的患者符合当前增强健康的体育活动的要求。

Bonnin等对179例采用活动轴踝关节假体置换进行临床研究，通过自填式问卷的方式进行评价，平均随访时间为53.8个月。根据82%回复情况，推断有76%的患者认为术后踝关节功能恢复正常或接近正常，能适应轻松的娱乐活动和非击打式的运动，但很少参加剧烈的运动和娱乐活动。

(二) 邻近关节的关节炎变化

几项研究注意到踝关节置换后距下关节及距舟关节骨关节炎的发展与变化。Wood等对156例患者共167个踝关节置换进行研究，25例(15%)出现距下关节骨关节炎改变。Knecht等对117例采用固定轴踝关节假体置换进行回顾分析，最短随访时间为2年，发现有22例(19%)出现距下关节骨关节炎表现，17例(15%)出现距舟关节骨关节炎表现。Mann等观察55例采用活动轴踝关节假体置换，平均随访10年，有44例(88%)患者的前足未出现关节炎的影像学表现；其他患者没有表现出前足关节炎的症状。SooHoo 等分析加利福尼亚医院公开数据，有 480 例踝关节置换者随访时间超过 10 年，术后 5 年发生距下关节骨关节炎的比率为 0.7%，该研究认为踝关节置换不能避免邻近的后足关节出现关节炎。

（三）力线

踝关节置换中力线不满意会降低假体的生存率。多个研究者介绍了通过软组织平衡和对踝关节及后足的处理以矫正冠状位畸形的方法。Kofoed 介绍了在踝关节置换时通过关节内矫形以纠正严重的踝关节外翻畸形的手术技术，这类似于膝关节的关节内矫形以纠正膝外翻畸形。Bonnin 等介绍了通过综合的、恰当的软组织松解治疗严重的内翻畸形，类似于膝内翻畸形的治疗方法。作者还介绍了适当地松解通常可以不用重建外侧副韧带。有报道采用适当的踝关节截骨 - 滑移术治疗内翻畸形。通过踝关节置换可以很好地纠正术前轻度到中度距骨前移，甚至可以采用活动轴设计的假体。

（四）影像学结果

大多数生存率高的踝关节置换病例会有满意的影像学结果，包括假体周围透亮带、松动、沉降、下沉方面。多项研究发现踝关节置换 1 年内，有较小的、稳定的组件下沉，尤其是距骨侧组件，认为可以使假体获得理想的位置。多个研究报道通过连续的影像学检查发现假体有位移、下沉、透亮带，但很少将透亮带与结果进行联系的。透亮带和下沉并不意味着置换失败，稳定的透亮带通常没有症状。假使再次手术时假体能稳定固定，那么逐渐加重的透亮带和囊性变可能因假体成功保留而发生骨性改变。

有报道踝关节置换后关节周围出现异位骨化 (heterotopic ossification, HO)，但对结果的重要性未知。Brunner 等报道有 91% 的 HO 发生率，但 HO 与 AOFAS 踝 - 后足评分、疼痛、踝关节功能只有很弱的 (无显著意义的) 关联。

七、总结

现代踝关节假体可以明显改善患者的力线、疼痛、生活质量评价和主观功能。尽管有一些离群值，但设定终末事件为去除金属组件的假体生存率在 3~6 年达 70%~98%，8~12 年达 70%~95%。绝大多数踝关节置换都报道有早中期的结果，长期的随访很有必要。此外，踝关节置换后生存率取决于患者和假体等因素，评价研究结果的方法没有统一，增加了比较不同研究结果的难度。

（施又兴　唐康来　陶　旭　译）

参考文献

1. Easley ME, Adams SB Jr, Hembree WC, et al. Results of total ankle arthroplasty. *J Bone Joint Surg Am.* 2011;93(15):1455–1468.
2. SooHoo NF, Kominski G. Cost-effectiveness analysis of total ankle arthroplasty. *J Bone Joint Surg Am.* 2004;86-A(11):2446–2455.
3. Courville XF, Hecht PJ, Tosteson AN. Is total ankle arthroplasty a cost-effective alternative to ankle fusion? *Clin Orthop Relat Res.* 2011;469(6):1721–1727.
4. Gougoulias N, Khanna A, Maffulli N. How successful are current ankle replacements?: a systematic review of the literature. *Clin Orthop Relat Res.* 2010;468(1):199–208.
5. Bonnin M, Gaudot F, Laurent JR, et al. The Salto total ankle arthroplasty: survivorship and analysis of failures at 7 to 11 years. *Clin Orthop Relat Res.* 2011;469(1):225–236.
6. Wood PL, Karski MT, Watmough P. Total ankle replacement: the results of 100 mobility total ankle replacements. *J Bone Joint Surg Br.* 2010;92(7):958–962.
7. Stengel D, Bauwens K, Ekkernkamp A, et al. Efficacy of total ankle replacement with meniscal-bearing devices: a systematic review and meta-analysis. *Arch Orthop Trauma Surg.* 2005;125(2):109–119.
8. Haddad SL, Coetzee JC, Estok R, et al. Intermediate and long-term outcomes of total ankle arthroplasty and ankle arthrodesis. A systematic review of the literature. *J Bone Joint Surg Am.* 2007;89(9):1899–1905.
9. Nishikawa M, Tomita T, Fujii M, et al. Total ankle replacement in rheumatoid arthritis. *Int Orthop.* 2004;28(2):123–126.
10. Takakura Y, Tanaka Y, Kumai T, et al. Ankle arthroplasty using three generations of metal and ceramic prostheses. *Clin Orthop Relat Res.* 2004;(424):130–136.
11. Tanaka Y, Takakura Y. [The TNK ankle: short- and mid-term results]. *Orthopade.* 2006;35(5):546–551.
12. Anderson T, Montgomery F, Carlsson A. Uncemented STAR total ankle prosthesis. Three to eight-year follow-up of fifty-one consecutive ankles. *J Bone Joint Surg Am.* 2003;85(7):1321–1329.
13. Kofoed H, Lundberg-Jensen A. Ankle arthroplasty in patients younger and older than 50 years: a prospective series with long-term follow-up. *Foot Ankle Int.* 1999;20(8):501–506.
14. Zhao H, Yang Y, Yu G, et al. A systematic review of outcome and failure rate of uncemented Scandinavian total ankle replacement. *Int Orthop.* 2011;35(12):1751–1758.
15. Skytta ET, Koivu H, Eskelinen A, et al. Total ankle replacement: a population-based study of 515 cases from the Finnish Arthroplasty Register. *Acta Orthop.* 2010;81(1):114–118.
16. Hosman AH, Mason RB, Hobbs T, et al. A New Zealand national joint registry review of 202 total ankle replacements followup up for 6 years. *Acta Orthop.* 2007;78(5):584–591.
17. Fevang BT, Lie S, Havelin LI, et al. 257 ankle arthroplasties performed in Norway between 1994 and 2005. *Acta Orthop.* 2007;78(5):575–583.
18. Henricson A, Skoog A, Carlsson A. The Swedish Ankle Arthroplasty Register: an analysis of 531 arthroplasties between 1993 and 2005. *Acta Orthop.* 2007;78(5):569–574.
19. Henricson A, Nilsson JA, Carlsson A. 10-year survival of total ankle arthroplasties: a report on 780 cases from the Swedish Ankle Register. *Acta Orthop.* 2011;82(6):655–659.
20. Wood PL, Deakin S. Total ankle replacement. The results in 200 ankles. *J Bone Joint Surg Br.* 2003;85(3):334–341.
21. Carlsson A. [Single- and double-coated STAR total ankle rpelacements: a clniical and radiographic followup study of 109 cases]. *Orthopade.* 2006;35(5):527–532.
22. Valderrabano V, Hintermann B, Dick W. Scandinavian total ankle replacement: a 3.7-year average followup of 65 patients. *Clin Orthop Relat Res.* 2004;(424):47–56.
23. Wood PL, Sutton C, Mishra V, et al. A randomised, controlled trial of two mobile-bearing total ankle replacements. *J Bone Joint Surg Br.* 2009;91(1):69–74.
24. Saltzman CL, Mann RA, Ahrens JE, et al. Prospective controlled trial of STAR total ankle replacement versus ankle fusion: initial results. *Foot Ankle Int.* 2009;30(7):579–596.
25. Rippstein PF, Huber M, Coetzee JC, et al. Total ankle replacement with use of a new three-component implant. *J Bone Joint Surg Am.* 2011;93(15):1426–1435.
26. Summers JC, Bedi HS. Reoperation and patient satisfaction after the Mobility total ankle arthroplasty. *ANZ J Surg.* 2013;83:371–375.

27. Giannini S, Romagnoli M, O'Connor JJ, et al. Early clinical results of the BOX ankle replacement are satisfactory: a multicenter feasibility study of 158 ankles. *J Foot Ankle Surg.* 2011;50(6):641–647.
28. Barg A, Knupp M, Kapron AL, et al. Total ankle replacement in patients with gouty arthritis. *J Bone Joint Surg Am.* 2011;93(4):357–366.
29. Barg A, Elsner A, Hefti D, et al. Total ankle arthroplasty in patients with hereditary hemochromatosis. *Clin Orthop Relat Res.* 2011;469(5):1427–1435.
30. Naal FD, Impellizzeri FM, Loibl M, et al. Habitual physical activity and sports participation after total ankle arthroplasty. *Am J Sports Med.* 2009;37(1):95–102.
31. Bai LB, Lee KB, Song EK, et al. Total ankle arthroplasty outcome comparison for post-traumatic and primary osteoarthritis. *Foot Ankle Int.* 2010;31(12):1048–1056.
32. Pyevich MT, Saltzman CL, Callaghan JJ, et al. Total ankle arthroplasty: a unique design. Two to twelve-year follow-up. *J Bone Joint Surg Am.* 1998;80(10):1410–1420.
33. Hurowitz EJ, Gould JS, Fleisiq GS, et al. Outcome analysis of agility total ankle replacement with prior adjunctive procedures: two to six year followup. *Foot Ankle Int.* 2007;28(3):308–312.
34. Spirt AA, Assal M, Hansen ST Jr. Complications and failure after total ankle arthroplasty. *J Bone Joint Surg Am.* 2004;86-A(6):1172–1178.
35. Penner MJ, Pakzad H, Younger A, et al. Mean BMI of overweight and obese patients does not decrease after successful ankle reconstruction. *J Bone Joint Surg Am.* 2012;94(9):e57.
36. Wood PL, Prem H, Sutton C. Total ankle replacement: medium-term results in 200 Scandinavian total ankle replacements. *J Bone Joint Surg Br.* 2008;90(5):605–609.
37. Haskell A, Mann RA. Ankle arthroplasty with preoperative coronal plane deformity: short-term results. *Clin Orthop Relat Res.* 2004;(424):98–103.
38. Doets HC, Brand R, Nelissen RG. Total ankle arthroplasty in inflammatory joint disease with use of two mobile-bearing designs. *J Bone Joint Surg Am.* 2006;88(6):1272–1284.
39. Hobson SA, Karantana A, Dhar S. Total ankle replacement in patients with significant preoperative deformity of the hindfoot. *J Bone Joint Surg Br.* 2009;91(4):481–486.
40. Bonnin MP, Laurent JR, Casillas M. Ankle function and sports activity after total ankle arthroplasty. *Foot Ankle Int.* 2009;30(10):933–944.
41. Kim BS, Zwicky L, Lee JW, et al. Total ankle replacement in association with hindfoot fusion: outcome and complications. *J Bone Joint Surg Br.* 2010;92(11):1540–1547.
42. Barg A, Knupp M, Hintermann B. Simultaneous bilateral versus unilateral total ankle replacement: a patient-based comparison of pain relief, quality of life and functional outcome. *J Bone Joint Surg Br.* 2010;92(12):1659–1663.
43. Barg A, Henninger HB, Knupp M, et al. Simultaneous bilateral total ankle replacement using a 3-component prosthesis: outcome in 26 patients followed for 2-10 years. *Acta Orthop.* 2011;82(6):704–710.
44. Kofoed H. Scandinavian Total Ankle Replacement (STAR). *Clin Orthop Relat Res.* 2004;(424):73–79.
45. Buechel FF Sr, Buechel FF Jr, Pappas MJ. Ten-year evaluation of cementless Buechel-Pappas meniscal bearing total ankle replacement. *Foot Ankle Int.* 2003;24(6):462–472.
46. Buechel FF Sr, Buechel FF Jr, Pappas MJ. Twenty-year evaluation of cementless mobile-bearing total ankle replacements. *Clin Orthop Relat Res.* 2004;424:19–26.
47. Bonnin M, Judet T, Colombier JA, et al. Midterm results of the Salto total ankle prosthesis. *Clinic Orthop Relat Res.* 2004;424:6–18.
48. Schutte BG, Louwerens JW. Short-term results of our first 49 Scandanavian total ankle replacements. *Foot Ankle Int.* 2008;29(2):124–127.
49. Adams SB Jr, Spritzer CE, Hofstaetter SG, et al. Computer-assisted tibia preparation for total ankle arthroplasty: a cadaveric study. *Int J Med Robot.* 2007;3(4):336–340.
50. Mann JA, Mann RA, Horton E. STAR ankle: long-term results. *Foot Ankle Int.* 2011;32(5):S473–S484.
51. Kokkonen A, Ikävalko M, Tiihonen R, et al. High rate of osteolytic lesions in medium-term followup after the AES total ankle replacement. *Foot Ankle Int.* 2011;32(2):168–175.
52. Morgan SS, Brooke B, Harris NJ. Total ankle replacement by the Ankle Evolution System: medium-term outcome. *J Bone Joint Surg Br.* 2010;92(1):61–65.
53. Henricson A, Knutson K, Lindahl J, et al. The AES total ankle replacement: a mid-term analysis of 93 cases. *Foot Ankle Surg.* 2010;16(2):61–64.
54. Besse JL, Brito N, Lienhart C. Clinical evaluation and radiographic assessment of bone lysis of the AES total ankle replacement. *Foot Ankle Int.* 2009;30(10):964–975.
55. Koivu H, Kohonen I, Sipola E, et al. Severe periprosthetic osteolytic lesions after the Ankle Evolutive System total ankle replacement. *J Bone Joint Surg Br.* 2009;91(7):907–914.
56. Criswell BJ, Douglas K, Naik R, et al. High revision and reoperation rates using the Agility Total Ankle System. *Clin Orthop Relat Res.* 2012;470(7):1980–1986.
57. Giannini S, Romagnoli M, O'Connor JJ, et al. Total ankle replacement compatible with ligament function produces mobility, good clinical scores, and low complication rates: an early clinical assessment. *Clin Orthop Relat Res.* 2010;468(10):2746–2753.
58. Bianchi A, Martinelli N, Sartorelli E, et al. The Bologna-Oxford total ankle replacement: a mid-term follow-up study. *J Bone Joint Surg Br.* 2012;94(6):793–798.
59. Hintermann B, Valderrabano V, Dereymaeker G, et al. The HINTEGRA ankle: rationale and short-term results of 122 consecutive ankles. *Clin Orthop Relat Res.* 2004;(424):57–68.
60. Barg A, Elsner A, Anderson AE, et al. The effect of three-component total ankle replacement malalignment on clinical outcome: pain relief and functional outcome in 317 consecutive patients. *J Bone Joint Surg Am.* 2011;93(21):1969–1978.
61. Dhawan R, Turner J, Sharma V, et al. Tri-component, mobile bearing, total ankle replacement: mid-term functional outcome and survival. *J Foot Ankle Surg.* 2012;51(5):566–569.
62. Sproule JA, Chin T, Amin A, et al. Clinical and radiographic outcomes of the mobility total ankle arthroplasty system: early results from a prospective multicenter study. *Foot Ankle Int.* 2013;34(4):491–497.
63. Schenk K, Lieske S, John M, et al. Prospective study of a cementless, mobile-bearing, third generation total ankle prosthesis. *Foot Ankle Int.* 2011;32(8):755–763.
64. Brunner S, Barg A, Knupp M, et al. The Scandinavian Total Ankle Replacement: long-term, eleven to fifteen-year, survivorship analysis of the prosthesis in seventy-two consecutive patients. *J Bone Joint Surg Am.* 2013;95(8):711–718.
65. Marx RG, Stump TJ, Jones EC, et al. Development and evaluation of an activity rating scale for disorders of the knee. *Am J Sports Med.* 2001;29(2):213–218.
66. Martin RL, Irrgang JJ, Burdett RG, et al. Evidence of validity for the Foot and Ankle Ability Measure (FAAM). *Foot Ankle Int.* 2005;26(11):968–983.
67. Budiman-Mak E, Conrad K, Stuck R, et al. Theoretical model and Rasch analysis to develop a revised Foot Function Index. *Foot Ankle Int.* 2006;27(7):519–527.
68. Button G, Pinney S. A meta-analysis of outcome rating scales in foot and ankle surgery; is there a valid, reliable, and responsive system? *Foot Ankle Int.* 2004;25(8):521–525.
69. Zahiri CA, Schmalzried TP, Szuszczewicz ES, et al. Assess activity in joint replacement patients. *J Arthroplasty.* 1998;13(8):890–895.
70. Valderrabano V, Pagenstert G, Horisberger M, et al. Sports and recreation activity of ankle arthritis patients before and after total ankle replacement. *Am J Sports Med.* 2006;34(6):993–999.
71. Knecht SI, Estin M, Callaghan JJ, et al. The Agility total ankle arthroplasty. Seven to sixteen-year follow-up. *J Bone Joint Surg Am.* 2004;86-A(6):1161–1171.
72. SooHoo NF, Zingmond DS, Ko CY. Comparison of reoperation rates following ankle arthrodesis and total ankle arthroplasty. *J Bone Joint Surg Am.* 2007;89(10):2143–2149.
73. Cornelis Doets H, van der Plaat LW, Klein JP. Medial malleolar osteotomy for the correction of varus deformity during total ankle arthroplasty: results in 15 ankles. *Foot Ankle Int.* 2008;29(2):171–177.
74. Easley ME, Insall J, Scuderi GR, et al. Primary constrained condylar knee arthroplasty for the arthritic valgus knee. *Clin Orthop Relat Res.* 2000;380:58–64.
75. Whiteside LA, Saeki K, Mihalko WM. Functional medial ligament balancing in total knee arthroplasty. *Clin Orthop Relat Res.* 2000;380:45–57.
76. Whiteside L. Soft tissue balancing: the knee. *J Arthroplasty.* 2002;17(4 suppl 1):23–27.
77. Nelissen RG, Doets HC, Valstar ER. Early migration of the tibial component of the Buechel-Pappas total ankle prosthesis. *Clin Orthop Relat Res.* 2006;448:146–151.
78. Bonnin M. Mid-to-longterm results of the Salto total ankle prosthesis. American Orthopaedic Foot and Ankle Society Meeting Annual Meeting; July 2009; Vancouver, BC.
79. Hintermann B. Mid-to-longterm outcomes of the Hintegra total ankle prosthesis. American Orthopaedic Foot and Ankle Society Annual Meeting; July 2010; Washington, DC.

Gregory C. Berlet
James Wilgus
Matthew T. Crill
Jeffrey E. McAlister
Jaymes D. Granata

CHAPTER 18

第 18 章　全踝关节置换术康复

一、简介

在过去的几十年里全关节置换术在假体设计、生物力学研究、手术技术上有显著的发展。2008 年和 2009 年有超过 75 万美国人接受了全髋关节和全膝关节置换术。到 2030 年，这一数字有望超过 400 万。自 20 世纪 70 年代以来，全踝关节置换术在数量和成功率上都有着稳定的增长。正在增长的数据证据显示，对于有适应证的患者，关节置换术要优于关节融合术，至少不亚于关节融合术。就像全髋和全膝关节置换术一样，全踝关节置换术的数量在未来的几十年里也会有大幅增长。

与手术技术和假体生产工艺的发展一样，全关节置换术的围术期处理及术后康复也有了改进。除了术后康复之外，已发展到术前康复计划及教育的提高。30 年前髋关节或膝关节置换术患者平均住院日超过 9 天，而女性患者比男性患者还要略长一些。到 2000 年，这一时间减少到 5.3 天，同时性别差异几乎消失。住院康复的重点在于肢体活动、疼痛控制，迁移训练和活动度训练；可以减少住院天数，降低因急症护理产生的住院费用。越来越多的证据显示，早期康复锻炼对于全髋关节和全膝关节置换患者的术后关节功能恢复有显著的效果。

二、全踝关节置换术与全髋、全膝关节置换术的异同点

和全髋、全膝关节置换术类似，术后关节活动范围是决定全踝关节置换术成功的一个因素。很多研究表明，踝关节活动范围的运动学特征影响术后的步态。Queen 等指出，术后 2 年的关节活动度保持在患者满意水平。在初次手术的全髋、全膝关节置换的关节僵硬在康复期间得到处理；这种情况的发生率为 8% ~ 12%，髋关节更明显一些。关节僵硬可以定义为关节活动度不足从而导致日常生活和活动功能受限。术后 6 周积极的物理治疗对于预防关节粘连和挛缩是很有帮助的。在全髋和膝关节置换术后持续的被动关节活动存在争议，因此并不作为常规治疗。全踝关节置换术后持续关节被动活动也没有很好地研究，同样也存在很多问题。

由于软组织情况、血供和负重等特点的差异，全踝关节置换术后的康复内容和全髋或膝关节置换术有所不同。作者已经明确小腿下 1/3 的血液供应和外科解剖的情况。这一信息引导我们把全踝关节置换术的手术切口设计在胫骨前肌和跗长伸肌肌腱之间，这一位置紧贴血管神经束内侧。在手术过程中要保护腱鞘的完整性，以避免皮肤张力过大。这一切口一直以来是全踝关节置换术后伤口并发症低于 11% 的一个可知因素。Farber 和 DeOrio 术前企图通过测

定手术肢体的氧分压来筛查患者。他们发现存在和不存在伤口愈合问题的患者的经皮氧分压没有明显差别。作者建议牵开深部组织，少分离浅层组织。除精湛的手术技术外，手术时机的选择、术中视野情况、术后物理治疗和康复对于提高全踝关节置换术的临床效果也非常重要。

三、全踝关节置换术康复现状

对于全踝关节置换术我们的康复方法是从术前评估和手术方案制订开始，一直贯穿到术后正式康复的一整套综合的、多学科护理的现行方案。基于这些理念，我们的“康复”是从术前开始的。这样术前理疗或者说是术前康复的概念就被基本描绘出来，但是精确的定义及康复效果依然存在争议。研究表明术前锻炼是有必要的，这样可以增加髋关节和膝关节的强度、运动幅度并改善术后功能。作为一种选择，术前康复以术前单纯的物理治疗的形式出现，其目的在于对患者术后活动及日常生活的基础评估和手术及术后期望的讨论。这也要术前评估患者的需要来制订急症护理期之后恰当的康复计划，这其中包括康复的方式和强度。

Brown 等报道了一例病例，在该病例中，他们研究分析了双侧膝关节置换术患者的术后功能恢复。第一次全膝关节置换没有进行术前物理治疗，第二次手术前进行了 4 周的家庭前期康复，包括抗阻力训练、灵活性训练和步态训练。我们所关心的是膝关节强度、功能和疼痛。前期康复训练可以减轻术前疼痛，增强膝关节力量和提高功能。术后力量的增加在非手术的一条腿上，作者建议术前理疗对于促进全膝关节置换术的术后康复是有效果的。Jaggers 等报道了一个类似的病例，同样指出 4 周的术前康复可获得满意的功能效果。

其他关于全关节置换的研究报道了前期康复不满意或等同的效果。Gocen 等对 60 例髋关节骨关节炎的患者进行前瞻性研究分析，他们把所有患者按接受与不接受前期康复与教育分成两组。我们关注的最初结果是：Harris 评分、直观模拟量表和髋关节活动度。以上指标在两组之间和住院时间上没有明显差别。Mitchell 等在一项纳入 160 例患者的随机对照试验中评估了全膝关节置换术前期康复的费用和效果。这项标准是患者自身的感受；相对于门诊的物理治疗，术前的家庭康复治疗并没有优势。术后理疗组的花费也被认为更高。McKay 等在 22 例全膝关节置换术的患者中来测试 6 周的术前锻炼计划所起到的效果。他们主要以股四头肌的力量为标准，并以疼痛、膝关节功能和生活质量为次要标准。结果显示：以上锻炼计划在增加股四头肌力量、提高步行速度和改善术前患者心理健康上都有临床意义；但是在术后的前 12 周并没有持续的效果。

Landry 等在加拿大进行的一项全国范围内的卫生系统调查对影响全关节置换患者术前康复服务需求的因素进行了评估。这项研究的结果表明，全关节置换术后康复锻炼的需要正在增长，也需要新的康复路径来满足患者的需求。术前康复仍需进一步研究。

四、现行全踝关节置换术康复方案

我们的理疗方案是外科医师和理疗师共同的努力结果，目的在于获得术前和术后的一致效果。方案的目的是把理疗知识从大的中心推广到经验不多的理疗师。一套理疗方案不仅可以帮助理疗师在适当的时间来使用合理的理疗方法，而且可以指导他们来评估治疗的进展和注意观察不良的症状和体征，最终来指导患者康复治疗的质量与水平。全踝关节置换术得到世界范围内足踝外科领域的批准。但是限于很多康复诊所的位置分布因素，还不能完成持续的康复治疗。

理疗方案上的常规条款是按照让理疗师和患者都能看懂的方式设计的。把患者纳入治疗范围内，这要让他们知道在所期望的恢复效果上要有一定的付出与承诺。理疗师和患者之间不仅要讨论康复任务的重要性，更要明确总体目标和阶段性目标，就像理疗师在每两周的阶段末所期待一样。

踝关节术后康复计划一共包括 3 个两周计划 (附 18A)。大多数方案并没有标明术后各时期的具体时间。相反，他们标出了患者处在哪一个理疗阶段。例如，第一阶段被标识成“起始 2 周的物理治疗”。这对于理疗师来说更加明了和灵活。在理疗师看来，无论和理疗方案上的时间是否吻合，只要患者准备好了，就可以进行治疗；这可以使理疗师清楚地判断是否需要治疗。接下来的每一阶段在方案上都有相应的标志。

理疗方案被分成 6 个不同的部分来分别阐述康复目的、常见困难与建议、期望值和 3 个不同的介入点。第 1 章对手术进行了介绍。

3 个介入点包括运动、力量和感觉。每一点都有理疗师专栏和相应的患者专栏。理疗师专栏包括在康复诊所理疗师的技术要点，患者专栏包括患者的家庭训练的相关要点。例如，在运动训练的第一阶段，理疗师来示范活动关节，患者进行非负重状态下的常规踝关节活动度锻炼 (图 18-1A,B)。患者可以把该项作为家庭锻炼的一部分。在患者知道这种锻炼的重要性后，这种方法可使患者在理疗师的指导下来增加关节活动度。

在感觉锻炼的第一阶段，我们提到理疗的重要性。理疗对于减轻疼痛和肿胀是有利的；但是它不能替代康复锻炼来达到相同的目的。

在该方案的第二、三阶段，具体的干预措施要随着负重和锻炼的强度来改进。具体的理疗方法可以多种多样。它们仅仅是我们为了达到特定目标而发现的关键措施。就像之前所学习的一样，方案只是一个在各个水平治疗与康复的指导意见。基于患者需要并通过充分的临床判断以增加额外的干预措施是备受欢迎的。

该方案的目的是在每个为期 2 周的康复锻炼中均达到特定目标及一般目标。我们所期望的是随着康复的进展，患者的疼痛和水肿减轻，关节主动活动度、跖屈力量增加和步态对称。辨别手术中使用的假体类型对于康复也是很有帮助的。STAR 假体同样跖屈 5° ~8°使用的时间比 INBONE 假体的更短，并可获得更大的关节活动范围。STAR 假体的活动度可达 30° ~35°而 INBONE 假体只有 25° ~30°。

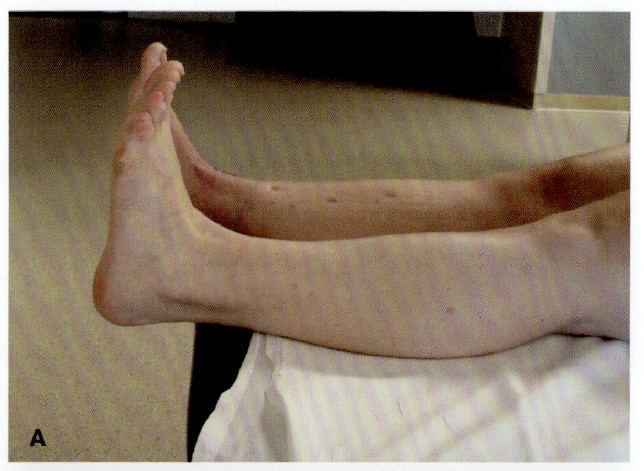

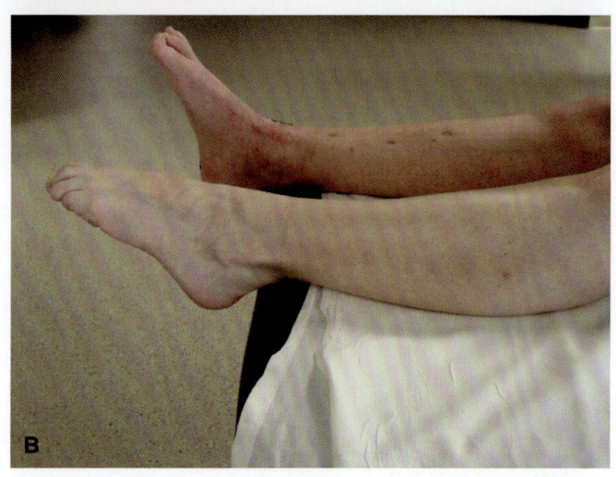

图 18-1 A，B. 第一次物理治疗时踝背伸与跖屈期望的主动活动范围

五、常见问题和建议

此章节是帮助治疗师和患者应对疗效缓慢或康复过程中可能出现的问题。例如，如果患者踝关节活动度的预期增加存在困难时，治疗师必须继续在每次随访时进行手法治疗 (图 18-2 和图 18-3)。手法治疗可以控制负重位运动和增加跖屈程度。一些患者可能会在从石膏靴到普通鞋子的转换中出现困难。患者必须延长脱去靴子的时间，并采取循序渐进的方法，在第一天脱去 1~2 小时，第二天 2~3 小时，如此直到完全脱离石膏靴。如果出现急性疼痛，则停止增加脱靴的时间 2~3 天，然后再继续进行上述方法。另一个受限的因素是患者的跛行要比预期的严重。治疗师应该继续进行跖屈、背伸的锻炼和跖屈力量的锻炼。同侧膝关节和髋关节也应该做伸展锻炼来提高步态的对称性。使用

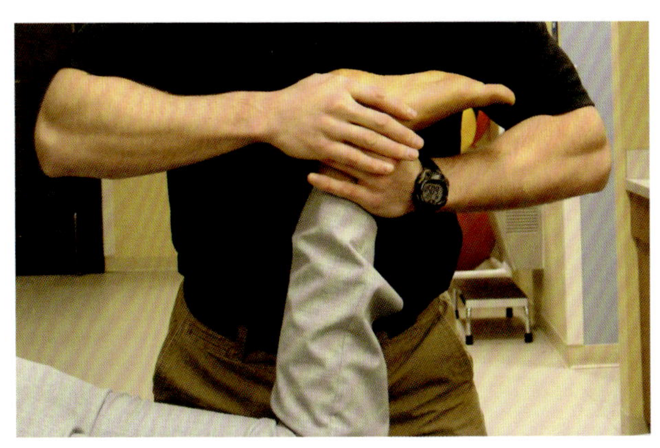

图 18-2 手法治疗提高踝关节背伸、跖屈活动度。分别于跟骨、距骨上施加反向 3 级活动压力以增加踝关节背伸的被动活动范围。使用相同体位，当踝关节处于轻度跖屈位时可轻轻牵引

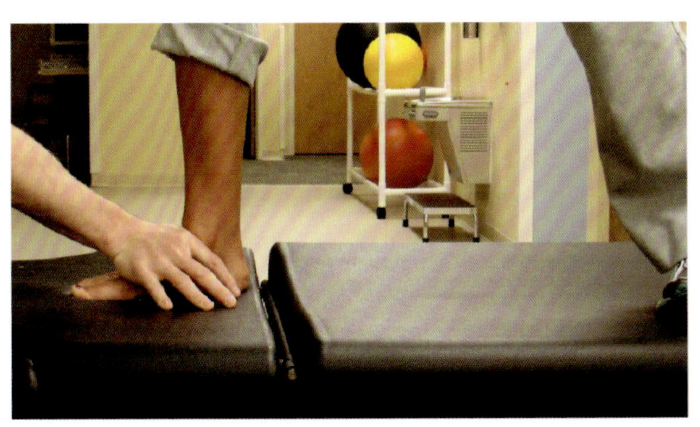

图 18-3 手法治疗提高背伸活动度。当患者屈膝以增加距骨滑移时施以持续的 3 级活动压力，以此增加踝关节背伸活动度。当患者屈伸膝关节时，治疗师维持稳定的前后压力，并重复此动作 10~15 次

支具引起的足部或踝部的症状也会出现。如果治疗师关注到这一点，他们会联系外科医师尽可能地向患者推荐间断性支具。跖屈力量的持续性消失也会发生。向患者强调持续性的家庭锻炼计划是非常重要的，同时要教育患者术后需要用 1 年的时间才能达到最大的踝关节力量。医生可以联系第 1 章中列出的理疗的资源来联系理疗机构讨论或咨询问题。

方案的第一阶段同时也包括手术的描述。这样可以让康复科医师对手术有大致的了解。这进一步解释了假体的运动，包括内外翻运动的丢失。康复治疗要集中于矢状面，包括中立位、内翻、外翻，但是不要冠状位强迫运动。只要无痛，在冠状位上的侧方运动是可以实施的，并且可以作为治疗的一部分。

手术的主要适应证即缓解疼痛也被列了出来。对于治疗师来说，理解其所期待的结果并指导患者是非常重要的。虽然有研究显示全踝关节置换后的患者在功能和时间步态上有很大改善，但是 12 个月的随访结果显示这些患者没有达到相同年龄组的踝关节运动度和肌肉力量。12 个月的随访结果同样显示以上两项结果也没有达到对侧踝关节水平。虽然踝关节置换的患者功能一天天好转，疼痛逐渐减轻直至消失；但必须让他们明白的是，他们的新关节再也不能承受以前年轻健康的关节所能承受的活动了。

该方案最有帮助的部分是“医师期望值”部分。其中列出了以每 2 周为一个周期的阶段末所期望达到的一般目标。这在患者恢复过程中是一个重要的进展程度指标。这一部分是目标部分的必要补充并从治疗师的角度给出了治疗目标。在第一个 2 周时长的周期末，不用辅助设备穿普通鞋子走路的难度是减小的。他们的痛苦和水肿是稳定并可预知的，如果这时候增加活动，就有可能增加更多的痛苦和水肿。疼痛和肿胀应该不会出乎意料地增加、波动，或在休息时加重。在治疗的第 4 周末，患者应该有步态速度的增加；但仍有一些持续的肿胀与疼痛。这时并不要求单腿足跟抬高，然而有些时候是可以做到的。治疗师仍需要强调持续的家庭康复锻炼。和持续的家庭康复锻炼一样，在这一阶段患者的步态和肌力也有所增加。在 6 周的物理治疗结束时，患者应该可以离开辅助支具穿正常的鞋子以正常的速度步行；该活动及日常活动应该无痛或略微疼痛。

六、总结

总的来说，我们关于全踝关节置换术的康复概念是从术前开始由多学科协作以康复为导向的团队工作。标准化的术后康复方案对于外科医师、治疗师、患者的交流非常重要。我们的目标是把患者作为医疗团队的一员并让治疗师对所期望的康复目标有进一步了解。虽然该方案的标准并不典型，但它是基于把患者作为

医疗团队一员的最佳反馈信息。

关于全踝关节置换术，基于循证医学的康复指导并不多。随着医疗费用的改变，医学工作者应该提供更加廉价的、针对特定症状的医疗服务。在全踝关节置换及所有全关节置换术中，我们应该向完整协调的术前、术后康复锻炼计划努力。对于改进临床途径、提高医疗质量来说，制订标准化的康复计划是重要的一步。

附 18A 全踝关节置换术康复方案

阶段 1：最初 2 周物理治疗					
全踝关节置换术方案					
关注点：活动度		关注点：肌力		关注点：本体感觉	
物理治疗	回家作业	物理治疗	回家作业	物理治疗	回家作业
小于等于 3 级的关节活动及轻度距小腿牵引可被用于改善背屈或跖屈的主活动度，不进行内翻或外翻	无负重下的整体主活动度（关注背屈多于跖屈）	足趾屈伸运动，从初始取坐位逐渐过渡至站位	足趾屈伸运动，从初始取坐位逐渐过渡至站位	无痛前提下两上肢平伸，保持单腿站立（初始每次保持 5 秒，逐渐过渡至 10 秒）	无痛前提下保持单腿站立（初始每次保持 5 秒，逐渐过渡至 10 秒）
使用固定健身脚踏车做无阻力训练（全过程无痛）		无痛性健身或腿部按压	正面练习走上 8 in（约 20.32cm）的台阶	前后摆动板，双向站姿；在患者耐受范围内背屈	
温柔牵拉小腿的腓肠肌和比目鱼肌。从初始取坐位以毛巾牵拉逐步过渡至站立位以滑轮牵拉中足弓	按物理治疗中指导的方式温柔牵拉	无痛性抗阻管状运动（患者以单腿保持平衡并向后迈步或重复做向后迈步后返回动作）	在 T 形绑带引导下迈步，做前后左右抗阻运动，T 形绑带置于未手术的足踝上		
拉伸下肢关节（包括髋关节和膝关节）		强化躯干及髋关节（包括连接部和腹部）	物理治疗师指导下的躯干及髋关节强化运动		
		初始取坐位做足尖、足跟轮流抬起动作，并逐渐过渡至站位，站位时身体俯于餐桌、工作台或其他平面上	初始取坐位做足尖、足跟轮流抬起动作，并逐渐过渡至站位，站位时可以手扶墙或餐桌以支撑身体	物理治疗注释：电刺激、运用 Game Ready 系统冷敷 + 包扎，是否冷敷取决于疼痛和肿胀的程度	
阶段 1 干预的目标		常见问题	建议	医师预期	
1. 改善步态以达到不依靠支具穿普通鞋正常行走	1. 提高强度并改善本体感觉	背屈或跖屈的主活动度未取得如预想的进展	建议每次随访时手法治疗。考虑逐步过渡至采用动态关节松动术治疗背屈问题	无辅助措施下穿普通鞋行走无明显困难，控制并缓解疼痛及水肿	

（续 表）

阶段 1 干预的目标		常见问题	建议	医师预期
2. 行走时脱离步行鞋（辅助支具），仅当症状加重时使用	2. 对患者宣贯创伤及康复知识	脱离步行鞋时遇到困难	逐渐在患者耐受范围内每日脱离步行鞋行走 1 ~ 2 小时；允许使用手杖以减轻疼痛	全踝关节置换术包括移除距上关节及以复合材料假体替换，包括胫骨末端及距骨滑车大部。手术的主要目的是缓解疼痛。术后关节主活动度主要是矢状面的背屈和跖屈，内翻和外翻的主活动度取决于原关节活动度残余的情况
3. 缓解疼痛及关节肿胀	3. 改善关节活动度	对跛行的改善微乎其微	继续改善关节背屈、跖屈的活动度。更多关注跖屈肌力和下肢推进力	
			请物理治疗师 Jim Wilgus 会诊（电话：614-533-3219），咨询方案及治疗进程相关问题	

注：未经原文作者允许，不得转载或引用

阶段 2：第 3 周和第 4 周物理治疗					
全踝关节置换术方案					
关注点：活动度		关注点：肌力		关注点：本体感觉	
物理治疗	回家作业	物理治疗	回家作业	物理治疗	回家作业
如步态周期受限于背屈和跖屈的主活动度，继续关节活动度 3 级以下锻炼	立位小腿拉伸运动（屈膝伸直动作）	无痛前提下靠墙半蹲运动（可逐步过渡至靠墙健身球蹲举）	在家做靠墙半蹲运动	无痛前提下逐步增加每次单腿站立时间，同时可在轻微活动的平面上做尝试	睁眼做单腿平衡运动
立位牵拉腓肠肌和比目鱼肌，并继续下肢整体拉伸		坐位阻力下提足跟动作，提起 5 秒，放下 5 秒		站立过程中持续做管状运动，并不断增加次数或延长单次时间	无痛前提下重复站立位管状运动
无痛前提下反向脚踏车运动		向前上、下台阶，高度 2in（约 5cm）逐步增至 8in（约 20cm），踝关节需背屈至中位	依照物理治疗师的指导上、下台阶	逐步延长矢状面的立位双向平衡板运动	
		逐步尝试无痛前提下站位抬起双侧足跟（初始可倚靠于桌子等台面逐渐变为不倚靠）	倚靠桌子等台面，取站位抬起双侧足跟，随肌力提升逐渐减少倚靠		

（续　表）

阶段 2 干预的目标	常见问题	建议	医师预期
1. 改善背屈主活动度至 5°，跖屈至约 20°	下肢推进力减退	继续增强跖屈肌力	经过努力行走速率逐步提高
2. 逐渐缩短与正常腿单腿站立的差距至 10 秒以内	行走时足侧疼痛	继续治疗和关节活动，尝试应用腓骨侧后方的小夹板支撑保护	恢复较好的患者可考虑出院
3. 着重针对站立中间期和足趾离地期减少步态偏移	行走时足跟疼痛——常见现象	继续治疗和关节活动	本阶段暂不考虑单腿提足跟运动
4. 患者逐渐可以正常穿着普通无跟鞋类	足部支撑物引发的症状	联系医师	预期可能出现肿胀等不适
5. 控制和缓解步态，改善负重过程中的疼痛		采取抑制疼痛和关节水肿的治疗措施	继续重视家庭治疗

注：未经原文作者允许，不得转载或引用

阶段 3：第 5 周和第 6 周物理治疗					
全踝关节置换术规则					
关注点：活动度		关注点：肌力		关注点：本体感觉	
物理治疗	回家作业	物理治疗	回家作业	物理治疗	回家作业
按需对任意平面活动度受限的足、踝继续关节活动度锻炼	按需以阶段 1、2 中的拉伸方法进行下肢关节锻炼	交替向前小幅冲刺	交替向前小幅冲刺	于轻微不稳定平面上做大幅度平衡运动	
在脚踏车或椭圆训练机上做热身运动	在脚踏车或椭圆训练机上做热身运动或有氧运动	小腿肌力训练进展至立位或坐位单腿提足跟运动	俯于台面上做单腿提足跟运动		

阶段 3 干预的目标	常见问题	建议	医师预期
1. 日常站立行走时不伴疼痛	腓肠肌 / 跖屈乏力	继续家庭治疗；对患者宣教恢复正常肌力可能需时 1 年	患者可在无辅助措施下穿普通鞋行走，行走速率正常且日常活动中不伴疼痛
2. 双下肢步态对称性大于 50%	持续水肿	对患者宣教稳定可控的水肿可能在术后存在长达 1 年	

注：未经原文作者允许，不得转载或引用

（马　昕　译）

参考文献

1. Cram P, Vaughan-Sarrazin MS, Wolf B, et al. A comparison of total hip and knee replacement in specialty and general hospitals. *J Bone Joint Surg Am.* 2007;89:1675–1684.
2. DeFrances CJ, Lucas CA, Verita CB, et al. 2006 National Hospital Discharge Survey. National Health Statistics Reports: U.S. Department of Health and Human Services, Centers for Disease Control and Prevention and National Center for Health Statistics; July 30, 2008.
3. Kurtz S, Ong K, Lau E, et al. Projections of primary and revision hip and knee arthroplasty in the United States from 2005 to 2030. *J Bone Joint Surgery Am.* 2007;89:780–785.
4. Easley ME, Adams SB Jr, Hembree WC, et al. Results of total ankle arthroplasty. *J Bone Joint Surg Am.* 2011;93:1455–1468.
5. Bonasia DE, Dettoni F, Femino JE, et al. Total ankle replacement: why, when and how? *Iowa Orthop J.* 2010;30:119–130.
6. Singh JA. Epidemiology of knee and hip arthroplasty: a systematic review. *Open Orthop J.* 2011;5:80–85.
7. Ganz SB, Viellion G. Pre and post surgical management of the hip and knee. In: Wegener ST, Belza BL, Gall EP, eds. *Clinical Care in the Rheumatic Diseases.* Atlanta, GA: American College of Rheumatology; 1996:103–106.
8. Ganz SB, Wilson PD Jr, Cioppa-Mosca J, et al. The day of discharge after total hip arthroplasty and the achievement of rehabilitation functional milestones: 11-year trends. *J Arthroplasty.* 2003;18:453–457.
9. Bizzini M, Boldt J, Munzinger U, et al. [Rehabilitation guidelines after total knee arthroplasty]. *Der Orthopade.* 2003;32:527–534.
10. Barbieri A, Vanhaecht K, Van Herck P, et al. Effects of clinical pathways in the joint replacement: a meta-analysis. *BMC Med.* 2009;7:32.
11. Swierstra BA, Vervest AM, Walenkamp GH, et al. Dutch guideline on total hip prosthesis. *Acta Orthop.* 2011;82:567–576.
12. Schuberth JM, McCourt MJ, Christensen JC. Interval changes in postoperative range of motion of Salto-Talaris total ankle replacement. *J Foot Ankle Surg.* 2011;50:562–565.
13. Hahn ME, Wright ES, Segal AD, et al. Comparative gait analysis of ankle arthrodesis and arthroplasty: initial findings of a prospective study. *Foot Ankle Int.* 2012;33:282–289.
14. Queen RM, De Biassio JC, Butler RJ, et al. J. Leonard Goldner Award 2011: changes in pain, function, and gait mechanics two years following total ankle arthroplasty performed with two modern fixed-bearing prostheses. *Foot Ankle Int.* 2012;33:535–542.
15. Bong MR, Di Cesare PE. Stiffness after total knee arthroplasty. *J Am Acad Orthop Surg.* 2004;12:164–171.
16. Mauerhan DR, Mokris JG, Ly A, et al. Relationship between length of stay and manipulation rate after total knee arthroplasty. *J Arthroplasty.* 1998;13:896–900.
17. Scranton PE Jr. Management of knee pain and stiffness after total knee arthroplasty. *J Arthroplasty.* 2001;16:428–435.
18. Lachiewicz PF. The role of continuous passive motion after total knee arthroplasty. *Clin Orthop Relat Res.* 2000;380:144–150.
19. Lau SK, Chiu KY. Use of continuous passive motion after total knee arthroplasty. *J Arthroplasty.* 2001;16:336–339.
20. Pope RO, Corcoran S, McCaul K, et al. Continuous passive motion after primary total knee arthroplasty. Does it offer any benefits? *J Bone Joint Surg Br.* 1997;79:914–917.
21. Attinger C, Cooper P, Blume P, et al. The safest surgical incisions and amputations applying the angiosome principles and using the Doppler to assess the arterial-arterial connections of the foot and ankle. *Foot Ankle Clin.* 2001;6:745–799.
22. Attinger CE, Evans KK, Bulan E, et al. Angiosomes of the foot and ankle and clinical implications for limb salvage: reconstruction, incisions, and revascularization. *Plastic Reconstruct Surg.* 2006;117:261S–293S.
23. Glazebrook MA, Arsenault K, Dunbar M. Evidence-based classification of complications in total ankle arthroplasty. *Foot Ankle Int.* 2009;30:945–949.
24. Farber DC, DeOrio JK. Oxygen tensiometry as a predictor of wound healing in total ankle arthroplasty. *Acta Orthop Traumatol Turcica.* 2009;43:381–385.
25. D'Lima DD, Colwell CW Jr, Morris BA, et al. The effect of preoperative exercise on total knee replacement outcomes. *Clin Orthop Relat Res.* 1996;326:174–182.
26. Gocen Z, Sen A, Unver B, et al. The effect of preoperative physiotherapy and education on the outcome of total hip replacement: a prospective randomized controlled trial. *Clin Rehab.* 2004;18:353–358.
27. Lane-Carlson ML, Kumar J. Engaging patients in managing their health care: patient perceptions of the effect of a total joint replacement presurgical class. *Permanente J.* 2012;16:42–47.
28. Rodgers JA, Garvin KL, Walker CW, et al. Preoperative physical therapy in primary total knee arthroplasty. *J Arthroplasty.* 1998;13:414–421.
29. Swank AM, Kachelman JB, Bibeau W, et al. Prehabilitation before total knee arthroplasty increases strength and function in older adults with severe osteoarthritis. *J Strength Cond Res.* 2011;25:318–325.
30. Topp R, Swank AM, Quesada PM, et al. The effect of prehabilitation exercise on strength and functioning after total knee arthroplasty. *PM R.* 2009;1:729–735.
31. Brown K, Swank AM, Quesada PM, et al. Prehabilitation versus usual care before total knee arthroplasty: a case report comparing outcomes within the same individual. *Physiother Theory Pract.* 2010;26:399–407.
32. Jaggers JR, Simpson CD, Frost KL, et al. Prehabilitation before knee arthroplasty increases postsurgical function: a case study. *J Strength Cond Res.* 2007;21:632–634.
33. Mitchell C, Walker J, Walters S, et al. Costs and effectiveness of pre- and post-operative home physiotherapy for total knee replacement: randomized controlled trial. *J Eval Clin Pract.* 2005;11:283–292.
34. McKay C, Prapavessis H, Doherty T. The effect of a prehabilitation exercise program on quadriceps strength for patients undergoing total knee arthroplasty: a randomized controlled pilot study. *PM R.* 2012;4:647–656.
35. Landry MD, Jaglal SB, Wodchis WP, et al. Rehabilitation services after total joint replacement in Ontario, Canada: can 'prehabilitation' programs mediate an increasing demand? *Int J Rehab Res.* 2007;30:297–303.
36. Brodsky JW, Polo FE, Coleman SC, et al. Changes in gait following the Scandinavian Total Ankle Replacement. *J Bone Joint Surg Am.* 2011;93:1890–1896.
37. Hintermann B, Knupp M, Zwicky L, et al. Total ankle replacement for treatment of end-stage osteoarthritis in elderly patients. *J Aging Res.* 2012;2012:345237.
38. Piriou P, Culpan P, Mullins M, et al. Ankle replacement versus arthrodesis: a comparative gait analysis study. *Foot Ankle Int.* 2008;29:3–9.
39. Valderrabano V, Nigg BM, von Tscharner V, et al. J. Leonard Goldner Award 2006. Total ankle replacement in ankle osteoarthritis: an analysis of muscle rehabilitation. *Foot Ankle Int.* 2007;28:281–291.
40. Valderrabano V, Nigg BM, von Tscharner V, et al. Gait analysis in ankle osteoarthritis and total ankle replacement. *Clin Biomech.* 2007;22:894–904.

CHAPTER 19

Paul S. Cooper

第 19 章　外固定技术治疗失败的全踝关节置换术

一、简介

对于外科医师来说很重要的一点是如何处理因感染或非感染因素导致的踝关节置换失败。处理方案包括踝关节置换术后翻修术或使用内固定或外固定方法行踝关节融合。外科医师面临的挑战包括软组织覆盖问题，以及可能导致双下肢不等长的踝关节两侧的骨量缺损问题。常规推荐大块同种异体骨植骨来填补骨缺损，但通常会遇到固定的选择问题，选择不当可导致骨不连风险增加及外侧结构塌陷。而且大块同种异体骨也不能用于感染的患者。细针外固定技术已经发展成一种治疗长干骨骨缺损、创伤及骨髓炎的优秀方案。同样外固定技术也非常适用于治疗踝关节置换后失败的病例，外固定技术可视为一种单独的治疗方案，也可以是内固定的辅助方法，或者只是作为临时固定方法。

二、使用外固定支架治疗踝关节置换术后感染

在感染的情况下，延迟假体翻修或直接使用内固定都不是符合实际的选择，这时使用外固定支架行踝关节融合术是一种可行的替代疗法。踝关节假体取出清创后骨缺损的长度可达 2~4cm 甚至更多。直接行加压融合难度很大，肢体短缩将会导致难以接受的双下肢不等长，患者不得不使用矫形鞋来代偿。

方法

患者仰卧位于手术床上，同侧臀部垫高使下肢处于旋转中立位。同时在大腿部使用止血带。患肢常规消毒铺巾至膝上。感染的踝关节假体按原切口取出，行广泛的滑膜清除及关节清理。死骨的清除需清理至渗血的正常骨面以避免骨髓炎的发生。如果缺损大于 2cm，由于内外踝的阻挡使得胫骨与距骨骨面难以直接接触（图 19-1)。为了达到胫、距骨接触吻合的目的，内外踝斜行截骨使之上移便于距骨与踝穴相匹配（图 19-2)。然后使用带螺纹的斯氏针临时固定踝关节，一根从胫骨远端内侧至距骨外侧，另一根直接从跗骨窦至胫骨远端内侧（图 19-3)。

将一预装好的外固定支架套进已经固定的下肢（图 19-4)。在预装外固定支架时应考虑若干关键点。如果只是单独的踝关节加压融合，那么由加压杆连接的胫骨双环与足部闭合环结构便已足够。如日后考虑行延长术，可以在胫骨环近端再加用额外的环与连接杆。或者一开始就在融合环的近端加用额外的环与连接杆。支架直接起到踝关节加压作用；或者对于最终有骨缺损而且下肢长度差异大于 2cm 者，可增加一个额外的环便于以后胫骨皮质截骨及胫骨中间骨段的骨搬运。当支架的远端排列与足环及红白皮肤交界处位于同一水平时，将一根参照针横着由内向外置入跟骨（图 19-5)。将该针

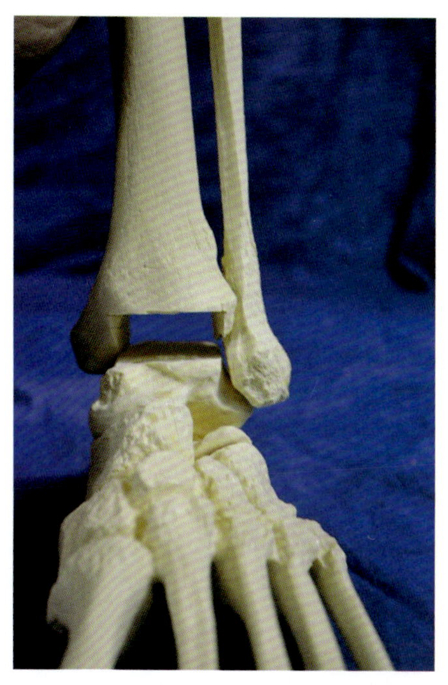
图 19-1 模型骨显示踝关节假体清理后的残留骨缺损

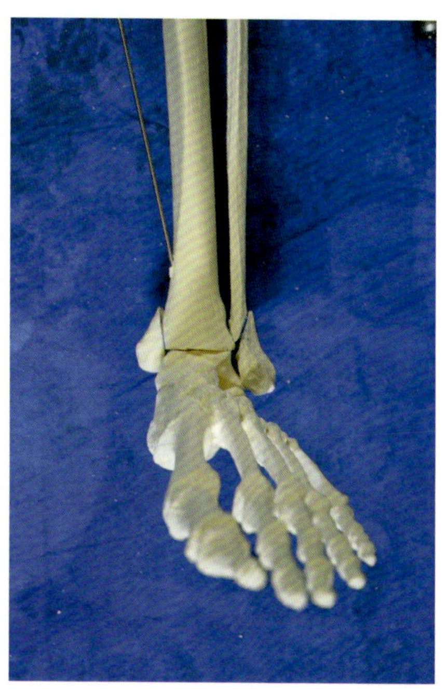
图 19-3 螺纹斯氏针临时固定踝关节

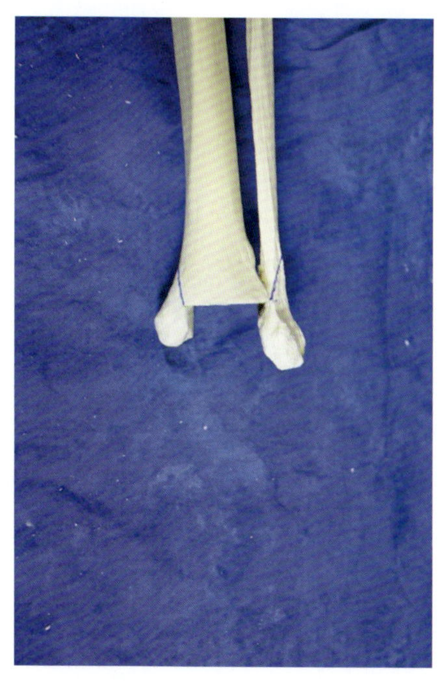
图 19-2 内、外踝斜行滑动截骨以便于胫距骨直接接触

承受的牵张力调整至 130kg，另一根参照针置于近端环，从胫骨内侧进入外侧，将该针承受的牵张力调至 130kg(图 19-6)。外固定前环至胫骨前缘至少保留 1 ～ 2 横指宽度的间隙。同样地，足环后侧与跟骨之间应该保留至少 2 横指的宽度 (图 19-7)。

这两根参照针一旦拉紧，即可评估下肢大致力线。那时，斜向打进距骨、跟骨及前足的克氏针都被一并拉紧了 (图 19-8 与 19-9)。胫骨环可用两根交叉克氏针或者细针加一个 6mm 半钉与相应钳夹固定的组合 (图 19-10)。一旦小腿固定在外固定支架上就可移除带螺纹斯氏针，根据需单平面轴向加压还是多平面畸形矫正，在足环与胫骨环之间加用可调节的连接杆或螺纹杆来进行加压。使用真空负压辅助敷料闭合前方伤口，以便于进一步清创直至伤口满足闭合条件。

在接下来的伤口延迟闭合过程中，术后运用持续加压 6~8 周。术后静脉加口服使用抗生素持续至少 6 周。可疑残留感染可通过融合处针刺活检加以证实。融合端的延迟融合或不融合可能需要进一步植骨的方法来解决。

对于下肢短缩长度预计超过 2cm 的患者，在行踝关节加压融合后，可同时或支架在位时延迟行肢体延长术。传统的截骨位置在胫骨近端中上 1/3 的位置。

在截骨位置的近端安装一全环或 5/8 环并通过连接杆相连。在胫骨嵴上做 2~3cm 纵行切口

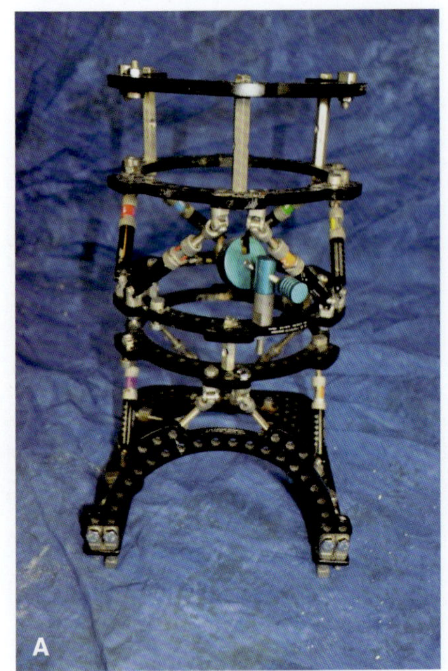

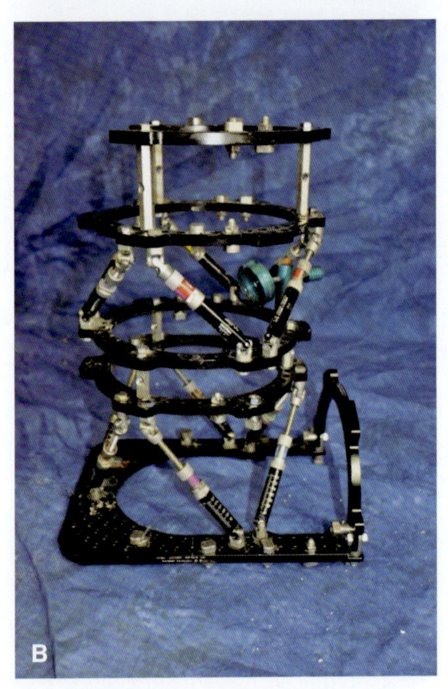

图 19-4 预制的可在不同平面加压与牵张的外固定支架。A. 前后正位；B. 侧位

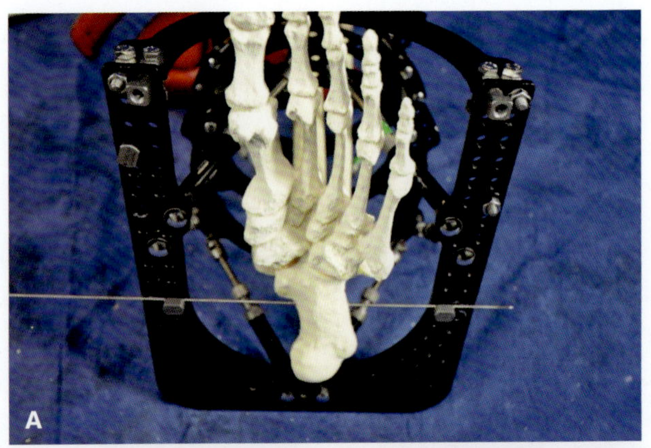

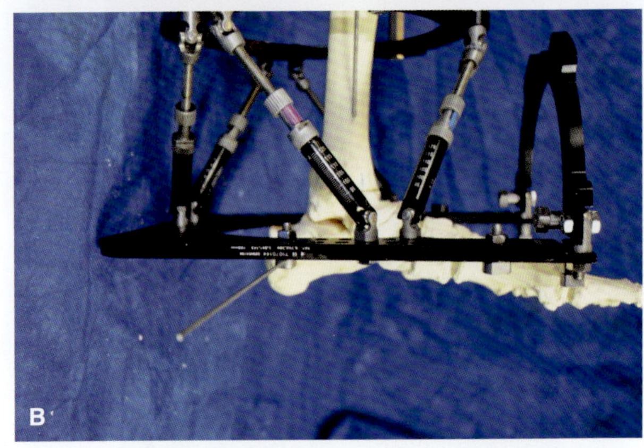

图 19-5 远端参照针横向置入跟骨。A. 跖侧位；B. 侧位

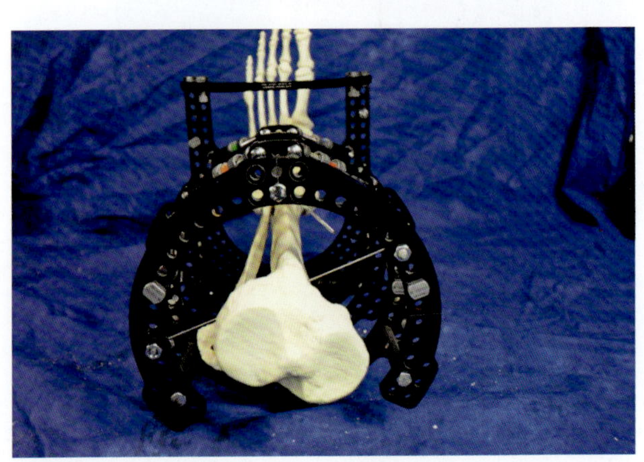

图 19-6 第二根参照针置入胫骨近端

并做骨膜下剥离，这样进行截骨较为安全。确保不要破坏骨膜的连续性，以免影响骨延长再生时的血供。先沿胫骨干周围钻孔然后使用锐薄骨刀完成截骨 (图 19-11 与图 19-12)。使用较宽骨刀 90°扭转活动来截断后方骨皮质；连接杆可作为支点并提供相当长的力臂产生足够的扭力 (图 19-13 与 图 19-14)。腓骨在胫骨截骨相同的平面通过另一长约 2cm 切口显露，最好使用矢状锯行腓骨斜行截骨 (图 19-15)。截骨端先原位固定 10d，然后每天 1mm 一圈，以一天 4 次，每次 1/4 圈的速度进行延长。一旦达到预定的长度，支架保持在静态位置的时间大约是延长所

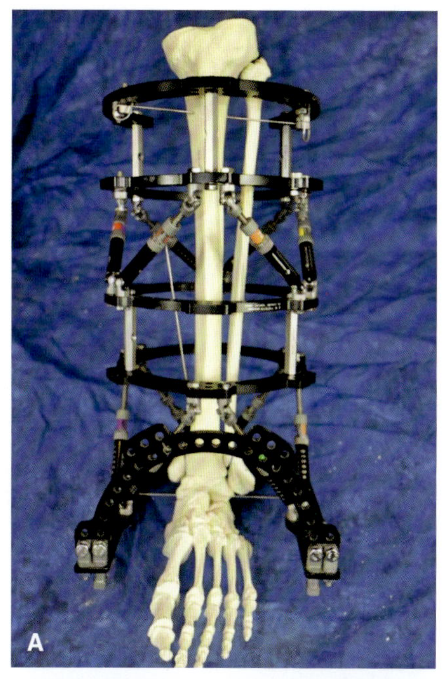

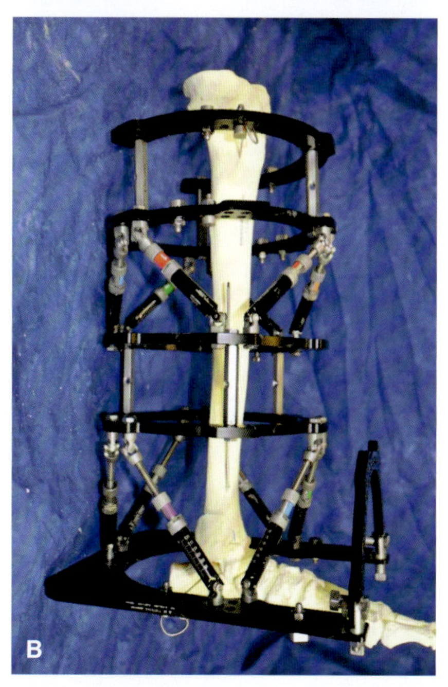

图 19-7 A，B. 下肢与外固定支架间相对位置

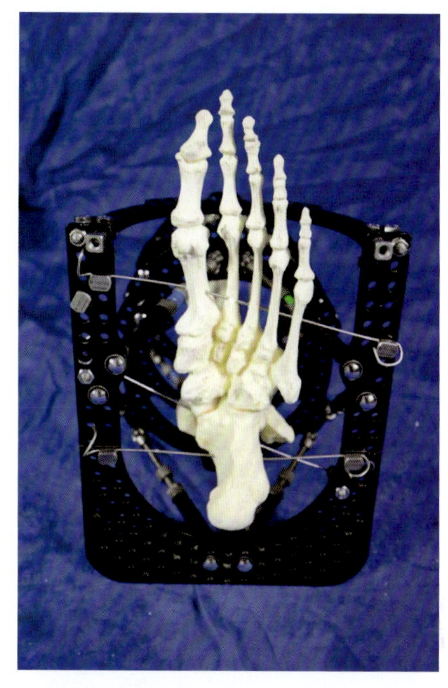

图 19-8 后足额外的斜向克氏针

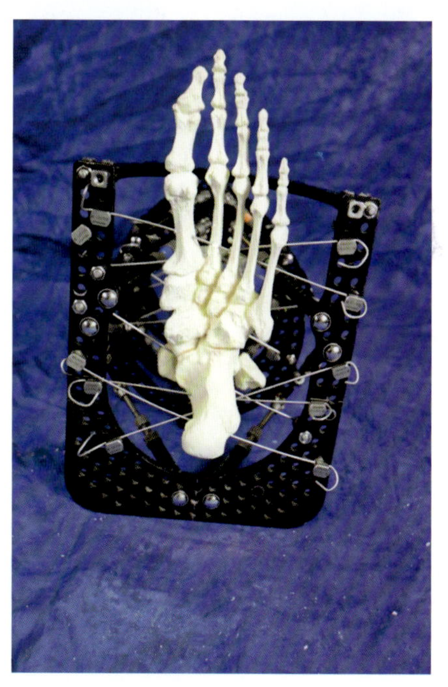

图 19-9 稳定前中足的克氏针

需时间的 2 倍 (图 19-16)。当影像学检查确认骨愈合完全即可拆除外固定支架。如果骨再生不完全可能需要二次植骨，重新加压或去除牵拉也可能达到骨再生的结果。对于依赖外固定支撑的骨不完全再生患者，可在去除外固定支架后使用锁定髓内钉固定。

三、使用大块同种异体骨植骨结合髓内钉与外固定支架行非感染全踝关节置换术后翻修术

对于短缩小于 1cm 的非感染患者，可使用标准的植骨内固定术行踝关节融合。缺损大的则需要大块同种异体股骨头植骨，主要的并发症是潜在的某一点甚至整个界面的骨不连。从

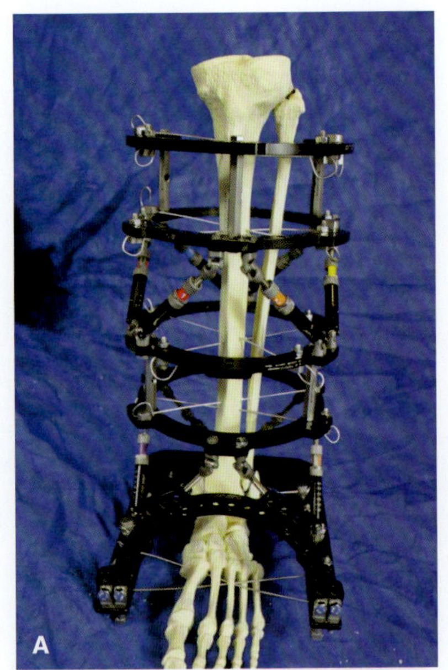

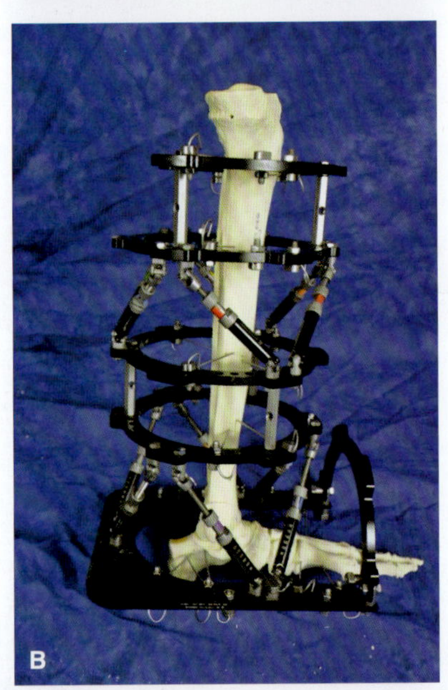

稳定并加压的角度来看使用钢板或螺钉的常规内固定方法不一定满足要求。这种情况下提倡逆行髓内钉固定，因为可以增强生物力学稳定

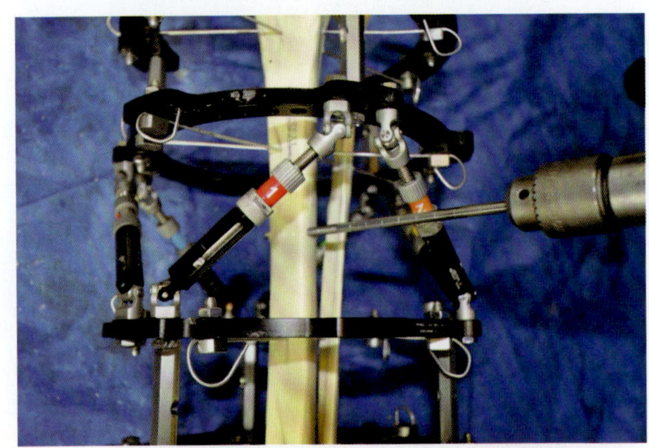

图 19-11 使用 4mm 钻头行胫骨近端骨干皮质骨截骨

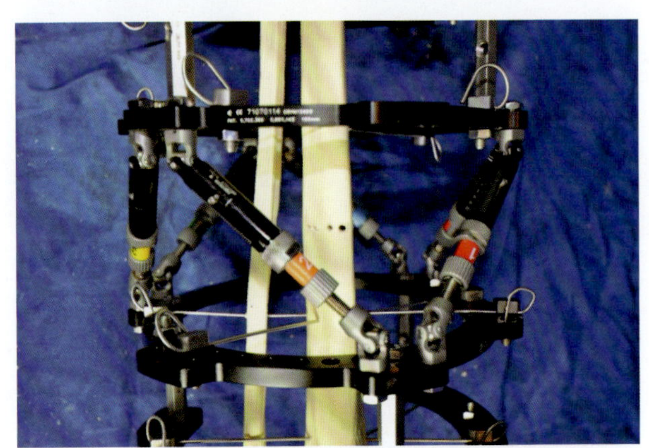

图 19-12 在截骨部位周围线形钻孔

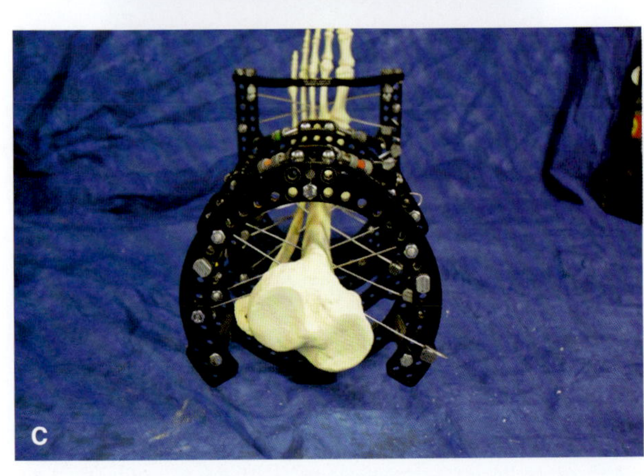

图 19-10 装配完成的支架显示每个环至少有两根细针交叉固定。A. 前后正位；B. 侧位；C. 轴位

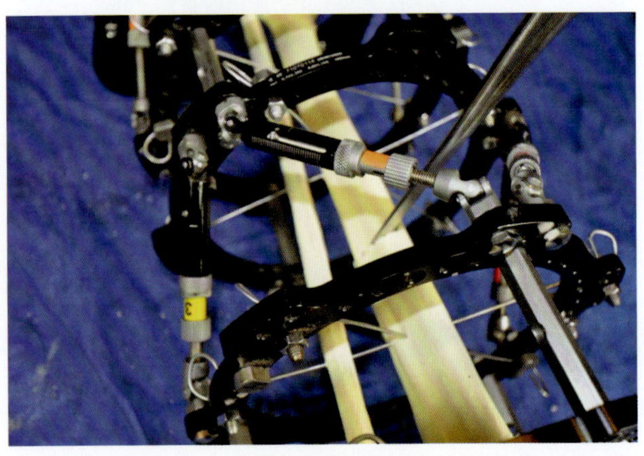

图 19-13 使用锐薄骨刀完成截骨

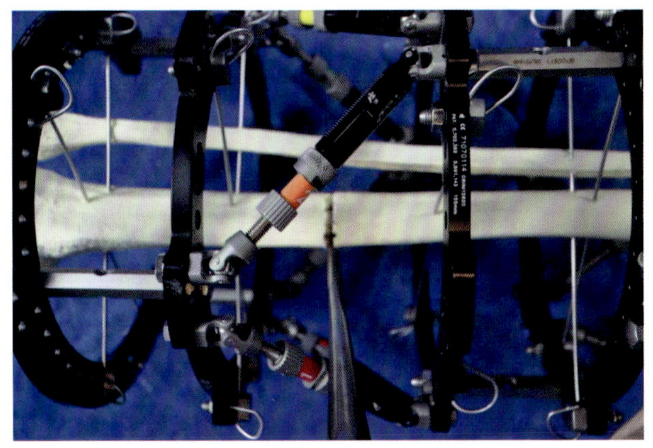

图 19-14 90°扭动骨刀破坏剩余连接的骨皮质以彻底完成截骨

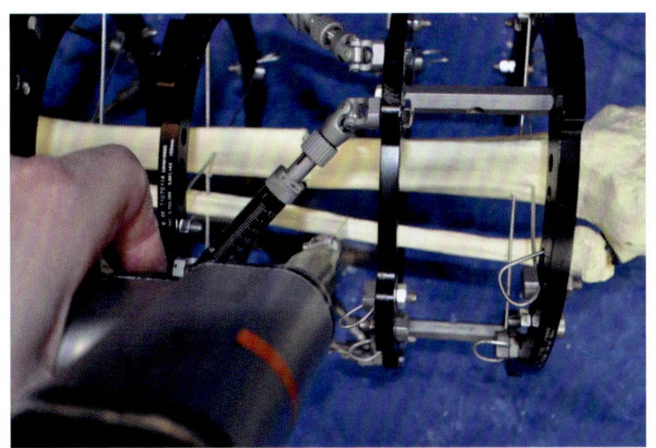

图 19-15 腓骨斜行截骨使得胫腓骨分离

性。然而大多数第二代胫距跟植入物或许不能在术后持续充分地加压来减少不融合的发生率。辅助使用胫距跟髓内钉，同时由外固定支架提供持续加压可减少不融合的发生率。

方法

患者仰卧于手术台上，同侧臀部垫高使下肢处于旋转中立位。同时在大腿部使用止血带。患肢常规消毒铺巾。通过踝前入路取出假体，行广泛地滑膜清除及关节清理并观察缺损程度。有多种方法可以对股骨头进行成形，但髋关节置换常规使用的髋臼锉具有较多的优势 (图 19-17 ～ 图 19-19)。同时对胫骨、距骨及腓骨之间的缺损区用髋臼锉进行塑形使之与股骨头相匹配 (图 19-20 ～图 19-21)。

股骨头与骨替代物或者扩髓产生的骨屑混合作为自体骨移植物填入缺损处。在踝关节中立位使用带螺纹斯氏针临时固定股骨头 (图 19-22)。在透视指引下，扩髓导针确保进入胫骨髓腔中央，然后使用弹性扩髓器扩髓直至比将要置入的髓内钉直径大 1mm(图 19-23，图 19-24)。胫距跟髓内钉置入跟骨、距骨及股骨头相对应的远端孔中。在透视下将螺钉拧入髓内钉

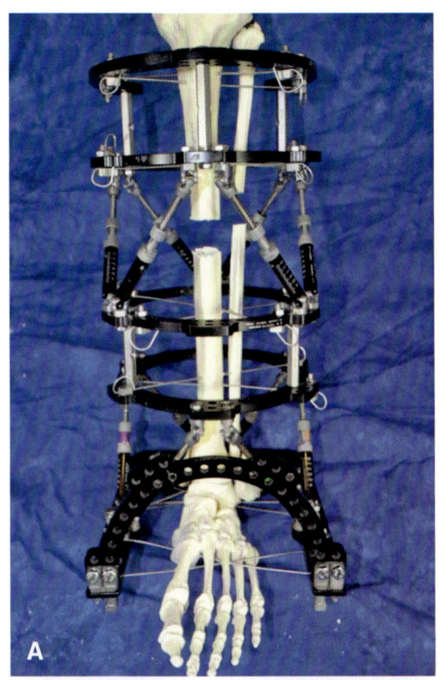

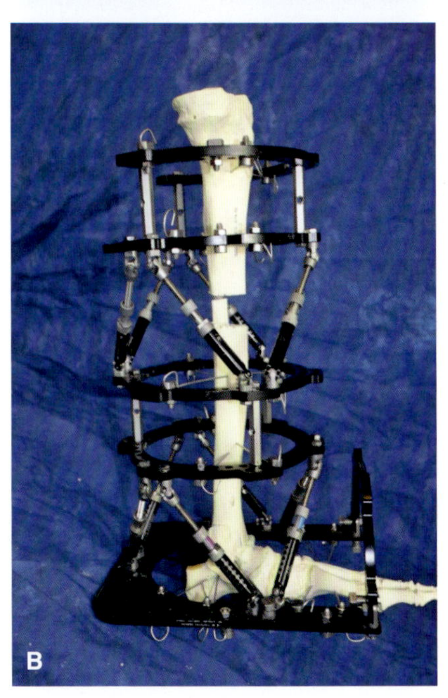

图 19-16 模型骨展示融合部位的加压与截骨部位的牵张以维持肢体长度。A. 正位；B. 侧位

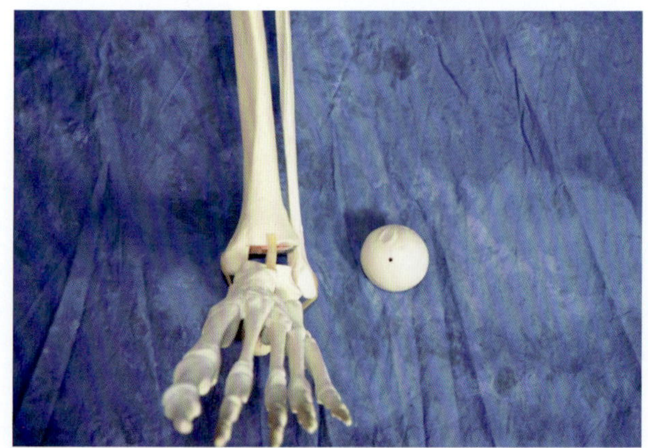

图 19-17 胫距缺损与同种异体股骨头

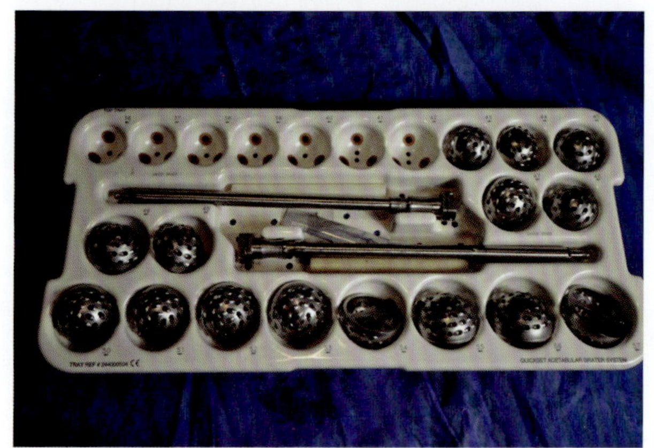

图 19-18 用于清理与融合部位准备的髋臼锉

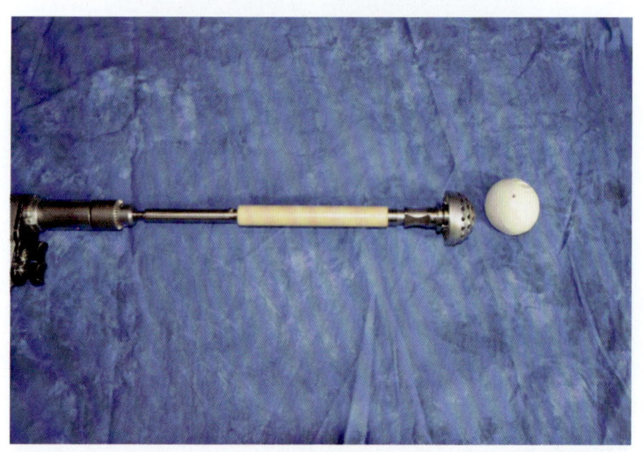

图 19-19 与股骨头直径相配的髋臼锉

对应位置的孔洞(图 19-25 至图 19-27)。如果选择的髓内钉有近端动力槽，单独抗旋转螺钉可置入该槽以允许髓内钉在外固定支架加压下移动(图 19-28)。

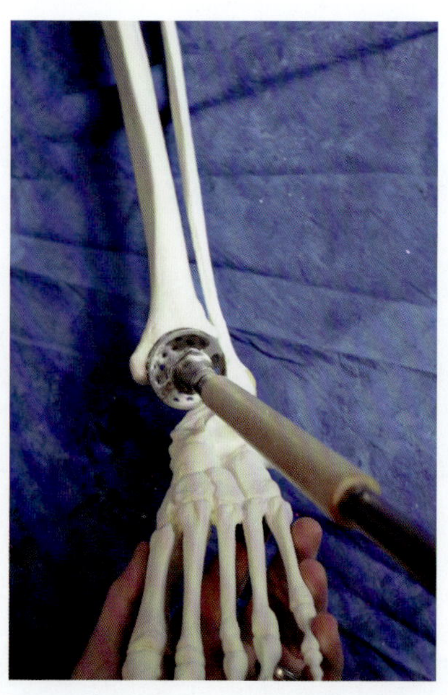

图 19-20 髋臼锉对胫距关节缺损部位进行扩孔

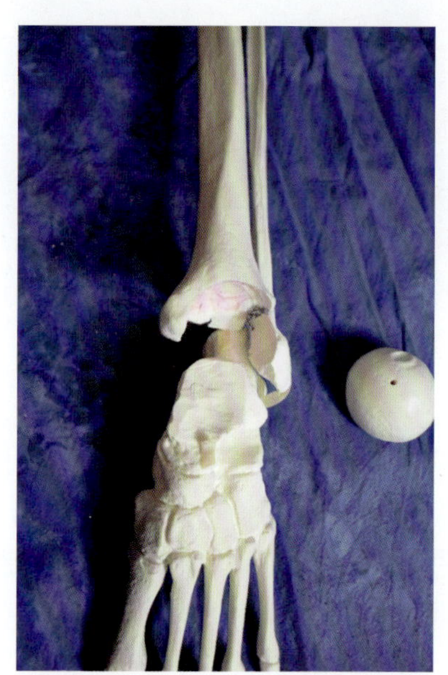

图 19-21 对胫距关节扩孔使之与股骨头匹配，保留内踝使得髓内钉能在胫骨中心位置

髓内钉插入并锁定后，使用简易外固定支架行轴向加压。胫骨环与闭合足环用螺纹杆或万向杆连接预装好外固定支架(图 19-29)。支架套进足及小腿后定位在足环远端，足环一般以跗骨窦(距下关节)为中心并与足部被毛皮肤与光滑皮肤交界处在同一平面上。足跟应在足环中心位置，并至少离足环边缘 2 横指宽。第一

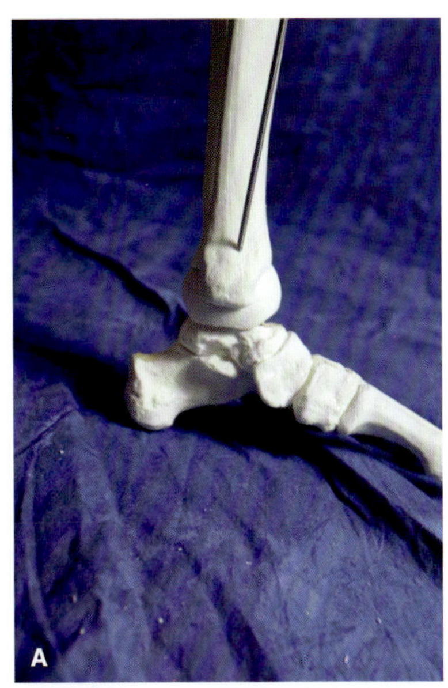

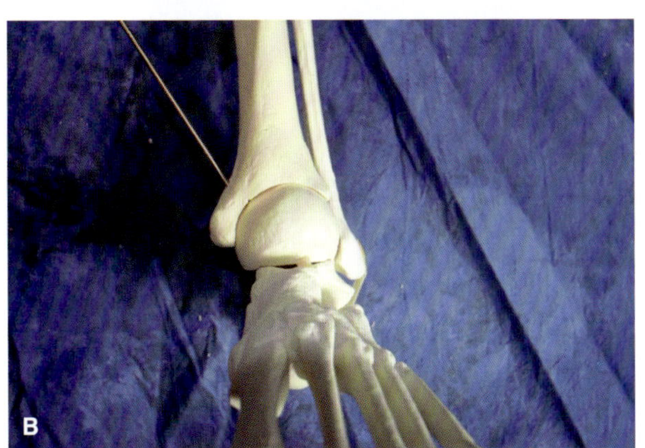

图 19-22 使用带螺纹斯氏针临时固定股骨头

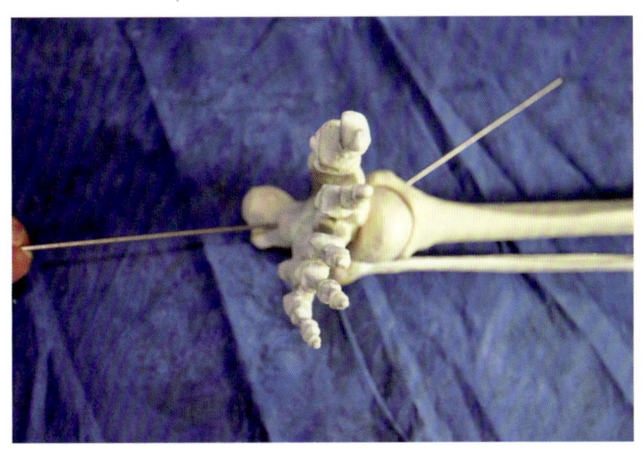

图 19-23 跟骨跖侧导针进入点，确保跟骨与胫骨中线共轴

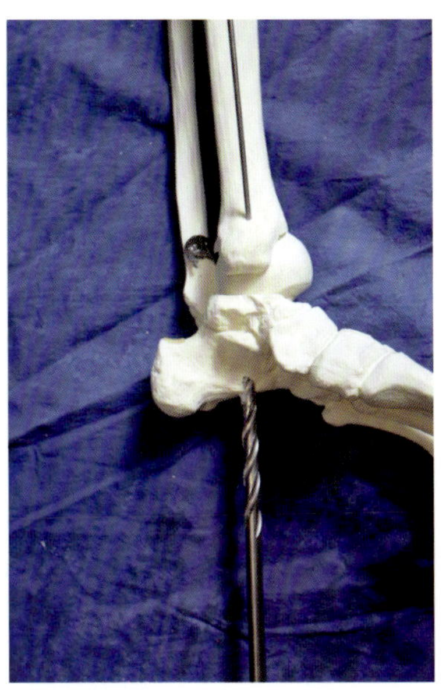

图 19-24 逐步扩髓

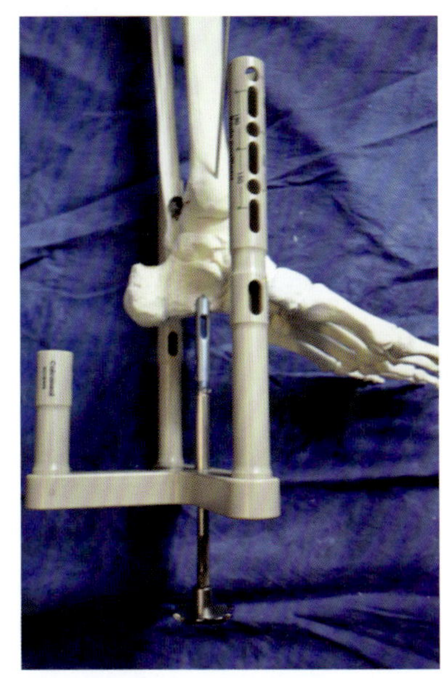

图 19-25 置入带槽髓内钉

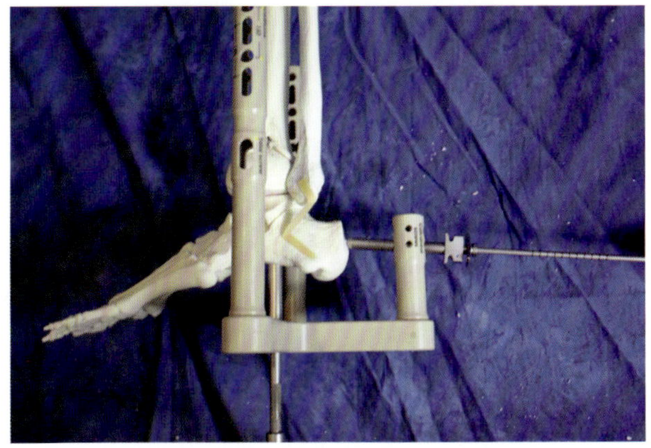

图 19-26 拧入跟骨后侧螺钉

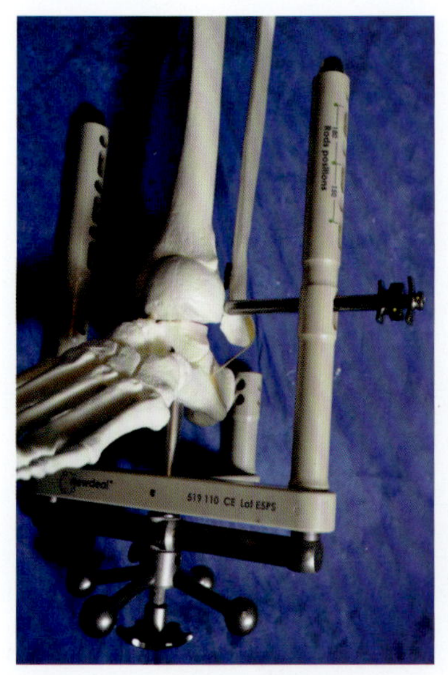

图 19-27 拧入股骨头螺钉

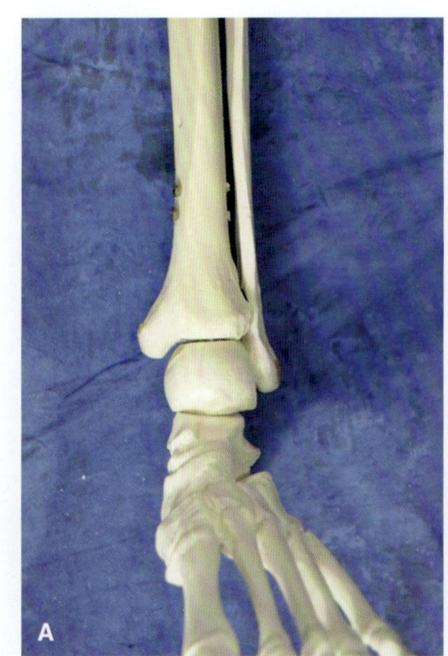

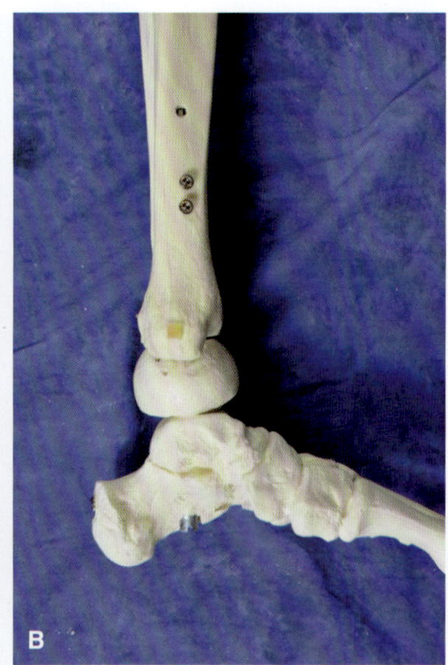

图 19-28 完成进钉，两枚螺钉由内向外拧入髓内钉近端槽孔。A. 正位；B. 侧位

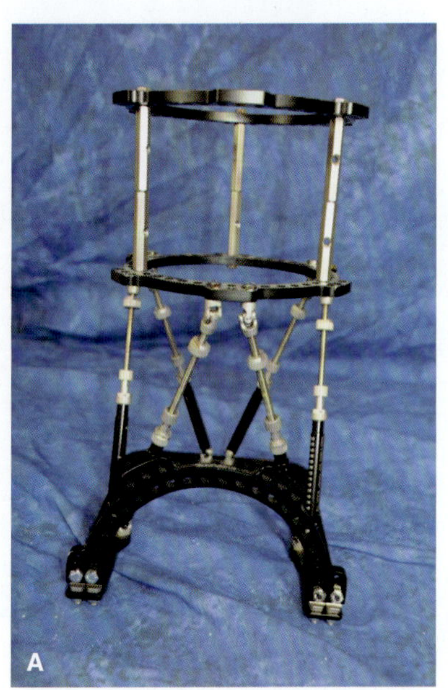

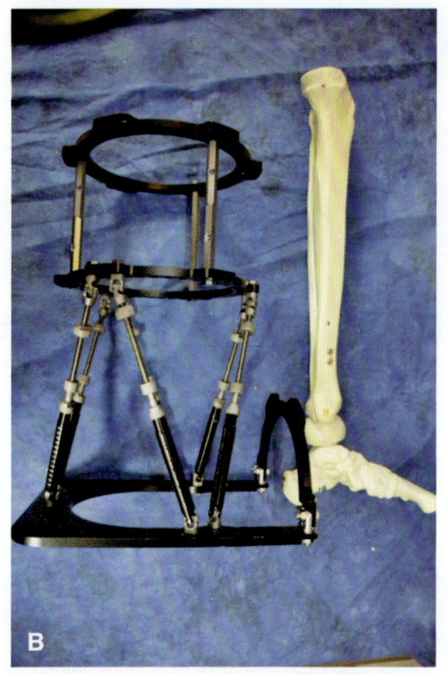

图 19-29 使用可调节连接杆连接胫骨环与足环的预装外固定支架。A. 正位；B. 侧位

根参照针轻微地斜向进入跟骨并位于髓内钉后侧(图 19-30)。第二根参照针位于近端胫环，从内向外横向进入胫骨。该环一般位于髓内钉的近侧(图 19-31)。一旦力线确认满意且小腿被放置在环的中央，即可完成其余固定。最后在跟骨、前足与中足斜向穿入细针并同样牵张至 130kg(图 19-32 ～图 19-34)。如果希望在距下关节处额外加压，在足环上加用弧形装置克氏针，克氏针置于留存的距骨体。该技术可以在弧形克氏针的张力方向上对距下关节加压。

然后在近端胫环上穿剩余的克氏针并予以固定(图 19-35)。远端胫环上的克氏针可能会与髓内钉在胫骨髓腔内发生撞击。细针可从胫骨前侧或后侧皮质穿过胫骨以避免与髓内钉碰撞，并将细针牵张至 130kg。为保证支架稳定，每环至少需要穿 2 根克氏针。一旦所有的环固定后，

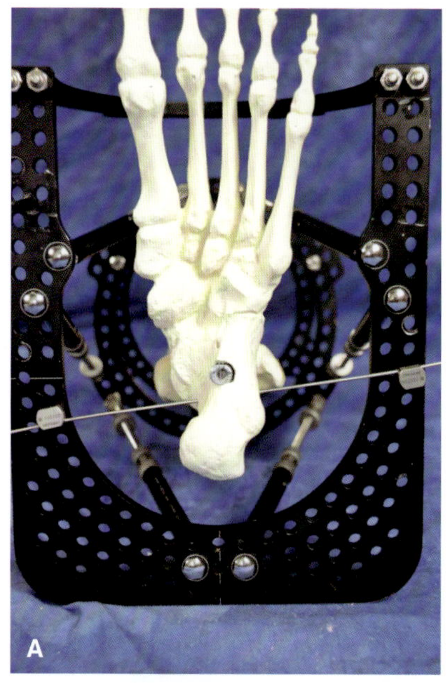

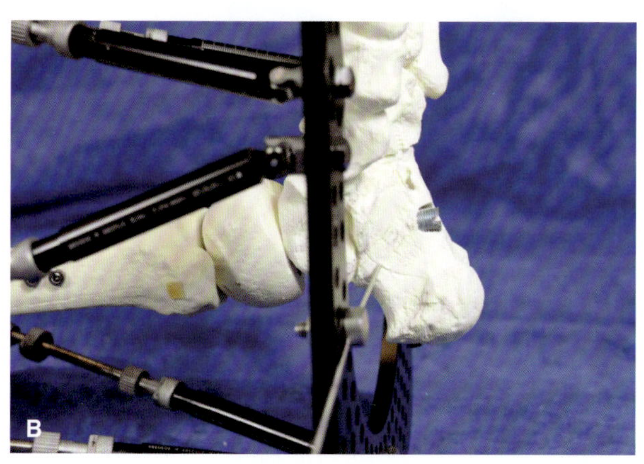

图 19-30 跟骨参照针的置入，注意与髓内钉的相对位置。A. 正位；B. 侧位

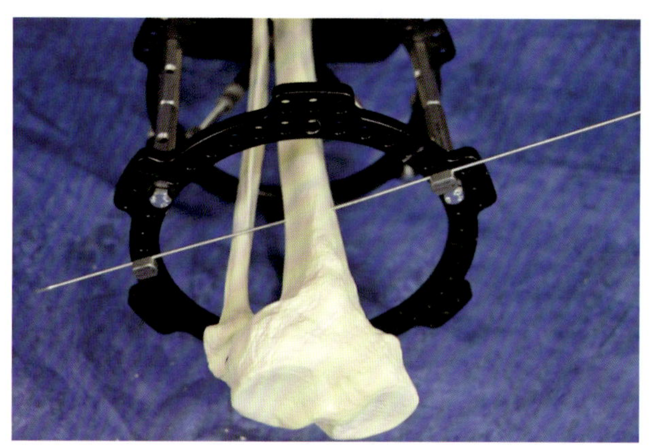

图 19-31 胫骨近端参照针

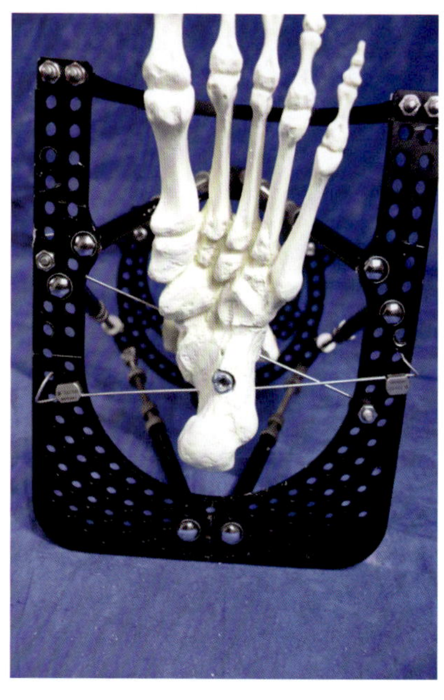

图 19-32 额外跟骨交叉穿克氏针

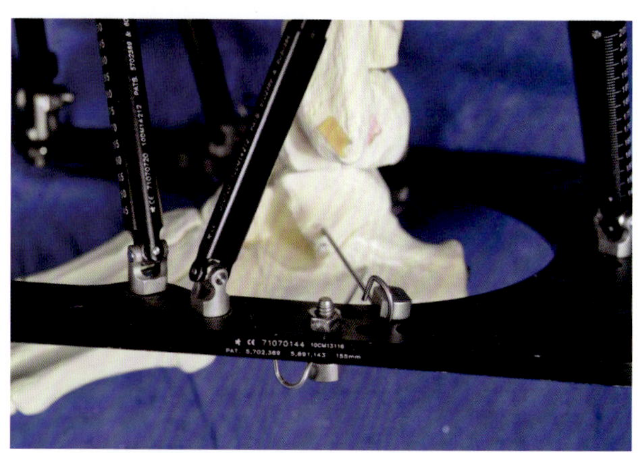

图 19-33 额外后足距骨穿针

通过调节胫环与足环支架的连接杆加压直至克氏针出现弯曲。常规关闭伤口并在钉道处使用敷料包扎。

术后 6 周每周予以加压 (图 19-36 ～图 19-38)。外固定支架常规在术后约 6 周麻醉下拆除。随后使用短腿行走石膏 6~8 周，再使用行走支具 6~8 周，最后使用护踝或踝足支具直至完全融合。

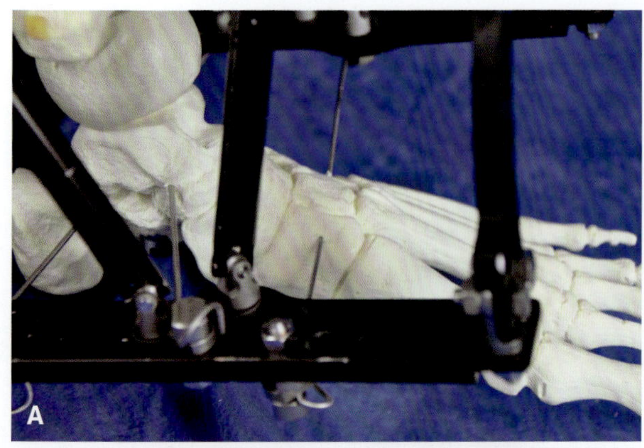

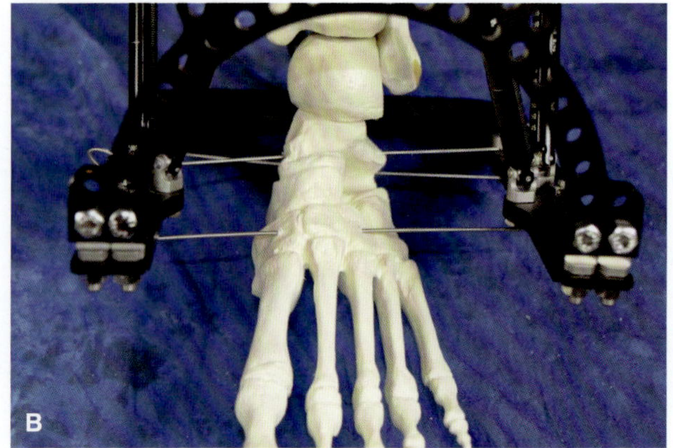

图 19-34 前足斜向穿克氏针。A. 正位；B. 侧位

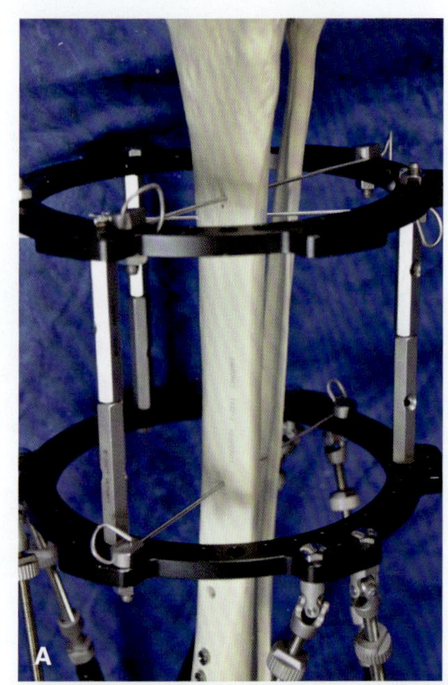

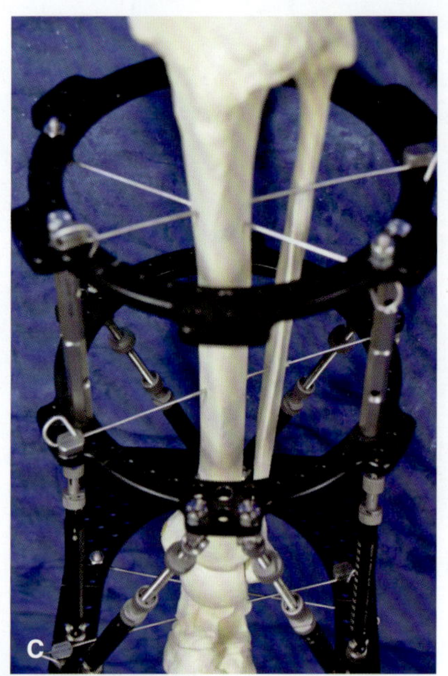

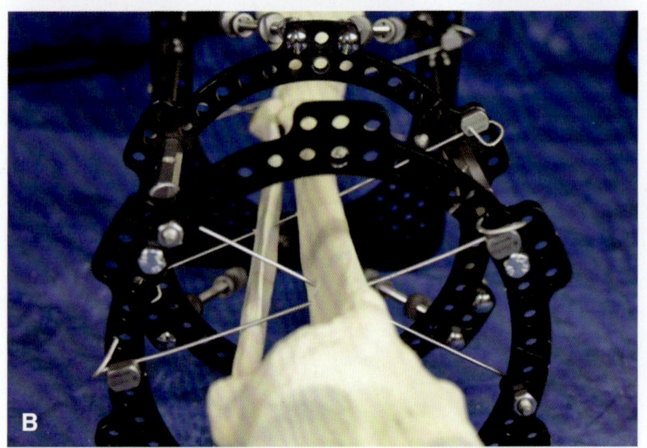

图 19-35 胫骨近端穿针。胫骨近端环穿针位于髓内钉近端；远端环穿针经胫骨前侧皮质。A. 侧位；B. 正位；C. 轴位

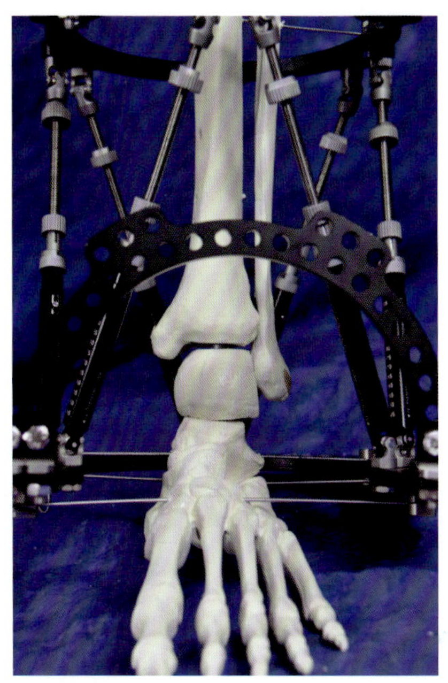

图 19-36 踝关节髓内钉固定后加压前状态

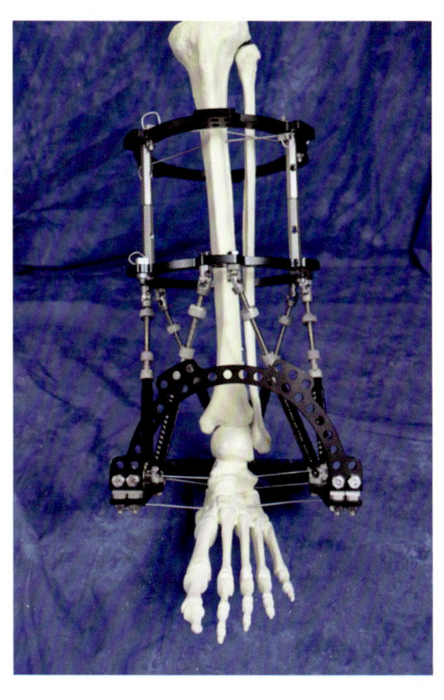

图 19-38 踝关节最终固定加压后正位

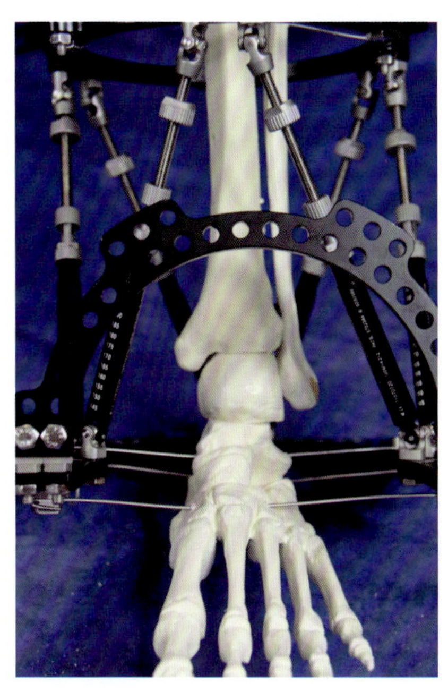

图 19-37 踝关节髓内钉固定后使用外固定支架进行加压

四、使用单边外固定支架行软组织分期处理与踝关节假体再置入翻修全踝关节置换术后感染

对于全踝关节置换术后早期感染需行假体拆除二期行再置入者，可单独使用简易单边外固定支架或与抗生素骨水泥同时使用。该支架起到短期软组织固定的作用以便于伤口处理，同时保持软组织长度，防止假体再置入时的软组织挛缩。由于单边外固定支架依赖远近端2～3枚半钉，该方法不建议用作踝关节融合术的最终固定方式。单边外固定支架一般会在6周内失去固定效果，时间太短从而影响最终融合。

方法

患者仰卧位，下肢轻度外旋。感染假体移除后，行广泛踝关节滑膜清理，单边外固定支架位于内侧行跨踝关节固定(图19-39，图19-40)。带30mm长的螺纹直径为6mm半钉从距骨内侧至外侧，以垂直于距骨长轴的方向穿入距骨颈。进针方向一般在内踝尖前部远端1横指处(图19-41)。滑动半钉上的踝关节钳夹，钳夹可以作为跟骨第二根半钉的进针模板(图19-42)。钳夹最后固定于半钉上，与皮肤的距离至少1cm以预防软组织肿胀(图 19-43)。松弛所有铰链，加压与牵张部件位于中间位置，通过与胫骨同向排列的近端钳夹引导胫骨穿针(图 19-44)。2 ~ 3 枚半钉从前内侧向后外侧穿入胫骨(图 19-45，图 19-46)。两侧铰链关节固定后拧紧近端钉夹(图 19-47 ~图 19-49)。将踝关节处于矢状面上中立位置完成支架的最后调整(图 19-50)。最终应用加压或牵张部件并做轴向调整。在本疾病特殊的条件下，关节要求被牵张至满足踝关节置换翻修的长度(图 19-51，图 19-52)。对于软组织比较薄弱者需避免张力过大，术后以每天 1mm 的速度逐渐延长或许可对软组织的影响降至最低(图 19-53 ~图 19-55)。

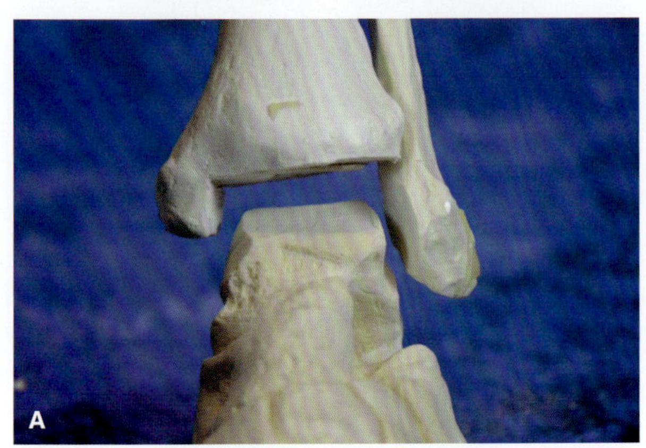

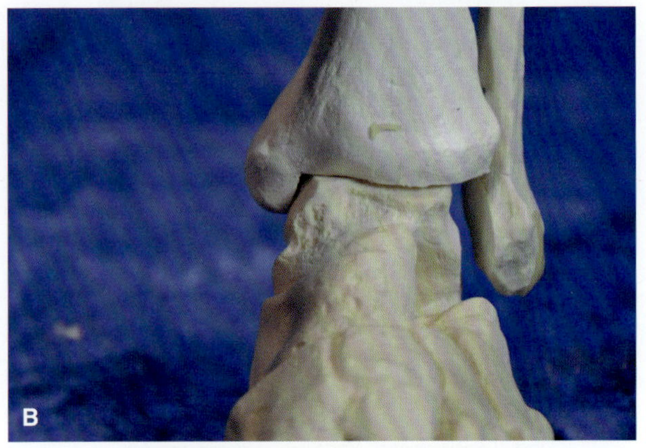

图 19-39 感染假体移除后导致的踝关节缺损。A. 撑开间隙便于关节面准备；B. 加压后距骨与踝穴靠内侧排列

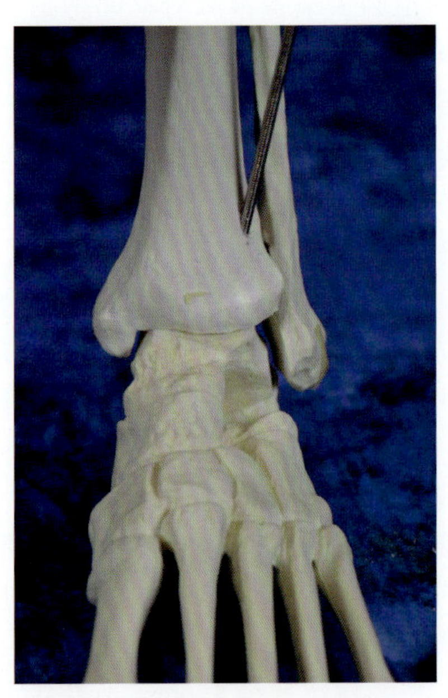

图 19-40 带螺纹斯氏针临时固定

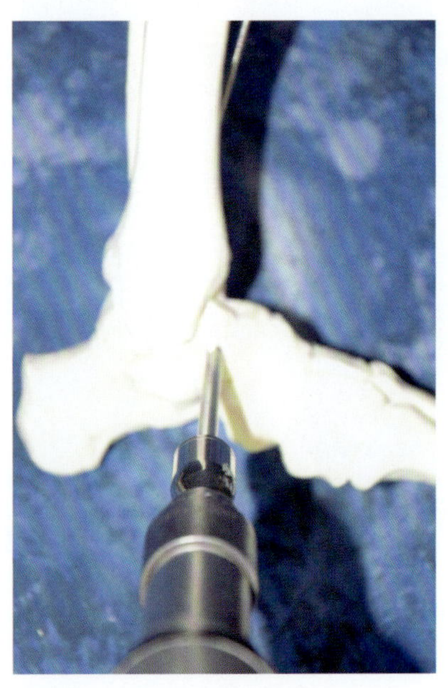

图 19-41 内踝前下方距骨颈穿针

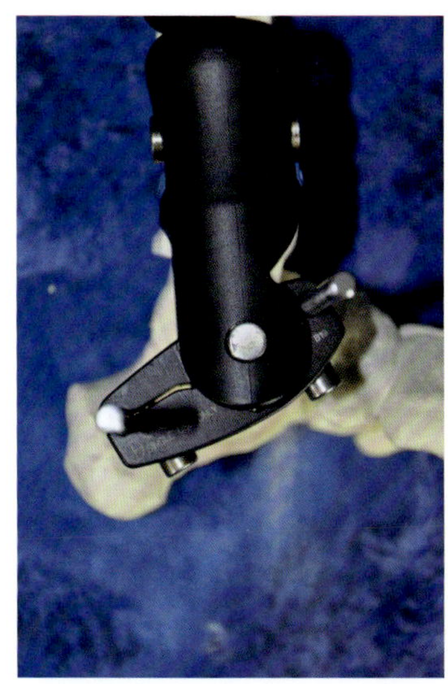
图 19-42　应用单边外固定支架，远端钳夹作为跟骨穿针的模板

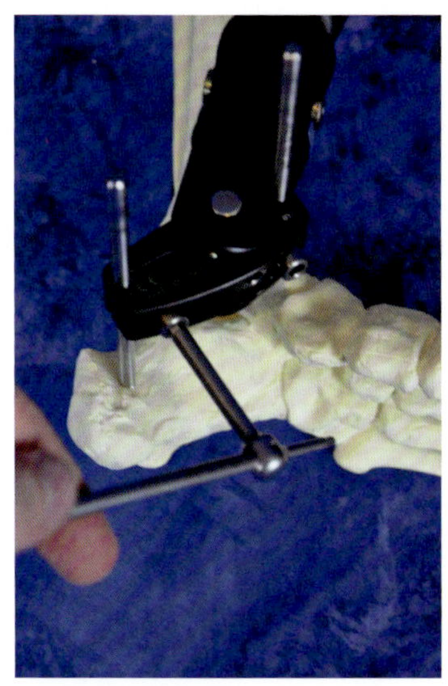
图 19-43　拧紧钳夹固定远端半钉

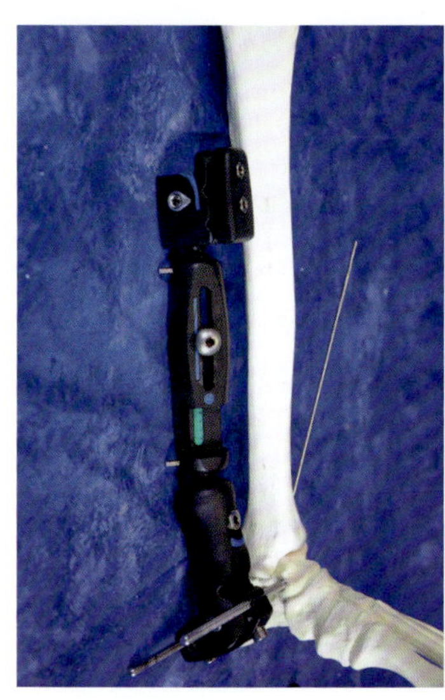
图 19-44　单边外固定支架沿胫骨内侧排列确定近端半钉进针位置，加压与牵张部件位于中间位置

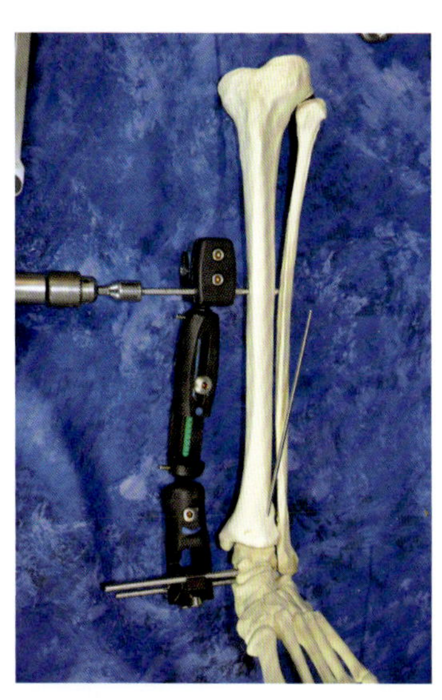
图 19-45　拧入近端半钉

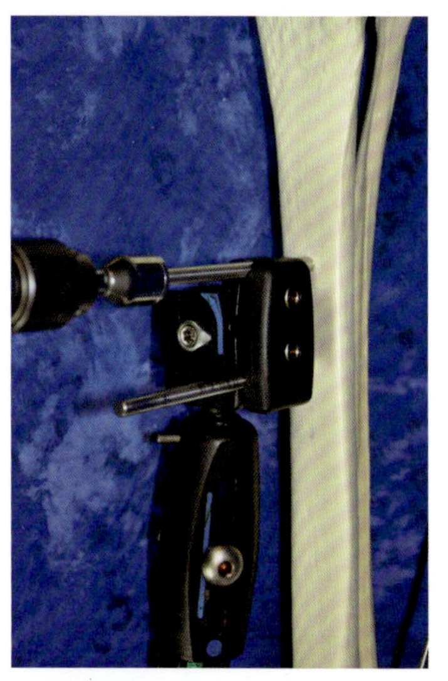
图 19-46　拧入第 2 根近端半钉

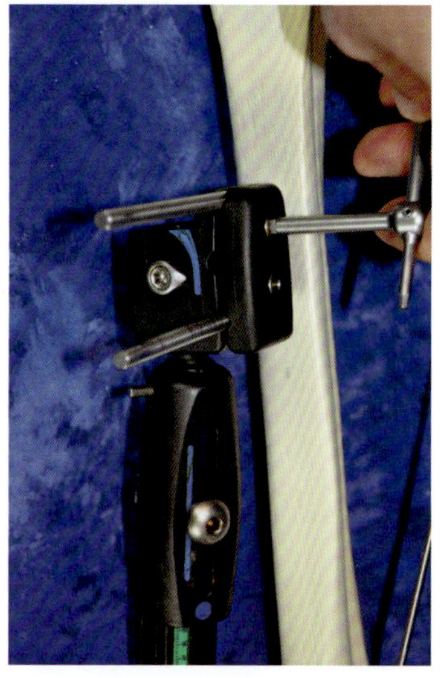
图 19-47　将近端半钉固定于钳夹上

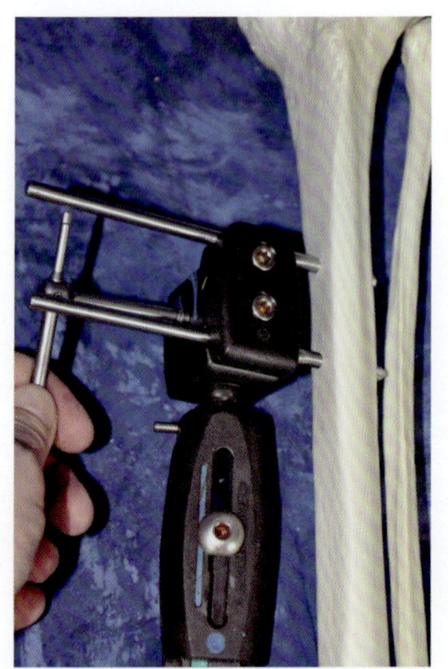

图 19-48　锁定近端铰链关节

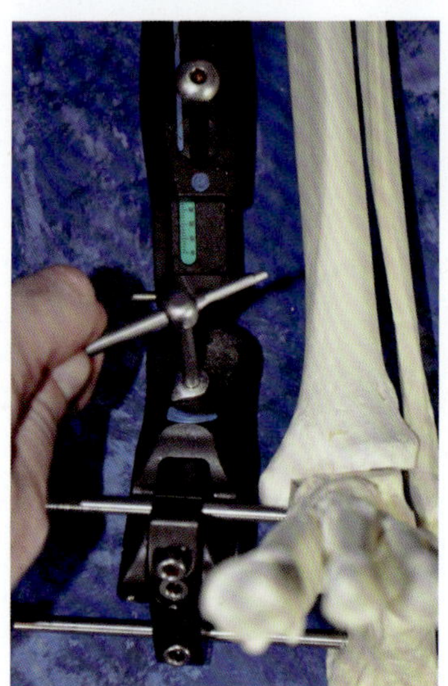

图 19-49　锁定远端铰链关节

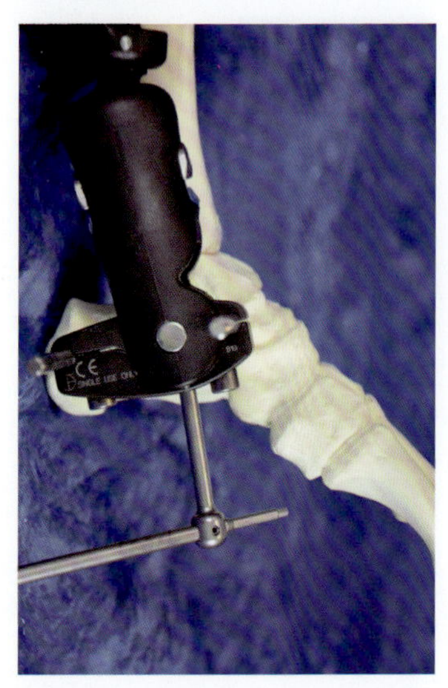

图 19-50　调整踝关节至伸屈中立位后固定铰链关节

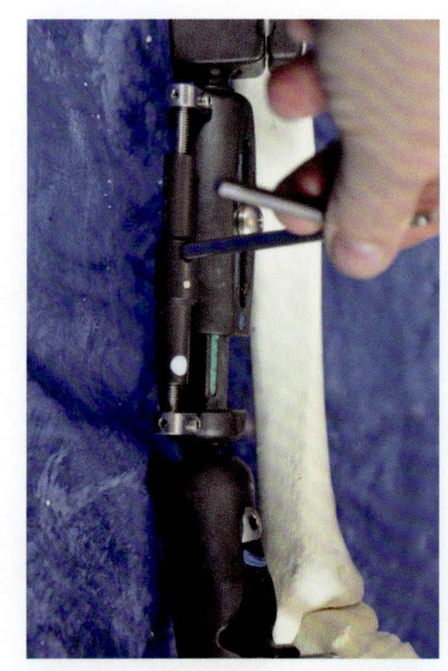

图 19-51　使用加压或牵张装置

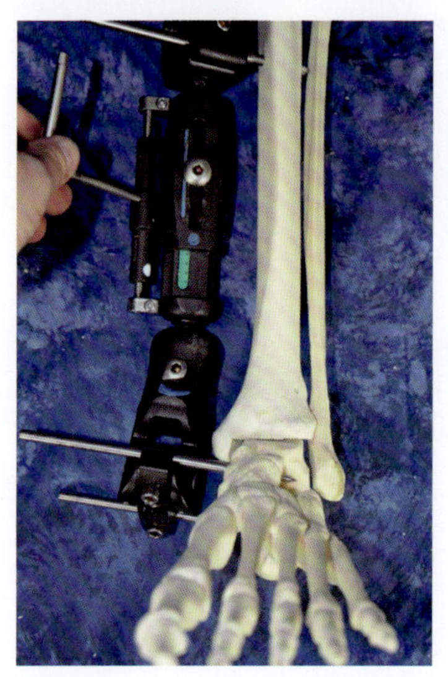

图 19-52　调整加压牵张装置后的最终轴向位置

五、要点与注意事项

1. 针道感染虽难以避免，但可以通过应用坚强的固定，保证支架稳定及恰当的术后针道护理将感染风险降至最低。增加针的数量有利于提高固定的稳定性，还可在移除细针后不影响支架的稳定性。

2. 如果牵张延长时骨再生延迟，可适当降低每天骨延长的速度，如每天 0.5mm 或隔天延长。

3. 如果再生骨断裂，勿拆除外固定支架直至通过 X 线片或轴向 CT 扫描确定骨痂成熟。

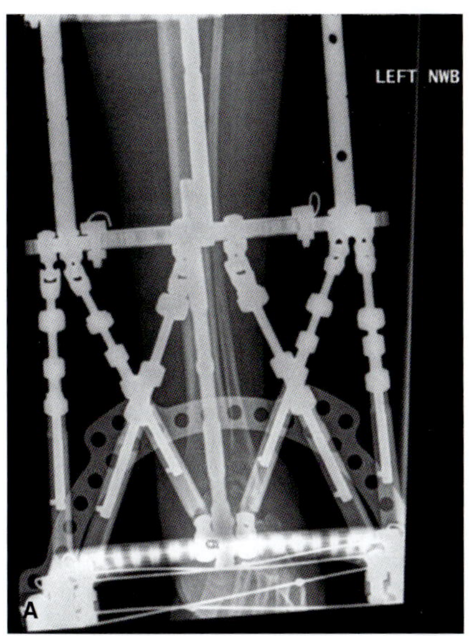

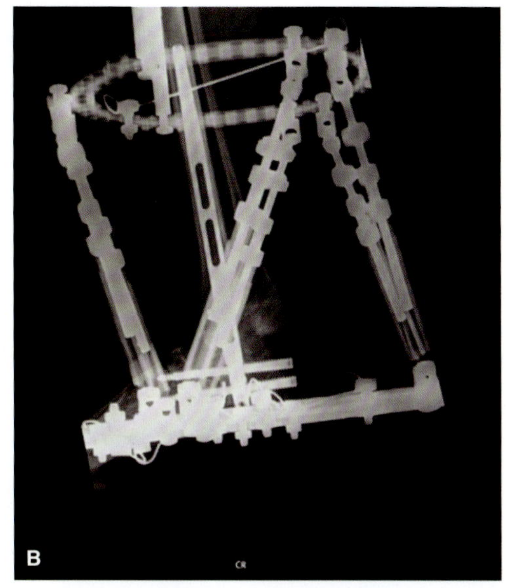

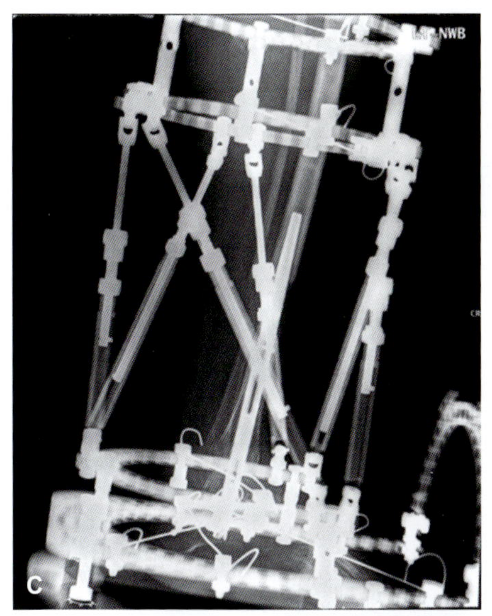

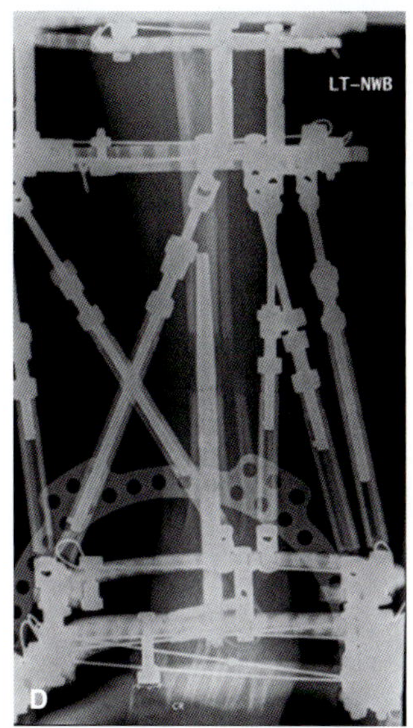

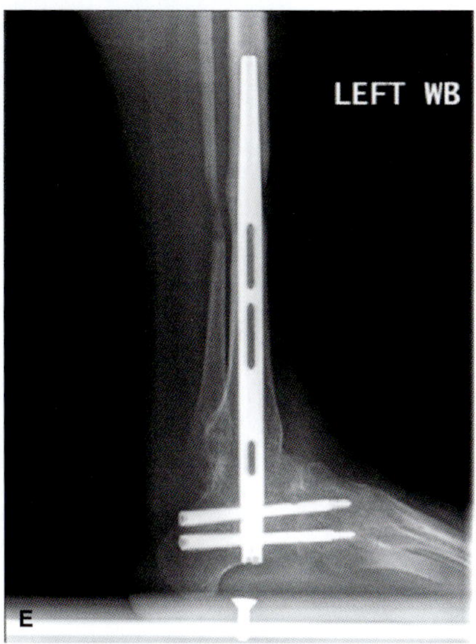

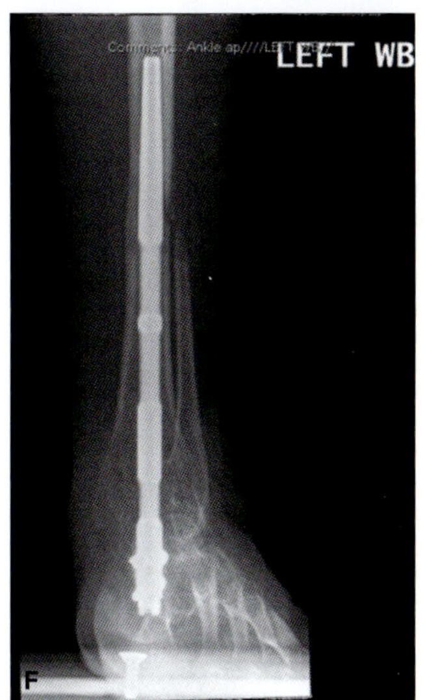

图 19-53 病例 1：脊髓灰质炎后遗症伴踝关节功能失代偿及下肢不等长超 4cm。最初使用外固定支架结合髓内钉行距骨周围关节融合术 (A，B)。利用同一支架，在胫骨远端 1/3 截骨行肢体延长术 (C，D)。距周关节融合术后的最终融合效果，下肢延长至可穿矫形鞋矫正步态 (E, F)

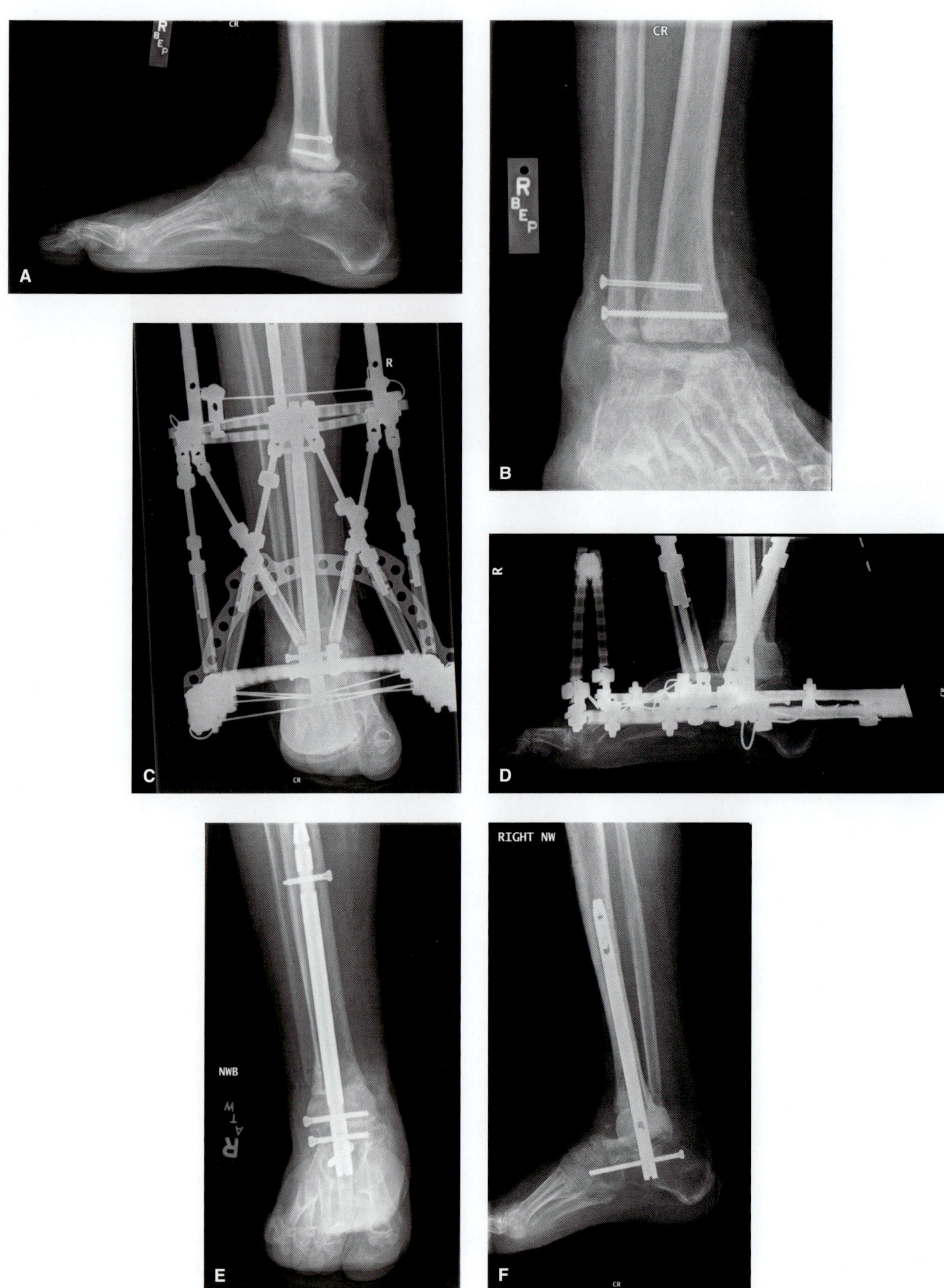

图 19-54 病例 2：踝关节置换术后感染伴广泛骨缺损及假关节形成 (A，B)；使用髓内钉结合外固定支架和股骨头同种异体骨植骨 (C，D)；术后 2 年随访结果 (E，F)

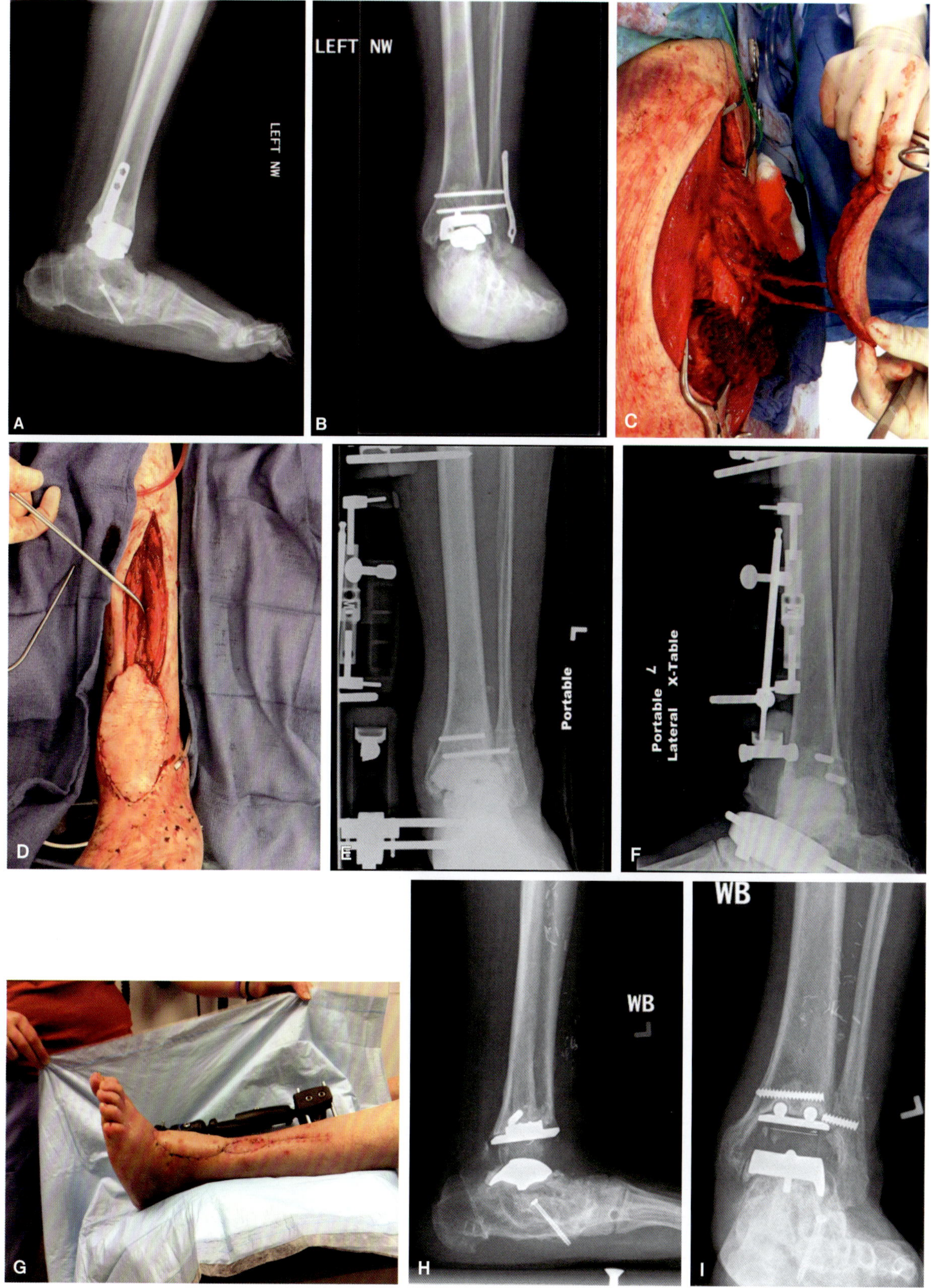

图 19-55 病例 3：65 岁男性患者，Agility 踝关节假体置换术后感染需行假体移除术。患者期望行翻修术更换假体保留踝关节功能。单边外固定支架固定后，使用抗生素骨水泥间隔及大腿前外侧皮瓣。支架及骨水泥间隔拆除后，使用 STAR 踝关节假体行全踝关节置换术。A, B.Agility 踝关节假体置换术后深部感染待翻修；C, D. 大腿前外侧筋膜蒂皮瓣；E, G.X 线片及照片显示使用单边外固定支架及抗生素骨水泥间隔；H, I. 二期更换为 STAR 踝关节假体

允许肢体延长时支架承重直至支架拆除。同时使用带锁髓内钉有很大优势。

4. 一般建议在融合术后 6 ~ 8 周行肢体延长术，因为此时容易确定最终肢体短缩的程度。

（施忠民　余伟林　译）

参考文献

1. Bruggeman N, Kitaoka H. Arthrodesis after failed total ankle arthroplasty. *Tech Foot Ankle Surg.* 2002;1(1):60–68.
2. Carlsson AS, Montgomery F, Besjakov J. Arthrodesis of the ankle secondary to replacement. *Foot Ankle Int.* 1998;19(4):240–245.
3. Cooper P, Polyzois V, Zgonis T. *External Fixators of the Foot and Ankle.* Philadelphia, PA: Lippincott Williams & Wilkins; 2013.
4. Culpan P, Le Scrat V, Piriou P, et al. Arthrodesis after failed total ankle replacement. *J Bone Joint Br.* 2007;89(9):1178–1183.
5. Doets HC, Zurcher AW. Salvage arthrodesis for failed total ankle arthroplasty. *Acta Orthop.* 2010;81(1):142–147.
6. Hopgood P, Kumar R, Wood PLR. Ankle arthrodesis for failed total ankle replacement. *JBJS Br.* 2006;88(8):1032–1038.
7. Katsenis D, Bhave A, Paley D, et al. Treatment of malunion and nonunion at the site of an ankle fusion with the Ilizarov apparatus. *J Bone Joint Surg Am.* 2005;87(2):302–309.
8. McCoy TH, Goldman V, Fragomen AT, et al. Circular external fixator assisted ankle arthrodesis following failed total ankle arthroplasty. *Foot Ankle Int.* 2012;33:947–955.
9. Bullens P, deWall Malefijt M, Louwerens JW. Conversion of failed total ankle arthroscopy to an arthrodesis: technique using an arthrodesis nail and a cage filled with morsellized bone graft. *Foot Ankle Surg.* 2010;16(2):101–104.
10. Clowers BE, Myerson MS. A novel surgical technique for the management of massive osseous defects in the hindfoot with bulk allograft. *Foot Ankle Clin.* 2011;16(1):181–189.
11. Cuttica DJ, Hyer CF. Femoral head allograft for tibiotalocalcaneal fusion using a cup and cone reamer technique. *J Foot Ankle Surg.* 2011;50(1):126–129.
12. Berkowitz M, Clare M, Walling A, et al. Salvage of failed total ankle arthroplasty with fusion using structural allograft and internal fixation. *Foot Ankle Int.* 2011;32(5):493–502.
13. Paley D. Problems, obstacles, and complications of limb lengthening of the Ilizarov technique. *Clin Orthop Relat Res.* 1990;250:81–104.
14. Santagelo JR, Glisson RR, Garras DN, et al. Tibiotalocalcaneal arthrodesis: a biomechanical comparison of multiplanar external fixation with intramedullary fixation. *Foot Ankle Int.* 2008;29(9):936–941.
15. Sakurakichi K, Tsuchiya H, Uehara K, et al. Ankle arthrodesis combined with tibial lengthening using the Ilizarov apparatus. *J Orthop Sci.* 2003;8(1):20–25.
16. Tellisin N, Fragomen AT, Ilizarov S, et al. Limb salvage reconstruction of the ankle with fusion and simultaneous tibial lengthening using the Ilizarov/Taylor Spatial Frame. *HSS J.* 2008;4:32–42.
17. Rozbruch SR, Kleinman D, Fragomen AT, et al. Limb lengthening and then insertion of an intramedullary nail: a case match comparison. *Clin Orthop Relat Res.* 2008;466(12):2923–2932.
18. Bennett GL, Cameron B, Njus G, et al. Tibiotalocalcaneal arthrodesis: a biomechanical assessment of stability. *Foot Ankle Int.* 2005;26(7):530–536.
19. Berend ME, Glisson RR, Nunley JA. A biomechanical comparison of intramedullary nail and crossed lag screw fixation for tibiotalocalcaneal arthrodesis. *Foot Ankle Int.* 1997;18(10):639–643.
20. Lee AT, Sundberg EB, Lindsey DP, et al. Biomechanical comparison of blade plate and intramedullary nail fixation for tibiocalcaneal arthrodesis. *Foot Ankle Int.* 2010;31(2):164–171.
21. Klos K, Lange A, Matziolis G, et al. Tibiocalcaneal arthrodesis with retrograde nails: description of a hindfoot procedure after massive talus destruction. *Orthopade.* 2012;42(5):364–370.
22. Rammelt S, Pyrc J, Agren PH, et al. Tibiotalocalcaneal fusion using the hindfoot arthrodesis nail: a multicenter study. *Foot Ankle Int.* 2013;34:1245–1255.
23. Thomason K, Eyres KS. A technique of fusion for failed total replacement of the ankle: tibial allograft calcaneal fusion with a locked retrograde intramedullary nail. *J Bone Joint Surg Br.* 2008;90(7):885–888.
24. Ferrao P, Myerson MS, Schuberth JM, et al. Cement spacer as definitive management for postoperative ankle infection. *Foot Ankle Int.* 2012;33(3):173–178.

CHAPTER 20

Michael Aynardi,
David Pedowitz

第 20 章　聚乙烯

一、简介

近 50 年来，聚乙烯是关节置换术应用最多的表面材料之一，其在全髋和全膝关节置换术中获得了广泛的临床应用，但在全踝关节置换 (total ankle arthroplasty, TAA) 中失败率较高。究其原因，可能是由于目前对踝关节的结构理解不够全面、内植物设计缺陷或手术技巧不够娴熟等原因造成的。

就关节承重表面而言，踝关节不是单一的铰链关节或球窝关节，它具有复杂的生物力学特点。踝关节有多种负责关节运动的结构，这些结构在踝关节的旋转运动中发挥着至关重要的作用。踝关节最显著的特点在于它的关节负重面较小，只有约 350mm^2，而髋关节和膝关节的关节负重面积则分别约为 1100mm^2 和 1200mm^2。与髋、膝关节相比，踝关节具有与之相当的负重量，但仅有不到前两者 1/3 的负重面积。由此不难看出，踝关节负重面承受着非常大的负荷。

近年来，由于对以上相关因素的理解进一步深入，所以新一代全踝关节置换取得了较大的进展。生物力学特性的提高及磨损率的不断降低直接促使关节存活率提高。本章内容重点介绍聚乙烯的各种特性、潜在的并发症及内植物的设计，并对全踝关节置换的研究前景做一展望。

二、聚乙烯

（一）概念

聚乙烯是由乙烯 (C_2H_4) 聚合形成的长烃链 (图 20-1)，这种聚合物是一种较长的重叠链状结构，形如床单，也称作晶状薄片，由一些杂乱的结构包绕。聚乙烯的方向和结构取决于多种因素，包括其分子量及构成形式等。可应用的聚乙烯有多种，但在矫形外科应用的聚乙烯均为链间高交联共价键聚乙烯，这种聚乙烯分子量较高，这大大增加了其黏性和耐磨性，且与小分子量聚乙烯相比，具有更大的强度，其缺点是较易碎。

（二）历史

在聚乙烯最初应用于关节置换的 30 年间，其制作工艺及组成结构基本没有太大变化。那时的制作工艺首先是将聚乙烯块雕刻成合适的形状，然后在空气中消毒。在最近 15 年，聚乙烯的制作工艺有两个较大的改进，因此显著地提高了聚乙烯的耐久性。第一个改进是由惰性环境中消毒取代在空气中消毒，主要是为了降低自由基的生成，而自由基会加速聚乙烯在储存过程中的降解。第二个改进是有关第二代超高分子量聚乙烯 (ultra-high-molecular-weight polyethylene, UHMWPE) 在高聚联性及热处理方面的改进。这些改进均显著降低了聚乙烯的磨损，延长了置入假体的使用寿命。

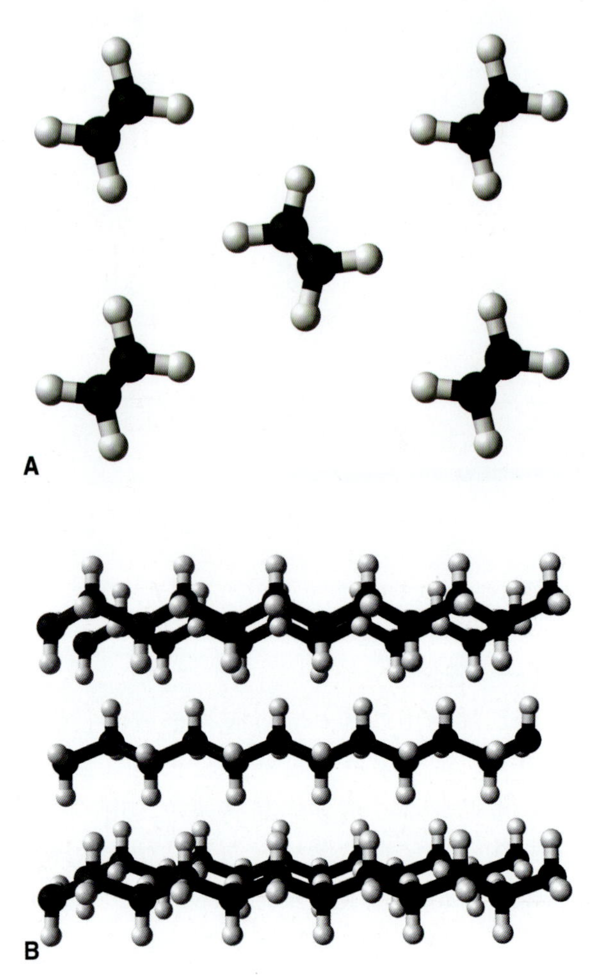

图 20-1 聚乙烯的化学结构。A. 乙烯；B. 聚乙烯

（三）消毒和制作

聚乙烯的制作可使用以下 3 种方法：计算机辅助塑形 (computer aided manufacturing, CAM)、压力塑形及直接塑形。就计算机辅助塑形而言，聚乙烯在热力及压力的共同作用下制作成预定的圆柱形，再加工成最终的形状；压力塑形是指首先将聚乙烯制作成较大的薄片，再切分成较小的适合进一步加工的薄片；直接塑形则是将聚乙烯直接压制成最终的形状。以上 3 种制作工艺目前均被广泛应用。

聚乙烯的消毒过程通常是暴露于 γ 射线下完成的。当聚乙烯在空气环境中应用 γ 射线 (2.5~4.0Mrad) 消毒时会产生自由基，这会导致聚乙烯的氧化降解，进一步增加其磨损率，最终导致其分层或折断。当聚乙烯在惰性环境中应用 γ 射线消毒时，自由基数量则会大幅减少。另外，应用更大剂量的射线 (5 ~ 10Mrad) 照射聚乙烯会导致更大的交联。因此，在惰性环境中应用 γ 射线消毒会增加聚乙烯的黏性和耐磨性，但更高的交联也会导致其机械性能的降低。聚乙烯照射后的处理包括熔化和煅烧，这两步都可降低对聚乙烯的氧化。在此过程中，聚乙烯从结晶状态逐渐转变为部分无定形状态，这有利于降低磨损，清除自由基，但有报道称在此过程中会发生疲劳裂纹。在煅烧过程中，聚乙烯在熔点以下的温度被加热，故仍能保持其结晶状态，但在此过程中会产生大量的自由基，随着时间的推移会导致聚乙烯的过早氧化。尽管熔化能降低氧化，但其临床重要性有待于进一步研究。

（四）第二代超高分子量聚乙烯

由于存在磨损及氧化，聚乙烯的制作工艺不断改进，最终研制成功了第二代超高分子量聚乙烯。在第二代超高分子量聚乙烯的煅烧过程中，用来降低自由基形成的技术包括：维生素 E 的应用、连续照射、连续煅烧及机械破坏。有趣的是，这些新技术的应用避免了制作过程中的熔化，有利于进一步改进交联。

采取连续照射及煅烧的机制在于，单次高剂量的照射可产生大量的交联，但同时也会阻止煅烧过程中自由基的清除。与应用单次大剂量照射不同的是，目前，制造商在保持累积剂量相同的前提下，将照射分成多步骤进行。采用这种方式，不仅可保持同量的交联，还可降低终产物中自由基的数量。另一种方法是应用维生素 E。在材料中加入维生素 E 可降低氧化，这可降低产品熔化的必要性。照射法似乎可减少维生素 E 分子的数量，但长期效果有待于进一步研究。最后，在照射后，在熔点以下对聚乙烯进行机械破坏使产品的结构改变并困住自由基，有利于自由基的释放。紧接着是煅烧，可用来恢复其初始结构。当前，许多聚乙烯制造厂家联合应用多种方法制作聚乙烯，尚无文献报道一种特殊的内植物比另一种有更大的优越性。

性能

与传统的聚乙烯相比，第二代高交联超高分子量聚乙烯在髋模拟研究中可显著降低磨损率，磨损率降低 55% ~ 95%，这表明超高分子量聚乙烯与传统聚乙烯相比具有较大的优势。总体而言，体外研究证实，每年小于 0.1mm 的磨损能降低发生骨溶解的风险，这种骨溶解可能是由于磨损碎片炎症导致的全关节组件松动造成的。试验表明，当前的聚乙烯成分具有以上良好的特性。

（五）全踝关节置换术的发展

第一代全踝关节置换由于存在显著的剪切力、压力及旋转力，应用受到很大限制，异常加载及比第二代更高的磨损率导致了置换后早期失败。与第一代相比，新一代产品的设计结合了移动承载及固定承载的优点。固定承载装置在胫骨与距骨之间只有一个固定的关节面，而移动承载装置则在较平的胫骨关节面与中凸的距骨关节面之间有一层移动的聚乙烯材料（图 20-2）。另外，设计上的改进还包括多孔状内植物的应用及高交联超高分子量聚乙烯的应用。设计及操作技巧上的进步使内植物使用寿命延长 5~10 年。

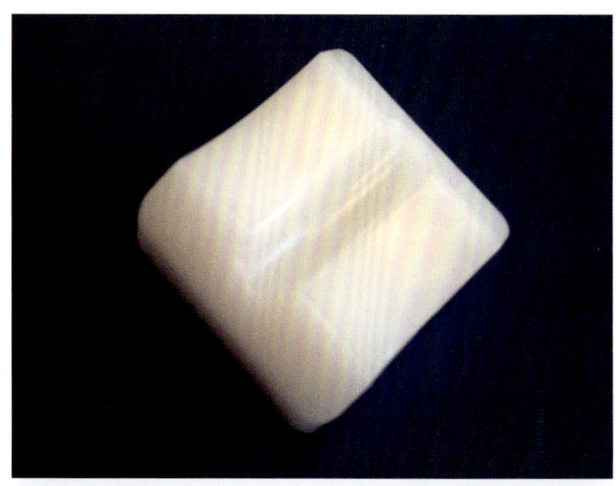

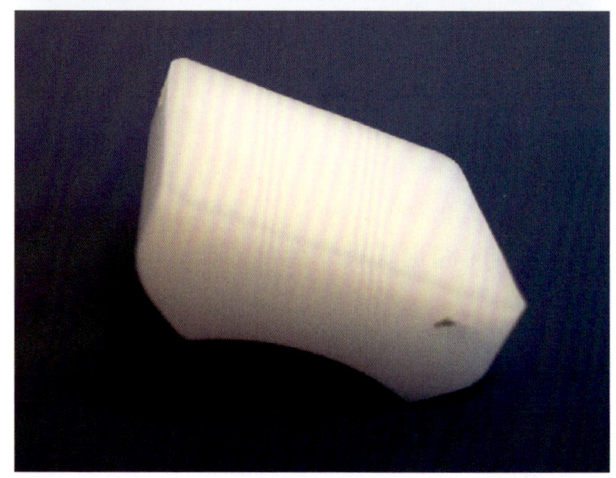

图 20-2 Scandinavian 人工踝关节中使用的聚乙烯材料，注意与距骨关节面相对的矢状面上的沟

Scandinavian 全踝关节置换

Scandinavian 全踝关节 (STAR) (SBI, Morrisville, NJ) 是一种三元件组成的半限制型假体。该关节的胫骨及距骨假体均是由钴 - 铬 - 钼合金和多孔状及非骨水泥内植物组成的，并且所应用的聚乙烯是超高分子量聚乙烯移动承载凹凸状结构，可以显著减小旋转时的阻力。聚乙烯凹凸状结构呈正方形，可以有效避免踝撞击，并且中心具有凹槽结构，可以与距骨侧面的凸出结构相匹配，这可有效地保持聚乙烯结构在前后及中间两侧上的稳定性。这种设计也保证了与金属的胫骨和距骨关节面相匹配。此外，这样的凹凸结构也可使胫骨关节面在多角度上进行旋转。

Hintegra 假体

Hintegra 踝关节修复系统 (Integra Life Sciences, Plainsboro, NJ) 是一种广泛应用的三元件组成的假体系统。其金属成分是由钴 - 铬合金构成的，聚乙烯成分是由 5~9mm 的超高分子量聚乙烯构成。聚乙烯插入物的胫骨一侧较平坦，与其相适应的是，在距骨前关节面则是凹面结构。距骨成分是圆锥形的，带有两个轻微弯曲的侧翼，这种设计更有利于多孔状的侧钉以压力插入的方式进行固定。另外，还有一个前盾是用来固定螺钉，在中间及两侧设计有 2.5mm 的边距以确保其稳定性。

INBONE 假体

INBONE 系统 (Wright Medical Technologies, Arlington, TN) 是一种双组分装置，这种装置是根据全膝关节置换材料的原理设计的。胫骨组分是由一个模块组成的，这个模块与髓内扩髓后的组装和压缩的基底板相适应。距骨面设计成带有双马鞍状的圆顶柱状，如临床需要，制造商还可设计一种跨越距下关节的结构 (目前尚未被 FDA 批准)，这种内植物可跨越整个距骨，因此，它具有相当于其他内植物 1.5~2 倍的表面积。聚乙烯组分有多种厚度，在距骨面是凹面设计，通过压缩装置与胫骨双马鞍及胫骨的平面设计相适应。理论上讲，柱状组分有助于分散承重面的压力，允许使用相同的组分系统再次手术。最近设计了一种新的距骨内植物 INBONE Ⅱ，带有一种 V 形的凹槽设计，对于距骨中干的固定采用一种双叉设计，与之相配的聚乙烯组分可减少中间及两侧半脱位的发生。

Salto-Talaris 假体

Salto-Talaris 全踝系统 (Tornier, Saint Ismier, France) 是一个双组分固定承载装置。胫骨及距骨均是由钴 - 铬合金制成的。聚乙烯组分固定于胫骨平面，并且与距骨穹隆相适应。距骨成分有一个锥面，其中间的曲率半径较侧面略小，并有一个中间钉用于维持稳定。另外，矢状面上有一个弯曲的凹槽结构，基于对尸体的三维踝关节旋转模型的研究证实，这种结构可迫使踝关节在背屈时从轻微内旋位转为轻微外旋位。通过一个狭窄的主干连接于胫骨干上，这一结构可允许距骨组分旋转到正确的位置。

(六) 全踝关节置换应用聚乙烯的并发症及失败分析

聚乙烯折断

虽然较少见，但全踝关节置换中聚乙烯的折断仍有报道。与全膝关节置换相仿的是，聚乙烯的折断与插入物的厚度及位置有很大的关系 (图 20-3 A-F)。Scott 和 Nunley 在一项 93 例病例的研究中报道了 3 例聚乙烯折断的病例，所有折断的聚乙烯厚度均小于 8mm，且均在冠状面折断 (图 20-4 A-C)。另外，组分位置也许与聚乙烯的折断有关。在以上的研究中，所有胫骨组分于矢状面的前斜坡置入，这些植入物在置入前进行了预处理以预防关节半脱位及撞击的发生，可能会导致早期失败的发生。根据以上经验，作者建议植入物的厚度至少为 8mm。另外，Assal 报道了 1 例患者，由于全踝关节置换时植入物的位置不佳而导致了聚乙烯折断。

磨损及骨质溶解

自从全踝关节置换应用以来，聚乙烯的磨损及骨质溶解是导致失败的主要原因。当前文献报道的 5 年存活率在移动承载装置为 70%~98%，在固定承载装置则为 80%~97%。总之，现代 TAA 的 5 年失败率约为 10%。前瞻性研究表明，STAR 假体的 10 年存活率约为 90%，5 年存活率约为 96%，前景较好。聚乙烯的磨损是导致全踝关节置换失败的重要原因，但不是唯一原因。聚乙烯的磨损是多因素造成的，与内植物的位置、手术操作、组分设计、聚乙烯的厚度及聚乙烯的制作消毒过程均有关系。另外，没有证实某种类型植入物或使用的聚乙烯种类优越性的系统的报道。

（七）展望

随着对踝关节运动学理解的不断深入和摩擦学的逐渐进步，踝关节置换在临床的应用将越来越广泛。进一步的研究将促使超高分子量聚乙烯的磨损率不断降低，促进内植物的设计更优及其生物材料特性逐渐提高。

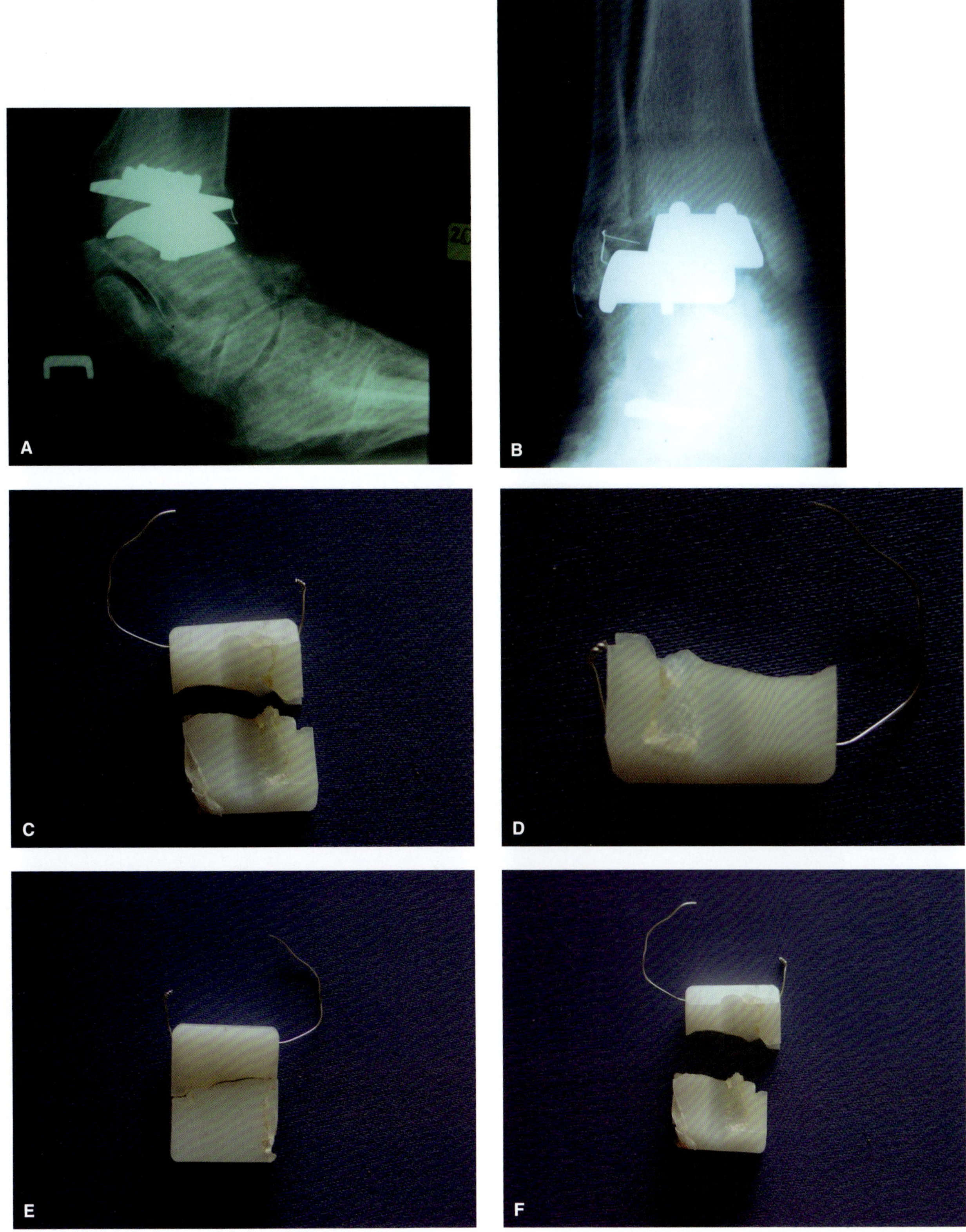

图 20-3 术前 X 线片 (A, B) 及术中图片 (C-F)，可见聚乙烯组分灾难性的失败 (Photos courtesy of Roger A. Mann, MD)

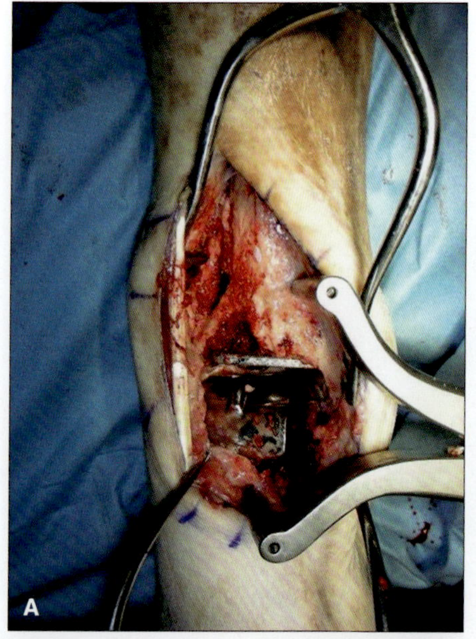

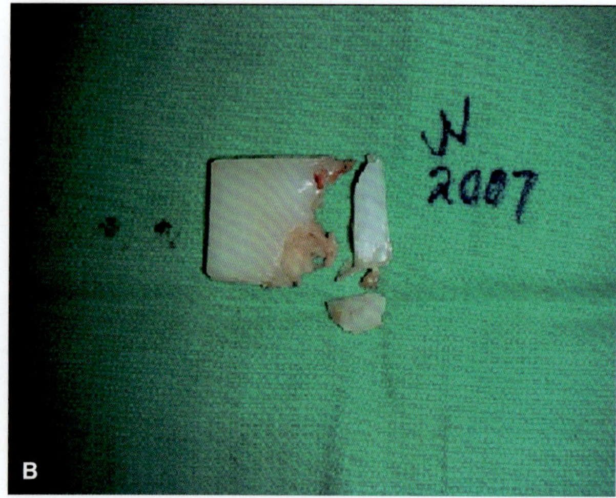

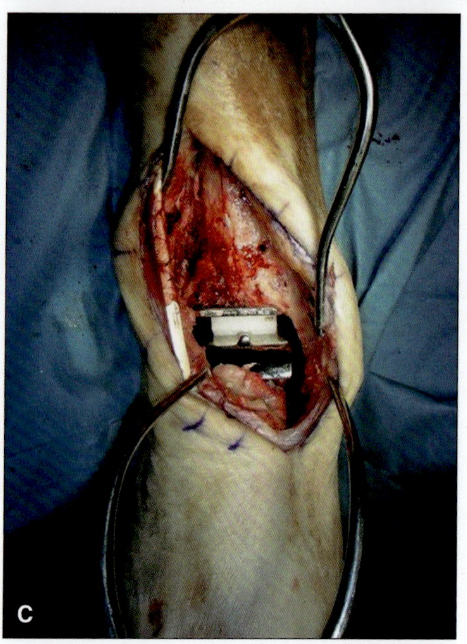

图 20-4 聚乙烯组分冠状面折断的术中图片。A. 聚乙烯组分的塌陷及失败；B. 聚乙烯组分冠状面的折断；C. 一个新的聚乙烯组分的置入 (Photos courtesy of James Nunley, MD)

（吕俊杰 王 伟 高 迪 张 勇 译）

参考文献

1. Bolton-Maggs BG, Sudlow RA, Freeman MA. Total ankle arthroplasty: a long-term review of the London Hospital experience. *J Bone Joint Surg Br.* 1985;67:785–790.
2. Neufeld SK, Lee TH. Total ankle arthroplasty: indications, results, and biomechanical rationale. *Am J Orthop.* 2000;29:593–602.
3. Easley ME, Vertullo CJ, Urban WC, et al. Total ankle arthroplasty. *J Am Acad Orthop Surg.* 2002;10:157–167.
4. Komistek RD, Stiehl JB, Buechel FF, et al. A determination of ankle kinematics using fluoroscopy. *Foot Ankle Int.* 2000;21:343–350.
5. Saltzman CL, McIff TE, Buckwalter JA, et al. Total ankle replacement revisited. *J Orthop Sports Phys Ther.* 2000;30:56–67.
6. Kurtz SM, Muratoglu OK, Evans M, et al. Advances in the processing, sterilization, and crosslinking of ultra-high molecular weight polyethylene for total joint arthroplasty. *Biomaterials.* 1999;20:1659–1688.
7. Kurtz SM, Gawel HA, Patel JD. History and systematic review of wear and osteolysis outcomes for first-generation highly crosslinked polyethylene. *Clin Orthop Relat Res.* 2011;469:2262–2277.
8. Dumbleton JH, D'Antonio JA, Manley MT, et al. The basis for a second-generation highly cross-linked UHMWPE. *Clin Orthop Relat Res.* 2006;453:265–271.
9. Crowninshield RD, Muratoglu OK. How have new sterilization techniques and new forms of polyethylene influenced wear in total joint replacement? *J Am Acad Orthop Surg.* 2008;16:S80–S85.
10. Tower SS, Currier JH, Currier BH, et al. Rim cracking of the cross-linked longevity polyethylene acetabular liner after total hip arthroplasty. *J Bone Joint Surg.* 2007;89(10):2212–2217.
11. Kurtz SM, Mazzucco D, Rimnac CM, et al. Anisotropy and oxidative resistance of highly crosslinked UHMWPE after deformation processing by solid-state ram extrusion. *Biomaterials.* 2006;27(1):24–34.

12. Wolf C, Maninger J, Lederer K, et al. Stabilisation of crosslinked ultra-high molecular weight polyethylene (UHMW-PE)-acetabular components with alpha-tocopherol. *J Mater Sci Mater Med.* 2006;17:1323–1331.
13. McGovern TF, Ammeen DJ, Collier JP, et al. Rapid polyethylene failure of unicondylar tibial components sterilized with gamma irradiation in air and implanted after a long shelf life. *J Bone Joint Surg Am.* 2002;84:901–906.
14. Hemmerich A, Brown H, Smith S, et al. Hip, knee, and ankle kinematics of high range of motion activities of daily living. *J Orthop Res.* 2006;24:770–781.
15. McKellop H, Shen FW, Lu B, et al. Effect of sterilization method and other modifications on the wear resistance of acetabular cups made of ultra-high molecular weight polyethylene: a hip-simulator study. *J Bone Joint Surg Am.* 2000;82-A:1708–1725.
16. Ries MD, Pruitt L. Effect of cross-linking on the microstructure and mechanical properties of ultra-high molecular weight polyethylene. *Clin Orthop Relat Res.* 2005;440:149–156.
17. Cracchiolo A, DeOrio JK. Design features of current total ankle replacements: implants and instrumentation. *J Am Acad Orthop Surg.* 2008;16(9):530–540.
18. Mann JA, Mann RA, Horton E. "STAR™ ankle: long-term results." *Foot Ankle Int.* 2011;32:473–484.
19. Kofoed H. Scandinavian total ankle replacement (STAR). *Clin Orthop Relat Res.* 2004;424:73–79.
20. Vickerstaff JA, Miles AW, Cunningham JC. A brief history of total ankle replacement and a review of the current status. *Med Eng Phys.* 2007;29:1056–1064.
21. Valderrabano V, Hintermann B, Dick W. Scandinavian total ankle replacement: a 3.7-year average followup of 65 patients. *Clin Orthop Relat Res.* 2004;424:47–56.
22. Hintermann B, Valderrabano V, Dereymaeker G, et al. The HINTEGRA ankle: rationale and short-term results of 122 consecutive ankles. *Clin Orthop Relat Res.* 2004;424:57–68.
23. DeVries JG, Berlet GC, Lee TH, et al. Revision total ankle replacement an early look at agility to INBONE. *Foot Ankle Spec.* 2011;4:235–244.
24. Bonnin M, Judet T, Colombier JA, et al. Midterm results of the Salto total ankle prosthesis. *Clin Orthop Relat Res.* 2004;424:6–18.
25. Scott AT, Nunley JA. Polyethylene fracture following STAR ankle arthroplasty: a report of three cases. *Foot Ankle Int.* 2009;30:375–379.
26. Assal M, Al-Shaikh R, Reiber BH, et al. Fracture of the polyethylene component in an ankle arthroplasty: a case report. *Foot Ankle Int.* 2003;24:901–903.
27. Gougoulias N, Khanna A, Maffulli N. How successful are current ankle replacements?: a systematic review of the literature. *Clin Orthop Relat Res.* 2010;468(1):199–208.
28. Fukuda T, Haddad SL, Ren Y, et al. Impact of talar component rotation on contact pressure after total ankle arthroplasty: a cadaveric study. *Foot Ankle Int.* 2010;31(5):404–411.
29. Conti S, Lalonde KA, Martin, R. Kinematic analysis of the agility total ankle during gait. *Foot Ankle Int.* 2006;27(11):980–984.
30. Espinosa N, Walti M, Favre P, et al. Misalignment of total ankle components can induce high joint contact pressures. *J Bone Joint Surg.* 2010;92(5):1179–1187.

Christopher E. Gross
David Walton
Selene G. Parekh

CHAPTER 21

第21章　Scandinavian 全踝关节置换：特点、手术技术及结果

一、简介

目前全踝关节置换系统主要分为两种类型：固定平台型假体和活动平台型假体。固定平台型假体主要是高分子聚乙烯假体与金属胫骨假体相互固定。活动平台型假体是高分子聚乙烯假体位于胫骨假体与距骨假体间，因此有两个关节面存在。

2009 年，Scandinavian 全踝关节置换假体 (Scandinavian Total Ankle Replacement, STAR) 获得了美国 FDA 认证成为在美国使用的唯一的活动平台型假体类型 (图 21-1)。这种活动平台型假体应用了一个可以活动的高分子聚乙烯衬垫，允许踝关节轴位做跖屈和背屈活动。

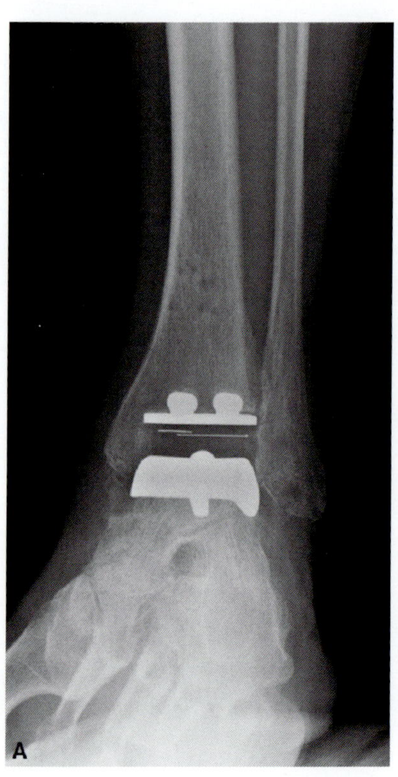

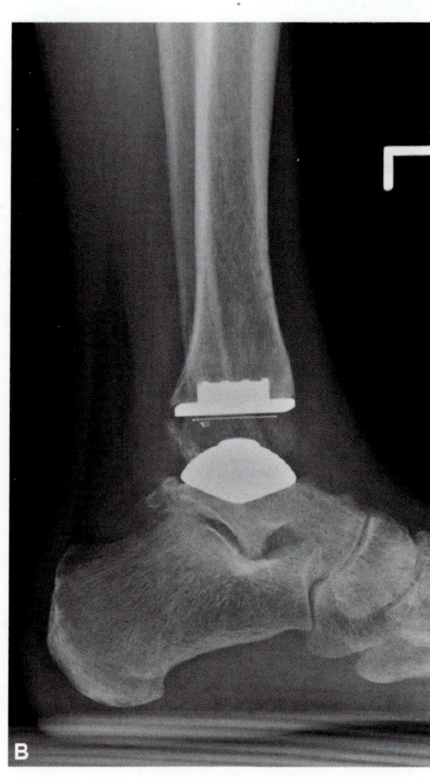

图 21-1　STAR 全踝关节置换术后正侧位片。A. 正位片；B. 侧位片 (图片来源：Wiesel S. Operative Techniquesin Orthopedic Surgery. Philadelphia, PA: Lippincott Williams & Wilkins; 2010)

(一) STAR 假体特点

STAR 中的胫骨假体和距骨假体由钴 - 铬合金铸造而成，其表面有钛离子涂层，利于骨组织长入。胫骨假体外形呈梯形，其拐角处较平滑，背侧有两个平行的柱状设计，增加了骨接触面积及稳定性 (图 21-2 A)。STAR 系统中包括一个高分子聚乙烯材料的衬垫，有扁平的上表面以适合胫骨假体，距骨面呈一定的弧形以适应距骨假体的弧形表面设计。衬垫的距骨面中央矢状位有一贯穿前后的凹槽，其与距骨面的鳍状设计相适应，增加了假体内外侧的稳定性 (图 21-2 B)。由于高分子聚乙烯衬垫呈方形，最大限度减少了假体间的冲击力。胫骨假体的设计最大限度地减少了距骨远端的骨切除，包括胫骨穹顶及前、后、内、外关节面。

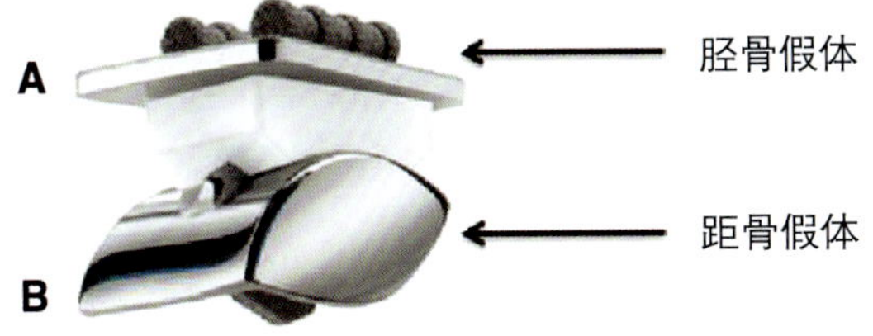

图 21-2 STAR 假体组成：胫骨假体 (A) 和距骨假体 (B)

理论上认为，非限制性假体的设计减小了假体与骨界面间的压力，由于高分子聚乙烯衬垫是非固定的，所以人工假体会产生移动，与高分子衬垫间产生边缘负重，导致高分子衬垫的磨损及骨溶解。

(二) 患者手术适应证

踝关节不稳，尤其是冠状面畸形同时存在。STAR 最佳适应证为踝关节炎症性关节炎，或是术后活动灵活性要求不高的患者，且术前踝关节畸形不严重，邻近关节没有关节炎表现。

二、手术技巧

(一) 手术体位

患者仰卧位于可透视的手术床上，患侧大腿下垫高使踝关节保持中立位，患足趾与天花板垂直，远离无菌区的大腿近端包扎固定止血带，消毒范围包括患侧膝关节。

(二) 手术入路

标准的手术入路为踝关节前方正中切口，起于胫骨前嵴外侧 1 横指处，整个切口位于踝关节正中，长约 10cm，切口长度的 2/3 位于踝关节近端，1/3 位于踝关节远端，切口起始端注意保护腓浅神经内侧分支及胫前神经血管束。切开皮肤及皮下组织，辨认踇长伸肌腱与胫前肌肌腱之间的界面，将踇长伸肌腱于腱鞘中游离出来，向外侧牵开。胫前神经血管束位于踇长伸肌腱深部，确认后依据患者解剖情况小心地向内侧或外侧牵开。胫前肌腱连同腱鞘向内侧牵开，解剖踝关节前方软组织，暴露踝关节的关节囊，连同骨膜一起切开关节囊直至骨面，锐性分离内外侧皮瓣，把切开的关节囊和骨膜分别向内外侧掀起，直视下显露踝关节内外侧沟及整个踝关节，小心保护踝关节距腓前韧带，其对术后踝关节稳定很重要。然后用摆锯沿胫骨远端的踝关节内侧沟和外侧沟纵向开槽 1~1.5cm，然后用摆锯沿纵行槽近端将内外侧开槽处横向打通，用咬骨钳清除胫骨前唇和增生的骨刺。

(三) 胫骨截骨

在踝关节内侧沟插入一把 1/4 in 骨刀，作为胫骨远端截骨平面的参照物，防止截骨时造成旋转。胫骨结节上方做小切口，与足底正中矢状面呈 10°置入一枚定位针，从前后位观察，这枚定位针平行于内侧沟中的参考骨刀，然后于定位针上安装胫骨截骨导向杆，导向杆近端与胫骨 1~2 横指距离，调整导向杆平行于胫骨嵴。将专用的 T 形柄安装到截骨导向杆的远端，以插入踝关节内侧沟的骨刀为参照，确定胫骨截骨模块的旋转定位。导向杆远端模块置于胫骨远端穹隆上方 5mm 处，允许最小限度关节面截骨。定位针固定前，确定远端模块准确放置，多枚定位针不能置于同一平面，避免单一平面造成应力集中，导致骨刀和T形定位杆移动。

截骨把持导向器 (cutting capture guide) 安装在远端截骨模块上，再在截骨把持导向器中插入角翼状截骨导向器 (angel-wing guide)，然后透视侧位片，角翼的宽度与锯的宽度一致，侧位透视下调整角翼的最佳位置，最后决定正确的胫骨截骨平面 (图 21-3)。在冠状面上调整截骨导向器，确保胫骨截骨时踝关节得到保护。

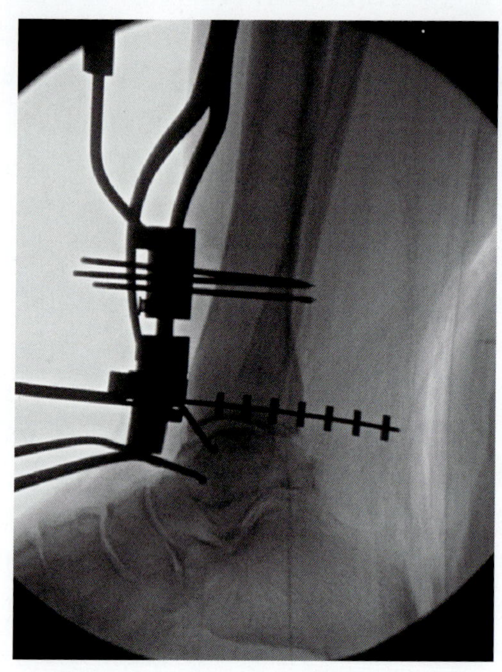

图 21-3　术中侧位片透视确定合适的截骨水平 (图片来源：Wiesel S. Operative Techniques in Orthopedic Sur-gery. Philadelphia,PA: Lippincott Williams & Wilkins; 2010)

然后，进一步调整冠状面的截骨导向器 (图 21-4)，在截骨把持导向器内侧放置一枚定位针保护内踝，外侧沟放置一枚定位针保护外踝部分，在导向器上预设定位孔中放置定位针固定截骨导向器。截骨导向器固定后，应用摆锯完成胫骨内侧沟截骨准备，纵向截骨时避免过多切除骨质，然后应用摆锯沿导向器横行胫骨远端截骨，截骨完成后卸除截骨导向器，清除被切下的骨块，至此至少 75% 的胫骨远端被截掉 (图 21-5)。此时关节后方的骨块很难通过后关节囊清除，采用 1/8 in 或 1/4 in 的骨刀将关节后方骨块切成碎块，此时用弯的刮匙和咬骨钳清除后方碎骨块。

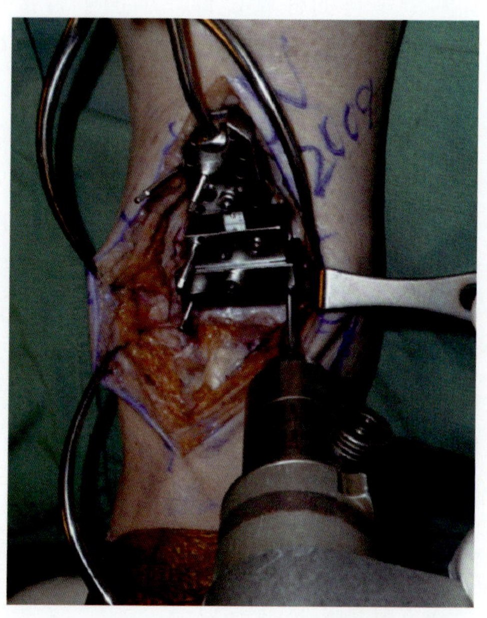

图 21-4　冠状位调整截骨导向器 (图片来源：Wiesel S. Operative Techniques in Orthopedic Surgery. Philadelphia, PA: Lippincott Williams & Wilkins; 2010)

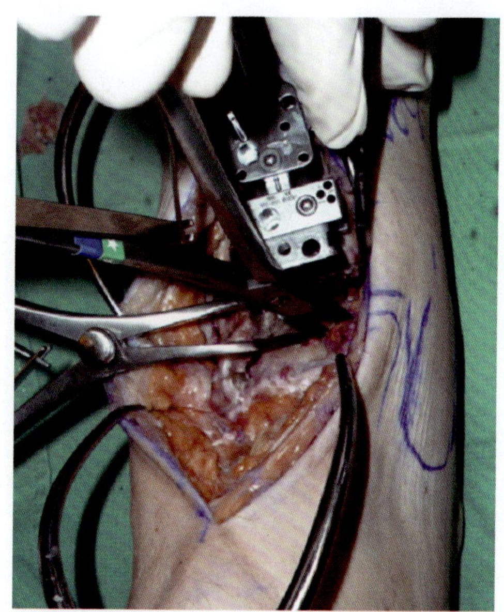

图 21-5　清除胫骨接触骨块 (图片来源：Wiesel S.Operative Techniques in Orthopedic Surgery. Philadelphia, PA: Lippincott Williams & Wilkins; 2010)

（四）距骨截骨

用薄的摆锯或刮匙去除距骨顶残留的软骨，以便安装距骨截骨导向器。踝关节保持跖屈-背伸中立位，放置距骨导向器，确保导向器固定在导向杆的远端模块上，距骨截骨导向器的垫板和距骨顶的内外侧保持很好的接触（图21-6），调整力线，避免外侧斜切时过多切除骨质。在距骨截骨导向器上安装角翼截骨导向器，透视侧位片确保正确的截骨平面和理想的截骨方向。两枚固定针固定距骨截骨导向器，同时保护踝部，用摆锯进行截骨，截骨完成后，卸下导向器，去除关节内的骨块。

用12mm厚度的关节间隙塑料垫片量尺放入踝关节间隙（图21-7），确保截骨间隙平衡及切除的骨量合适，并在术中透视确保正确力线及切除水平。

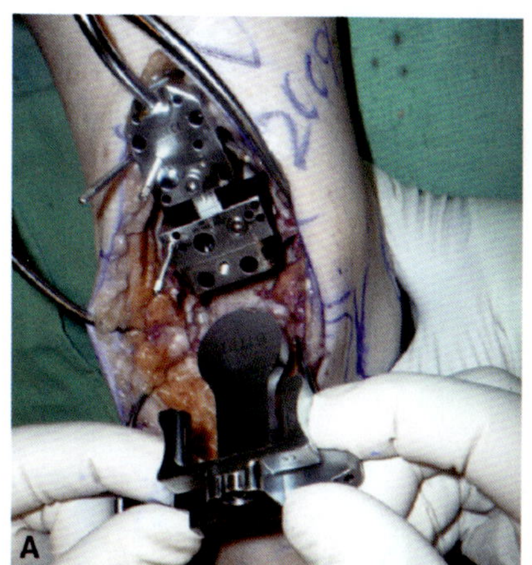
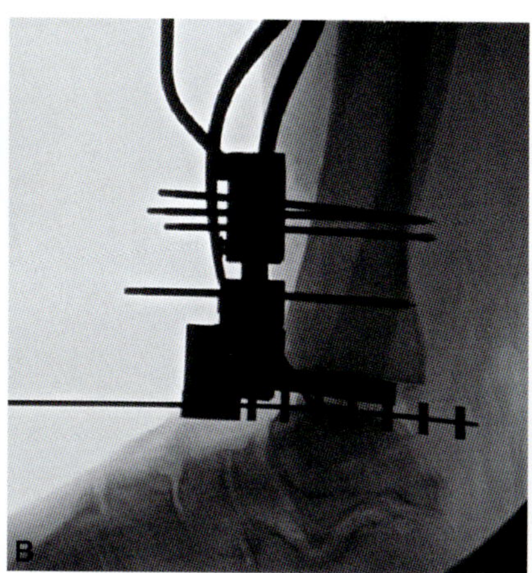
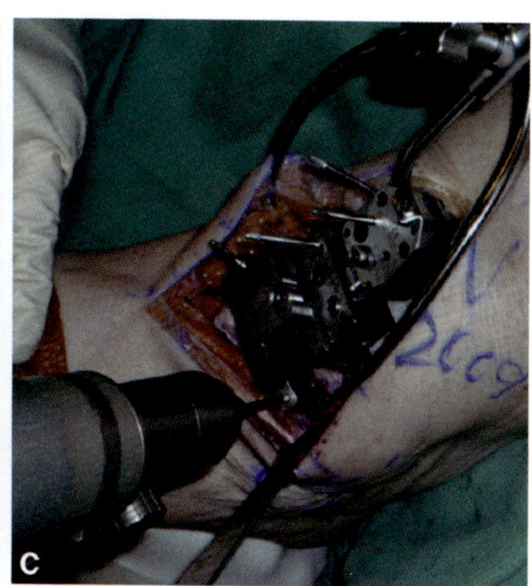

图21-6 距骨截骨。A. 将距骨截骨导向器安装在胫骨力线的导向杆上；B. 术中侧位片透视确定截骨水平；C. 固定距骨截骨导向器（图片来源：Wiesel S. Operative Techniques in Orthopedic Surgery. Philadelphia,PA: Lippincott Williams & Wilkins; 2010)

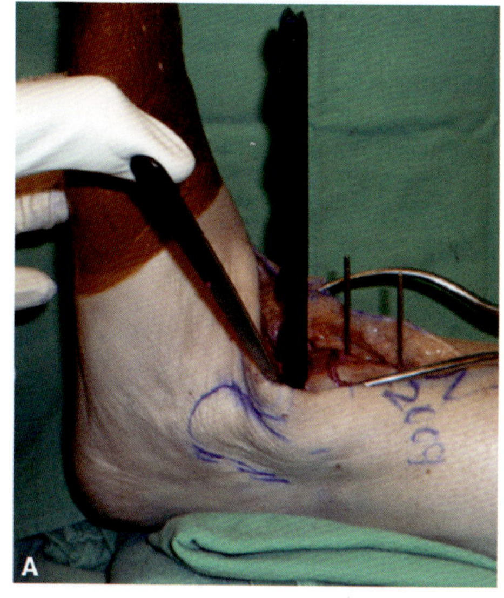
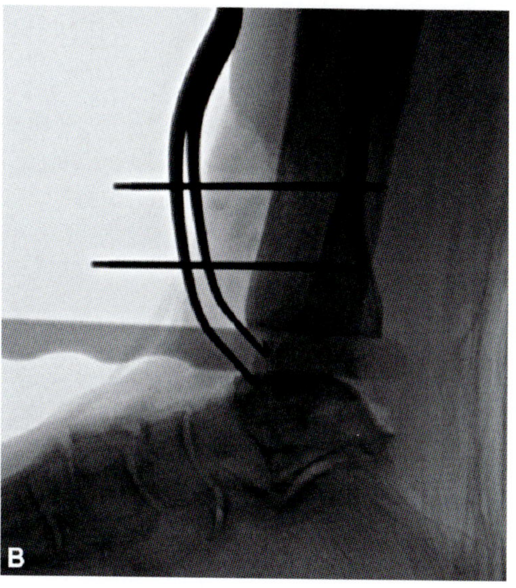

图21-7 A. 12mm的关节间隙塑料垫片量尺确定截骨间隙；B. 术中透视截骨间隙平衡（图片来源：Wiesel S. Operative Techniques in Orthopedic Surgery. Philadelphia, PA: Lippincott Williams& Wilkins; 2010)

（五）测量距骨大小

测量尺寸板放在截骨后的距骨顶部，测量大小以选择合适的假体（图 21-8）。根据距骨截骨面放置尺寸模板，调整尺寸模板在正确位置，合适的尺寸是在尺寸模板的内外侧分别预留出 3mm 的骨量。以第二跖骨为参照，通过透视确认尺寸模板位置合适，放置导向针，通过导向针于距骨中央放置定位针，然后拔出导向针，依据试模尺寸及大小，通过定位针放置合适的四合一导板 (datum)，保证其方向及位置合适（图 21-9）。

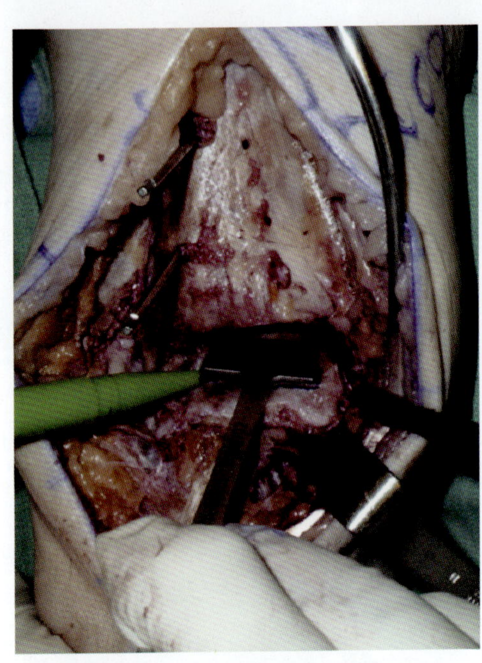

图 21-8　在距骨面上安放距骨尺寸板确定距骨大小（图片来源：Wiesel S. Operative Techniques in Orthopedic Surgery. Philadelphia, PA: Lippincott Williams& Wilkins; 2010)

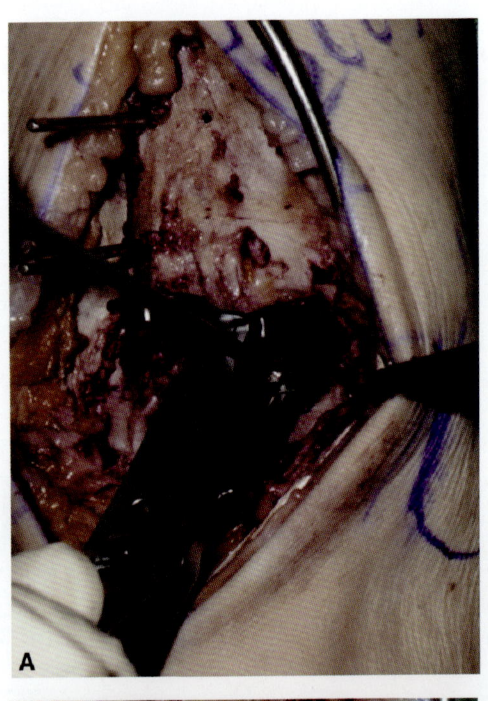

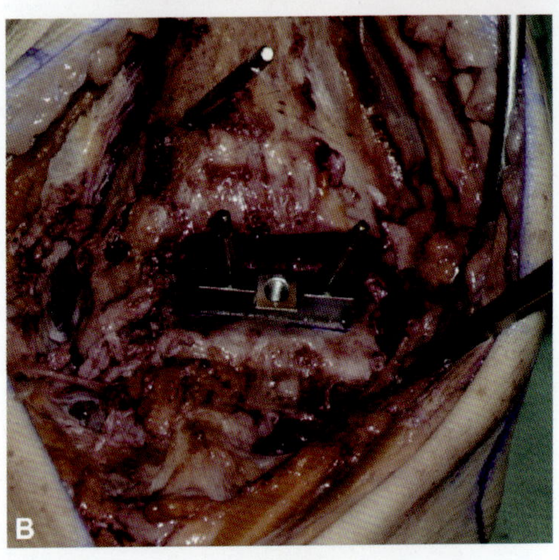

图 21-9　A. 通过定位针放置四合一导板；B. 固定四合一导板（图片来源：Wiesel S. Operative Techniquesin Orthopedic Surgery. Philadelphia, PA: Lippincott Williams &Wilkins; 2010)

（六）完成距骨准备，置入距骨假体

在四合一导板上安装前后斜面截骨导向器，用摆锯锯出距骨后斜面（图 21-10），通过导向器凹槽打磨前方斜面（图 21-11），卸下导向器，保留四合一导板于原位（图 21-12）。

保护好前方的神经血管束及软组织，用往复锯进行内外侧截骨，内侧截骨深度 10mm，外侧截骨深度 15mm，清除截骨骨块，距骨表面使用小的骨刀去除任何不平整及残留的骨突。

窗框型距骨试模放置于距骨表面测试，确保截骨的完整及准确（图 21-13）。

距骨表面及内外侧斜面不平整时，需要再次适当清理，确保窗框试模完全贴附在距骨表面，然后固定针固定距骨试模。距骨中心开槽并打磨以接纳假体的鳍部（图 21-14），开槽机打磨过程中需要仔细进行，以免范围超出窗框式距骨试模后面的沟槽。

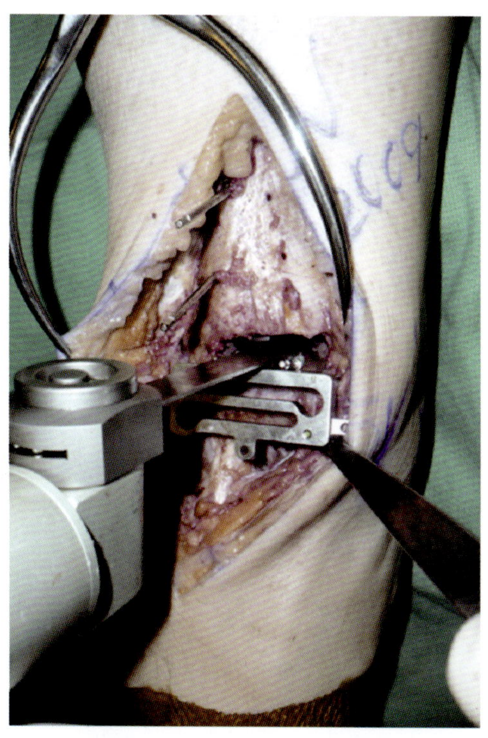

图 21-10　摆锯后斜面截骨 (图片来源：Wiesel S. Operative Techniques inOrthopedic Surgery. Philadelphia, PA: Lippincott Williams & Wilkins;2010)

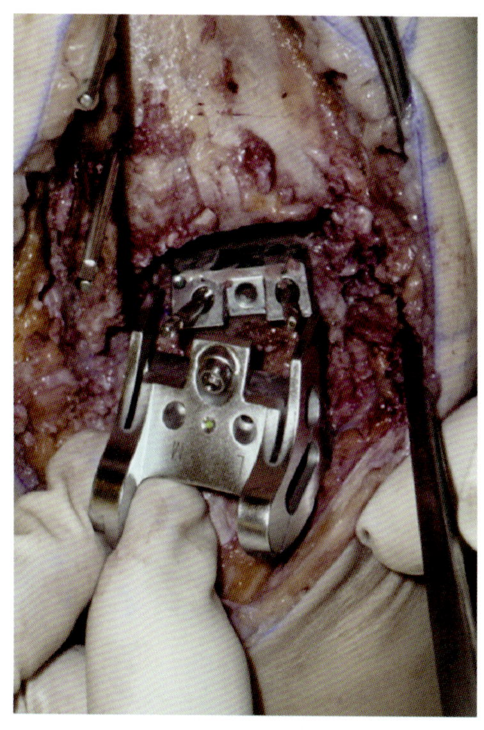

图 21-12　卸下斜面导向器 (图片来源：Wiesel S. Operative Techniques in Orthopedic Surgery. Philadelphia, PA: Lippincott Williams & Wilkins; 2010)

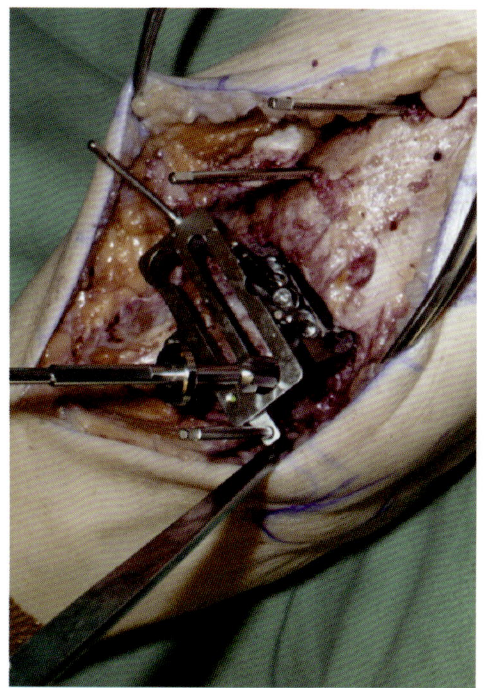

图 21-11　打磨前方斜面 (图片来源：Wiesel S. Operative Techniques in OrthopedicSurgery. Philadelphia, PA: Lippincott Williams & Wilkins; 2010)

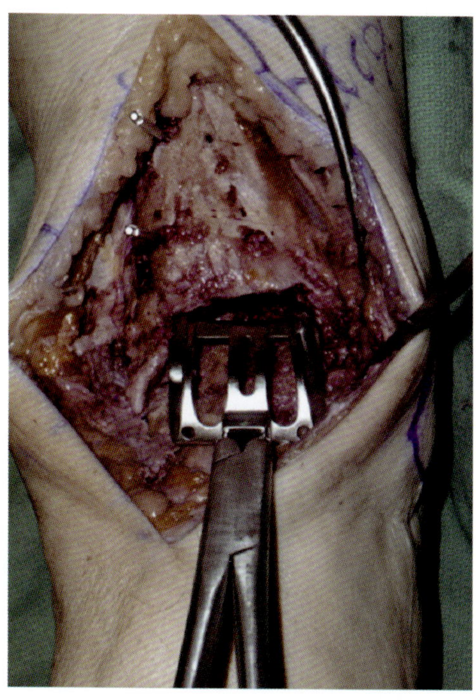

图 21-13　窗框式距骨试模 (图片来源：Wiesel S. Operative Techniques in Orthopedic Surgery. Philadelphia, PA: Lippincott Williams & Wilkins; 2010)

然后打击器完成最后的开槽，打击器的垂直面应沿着前侧沟槽，带有角度的后面应沿后侧沟槽。

术者应通过观察截骨面的前后径及后表面情况选择合适距骨假体，假体合适后安装假体于距骨表面(图 21-15)，假体正确位置是长的一边位于外侧，沿假体鳍部轻轻向后敲击假体，通过透视确保位置合适。最后用距骨顶打压器进一步固定假体。

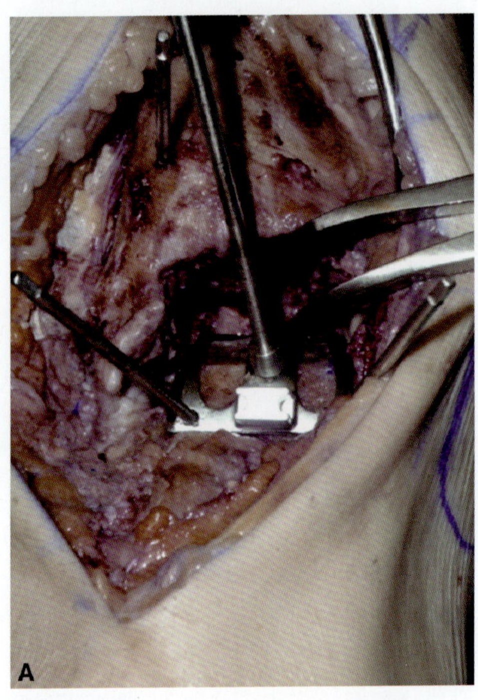

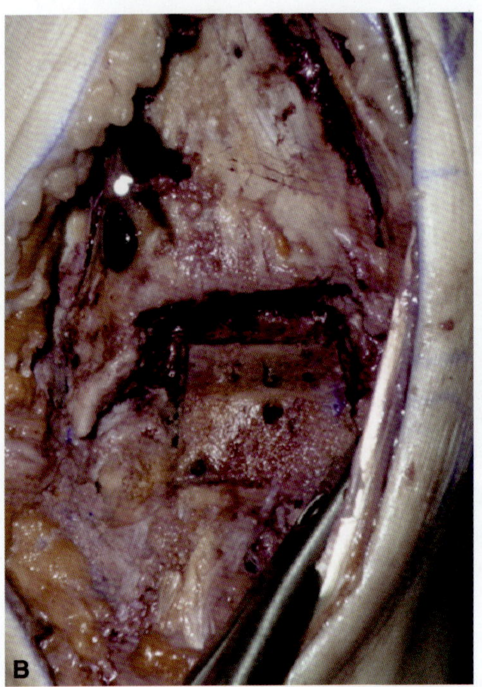

图 21-14 开槽器开槽 (A) 卸下距骨试模，开完槽后的距骨 (B)(图片来源：Wiesel S.Operative Techniques in Orthopedic Surgery. Philadelphia, PA: Lippincott Williams & Wilkins; 2010)

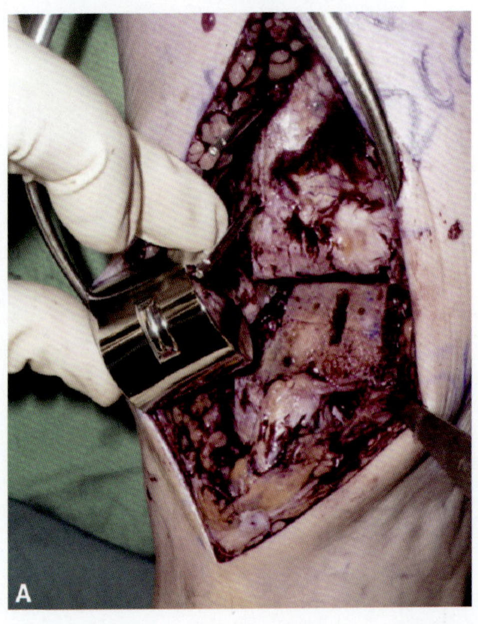

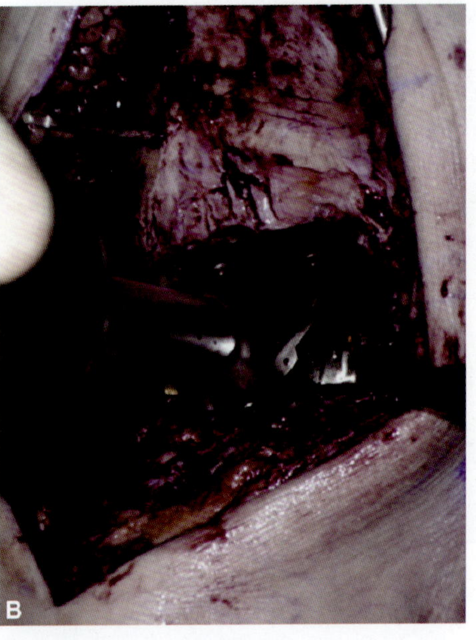

图 21-15 置入距骨假体。A. 置入距骨假体；B. 确保假体鳍部位置合适(图片来源：Wiesel S. Operative Techniques in Orthopedic Surgery. Philadelphia,PA: Lippincott Williams& Wilkins; 2010)

（七）胫骨准备及植入胫骨假体

测量胫骨前后径，选择合适的胫骨假体，通常假体选择偏大的一个尺寸，主要是防止假体下沉，放入胫骨试模，通过正侧位片透视，确保试模位置合适，然后定位针固定试模。侧位片透视确保试模与胫骨骨面吻合良好。然后临时插入高分子聚乙烯试模，保持胫骨试模的稳定，再次透视检查胫骨试模在骨面不应有任何后方翘起 (lifting off)，通过足底给予轴向压力进一步稳定试模，用专用钻头及骨凿在胫骨上开洞 (图 21-16)，卸下所有胫骨试模及高分子聚乙烯试模，冲洗关节，清除所有骨碎块，再次评估踝关节内侧的稳定性。

放置胫骨假体，此时术者用手再次定位假体位置合适，用专用假体嵌入工具打压假体 (图 21-17)，确保假体基本到位。再次用高分子聚乙烯试模插入稳定胫骨假体，然后活动踝关节，保持踝关节至少 5° ~8°的背伸。有时需要适当延长跟腱，内外翻活动时，不能有任何假体松动或翘起。安装胫骨及距骨假体后，根据高分子聚乙烯试模决定最终的聚乙烯衬垫型号及厚度 (图 21-18)。最后于踝关节中立位，跖屈及背伸状态下放入聚乙烯衬垫 (图 21-19)。

（八）关闭伤口

用无菌盐水冲洗关节及假体，用 0 号可吸收线缝合关节囊，2-0 号可吸收线缝合伸肌支持带及皮下组织，用不可吸收缝线或钉皮机无张力下缝合皮肤。

（九）术后处理

我们常规使用伤口内封闭负压引流装置 (VAC) 及软组织扩张器。使用厚的 Jones 敷料包扎并固定患肢，避免负重。术后 1 周复诊将 VAC 及软组织扩张器去除。患肢石膏继续固定 2 周。术后 3 周拆除缝线，患肢佩戴 CAM 靴，避免负重。患者进行一些基本的功能练习。术后 6 周，患肢佩戴 CAM 靴逐渐负重并开始进行规范的物理治疗。

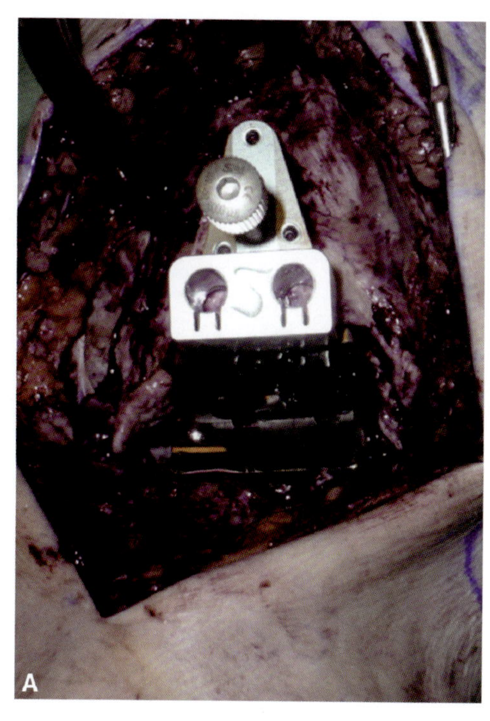

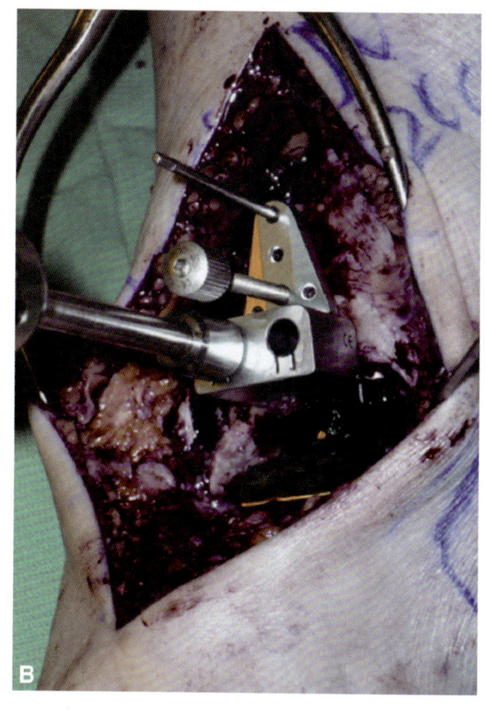

图 21-16 胫骨准备及放置合适的胫骨假体试模 (A)；扩孔 (B)(图片来源：Wiesel S. Operative Techniques in Orthopedic Surgery. Philadelphia, PA: Lippincott Williams & Wilkins; 2010)

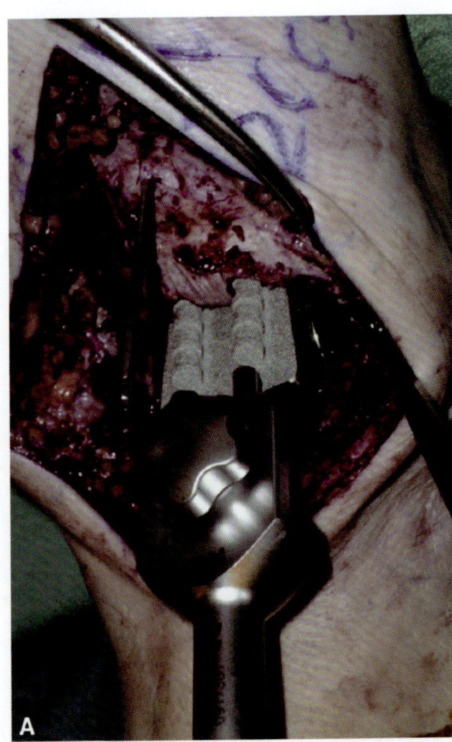

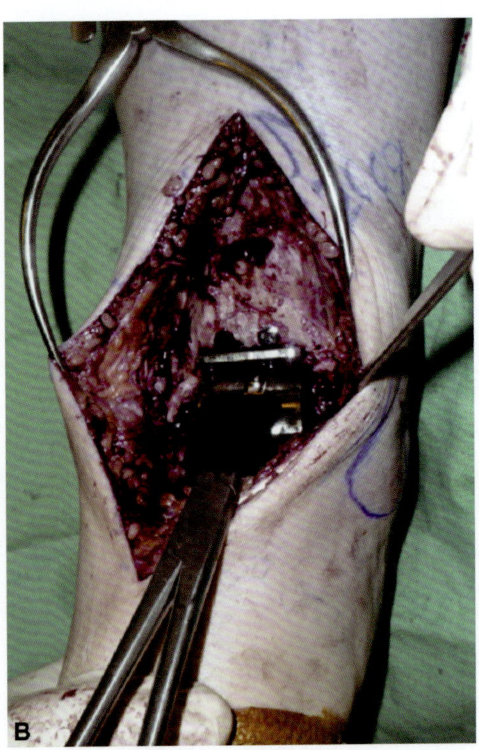

图 21-17 A. 用置入工具推进假体；B. 胫骨假体基本到位后，用聚乙烯试模插入稳定胫骨假体（图片来源：Wiesel S.Operative Techniques in Orthopedic Surgery. Philadelphia, PA: Lippincott Williams & Wilkins; 2010)

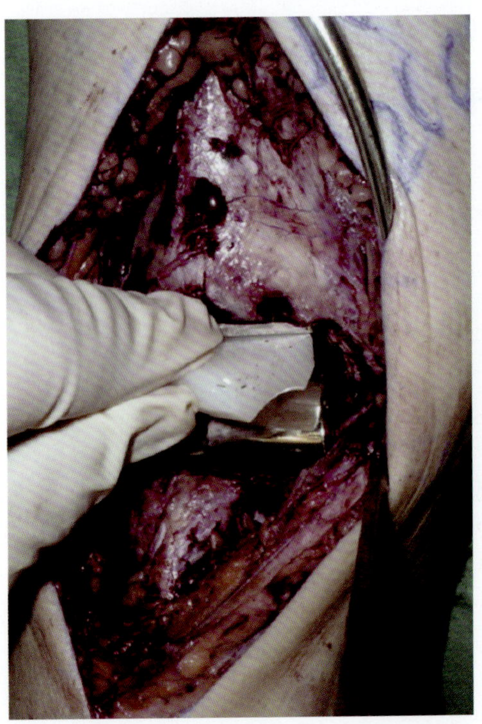

图 21-18 最后置入聚乙烯衬垫（图片来源：Wiesel S.Operative Techniques in Orthopedic Surgery. Philadelphia, PA: Lippincott Williams & Wilkins; 2010)

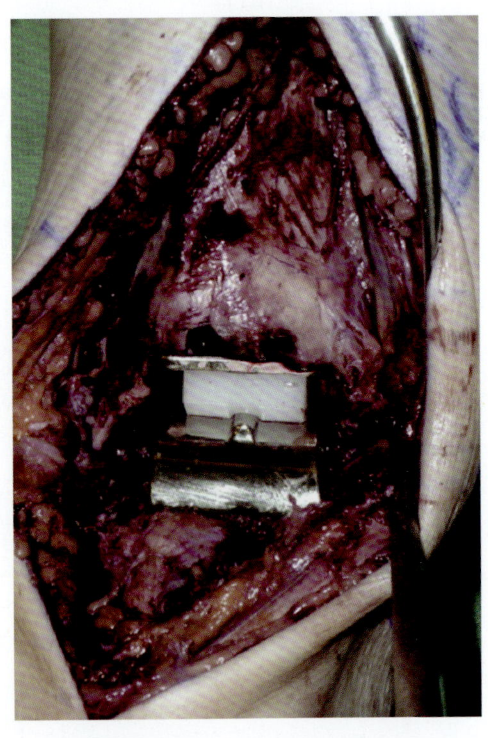

图 21-19 最后检查置入的各组件（图片来源：Wiesel S.Operative Techniques in Orthopedic Surgery. Philadelphia, PA: Lippincott Williams & Wilkins; 2010)

三、结果

在美国众多的全踝关节置换术 (TAA) 系统中，STAR 假体 (德国，Link) 是使用和研究最为深入和广泛的一种假体。STAR 假体于 1981 年开始使用，2009 年被 FDA 批准，它是目前在美国使用最多的活动平台式假体。最初设计的假体是非限制性两部件骨水泥假体，因生存率低而亟须改进。1986 年包含聚乙烯衬垫的胫骨假体设计将假体 - 骨界面的旋转应力明显降低。因为早期的失败率，生物型假体广泛取代了骨水泥假体。所以，研究主要集中在非骨水泥 STAR 假体的短期、中期和长期结果方面。

一些研究评估了 STAR 假体的短期随访结果。Schutte 和 Louwerens 回顾了 49 例患者，平均随访 2.3 年，假体生存率约 92%。Valderrabano 等随访 65 例患者，平均随访 3.5 年，生存率为 87%，患者满意度为 97%。在这些报道中，翻修手术最主要原因为胫骨部件的松动。这两组患者的疼痛和功能评分都有明显的改善。

Gougoulias 等最近在一篇 Meta 分析文章中，报道了 STAR 假体的中期随访结果，显示 5 年随访生存率为 89%。在所有 3 组队列研究中，患者的疼痛和功能评分有明显改善 ($P<0.05$)。翻修的最主要原因为 1 个或 2 个部件的松动。Karantana 等于 2010 年再次证实了这个结论，他报道了 52 例 STAR 全踝关节假体患者 5 年和 8 年的生存率分别为 90% 和 84%。前述结果均优于 Daniel 等报道的 81% 的生存率，他报道了 4 种全踝关节置换 (TAR) 和踝关节融合组进行 4 年随访临床结果。

对于全踝关节置换 (TAR) 的批评和质疑主要集中在与融合比较假体的使用寿命短。第一、二代 TAR 假体短期随访尚可，但长期随访差，10 年随访满意度仅为 10%。主要失败原因为高限制性假体导致的松动。如果要广泛推广 TAR 假体，须保证其长期随访结果接近于其他大关节假体置换结果。

一些学者最近报道了令人可喜的长期随访结果。2011 年 Mann 和 Horton 等报道了 STAR 假体 9.1 年随访结果，生存率约 91%，患者满意度为 92%。这是美国第一个关于 STAR 假体的长期随访结果。2012 年 Nunley 等报道了相似的结果，8.9 年随访获得 88% 的生存率。他们报道了包括疼痛和功能评价的 AOFAS 评分增长了 52 分，比术前平均提高 1.5 倍。另外，9 年随访时 SH-36 评分显示生活质量明显提高。

Brunner 报道了 STAR 假体的最长随访结果，10 年和 14 年的生存率分别是 70% 和 46.5%。在这些报道中，29 例翻修患者中，25 例是因为假体 - 骨界面问题而出现的假体失效。作者将如此高的失败率归因于假体的羟基磷灰石涂层。Wood 等证实了这种差别，他们使用钛 - 钙磷双涂层治疗 200 例患者，10 年随访生存率约为 80%。因此，Brunner 等告诫临床医生慎重使用三部件羟基磷灰石涂层假体。

TAA 是一个技术要求高的手术，很多研究都证实了手术医师的经验与患者围手术期并发症、中长期生存率直接密切相关。最近一项研究表明，一个高级医师的前 50 例患者和后 50 例患者相比围手术期并发症明显不同，后者并发症发生更少 (12:4)，手术时间更短，胫骨假体部件矢状面安装更准。Anderson 报道了 51 例患者，假体松动为终点事件，后 31 例患者的生存率明显优于前 20 例患者。然而这些发现不仅在进行 STAR 手术时要考虑，在向患者建议手术前也要考虑到。

（彭岳文　宋卫东　译）

参考文献

1. Nunley JA, Caputo AM, Easley ME, et al. Intermediate to long-term outcomes of the STAR Total Ankle Replacement: the patient perspective. *J Bone Joint Surg Am.* 2012;94(1):43–48. doi:10.2106/JBJS.J.01613.
2. Demetracopoulos CA, Halloran JP, Maloof P, et al. Total ankle arthroplasty in end-stage ankle arthritis. *Curr Rev Musculoskelet Med.* 2013;6(4):279–284. doi:10.1007/s12178-013-9179-6.
3. Zhao H, Yang Y, Yu G, et al. A systematic review of outcome and failure rate of uncemented Scandinavian total ankle replacement. *Int Orthop.* 2011;35(12):1751–1758. doi:10.1007/s00264-011-1339-y.
4. Kofoed H. Scandinavian total ankle replacement (STAR). *Clin Orthop Relat Res.* 2004;424:73–79.
5. Schutte BG, Louwerens JWK. Short-term results of our first 49 Scandinavian total ankle replacements (STAR). *Foot Ankle Int.* 2008;29(2):124–127. doi:10.3113/FAI.2008.0124.
6. Valderrabano V, Hintermann B, Dick W. Scandinavian total ankle replacement. *Clin Orthop Relat Res.* 2004;424:47–56. doi:10.1097/01.blo.0000132245.18548.09.
7. Gougoulias N, Khanna A, Maffulli N. How successful are current ankle replacements?: a systematic review of the literature. *Clin Orthop Relat Res.* 2010;468(1):199–208. doi:10.1007/s11999-009-0987-3.
8. Wood PLR, Prem H, Sutton C. Total ankle replacement: medium-term results in 200 Scandinavian total ankle replacements. *J Bone Joint Surg Br.* 2008;90(5):605–609. doi:10.1302/0301-620X.90B5.19677.
9. Anderson T, Montgomery F, Carlsson A. Uncemented STAR total ankle prostheses. Three to eight-year follow-up of fifty-one consecutive ankles. *J Bone Joint Surg Am.* 2003;85-A(7):1321–1329.
10. Karantana A, Hobson S, Dhar S. The scandinavian total ankle replacement: survivorship at 5 and 8 years comparable to other series. *Clin Orthop Relat Res.* 2010;468(4):951–957. doi:10.1007/s11999-009-0971-y.
11. Daniels TR, Younger ASE, Penner M, et al. Intermediate-term results of total ankle replacement and ankle arthrodesis: a COFAS multicenter study. *J Bone Joint Surg Am.* 2014;96(2):135–142. doi:10.2106/JBJS.L.01597.
12. Mann JA, Mann RA, Horton E. STAR ankle: long-term results. *Foot Ankle Int.* 2011;32(5):S473–S484. doi:10.3113/FAI.2011.0473.
13. Nunley JA, Caputo AM, Easley ME, et al. Intermediate to long-term outcomes of the STAR total ankle replacement: the patient perspective. *J Bone Joint Surg Am.* 2012;94(1):43–48. doi:10.2106/JBJS.J.01613.
14. Brunner S. The Scandinavian total ankle replacement long-term, eleven to fifteen-year, survivorship analysis of the prosthesis in seventy-two consecutive patients. *J Bone Joint Surg Am.* 2013;95(8):711. doi:10.2106/JBJS.K.01580.
15. Schimmel JJP, Walschot LHB, Louwerens JWK. Comparison of the short-term results of the first and last 50 Scandinavian total ankle replacements: assessment of the learning curve in a consecutive series. *Foot Ankle Int.* 2014;35(4):326–333. doi:10.1177/1071100713518187.